呼出气代谢组学与疾病的诊断

主　编　李恩有

副主编　刘宜平　郭　雷　李　杭

编　委（按姓氏笔画排序）

王东春（哈尔滨医科大学附属第一医院）

吕　扬（哈尔滨医科大学附属第一医院）

刘宜平（哈尔滨医科大学附属第一医院）

刘德胜（哈尔滨医科大学附属第一医院）

池春杰（哈尔滨医科大学附属第一医院）

李　杭（中国科学院大连化学物理研究所）

李　萌（哈尔滨医科大学附属第一医院）

李恩有（哈尔滨医科大学附属第一医院）

邱忠志（哈尔滨医科大学附属第一医院）

宋　莉（哈尔滨医科大学附属第一医院）

张　瑜（哈尔滨医科大学附属第一医院）

陈广民（哈尔滨医科大学附属第一医院）

徐　彤（哈尔滨医科大学附属第一医院）

郭　雷（哈尔滨医科大学附属第一医院）

崔　林（哈尔滨医科大学附属第一医院）

董　冉（哈尔滨医科大学附属第一医院）

魏绍婷（哈尔滨医科大学附属第一医院）

人民卫生出版社

·北　京·

图书在版编目（CIP）数据

呼出气代谢组学与疾病的诊断 / 李恩有主编 . —北京：人民卫生出版社，2022.3

ISBN 978–7–117–32851–7

Ⅰ. ①呼… Ⅱ. ①李… Ⅲ. ①呼气 – 关系 – 代谢 – 研究②呼气 – 关系 – 疾病 – 诊断 Ⅳ. ①R333.6 ②R44

中国版本图书馆 CIP 数据核字（2022）第 022563 号

人卫智网	www.ipmph.com	医学教育、学术、考试、健康，购书智慧智能综合服务平台
人卫官网	www.pmph.com	人卫官方资讯发布平台

呼出气代谢组学与疾病的诊断
Huchuqi Daixiezuxue yu Jibing de Zhenduan

主　　编：李恩有
出版发行：人民卫生出版社（中继线 010-59780011）
地　　址：北京市朝阳区潘家园南里 19 号
邮　　编：100021
E - mail：pmph @ pmph.com
购书热线：010-59787592　010-59787584　010-65264830
印　　刷：北京盛通印刷股份有限公司
经　　销：新华书店
开　　本：787 × 1092　1/16　印张：25
字　　数：608 千字
版　　次：2022 年 3 月第 1 版
印　　次：2022 年 3 月第 1 次印刷
标准书号：ISBN 978-7-117-32851-7
定　　价：128.00 元

主编简介

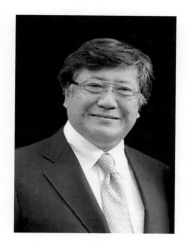

李恩有，主任医师、教授、博士生导师、医学博士、药理学博士后，哈尔滨医科大学麻醉学系副主任、哈尔滨医科大学附属第一医院麻醉科主任、麻醉学教研室主任，日本弘前大学医学部客座教授。

政治面貌：中国民主同盟，担任民盟中央社会服务委员会委员、黑龙江省政协委员、民盟省委常委、卫生专业委员会主任、民盟哈尔滨医科大学委员会主任。任中国心胸血管麻醉学会常务理事、胸科麻醉分会副主任委员、中国医师学会麻醉学医师分会委员。现任中华医学科技奖评审专家、国家科学技术进步奖评审专家、国家自然科学基金项目评审专家。为教育部高等学校教学指导委员会麻醉专业分会委员、国际呼出气研究学会（International Association of Breath Research，IABR）会员、美国麻醉学会会员、欧洲麻醉学会会员。担任 Journal of Breath Research、World Journal of Anesthesiology、《中华麻醉学杂志》《国际麻醉学与复苏杂志》等编委。"十三五"规划教材《麻醉设备学》电子版主编。

1998 年开始从事呼出气转化医学研究，2003 年在国内首创人体微量呼出气研究技术，被誉为"中国呼出气研究第一人"。2005 年在国内率先开展癌症呼出气标志物研究，在国际上较早研究呼出气代谢组学，开发静脉麻醉药快速监测设备，开展围手术期呼出气标志物与脏器功能保护研究。2009 年率先在国内临床麻醉中监测呼出气中的丙泊酚，与中国科学院大连化学物理研究所李海洋教授合作开发了国际上实用的丙泊酚、依托咪酯等快速血药浓度监测仪器。在吸入麻醉药药代动力学及其分解代谢产物的研究以及呼吸机、麻醉机物理性能理论与临床应用等方面的研究具有国际领先水平。承担国家自然科学基金面上项目 2 项，教育部博士点基金 1 项，国家重大科学仪器设备开发专项（子课题）1 项，卫生部行业基金科研专项 2 项，省科技攻关项目 1 项等多项重大科研课题研究。累计发表学术论文 80 余篇，发表 39 篇 SCI 收录文章，累计影响因子达 132.262，其中影响因子 5.0 以上 7 篇，最高影响因子 7.859。

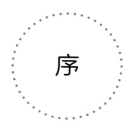

序

代谢组学是继基因组学、蛋白组学之后的一门新兴学科,近年来发展非常迅速。呼出气代谢组学是通过分析呼出气体中的挥发性有机物并与疾病相关联从而进行疾病监测和诊断的科学,是一个有前途的领域,在疾病的非侵入性诊断中具有巨大潜力。

2004年9月,奥地利因斯布鲁克大学的Anton Amann教授和Karl Unterkoffler教授在奥地利多恩伯恩组织了一次关于"呼出气分析的医学诊断"的会议,他们将这次会议上的论文编辑成一本专著,题为《呼出气分析用于临床诊断和治疗监测》,由Anton Amann和David Smith担任主编,于2005年出版。同年国际呼出气研究协会(IABR)正式成立。Anton Amann被选为IABR的创始主席。在IABR成立后不久,马歇尔和沃伦因"发现幽门螺杆菌及其在胃炎和消化性溃疡疾病中的作用"而获得2005年诺贝尔生理学或医学奖。在同年,《新英格兰医学研究》杂志发表了《使用呼出气的一氧化氮测量来指导慢性哮喘的治疗》,开辟了调整吸入皮质类固醇治疗哮喘的新方法。这些具有先见性的研究为临床中呼出气与疾病的诊断开辟了新方向。

我国的呼出气研究最早始于20世纪80年代初,李恩有教授是最早在临床中较全面地研究呼出气与疾病诊断的大陆学者之一。李恩有教授自1998年从日本留学回国后,研究吸入全身麻醉时麻醉机内七氟烷、地氟烷与二氧化碳吸收剂产生分解反应,并应用气相色谱技术检测患者呼出气中微量有毒分解产物及一氧化碳。2001年在我们所学习气质联用(GC-MS)技术,当时我建议李教授关注临床麻醉中患者的呼出气成分,并研究其与疾病的关系。此后,李教授团队开始将固相微萃取技术与GC-MS结合检测呼出气成分,并于2005年获得国家自然科学基金面上项目"呼出气戊烷与肝缺血再灌注损伤的关系"。他们在检测戊烷的同时还检测到麻醉患者呼出气中的痕量丙泊酚和芬太尼,2009年起在国际上发表了系列SCI文章。由于在癌症患者中检测到很复杂的呼出气组分,他们又派人来我们团队学习,将各种多变量分析等数据处理技术引入到呼出气分析中,逐渐形成了系统的呼出气代谢组学研究方法,对乳腺癌、肺癌、胃癌、甲状腺癌、结直肠癌等系列疾病的呼出气标志物进行研究并发表数篇SCI文章。此外,对于乳腺癌、甲状腺癌、结直肠癌的GC-MS固相微萃取分析方法在2019年被*JAMA oncology*介绍并引用。

为了进一步增强呼出气监测的速度,我进一步介绍了质谱仪器研发领域的领军者、本所的李海洋教授与李恩有合作,将离子迁移谱技术转化到临床麻醉药物的呼出气检测,以及快速血药浓度检测设备的研发,将质谱技术用于手术室内。2009 年李恩有教授获得第二个国家自然科学基金面上项目,并在临床中开发丙泊酚监护仪。他们的研究团队深耕高端仪器自主研制及开发创新的分析方法,将质谱等仪器在临床医学和生命科学领域的应用推向了一个新高度,同时,李海洋团队也获得了该领域的国家重大专项、多项面上项目和发明专利。自 2011 年起,两个团队共同参加 IABR 会议,发表研究成果及特约报告,成为呼出气领域医工结合、转化医学的典范。

人呼出气中的挥发性有机化合物,可以形成反映特定临床状况的"呼出气指纹",通过对这种呼出气指纹谱检测而发现疾病的方法,目前已成为越来越热门的研究课题。但呼出气分析领域还存在很多问题,并且缺乏相应的参考书籍,《呼出气代谢组学及疾病的诊断》对于临床医生和科研工作者都是急需学习和参考的内容。李恩有教授和李海洋教授及本团队共同合作从事转化医学、代谢组学、呼出气检测技术与设备研发应用长达 20 余年,在国际和国内均具有较大的影响力,出版此书籍能够为广大临床医生及科研工作者提供较权威的参考资料,具有较高的出版价值。

本书的主要内容包括:呼出气代谢组学分析的意义、呼出气代谢组学的分析方法及应用、呼出气分析可能出现的问题及解决方案等。本书的特色是涉及交叉学科和转化医学的内容,随着科技的发展,人们在不断完善医疗卫生体系、攻克疾病诊疗的同时却又面对着基础研究和临床脱节的问题,转化医学能够消除基础与临床的鸿沟,为实验室研究和临床架起一道双向的桥梁,促进多学科交流与合作。对于呼出气代谢组学用于疾病诊断方面的书籍目前在国内还属空白,因此本书在呼出气诊断疾病方向具有独创性和前瞻性。

许国旺

2021 年 12 月 1 日

前　言

　　每次呼气，数以千计的分子从我们的呼出气中排出，我们每个人独一无二的"呼出气指纹（breathprint）"，可以提供我们健康状况的信息。虽然这对某些人来说可能是新闻，但对医学界的人来说并不新奇，因为呼出气分析领域与医学领域本身一样古老。希波克拉底早在他关于呼出气香气和疾病的论文中描述了口臭和肝臭，拉瓦锡和拉普拉斯在 1784 年证实呼吸消耗氧气并排出二氧化碳，1800 年代中期 Nebelthau 提出糖尿病患者在呼出气中会排放丙酮，Anstie 在 1874 年从呼出气中分离出乙醇（这是今天呼气酒精测试的基础）。20 世纪末和 21 世纪初，是人类对呼出气成分的理解以及呼出气分析测试领域发展的重要时期。呼出气科学研究的重大突破始于 1970 年代，Linus Pauling 证明了呼出气中存在的 250 种挥发性有机化合物（volatile organic compounds，VOCs）。80 年代中期，Gordon 等人证明了检测呼出气 VOCs 用于早期诊断肺癌的可行性，建立了 VOCs 与人体疾病的早期联系，这在当时引起了较多的关注。VOCs 可能作为诊断疾病的生物标志物，因为它们可能通过血液循环反映肺部局部和全身系统发生的病理过程。

　　为了研究呼出气 VOCs 与疾病之间的确切关系，建立无创诊断和监测疾病的新方法，近年来国际上新兴起了一项热门学科——呼出气代谢组学，通过检测人体呼出气中 VOCs 的分布差异，实现人体健康状况的诊断与监测，它不仅为我们提出了一种无创诊断疾病的新方法，也推动了其他学科例如质谱和传感器技术的发展，此外，通过将呼出气代谢组学与其他组学联合的方法，能够更好地阐明疾病发生发展的机制。

　　2021 年初，*Nature* 遴选了 2021 年七项重点关注的技术，其中有两项与呼出气代谢组学有关，即：临床质谱分析法、嗅出疾病。可见呼出气代谢组学在系统生物学中占据着越来越重要的位置。随着分析技术的不断进步以及高度灵敏的质谱仪的出现，我们现在可以识别呼出气中的数千种物质，灵敏的质谱仪可以检测到低至万亿分之一（part per trillion，ppt）水平的呼出气 VOCs。除气体 VOCs 外，呼出气中还携带着雾化液滴，这些液滴被收集为"呼出气冷凝液"，包括代谢终产物、蛋白质、各种细胞因子和趋化因子等各种生物标志物。该领域从实验室过渡到临床检测时面临的一个主要问题是样本收集方法的标准化。为了在该领域取得进展，通常需要具有研发设备能力的技术专家与诊断、检测生物标志物的临床医学专家以及能够构建最终商业化产品的行业专家之间的密切合作，例如通过呼出气 NO 监测气道炎症。首先是 20 世纪 90 年代初期化学发光分析仪的出现，实现了检测呼出气中低 ppb 水平的 NO;紧随其后的是观察到哮喘患者呼出气中的 NO 水平高于正常水平,并发现其与嗜酸性气道炎症有关;最后气体收集方法和测量技术的标准化构建了适用于临床分析的分析仪。2003 年,美国 FDA 批准了第一台台式 NO 分析仪,用于监测哮喘患者的气道炎症。由此可见,呼出气代谢组学在基础研究到临床转化中具有很大的应用潜力和应用前景。

　　本书通过整理近年来国内外呼出气研究方面的大量文献,主要是近 5 年的最新文献,结合本团队 20 余年的呼出气代谢组学研究经验,详细介绍了呼出气代谢组学的定义、分析方法、采样方法、数据处理方法以及统计方法,并归纳总结了目前所有研究中正常人呼出气的无机化合物和有机化合物,讨论了呼出气代谢组学用于各种癌症诊断的应用潜力,包括肺癌、乳腺癌、胃癌、甲状腺癌、胰腺癌、结直肠癌和肝癌的潜在呼出气生物标志物,以及其可能的代谢机制。同时还介绍了呼出气代谢组学用于其他疾病诊断例如心脏疾病、哮喘、慢性阻塞性肺疾病、肾病、代谢性疾病以及其他可能对呼出气 VOCs 产生影响的机体状态。我们还讨论了呼出气代谢组学在感染性疾病诊断的应用潜力,尤其是世界范围内流行的 COVID-19,讨论将呼出气代谢组学检测用于公共卫生方面的潜力和前景。我们详细讨论了呼出气研究中需要克服的困难,例如采样方式的控制、外源化合物的污染、其他混杂因素(年龄、性别、种族和体重指数等)等的影响,将化学分析方法与临床中的实际问题相结合,这些无论是对于临床医生、医学生,还是化学研究者,都具有较高的参考价值。

　　尽管我们力求书中所有数据客观、准确,但书中涉及内容较广、专业性强,难免有不妥甚至错误之处,敬请读者及业内人士谅解,多提宝贵意见,以便今后及时进行修正。

李恩有

2021 年 11 月 30 日

目　录

第一章

呼出气代谢组学系统生物学中的定义和意义

　　如果您被要求闻一个陌生人的腋窝气味,您可能不会这样做,而当您被要求闻一个婴儿气味时,您会说"是"。换句话说,我们能够感觉到腋下或婴儿散发的不同化学物质,并可以将其标记为令人感觉不愉悦或愉悦的物质。人类区分这两种气味的能力归因于一组独特的嗅觉受体对特定挥发性化学物质的识别。这在我们大脑中形成了一种多维模式的整合,使我们能够训练自己识别和记忆气味。的确,即使不知道化学物质,我们也能够知道面包店、潮湿的街道或口臭的气味,这是由于我们的大脑中存在能够识别 4 000~10 000 种不同气味的算法。当我们对环境进行采样以获取信息和识别时,嗅觉可被视为一种化学感受器。在医疗环境中,医生和护士可以通过气味识别患者的状况,虽然这些经验提示我们呼出气与疾病之间存在一定的联系,但是还需要系统地研究它们之间的确切关系,本章我们将介绍一门新的学科——呼出气代谢组学,并阐述其在系统生物学中的定义和意义。

第一节　呼出气代谢组学的定义

一、代谢组学和呼出气

　　代谢组学(metabolomics)是众多组学中的一种,是随着生命科学的发展而发展起来的。与基因组学(genomics)、转录组学(transcriptomics)、蛋白组学(proteomics)不同,代谢组学是通过考察生物体系(细胞、组织或生命体)受到刺激或干扰后(如将某个特定的基因变异或环境变化后),其代谢产物的变化或随时间的变化,从而研究生物体系的一门科学。所谓代谢组学是基因组的下游产物,也是最终产物,是一些参与生物体新陈代谢、维持生物体正常功能和生长发育的小分子化合物的集合,主要是相对分子量小于 1 000 的内源性小分子。生物体的代谢产物可以通过多种途径扩散、释放至体外,因此研究者通过收集富含代谢信息的样本进行定性、定量分析。目前,常用作代谢组学分析的样本包括:全血、血浆、尿液、消化液、胆汁、粪便、呼出气等,其中呼出气样品中蕴含有生物体大量的代谢信息,并且可以无创且轻易的获取,因此,呼出气代谢组学分析成为近年来代谢组学领域中研究的热点和焦点,我们在 PubMed 里检索"volatile organic compounds and breath",可以看出关于呼出气挥发性有机

1

化合物的出版物自 2010 年开始快速增加（图 1-1-1）。

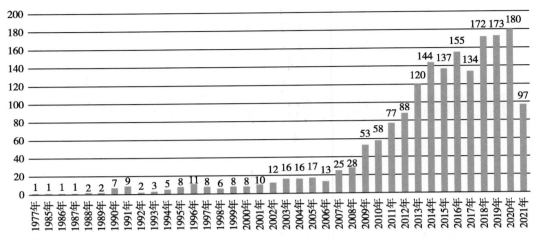

图 1-1-1　随时间增长的、与"挥发性有机化合物与呼出气"有关的年度出版物

　　在远古时代，希腊医师已经意识到受试者的呼出气异味和可能相关疾病之间的关系。希波克拉底在其关于呼出气香气和疾病的专著中首次描述了口臭和胎儿肝。Antoine Lavoisier 在 18 世纪后期发明了第一种"现代"的呼出气分析方法，他通过发现豚鼠体内产生的二氧化碳，得出了动物的呼吸作用实质上是缓慢的氧化过程，从而取代了燃素理论。他的发现构成了二氧化碳图的基础，二氧化碳图是有史以来最常见的呼出气测试。半个多世纪以后，在 1857 年，布拉格的 Wilhelm Petters 在一名糖尿病患者的尿液（丙酮尿）中发现了丙酮，并在糖尿病患者的呼出气中发现了"奇怪的苹果和紫罗兰样气味"。1897 年，Nebelthau 确定了慢性饥饿期间呼出的丙酮量，发现每日呼出约 3.6g，而丙酮只有大约 1/10 是通过尿液排泄的。Johannes Müller 于 1898 年发现了糖尿病患者的混合呼出气中的丙酮浓度超过百万分之一（part per million，ppm）水平。研究估计健康的非饥饿志愿者丙酮的平均值约为 400ppb（0.4ppm）。在饥饿期间，健康人的丙酮浓度可以增加到 5.8ppm。到了 20 世纪，人类发现了呼出气中的其他分子。1949 年，Davidson 证明重症肝病患者的呼出气中存在硫醇，并假定这些分子是被称为"胎儿肝"的气味起源。在 60 年代，乙醇也在呼出气被发现，而乙腈在吸烟者的呼出气、血液和尿液中均能检测到。1977 年，在人的呼出气中测量了氨气，1979 年，Lovett 等人报道了氨气的实时分析。1977 年，Simenhoff 等人报告了在患有终末期肾病"尿毒症呼出气"中可检测到二甲胺和三甲胺。1974 年，Cohen 及其同事在呼出气中鉴定和定量了脂质过氧化产物——短链碳氢化合物，他们提出这些挥发性碳氢化合物的浓度可以用作体内氧化应激的生物标记。这项研究是第一个假设呼出气分子（碳氢化合物）产生机制的出版物。

　　人类呼出气是一种化合物含量丰富的生物介质，是包括来自外源性（环境）和内源性（代谢）的气体、气溶胶以及呼出气颗粒的复杂混合物。呼出气中最丰富的成分是氮气、氧气、水蒸气和二氧化碳。除这些主要成分外，还含有微量浓度的无机和有机化合物，其中一些化合物可能为了解个体当前的生理和健康状况提供信息。呼出气分析具有以下优点：①采样简单、无创,可按需进行;②呼出气取之不尽,允许重复采样;③分析可在诊室立即进行;④采样不需要专业技术人员。因此呼出气分析用于疾病诊断具有很好的应用前景。近年来,在呼出气生物标志物领域的发现和应用方面取得了一定的成功,但在开发出可用的检测方法之前,仍须克服许多挑战。

呼出气分析是基于对呼出气中挥发性有机化合物(volatile organic compounds,VOCs)的检测和定量。VOCs 是一类具有足够挥发性的含碳化合物,在室温下可以在气体中检测到。美国环境保护署将饱和蒸气压 <0.1mmHg 的化合物定义为具有“挥发性”。VOCs 目前在环境污染评估、香料制造、反恐等领域已经是较为成熟的应用。临床实践中呼出气 VOCs 分析包括酒精呼出气检测仪、幽门螺杆菌的 ^{13}C 呼出气检测、哮喘的呼出气 NO 检测和小肠细菌过度生长的氢甲烷检测等。1971 年,两届诺贝尔奖得主莱纳斯·鲍林报告了应用气相色谱法(gas chromatography,GC)对呼出气样品中 250 种挥发物的定量。GC 是在马丁和辛格(诺贝尔化学奖,1952 年)发明色谱之后进行的,而质谱(mass spectrum,MS)是由阿斯顿(诺贝尔化学奖,1922 年)首次提出的,GC-MS 组合提供了分离和鉴定气体样品的可能性。自 20 世纪90 年代以来,用于大气化学的直接进样分析技术,如质子转移反应(proton transfer reaction,PTR)-MS 和选择性离子流管(selected ion flow tube,SIFT)-MS,已被用于呼出气 VOCs 的分析。利用这些技术,质谱检测可直接在电离样品中进行,无需事先校准即可定量。在离子迁移谱方法中,电离样品与缓冲气体和一个或多个电场相互作用,以实现分析物的分离。离子迁移谱可以作为独立仪器使用,也可以与质谱仪结合使用。硅芯片质谱已被开发用于选择性检测和定量羰基化合物(醛和酮)。近年来,二维气相色谱(two-dimensional gas chromatography,GC×GC)与快速质谱检测器(如飞行时间)的结合,进一步提高了检测分辨率,使呼出气中VOCs 的检测达到 ppb 或 ppt 水平,以更精确地识别和定量 VOCs,进而研究疾病诊断的呼出气生物标志物。

VOCs 生物标志物的检测和分析在开发快速、非侵入性和廉价的癌症筛查工具方面具有很大的潜力,因此有希望成为癌症诊断的前沿性方法。VOCs 是相对分子质量较低、蒸气压较高的有机化合物。癌症患者的血液、尿液、粪便、皮肤或汗液、呼出气以及癌细胞和组织的顶空(密封容器中在癌细胞上方的 VOCs 混合物)中都可以检测到与癌症相关的 VOCs。大多数对 VOCs 生物标志物的分析都是在呼出气样本中进行的,因为这些样本易于收集和分析,呼出气 VOCs 测试可以频繁进行,并可能反映癌症进展情况,这些优势有助于临床中疾病的诊断和监测治疗。此外,呼出气测试是无痛和非侵入性的,因此适合儿童和危重患者。呼出气 VOCs 既可以来自外源性挥发物,也可以来自内源性挥发物。对于外源性挥发物,化合物可以通过皮肤从外部环境吸入或吸收,也可以通过口服食物产生。对于内源挥发物,化合物可以在生理或代谢过程中产生。就癌症而言,病理生理学引起新陈代谢改变,进而可导致 VOCs 成分和浓度的改变。一般认为癌症的发生与以下一种或多种因素有关:氧化应激增强、CYP450 的诱导、糖酵解率高、乳酸产生过多、基因变化、蛋白质变化和脂类代谢。因此,理论上讲,肿瘤细胞将产生反映疾病状况的独特 VOCs 曲线,这些 VOCs 可以被排泄到体液中,在组织中迁移,并可能储存在脂肪中。这些特定的 VOCs 可以进一步释放到血液中,并在血液系统中循环。根据血 - 气分配系数($\lambda_{b:a}$),血液中的 VOCs 也可以在气道和肺泡内交换,非极性 VOCs 在血液中的溶解度较低($\lambda_{b:a}$<10),即具有较低的血 - 气分配系数,几乎只在肺泡内交换。相反,易溶于血液的极性 VOCs($\lambda_{b:a}$>100)倾向于在气道中交换,10<$\lambda_{b:a}$<100

的 VOCs 可在气道和肺泡内交换。作为血-气分配系数的结果，VOCs 的分布还受其在血液中的浓度和化合物在肺内滞留时间的影响。总体而言，内源性 VOCs 可以通过血液从器官运输到肺部，经过气体交换后从气道呼出。当病理过程发生时，人体的生物化学会发生改变，导致内源性 VOCs 的变化和呼出气成分的变化，这就产生了一种独特的呼出气指纹（breathprint），像每个人的不同指纹一样，每个人的呼出气也可能成为独特的呼出气指纹。因此，检测内源性 VOCs 可以区分包括癌症在内的各种疾病，并提供健康状况的重要信息，而对外源性 VOCs 的评估则表明接触了药物或环境化合物。

　　然而，呼出的气体中含有成百上千种 VOCs，浓度从 ppm 到 ppt 不等。因此，正确区分外源性 VOCs 和内源性 VOCs，以及稳定识别独特的疾病 VOCs 是一项具有挑战性的工作。为了从呼出气中检测出低浓度的特定 VOCs，并提高早期诊断的准确性，人们开发了许多呼出气采集和分析方法，虽然大部分的方法已经证实可以用于呼出气检测并成功区分了疾病和正常组，但是，其中一些方法既没有提供有关 VOCs 的定性或定量信息（例如，狗的鼻子或电子鼻），也没有提供与仪器相关的信息，例如 PTR-MS 和 SIFT-MS。目前对于呼出气中 VOCs 的最佳定性和定量测定，气相色谱-质谱法（GC-MS）仍然是最常见的应用方法。关于呼出气的样本采集和分析方法，在第二章和第三章会详细介绍。

　　在研究疾病相关的 VOCs 之前，需要了解正常人的呼出气 VOCs。在健康受试者的呼出气中已检测到 3 000 余种 VOCs，并且在健康人的呼出气、唾液、血液、母乳、皮肤分泌物、尿液和粪便中共确定了近 2 000 种 VOCs，这在第六章会详细介绍。健康受试者和患者之间的 VOCs 差异可能与疾病有关，例如呼出气样本中的许多 VOCs 与气道炎症或癌症有关。Philips 等应用呼出气 VOCs 分析方法检测了住院患者与健康对照组，结果发现呼出气中的苯乙烯、烷烃和苯癸烷与结核病相关。Montuschi 等报道一氧化氮（nitric oxide，NO）和一氧化碳（carbon monoxide，CO）可能反映气道的氧化应激，这是哮喘的重要病理生理学基础。Montuschi 等人的研究表明，呼出气样本中 8-异前列腺素浓度的升高与哮喘患者的氧化应激水平相关。随着呼出气中 8-异前列烷浓度的增加，氧化应激水平也增加，这能够提示哮喘的严重程度，即呼出气样本中的 8-异前列烷浓度可能是检查哮喘严重程度的潜在生物标志物。其他潜在的生物标志物，如亚硝基硫醇（RS-NOs）、白三烯 B4 和亚硝酸盐与慢性阻塞性肺疾病（COPD）有关。RS-NOs 和亚硝酸盐参与内源性 NO 形成，在气道生理上参与亚硝化应激，可能参与气道炎症的病理生理过程。Corradi 等的研究表明，COPD 和哮喘患者呼出的 RS-NOs 可被检测到，并在呼出气样本中升高。白三烯和前列腺素作为炎症中的脂质介质，可能在 COPD 中发挥重要作用。白三烯 B4 可能参与了呼吸道炎症细胞的聚集和氧化应激。前列腺素 E2（prostaglandin E2，PGE2）和 8-异前列腺素与肺癌有关，在肺癌发生过程中，5-脂氧合酶和环氧合酶 2（cyclooxygenase 2，COX-2）过表达。PGE2 和 8-异前列烷作为 COX-2 代谢的最终产物，在肺癌患者气道内增加，并与肿瘤的发展有关。此外，呼出气 VOCs 分析还可以用于检测其他疾病，例如呼出气样本中 VOCs 如 1-甲基 3-庚酮、甲基环十二烷、1-丙氨酸乙酰胺和己醛等的测定可用于检测感染性疾病和神经病学疾病。

　　综上所述，呼出气 VOCs 的分析为许多疾病的诊断提供了一种有前途的工具，它能够以非侵入性的方式发现人体内的代谢过程。然而，人体呼出气 VOCs 的数据非常复杂，而且高度多元化。因此，如何从这些数据中提取有意义的信息是一个重要的问题。化学计量学领域为勘探、可视化、分类和预测提供了多种多变量方法。这些不同的技术使人们能够从实验数据中获得经验模型，然后这些模型可以用于生物学解释，本书的第四章和第五章中将详细介绍呼出气代谢组学数据的预处理和统计学方法。

二、呼出气驱动的疾病诊断和智能手术刀开发

（一）呼出气分析驱动的疾病诊断

呼出气分析在疾病检测、治疗监测、对个性化药物的酶活性表型的测定以及肺或胃细菌感染的检测方向有很大的潜力。然而，多数呼出气分析的临床应用目前还没有经过多中心试验的验证，也没有得到美国食品药品监督管理局（U.S. Food and Drug Administration, FDA）或欧洲药品管理局（European Medicines Agency, EMA）的批准。已获 FDA 批准的呼出气测试包括：①呼出气二氧化碳测定法（呼气末二氧化碳是生命的标志，是正确放置气管插管的金指标）；②新生儿黄疸的呼出气一氧化碳检测（CO 是 HO-1 酶催化血红素分解代谢产生的）；③呼出气氢和甲烷测试用于肠胃诊断（如：果糖和乳糖吸收不良、肠胃运输时间、细菌过度生长）；④呼出气一氧化氮测试监测哮喘治疗；⑤呼出气酒精测试血液酒精含量（执法）；⑥用于检测心脏移植排斥反应的呼出气测试；⑦^{13}C 呼出气试验检测幽门螺杆菌。

呼出气包括外源性分子（例如吸烟者的呼出气乙腈或人暴露于燃料后的呼出气甲基叔丁基醚）、内源性分子（如异戊二烯、丙酮、乙烷、戊烷、一氧化氮）以及微生物代谢产物。某些化合物可能被摄入（如丙戊酸、^{13}C- 氨基比林、果糖或乳糖），而它们的挥发性代谢物可以在呼出气中被观察到（如 3- 庚酮、$^{13}CO_2$、氢或甲烷）。目前呼出气分析驱动的生物技术主要集中在以下几个方面：

1. ^{13}C- 尿素呼出气试验检测胃幽门螺杆菌感染。在西方国家，幽门螺杆菌的感染率是 25%，在成人生活中随着年龄的增长而增加。幽门螺杆菌感染的流行程度与年龄大致相同，根除幽门螺杆菌的治疗问题之一是对抗生素（如克拉霉素）的耐药性。在过去 10 年中，推荐的根除方案的成功率从 90% 以上下降到大约 80%。到目前为止，与胃镜检查相比，呼出气检测具有无创性、快速、易于重复的优点，更容易让受试者接受。

2. 呼出气分析用于癌症筛查。近 10 年来，呼出气最热门的应用领域集中于癌症的诊断，包括肺癌、结直肠癌、乳腺癌、胃癌、前列腺癌、甲状腺癌等。呼出气中有超过 100 种挥发性生物标志物被认为与癌症有关，仔细验证所有这些化合物是十分重要的。这是由于很多化合物的鉴定仅基于光谱库匹配，并没有比较呼出气样品中峰的保留时间与天然标准品的保留时间。此外，由于吸烟可以引起肺癌和慢性阻塞性肺疾病，在寻找生物标志物时区分烟草燃烧的产物是很重要的。对呼出气的分析可以通过对癌细胞的顶空培养和癌组织的研究来补充。

3. 呼出气分析用于肝、肾功能及哮喘的诊断。例如 ^{13}C- 甲基乙酰丙酮呼出气试验或 ^{13}C- 氨基比林呼出气试验，可以估计肝脏微粒体酶的活性（CYP1A2）；一些胺类挥发性化合物例如氨和三甲胺具有诊断肾病的潜力；呼出气一氧化氮（FeNO）被广泛应用于哮喘和 COPD 的诊断等。

4. 环境暴露后 VOCs 或其代谢物的观察。因吸烟或暴露于航空燃料、臭氧、柴油废气或麻醉而造成的人体暴露。

5. 观察肠道或气道中细菌或真菌产生的挥发性化合物，例如由铜绿假单胞菌（pseudomonas

aeruginosa)产生的氰化氢和 2- 甲基丁酸乙酯,由金黄色葡萄球菌产生的 (Z) -2- 甲基 -2- 丁烯醛,由流感嗜血杆菌产生的邻羟基苯甲醛,由肺炎链球菌产生的 3- 苯基呋喃,由白念珠菌产生的乙烯基乙醚。

6. 监测氧化应激状态,特别是在手术期间。乙烷和戊烷是两种很有前景的氧化应激生物标志物,可以用激光光谱实时观察。其他呼出气生物标志物(如与肺部细菌感染相关的二甲基硫醚)可在重症监护室使用。

7. 呼出气药物代谢动力学研究,即通过患者或志愿者摄入某种化合物或药物(例如丙戊酸酯、^{13}C- 氨基比林、果糖或乳糖)以确定其代谢动力学(例如呼出气中的 3- 庚酮、$^{13}CO_2$、氢或甲烷浓度升高)。

(二)智能手术刀技术

英国每年确诊的癌症患者超过 30 万例,实施肿瘤切除术 200 万例。手术过程中,即便是最优秀的外科医生也不能确保完全切除肿瘤,而只要有"漏网之鱼",就容易引起癌症复发、癌细胞转移,可能需要二次手术。借助术前扫描来了解手术部位,并且,为尽量清除癌细胞,会切除肿瘤周边组织。切下来的组织样本被送往化验室,以确认是否病变组织。在摘除乳腺癌肿瘤的手术中,近 1/3 都无法做到完全抹除肿瘤的痕迹。这一比例证明:在外科医生严重依赖于术前收集的医学影像及其他信息的情况下,想要完全切除癌症肿瘤到底有多么困难。

英国帝国理工学院的 Zoltan Takats 教授说道,"尝试摘除癌组织就像是闭眼开车一样难以做到。"就目前而言,外科医生能够获取的信息都并非直接信息,而是来自于术前评估的间接信息。而这就意味着,他们永远都不会确切地知道自己正在切除什么东西。英国帝国理工学院的研究人员发明了一种智能手术刀(iKnife),能够快速区分健康组织和癌细胞,有助于手术时更精确地切除肿瘤,提高术后存活率。英国癌症研究会的埃玛·金医生说:"智能手术刀能在手术过程中引导外科医生,是一项激动人心的发明。"这种外科手术仪器能让外科医生知道他们正在切除的组织是不是癌变组织。

iKnife 是一种电子手术刀,这种手术刀的探针可使用电荷烧穿人体组织。电子手术刀从 20 世纪 20 年代一直沿用至今,但与以往的电子手术刀不同,其可从被烧灼的人体组织所散发出的蒸气中提取有用信息。传统的电子手术刀只是单纯地吸走蒸气,而 iKnife 则可将其导入一个质谱仪,从而对其化学成分进行分析。通过将蒸气的化学特征与数千种人体癌变和非癌变组织的特征进行对比,iKnife 能让外科医生知道自己正在切除哪种类型的人体组织(图 1-1-2)。通常情况下,这种分析在不到 2 秒的极短时间内即可完成。这种仪器配备了一个触摸屏监控器以显示分析结果,还可通过音频信号向医生通报信息。早期测试表明,这种仪器可在外科病房环境下精确辨别人体组织类型,而目前其研发团队正致力于设计一种可在手术室中使用的医疗级质谱仪。临床试验表明,与现有的电子手术刀规程相比,iKnife 能帮助外科医生切除更多的癌变组织,同时还可降低对肿瘤周边健康人体组织的伤害,尤其在宫颈疾病治疗中的术中诊断具有优势。

摘除更多的癌变组织能够降低癌症复发的概率。以乳腺癌为例,30% 的(外科手术)病例中会有肿瘤组织残留,而这些组织会发展为新的肿瘤。早期测试表明,这种仪器可在外科病房环境下精确辨别人体组织类型,一则美国《科学转化医学》刊载的报告表明,在 91 例肿瘤切除术中的测试结果显示,智能手术刀的准确率为 100%。它的工作过程可以总结为以下

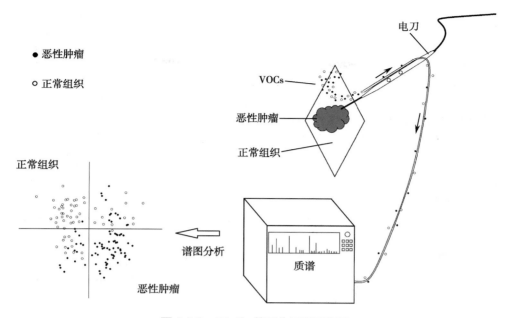

图 1-1-2　iKnife 的工作原理示意图

iKnife 可以吸取手术中不同区域的 VOCs，将其注入到质谱中进行快速分析，通过对比正常与肿瘤不同的 VOCs，来区分恶性肿瘤与良性组织

三个步骤：①医生用 iKnife 接触肿瘤边缘。②切割过程会冒烟，这种烟包含灼烧组织的信息，研究人员将收集的烟传入质谱仪，分析烟的化学成分，从而判断灼烧组织是否癌细胞。③结果很快显现在手术医生身旁的屏幕上，有时甚至用不了 1 秒。实心圆圈代表肿瘤组织，空心圆圈则是健康组织。

iKnife 开发乳腺癌识别模型的一个障碍是数据收集的破坏性、耗时和敏感性。Santilli 等人首先通过有限的数据标记构建自监督学习模型，该模型可以通过学习将 iKnife 数据的一般特征与更容易获得的癌症类型相关联。其次，经过训练的模型可以应用于乳腺癌的分类数据，例如从一种组织类型的模型转换到另一种组织类型。

Livia Ebervin 带领的得克萨斯大学奥斯汀分校研究团队开发出了一种实时组织学诊断设备，命名为 MasSpec Pen。据称它能够在 10 秒之内确定手术切缘组织的良恶性状况，用时是现行病理诊断手段的 1/150。手术切除实体肿瘤时，对切缘性质的判断是非常关键的。但到底切除多大范围，才能实现完整切除不留后患呢？临床实践中并没有统一的标准，手术中更多要依靠术者根据术前检查结果、肿瘤形态、切除组织量对正常生理功能的影响等因素进行判断。

MasSpec Pen 的整套设备主要由三个部分组成：一台微量注射泵、双向活瓣导管和形状与一支笔相似的手持探测器，还有旁边的质谱分析仪。MasSpec Pen 的工作原理可概括为：随着生长失控，肿瘤细胞的代谢会出现明显失调，与正常细胞的差异极大，因此我们用 MasSpec Pen 对组织进行像采集指纹一样的提取和分析。通过简洁和平缓的化学过程，MasSpec Pen 就能在不造成组织损伤的状况下迅速提供给我们诊断所需的分子信息，探测器注入极微量的水，提取出患者体内的小分子物质，然后将提取物传递到质谱分析仪，进行良恶性的判断。整个过程中，探测器接触组织的时间仅需 3 秒，而判断可在 10 秒钟之内完成。

当然，为了实现良恶性的判断，还需要首先收集用来判断的数据。研究人员先从正常的组织中获取相关的数据图谱，并与解吸电喷雾电离 - 质谱成像（desorption electrospray ionization-mass spectrometry imaging，DESI-MSI）法的结果进行比对，结果基本一致。再用同样的手段对癌组织进行检测，标定出与正常组织明显不同的图谱表现，让 MasSpec Pen 有了判断的基础。在实现快速判断的同时，MasSpec Pen 的损伤也是极小的，相比大手术时十几厘米的切口，400μm 的取样，基本可以称为完全无创了。研究人员使用 MasSpec Pen 对包括肺、卵巢、甲状腺、乳腺在内的 253 份人体组织样本进行检查，其中近半为癌症组织，发现每种癌症都会出现不同的质谱图，而数据分析的结果显示，MasSpec Pen 的诊断特异性可以达到 96.2%，敏感性为 96.4%。

三、人体呼出气中常见的挥发性标志物

在人的呼出气中能够检测到大约 3 000 种 VOCs，大多数呼出气样本通常含有 200 种以上的 VOCs。其中包括小的无机化合物（例如 NO、O_2、CO_2）、VOCs（碳氢化合物、醇、酮、醛、酯）和非挥发性物质（例如异前列腺素、细胞因子、白三烯和过氧化氢），这些非挥发性物质可在呼出气冷凝物中被发现。

人的呼出气中存在的主要 VOCs 包括异戊二烯、丙酮、乙醇、甲醇、烷烃和其他醇，患有特定疾病的患者的呼出气挥发物特征与正常挥发物特征不同。但是，大多数 VOCs 的来源和生理功能仍然未知。呼出气中的某些 VOCs 来自环境，因为它们可能作为污染物通过皮肤吸收或通过吸入或摄入吸收。这些化合物可能在体内代谢，然后通过呼出气而排出。内源性 VOCs 是人体代谢过程或肠道细菌活动的产物，会在人体内产生，并随人体的代谢而产生变化。影响人类呼出气成分变化的因素主要包括受试者的总体健康状况、食物摄入、环境影响和整体生活方式等。

1. 丙酮（acetone）　又名二甲基酮，是一种有机物，分子式为 C_3H_6O，结构式如图 1-1-3 所示。丙酮是最简单的饱和酮，是一种无色透明液体，有特殊的辛辣气味，易溶于水和甲醇、乙醇、乙醚、氯仿、吡啶等有机溶剂，易燃、易挥发，化学性质较活泼。丙酮是人类呼出气中最丰富的 VOCs 之一。

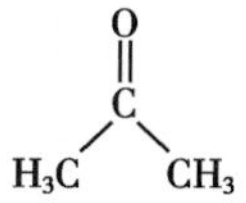

图 1-1-3　丙酮的结构式

在人体内，丙酮有两大生理来源。第一个来源是乙酰乙酸的脱羧，而第二个来源是异丙醇的氧化。除此之外，丙酮是酮体的一部分（2%），在酮症患者、糖尿病失控患者和饥饿期间，血液中的酮体会增加。在饥饿时，肝糖原储备耗尽，人体开始分解脂肪代替葡萄糖作为能量，就会产生酮体。开始主要在肝小叶的静脉周围区域，随后它们被带到血液中，从而使循环中的酮体水平至少提高一个数量级。当酮体水平较高时，将随呼出气和尿液排出。

在一项针对囊性纤维化（CF）患者的呼出气冷凝液（exhaled breath condensate，EBC）代谢组学的研究中，使用高分辨率 2D-NMR 光谱法鉴定了丙酮和其他代谢产物。与健康对照组相比，CF 患者的丙酮、乙酸盐、乙醇和 2- 丙醇浓度升高。在 CF 患者中，稳定的 CF 受试者的乙醇和 2- 丙醇水平较高，而不稳定的 CF 受试者的乙酸盐和甲醇水平较低。因此，包含丙酮的特定 VOCs 分析可能会为 CF 的检测和病理生理学提供进一步的见解。

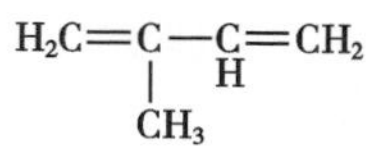

2. 异戊二烯　又称 2- 甲基 -1,3- 丁二烯(2-methyl-1,3-butadiene),是一种有机化合物,分子式为 C_5H_8,无色易挥发液体,其结构式如图 1-1-4 所示。异戊二烯不溶于水,可溶于乙醇、乙醚等多数有机溶剂,可通过丙烯二聚法制备,用于合成橡胶、丁基橡胶单体等,也是呼出气中最常见的 VOCs 之一,其在人呼出气中的烃类中含量最高。它被合成为许多重要化合物的前体,并始终存在于人的呼出气中。

$$H_2C{=}C{-}C{=}CH_2$$
$$\underset{CH_3}{\overset{H}{|}}$$

图 1-1-4　异戊二烯的结构式

异戊二烯沿胆固醇合成的甲羟戊酸途径在胞质中形成。在大鼠肝脏中,通过酸催化的二甲基烯丙基焦磷酸酯的消除反应产生胞质异戊二烯。在某些植物中,该反应由含 Mg^{2+} 的酶催化。在哺乳动物组织中,异戊二烯可通过 Mg^{2+} 依赖性异戊烯基焦磷酸异构酶催化反应生成。该酶催化异戊烯基焦磷酸和二甲基烯丙基焦磷酸的相互转化。异戊二烯的另一个可能来源是角鲨烯的体内过氧化自由基介导的。异戊二烯已被鉴定为胆固醇代谢异常的标志物,例如高胆固醇血症。儿童的异戊二烯浓度与成人相比较低,随着年龄增长,异戊二烯水平会增加,直到 25 岁左右不再增加。呼出气的异戊二烯还可能与检测背景有关,例如在某些植物中已经检测到产生异戊二烯的非甲羟戊酸途径,因此环境中的异戊二烯可能对检测结果产生影响。

3. 碳氢化合物　呼出气中直链烃(乙烷和戊烷)的存在是细胞膜中多不饱和脂肪酸(polyunsaturated fatty acid,PUFA)脂质过氧化的结果。脂质过氧化是一种自由基介导的过程,在该过程中,PUFA 受到了潜在的影响,形成了各种各样的羰基二次氧化产物,这些产物随后在呼出气中被排泄。氧化应激是指自由基产生和抗氧化剂系统的平衡被破坏而有利于促氧化剂自由基生成的状态,它存在于衰老和很多疾病的病理机制。例如,乙烷和戊烷水平的升高与乳腺癌中的氧化应激、心脏移植排斥反应、支气管哮喘、类风湿性关节炎、急性心肌梗死和精神分裂症等疾病的氧化应激有关。

4. 乙烷和戊烷　是 ω-3 和 ω-6 多不饱和脂肪酸(亚麻酸、亚油酸和花生四烯酸)分解过程中形成的主要挥发性烃。戊烷会在人体脂肪库中积累,在几天内缓慢释放,被肝细胞色素 P450 部分代谢。乙烷是高度挥发性的,在组织中相对不溶。乙烷在形成后迅速释放,且代谢极少。因此,乙烷是反映 PUFAs 氧化降解的主要来源。呼出气乙烷的测量可能会提供体内脂质过氧化的敏感标志物,并直接表明受试者发生生理事件的时间。

5. 含硫和氮的化合物　易挥发的硫化合物,如乙基硫醇、二甲基硫醚或二甲基二硫醚会引起肝硬化患者呼出气的特征性气味。甲硫氨酸在转氨途径中的不完全代谢会在人体内产生含硫化合物。肝功能受损的患者体内含硫化合物的水平升高,这些化合物与肝病和恶臭有关。

6. 挥发性有机胺　例如二甲胺和三甲胺,已被确认是导致不同程度肾衰竭患者(包括尿毒症患者)独特呼出气气味的原因。如果由于肝功能受损而限制了转化为尿素的氨,则血液中会出现大量的氨。氨不会在体内积聚,因为它是来自蛋白质和核酸代谢的天然人体产物。氨被转化为尿素和铵盐,并以这些形式随尿液从体内排出。但是,氨也会通过肺排出。对于由于尿道幽门螺杆菌细菌性胃部感染引起的肾脏疾病或溃疡引起的尿素平衡紊乱的患者,测量呼出气中的氨水平可能是一种快速的诊断方法。

综上所述,呼出气代谢组学研究具有采样无创、患者依从性强、可重复采样等优点,使得呼出气代谢组学在未来的临床应用中具有诱人的前景。然而,到目前为止,呼出气研究的大多数报告研究规模较小,并且缺乏外部验证。临床研究的复杂性给疾病呼出气生物标志物的筛选带来巨大的挑战,体外研究可能是推进呼出气疾病诊断有价值的工具,但是应考虑不同环境下体外研究与体内研究中的结果可能不同。实时分析技术的发展将进一步扩展呼出气分析作为无创、快速诊断工具的潜力。此外,收集样本、分析样本和数据报告程序的标准化也是研究重点。除了检测的准确性,成本效益、装置的小型化和耐用性是呼出气检测仪器研发的关注重点。呼出气生物诊断技术在未来的个性化诊断领域中具有巨大的潜力,为了取得更大的进步,需要紧密的跨学科(技术专家、卫生从业者、监管机构和商业专家)合作。

四、呼出气分析的机遇与挑战

呼出气中生物标志物的检测作为一种诊断特定疾病的工具越来越受到关注。总体来说,如果能够证实可靠的疾病呼出气生物标志物,对于疾病尤其是癌症的早期诊断和治疗将会有重要意义。

首先,对于出现可能是癌症早期的非特异性常见症状的患者,呼出气分析可以作为一种预检分诊检查,指导患者进行更专业的检查,这尤其适用于基层医院。例如,如果全科医生正在评估一名胃肠道症状不典型有待转诊的患者,他们就不需要观察和等待症状是否恶化,而是立即进行呼出气分析,一名护士就可以执行测试并将呼出气样本送到实验室进行分析。如果结果是肯定的,就有理由立即转诊进一步检查。如果检测结果为阴性,可以继续观察。如果症状持续存在,还可以重新检测或进行其他必要检查。其次,使用呼出气检测还可以作为初级保健筛查,呼出气检测的无创性非常有利于增加患者的耐受性。最后,呼出气分析用于监测癌症治疗的效果及疾病复发,如检测手术切除后结直肠癌的复发。但是需要明确不同确定肿瘤分期以及组织学和分子亚型与呼出气 VOCs 的关联。

然而,目前已确定的与疾病有关的生物标志物仍然较少,不同研究之间的疾病生物标志物差异较大,这与采样方法、分析方法以及数据处理都密不可分。如何排除呼出气检测众多的影响因素,建立科学的采样方法、分析方法是目前呼出气分析面临的巨大挑战。

在呼出气检测中,排除外源性 VOCs 是十分重要的。由于呼出气中相当一部分分子来自环境,如吸入(污染)的空气和饮食,因为这些外源性 VOCs 有可能被错误地识别为疾病标志物。在某些情况下,某些 VOCs 的浓度过高会影响整个样本的 VOCs 组成(例如,严重糖尿病患者的丙酮、进食大蒜或酒精饮料)。因此,在样本采集时需要遵循两种方法。第一,人们可以尝试消除所有可能的混杂因素,例如将 VOCs 从吸入的空气中排除,并对食物摄入提出严格的条件,即禁食一段时间。第二,允许并计算呼出气可能的变异 / 混杂因素,方法是在取样前不设置任何限制。这些变异的多样性预计将在要比较的群体之间平均分配(例如,健康患者和患病患者),进而使用统计方法来消除 VOCs 中所有不相关的混杂因素。此外,呼出的化合物也可能与人体新陈代谢无关,而是来自共生微生物或微生物感染。细菌在口腔、肺和肠道中无处不在,并且是 VOCs 的强力制造者。这将在第十一章详细介绍。

在人类呼出气中,VOCs 是一种低分子量的挥发性分子,其特征是在室温下具有高蒸气压。这些 VOCs 在体内产生,通过血液循环系统输送到肺部,然后通过呼吸排出。人们发现,呼出气中 VOCs 的浓度是微量且变化的,通常在百万分之一(part per million,ppm)至万亿分之一(part per trillion,ppt)。由于其浓度很低,因此进行 VOCs 浓缩对呼出气分析十分重要。目前较为常用的浓缩方法包括固相微萃取法(solid phase microextraction,SPME)和针阱法(needle trap device,NTD)。NTD 有时比 SPME 适用范围更广,因为它提取过程简单、不消耗溶剂、灵敏度高。尽管正在不断开发用于生物和非生物应用的 SPME 不同涂层材料,但对呼出气中 VOCs(ppt 水平)的分析对于与某些疾病相关的微量水平生物标志物检测仍然具有挑战性。在这方面,通过 SPME 涂层材料的进一步发展有望在不久的将来克服这一限制。此外,虽然现代临床研究表明同位素呼出气分析对追踪受试者的代谢紊乱非常有效,但迄今为止没有研究报告使用 SPME 或 NTD 进行同位素呼出气分析以筛查疾病。使用便携式分析仪器对呼出气样本进行现场分析,有望实现实时监测各种疾病的呼出气及其变化。这类工具的开发和商业化将有助于提高床旁医疗的发展,通过对疾病发展过程的无创监测,可能会发现疾病不同阶段的生物标志物变化,有利于疾病的早期诊断、早期治疗以及治疗效果监测。

研究人员在寻找癌症的潜在生物标志物时采取了不同的方法,问题集中于究竟选择体内还是体外研究。呼出气研究的理想目标是将癌症的不同 VOCs 用于建立一种 100% 准确地检测患者癌症的设备。然而,到目前为止,无论是呼出气、血液、尿液还是来自患者的任何其他样本,都不能够建立准确的挥发性生物标志物。主要原因是检测到的 VOCs 的来源不确定,因为它们的浓度不仅取决于疾病的存在,还取决于许多其他因素,如遗传和环境因素、年龄、性别等。因此,在微细胞水平上研究肿瘤产生的 VOCs,可以对体内研究进行补充。细胞水平的研究对肿瘤的生物化学信息提供了很大的价值,可以更直接地解释色谱图中化合物的来源。然而,在体外方法中也存在一些不确定性,主要原因是人们对 VOCs 代谢途径的复杂性知之甚少,即肿瘤细胞产生的 VOCs 与其在患者样本之间的关系,并且体外和体内的代谢环境和过程可能存在差异,从而对 VOCs 产生影响。然而,体外研究是推进癌症生物标志物研究的有价值方法。理想情况下,研究应该将患者的癌细胞或组织中的 VOCs 与同一患者的呼出气、尿液和血液中检测到的化合物进行比较。为了消除尽可能多的变量,选择控制也至关重要。因此需要更多的研究来比较肿瘤细胞产生的 VOCs 与呼出气或生物流体中发现的 VOCs,以及许多细胞系和原发性肿瘤样品产生的 VOCs,以便尽可能多角度地描绘细胞、肿瘤以及机体产生的特定癌症相关 VOCs。

在 VOCs 的生物化学来源方面,近年来取得了较多进展,但大多数仍是未知的。了解导致每种 VOCs 的生化途径对于准确诊断和靶向治疗至关重要。呼出气分析与其他高维分析技术(例如代谢组学和功能基因组学),以及其他生化工具将有助于确定 VOCs 的来源。虽然 VOCs 指纹图谱可以用于诊断,但它可能更有助于对患者进行表型,从而满足在疾病早期识别患者亚组,从而定制治疗方案。近年来,VOCs 分析已经与疾病分期、痰中存在的炎症细胞类型、慢性阻塞性肺疾病和哮喘患者的鉴别相联系。此外,VOCs 可以区分儿童哮喘的恶化。体外研究最近表明,微小的遗传变化已经可以诱导不同的挥发性特征,表明 VOCs 指纹可以反映特定的突变,从而能够在例如肺癌中鉴定特定的基因型。

为了更为高效、便捷地进行呼出气代谢组学的相关研究,近年来研究者建立了人类呼出气组学数据库(human breathomics database,HBDB)。HBDB 使得更多初学者或非专业人士也可以通过短时间的学习,快速地进行呼出气分析的研究。呼出气分析过程包括用分析平台识别呼出气样本中的化合物,使用化合物名称作为生物医学文献中的关键字手动搜索呼出气数据。研究人员可能需要结合疾病名称搜索化合物名称,以检索有关疾病和化合物的相关信息。但这个过程耗时长,而且常导致引用不相关的信息。HBDB 的目标是将已知的人类呼出气学信息整合到一个单独的、交叉引用的和有组织的数据库中,为关键词搜索和按字母顺序浏览提供一个可靠的平台。迄今为止,HBDB 包括 2 766 项人类呼出气学参考文献、913 种化合物和 49 种疾病。在 HBDB 的搜索界面,可以搜索到目前研究发现的某一疾病的潜在呼出气生物标志物、标志物的特性和与之相关的疾病。

通过呼出气组学数据库,初学者或非专业人士也可以通过短时间的学习,快速地进行呼出气分析的研究。以"哮喘"为例,我们在 HBDB 中以"哮喘"作为关键词,在化合物、参考文献和疾病的选项卡中显示 419 篇相关文献、18 种化合物和 8 种疾病。相关文献的搜索结果包括标题、期刊名称、发表年份和作者,相关化合物按表中相关引用计数降序排序。

化合物表中的每一行都包含具有化学结构的化合物名称。NO、过氧化氢,白三烯 B4 和 8-epi-pgf 2α 是 HBDB 中记录最多的与哮喘相关的化合物。查询关键词"哮喘"的疾病,如哮喘、哮喘儿童、哮喘伴变应性鼻炎,都包含一个到疾病页面的链接。用户可以确定哪些疾病可能与疾病表中查询的关键字相关联。在复合视图中,用户可以根据收集到的参考文献中的描述查看有关疾病可能机制的信息,并可以了解化合物如何与哮喘或其他疾病联系在一起。

8-epi-pgf 2α,也被称为 8- 异前列腺素,是哮喘患者 EBC 中氧化应激的标志物。8- 异前列腺素是一种稳定的、内源性的、具有生物活性的化合物,使其有望成为哮喘、COPD 或呼吸道炎症疾病中氧化应激的标志物。据报道,在哮喘、COPD、阻塞性睡眠呼吸暂停、气道炎症和肺部疾病,8- 异前列腺素的浓度增加。与 8- 异前列腺素相关的疾病被绘制在人体生理图上。用户可以看到,8- 异前列腺素与气道、肺和心脏病(如哮喘、肺癌和心力衰竭)相关,在 HBDB 的复合视图中查看有组织的疾病列表。用户还可以在 HBDB 疾病视图中阅读相关参考文献列表。8- 异前列腺素是与哮喘相关化合物中氧化应激的标志物。此外,肥胖也可能与 8- 异前列腺素有关,在 Komakula 等人的研究中,体重指数与哮喘患者呼出气 8- 异前列腺素水平升高相关。

3- 硝基酪氨酸是活性氧化物质的产物,可导致细胞损伤。而 3- 硝基酪氨酸在哮喘患者的 EBC 中升高,并被认为是哮喘氧化应激的标志。除与哮喘相关外,3- 硝基酪氨酸还与囊性纤维化(cystic fibrosis,CF)相关。一项研究报告了 CF 中硝基酪氨酸的水平明显高于正常受试者。他们认为硝基酪氨酸的升高反映了 CF 患者氧化应激的增加。然而另一项研究报道,儿童呼出气冷凝液中的游离 3- 硝基酪氨酸不能作为稳定囊性纤维化和哮喘中氧化应激的标志物。

(李恩有　魏绍婷)

第二节　呼出气分析的应用

一、呼出气分析在医疗领域的应用

呼出气分析用于临床诊断从方法学上大致可以分为两大类:测定呼出气成分和测定呼出气流速、流量等理化性质。其中,测定呼出气成分的呼出气诊断又可分为两种类型,包括直接检测呼出气成分的诊断方法以及检测呼出气中标志物含量的标记呼出气诊断方法。直接呼出气诊断是指对各种呼出气成分的含量变化直接进行检测,可反映机体的生理和病理改变,如 O_2/CO_2 呼出气分析可以评价体内氧和二氧化碳代谢状态;CH_4/H_2 呼出气分析可以诊断小肠细菌过生长、碳水化合物吸收不良症和胃肠动力消化道生理病理状态等;CO 呼出气检测可以测定红细胞寿命;NO 呼出气分析可以诊断哮喘病等。标记呼出气诊断是指通过口服、吸入或注射等途径摄入标记过的底物,底物经过体内可从呼出气中呼出,然后测定呼出气中标志物的含量及变化,从而研究机体的生理、病理变化。常见如 $^{13/14}CO_2$ 呼出气诊断(诊断幽门螺杆菌感染)、$H_2^{18}O$ 呼出气诊断(用于总体水量测量)等。在过去 20 年中进行的大量研究表明,呼出气在医疗领域具有应用的潜力,其中癌症诊断是最具吸引力的研究之一,此外,在人体的系统性疾病、感染性疾病等中均具有很高的应用潜力和前景。

(一)呼出气生物标志物用于癌症诊断

人体的呼出气可以含有成千上万的 VOCs 和半挥发性化合物,与新陈代谢等生化过程有关。VOCs 由各种代谢过程产生,并由人类通过呼出气、肾脏和皮肤释放出来。癌细胞的生长可以直接产生 VOCs,也可以影响宿主的生化途径。肿瘤细胞产生独特的癌症 VOCs 谱,其可以反映疾病状况。检测和分析呼出气中的 VOCs 生物标志物已被认为是癌症诊断和健康检查的新领域,因为它有可能开发出简单、无创和廉价的癌症筛查工具。目前,一些与癌症相关的代谢紊乱可以通过分析 VOCs 的化学成分和丰度来监测。与癌症相关的 VOCs 可以在细胞培养物的顶部空间以及人类受试者的尿液、皮肤、血液和呼出气样本中检测到。与健康对照受试者相比,癌细胞的存在会影响呼出气中化学物质的成分和丰度,这可用于指示患者患癌症的可能性。通过使用各种统计学方法,多种类型的癌症如肺癌、食管癌、结直肠癌、胃癌、胰腺癌、乳腺癌、头颈癌、前列腺癌和喉癌,均可以通过呼出气分析的方法进行识别。

肺癌的发病率较高,且预后不佳,主要是由于缺乏早期的诊断及治疗。虽然采用了计算机断层扫描(CT)进行筛查,但其诊断肺癌仍然具有较高的假阳性率。由于呼出气诊断的无创性,通过呼出气诊断的能力可能会对临床产生重大影响,大大减少了 CT 检查带来的辐射暴露。呼出气冷凝液作为一种新型检测肺癌的方法,因其收集简单、非侵入性等优点,越来越成为研究的焦点。对肺癌患者呼出气冷凝液中生物标志物进行研究,有助于辅助肺癌早期诊断,且在病情评估、疗效评价、预后估计等方面也起到重要作用。多年来,这已被探索为肺癌早期检测和诊断的潜在途径。Gordon 等人早期开展了肺癌呼出气 VOCs 的研究,他们应用气相色谱 - 质谱分析了肺癌患者和健康对照组的呼出气样本,发现呼出气中的 VOCs 几乎可以将两组完全区分。在肺癌患者中,呼出气中出现的三种主要化合物(异戊二烯、丙酮和甲醇)的浓度略低。近年来,研究者认为,与肺癌有关的一个生物标志物是 2- 丁酮,它在肺癌患者的呼出气中浓度明显高于健康志愿者,在肺癌组织顶空中的浓度高于健康组织。有趣的是,几乎所有的醛类物质都被癌细胞消耗(例如 CALU-1、NCI-H2087、NCI-H1666、A549),然而与健康志愿者相比,一些醛类物质(戊醛、己醛、辛醛、壬醛)在肺癌患者的呼出气中浓度增加。肺癌患者呼出气中的异戊二烯浓度比健康志愿者低,并与免疫激活成负相关。

对胃癌细胞的体外研究表明,3- 辛酮和 2- 丁酮可潜在地成为胃癌的生物标志物,因为这些分子存在于胃癌细胞的顶空而不存在于正常胃黏膜细胞的顶空中。此外,4- 异丙氧基丁醇、壬醇和 4- 丁氧基丁醇在胃癌细胞和正常胃黏膜细胞之间的相对峰面积比分别为 4- 异丙氧基丁醇≤0.3，壬醇≤0.36，4- 丁氧基丁醇≤0.40，提示这三种物质也可能是胃癌的潜在生物标志物。然而，鉴于癌细胞周围的环境会显著影响呼出气中的 VOCs，需要进一步的体内研究来验证这些生物标志物。对 21 名疑似晚期上皮性卵巢癌患者在治疗干预前的呼出气样本以及 38 名良性结节患者的呼出气样本进行检测，结果表明，妇科恶性肿瘤患者的肟 - 甲氧基 - 苯基、苯酚和 1- 己醇 -2- 乙基的丰度是良性结节患者的两倍。

前列腺活检是诊断前列腺癌的"金标准"，然而其是一种侵入性检查，需要一种新型的非侵入性诊断工具，既能够实现前列腺癌极高的预检概率，又能减少不必要的活检次数。最近的研究表明，呼出气中的 VOCs 可通过训练人工神经网络（artificial neural network，ANN）来检测不同类型的癌症。在未来可以通过大样本研究，建立与前列腺癌相关的高特异性和敏感性的呼出气诊断模型，将模型预测结合血清 PSA 或 MRI 共同指导前列腺癌的早期诊断。只有具有较高风险的患者才建议进行活检，从而减少了不必要的活检和感染并发症的风险。除此之外，呼出气谱图模型预测不仅在早期诊断上发挥作用，还可以帮助已被确诊前列腺癌的患者在接受治疗后判断治疗效果，如果经过治疗后模型预测由阳性变为阴性，是治疗成功的客观反映。

（二）癌症复发的监测

呼出气分析技术有可能成为早期癌症患者的分流或转诊工具，而这些患者没有症状或表现出非特异性症状。患者可以从初级保健转到专科保健，专家可以随后实施更高级的测试、组织活检，以进一步调查他们的疾病。此外，VOCs 的测量和分析有可能成为一种有效的癌症复发监测工具，马卡尔和他的同事进行的一项研究表明，呼出气中 VOCs 的结果是手术后结直肠癌复发的生物标志物。

在临床实践中更广泛地实施呼出气分析需要仔细考虑。第一种选择是中央或区域实验室模式，在全科或医院收集呼出气样本，并将其送往实验室进行分析，方法与血液检查类似。呼出气采集装置的设计和呼出气样本的运输方法对这种方法的成功至关重要。这个基于实验室的模型需要应用质量控制方法来保证仪器的可靠性，从而确保稳定的结果。第二个选择是开发医疗设备，以便医生在面对患者时可以实时检测。这对呼出气分析仪的设计具有很高的要求，使这些设备能够应用不同的 VOCs 诊断模型来检测各种癌症。这两种选择都需要进行成本效益研究，综合考虑检测的准确性和经济性。尽管在引入临床实践之前，呼出气分析的准确性需要在目标人群中的大规模多中心临床试验中得到确认，但在早期阶段应该考虑实施模式，以指导未来和临床的研究。

（三）其他疾病

1. 呼吸道疾病　呼吸道疾病患者和健康人呼出的气体含有多种不同浓度的 VOCs，这些化合物包括但不限于烃类、酮类、醛类和醇类。VOCs 的含量和浓度因健康和疾病状态下潜在的代谢途径以及环境干扰而不同。直到 20 世纪 90 年代引入先进的分析技术，才首次展现了一套完整的人类呼出气概况。碳氢化合物是最早发现的人类呼出气中的化合物之一。经过数十年的快速发展，呼出气分析目前已广泛用于测试肺部疾病。例如哮喘、囊性纤维化和慢性阻塞性肺疾病患者的一氧化氮浓度升高，慢性阻塞性肺疾病患者的碳氢化合物水平升高，哮喘、阻塞性睡眠呼吸暂停肺炎呼出气中的一氧化碳浓度升高。

哮喘和慢性阻塞性肺疾病（chronic obstructive pulmoriary disease，COPD）是两种最常见

的呼吸系统疾病。VOCs 在气道疾病中的应用前景广阔,许多研究评估了呼出气 VOCs 在气道疾病诊断中的用途,其中最常见的化合物属于含羰基的基团(如醛、酯和酮)和碳氢化合物(如烷烃、烯烃和单芳香化合物)。对 COPD 呼出气中 VOCs 的分析,可通过非侵入性方法提供有关疾病的代谢过程、组织损伤程度和性质的信息。与 COPD 有关的挥发物的完整描述尚待开发。尽管如此,研究已经确定了 COPD 患者中的挥发物和其他生物标志物组,它们与细胞降解过程具有潜在的关系。呼吸道感染中,病原体的早期和准确识别具有挑战性,呼出气 VOCs 分析在识别呼吸道感染微生物和指导治疗效果方面具有巨大应用前景,特别是在严重感染的肺炎患者中,存在不同的 VOCs 特征。

急性呼吸窘迫综合征(acute respiratory distress syndrome, ARDS)是多种危重疾病的并发症,其病理特征为急性起病、大量蛋白聚集、弥漫性肺水肿。目前,为了避免机械通气带来的肺损伤,通常无创通气方式是 ARDS 治疗的首选策略。早期识别是预防 ARDS 发生和发展的关键,可大大降低发病率和病死率。呼出气中含有多种 VOCs,包含数百种与病理生理相关的小分子物质。在一些研究中,通过 GS-MS 分析呼出气,可以对 ARDS 进行预测和早期诊断,许多呼出气标志物与脂质过氧化反应有关,其中辛烷在 ARDS 期间含量增加,已被确定为 ARDS 的典型标志物。目前,没有一种可行的呼出气检测方法可直接应用于临床,因为在允许呼出气检测技术应用于 ICU 前必须要完成两个关键步骤。第一,任何呼出气标志物必须在体外多个研究中心得到确认,且呼出气测试结果应超过临床预测评分;第二,呼出气测试技术应在 ICU 内分散实验室进行,检测时间应尽量缩短,且需经过培训的护士操作。大多数呼出气标志物与脂质过氧化反应有关,辛烷作为 ARDS 的典型标志物在体外多中心研究中得到证实。通过不断的实验研究及探索,呼出气分析技术应用于 ARDS 的预测和早期诊断在未来可望实现。

2. 糖尿病　糖尿病时发生的代谢变化是葡萄糖和脂肪分解水平增加,导致呼出气中丙酮水平增加。正常人呼出气中含有 0.8ppm 的丙酮,而糖尿病患者高达 1.7~3.7ppm,因此丙酮被认为与糖尿病有关,但由于饥饿等原因也可以引起丙酮升高,因此糖尿病的呼出气诊断还应联合其他生物标志物。

3. 血液疾病　恶性血液病细胞能够以细胞类型特异性模式改变细胞培养瓶中 VOCs 的组成。2,4- 二甲基 - 庚烷、甲苯、邻二甲苯、十二烷和 1,3- 二叔丁基苯在 JEKO 细胞中的浓度相对较高,而乙醇、己醛和苯甲醛的浓度较低。在恶性血液病细胞 SHI-1 细胞中,2,4- 二甲基 - 庚烷、苯、4- 甲基癸烷、氯仿、3,7- 二甲基十二烷和十六烷的水平显著升高,但己醇和环己醇的水平明显降低。所以呼出气 VOCs 检测为恶性血液病的追踪提供了新的策略,并可作为恶性血液病诊断的潜在生物标志物。

4. 传染病　常规的微生物学过程耗时长,并且需要侵入性的操作来获得临床标本。因此需要开发快速、便宜、方便和准确的测试方法来诊断传染病,以启动快速的病原体检测和随后的特异性治疗。尤其是新冠肺炎的暴发,进一步促进了研究者们寻找感染相关 VOCs 生物标志物的临床研究兴趣。

在呼出气以及粪便或尿液的顶空气中测得的与感染有关的 VOCs 是疾病检测的主要方法。临床样本中散发的 VOCs,一方面可能代表感染病原体的代谢产物,另一方面可能反映病原体诱导的免疫反应,或者实际上是两者的组合。

霍乱弧菌感染(霍乱)患者粪便样本中的 VOCs 含量明显低于健康捐献者的样本。已发现 2-（4- 甲基环己 -3- 烯 -1- 基）丙 -2- 醇对源自霍乱患者的粪便样本具有特异性，因此该 VOCs 被认为是检测霍乱弧菌感染的潜在生物标志物。溃疡性结肠炎是一种以结肠黏膜非感染性炎性病变为特征的疾病，该病患者的粪便样本释放的挥发物通过质谱可鉴定出多种挥发物。在所有样品中至少可以检测到 40 种 VOCs，尽管与潜在的临床疾病无关，但与健康供体粪便产生的 VOCs 标记相比，不同的 VOCs 标记与特定的临床疾病相关。

5. 胃肠道疾病　使用呼出气分析可以诊断胃肠道疾病，如幽门螺杆菌感染、胆汁盐吸收不良、肝功能障碍、胰腺功能不全、乳糖和果糖不耐受、小肠转运异常、细菌过度生长。这项测试取决于幽门螺杆菌分解尿素的能力，尿素是由体内过量的氮产生的。在呼出气中也检测到氢，这是由于碳水化合物吸收不良而产生的，并导致乳酸缺乏、淀粉吸收不良和细菌过度生长等疾病。

6. 肾脏疾病　人类呼出气中的高氨含量是肾脏疾病如终末期肾病的特征。在胃肠道中，脲酶将过量的尿素转化为氨，氨在呼出的气中释放出来。尿路感染通常是由细菌病原体引起的，例如大肠杆菌、变形杆菌、肠球菌、克雷伯菌和腐生葡萄球菌。已经使用许多尿液采样程序和分析方法来确定尿路感染的特定致病细菌物种的潜在挥发性标志物。尿液中含有大量 VOCs 的复杂混合物，预计在感染后会显示出明显的变化，并可能充当潜在的疾病标志物。

二、呼出气分析在公共卫生领域的应用

呼出气分析不仅在疾病诊断和指导治疗方面有卓越的表现，在公共卫生领域也发挥着重要的作用，包括酒精检测及特殊环境下的疾病检测方面的应用。

（一）呼出气酒精检测

最广为人知的就是为防止酒驾、醉驾事故的出现而设计制造的乙醇气体传感器呼出气酒精测试仪。其原理就是乙醇气体传感器是一个阻值随接触到的乙醇气体浓度变化而变化的电阻，现在国际公认 0.2mg/mL ≤乙醇气体浓度≤0.8mg/mL 为酒驾，小于 0.2mg/mL 为正常驾驶，大于 0.8mg/mL 为醉酒驾车。呼出气乙醇含量技术起始于 1927 年美国 Bogen 发表的一篇论文，该论文介绍了呼出气乙醇检测与血液乙醇检测浓度之间存在的关系，标志着呼出气酒精检测的重要里程碑出现。

（二）呼出气分析在特殊环境中的应用

1. 潜水后氧中毒　在军事潜水中，纯氧通常用于闭路换气系统，暴露于高于正常的氧分压会导致肺氧中毒。肺氧中毒可分为早期渗出期和晚期增生期，早期渗出期是由毛细血管和内皮水肿引起的局部炎症，导致气管支气管刺激、咳嗽和胸骨后疼痛。这种炎症过程是可逆的，而不可逆的增殖期是在持续暴露于氧气时发生的。这种疾病的最终状态是成纤维细胞和Ⅱ型肺泡细胞的增殖，最终导致纤维化。暴露在高氧条件下可导致肺氧中毒，虽然肺活量下降长期以来一直是"金标准"，但敏感性不高、早期变化不显著，肺氧中毒的早期识别和诊断方法是有待解决的医疗难题。在呼吸系统医学中，许多研究都集中在与呼出气炎症相关的 VOCs 上。研究显示，在高压氧暴露后发现了几种甲基烷烃，这些 VOCs 标志着肺氧中毒的发展。目前暴露在氧气中的安全极限是由克拉克和兰伯特森确定的，巴丁和兰伯特森建立了肺毒性剂量单位的概念，其基础是在静止的干燥舱中高压高氧暴露后，肺毒性剂量单位和肺活量下降之间的相关性。他们认为，2% 的肺活量下降被标记为每日暴露的安全

阈值,尽管这种方法是合理的,但将其作为确诊的唯一参数具有局限性,因为在肺毒性剂量单位模型中没有考虑潜水时浸泡、低温或体育锻炼对人体生理心血管的影响。但过时的肺毒性剂量单位模型(概念提出近 50 年后)仍然被用作量化肺氧中毒的"金标准"。虽然肺功能测试中较新的诊断模式,如一氧化氮的扩散能力和一氧化碳的扩散能力,可以区分空气潜水和氧气潜水,但将它们用于对肺氧中毒进行量化的希望很小。研究越来越集中在 VOCs 的检测上,VOCs 是生理和病理过程的代谢产物。一些小规模的研究证实,甲基烷烃通常与炎症相关,它们可以出现在高氧浓度暴露以后,但其出现高峰与暴露时间的关系仍然未知。在较高的氧分压(PO_2)下可能出现更快,但通过鼻导管以 2L/min 的速度吸入 <27.5kPa 的氧气同样会引起氧化应激而出现,因此还需对高压氧暴露后的 VOCs 的发展进行纵向分析。

2. 高原反应　当个体在高海拔暴露于低压缺氧时,表现也有相当大的差异,并且没有可靠的方法来识别那些患有急性高原反应(acute mountain sickness,AMS)的人。呼出气分析不仅在急性呼吸窘迫综合征诊断中有作用,而且在评估严重程度中也有作用。电子鼻区分析呼出气中的 VOCs 可能有助于我们更好地理解导致缺氧适应不良的生理机制。研究表明,缺氧和炎症之间存在密切关系,主要由缺氧诱导因子介导。一氧化氮的产生是炎症的标志,似乎在缺氧信号和缺氧诱导因子的诱导中起着重要作用。一氧化氮合成增加与缺氧反应的改善有关,这种炎症反应调节的差异可能解释了急性呼吸窘迫综合征对抗性个体和急性呼吸窘迫综合征易感个体之间 VOCs 的不同特征。呼出气 VOCs 的分析不仅有可能成为急性呼吸窘迫综合征的客观预测和诊断工具,也有可能成为其他临床疾病的客观预测和诊断工具。如果呼出气分析可以识别对低压缺氧反应差的患者,那么它也可以用于识别那些不适应常压缺氧的患者,例如危重患者。此外,如果我们能够确定哪些挥发物主导了个体之间的差异,就可能会提供一种对所涉及的细胞过程机制上的解释,从而有助于解释缺氧适应的发病机制。高海拔环境中使用电子鼻进行呼出气 VOCs 分析的可行性为其在急性心肌梗死预测和诊断中的潜在应用提供了一种新方法。这种工具的发展可能会对高原医学以及其他临床领域产生重大影响,呼出气分析可能会为我们提供一条更好地理解缺氧适应机制的途径。探索危重病患者呼出气生物标志物的转化研究有助于为病情最严重的患者开发改进的、表型特异性的管理策略。

3. 高温燃烧　在结构性火灾发生后,消防员的集体会释放出各种 VOCs。当消防员脱下个人防护设备、在用过的个人防护设备附近进行康复、在打包设备时穿戴部分个人防护设备,或者在返回车站的途中将个人防护设备存放在设备舱中时,这些释放气体的化合物可能会被吸入,而这所有情况下都是在移除呼吸保护之后。呼出气监测是一种简单、无创的工具,用于评估化学品暴露的程度并提供一种方法来评估防护设备提供的保护,确定改善整体化学品保护的方法。呼出气测量能够反映最近的 VOCs 暴露,特别是那些有吸入经历的人。肺部有很大的表面积,VOCs 通过薄薄的肺泡膜迅速吸收。除吸入接触外,透皮吸收被认为是 VOCs 和多环芳烃以及其他有害化合物的一个重要接触途径,特别是通过颈部周围的皮肤,消防员戴的头罩相对多孔,且带有消防个人防护设备附加部件的热保护接口。透皮吸收是通过蒸气与皮肤接触时被动扩散进行的,比吸入吸收慢。测量呼出气中的 VOCs 和多环芳烃已被用于评估消防员通过皮肤和吸入途径全身接触化学物质的情况。VOCs 和多环芳烃通过皮肤被吸入、摄入和吸收,进入血液,并分布在全身,通过肺泡从血液中交换到肺部,以化合物的形式被呼出。没有经肺呼出的 VOCs 和多环芳烃通过代谢在尿液和粪便中从体内消除。皮肤途径(主动灭火期间)和吸入途径(脱下装备期间)都可能导致消防员烧伤后呼出气中多环芳烃的浓度升高。与其他职业相比,这些呼出气浓度似乎并不高,然而考虑到在整个工作班次中反复暴露于多种化合物,消防员应采取措施最大限度地减少暴露。

4. 公共安全 国际社会正在目睹一场复杂、多层面和迅速演变的国际安全危机,这涉及使用化学手段(化学武器、生物威胁等)的恐怖活动、爆炸袭击、非法贩毒、非法贩卖人口。对与安全和恐怖袭击相关的化合物进行现场化学感应是全世界都感兴趣的问题,相关的生物监测主要包括识别非法药物、爆炸物制造、搜寻人口贩运和搜寻倒塌建筑物的受害者。这些领域生物的监测实验主要依赖于现场分析技术,该技术是针对现场环境气体和 VOCs 的检测和识别,有些 VOCs 与呼出的气体有关。现场和实时感测(检测和监控)化学分析物,以指示受限空间中的人员存在,或者在安全和法医操作期间识别可疑的人员活动,是一个具有高度科学、政治和公共利益的新兴领域。检测与人体气味(呼出气和皮肤)有关的特征性化学标记物,可用于医学诊断、心理、刑事、执法和其他应用的分子信息的无创提取。呼出气分析中的 VOCs 包括:与暴露于外界环境有关的呼出气 VOCs 和人体本身气味(如呼出气、汗液)特征相关的 VOCs。人类 VOCs 物质包含非常复杂和丰富的化学物质,其检测范围包括呼出气、皮肤、尿液、唾液、母乳、血液和粪便,主要应用的焦点包括人体检测和跟踪,以及检测异常的呼出气。研究重点正从个体呼出气测试(挥发体)转向细胞呼出气(微生物体),最近又转向群体的呼出气代谢物(环境暴露)。

国家安全局致力于及时、准确地发现和识别非法旅行的隐藏人员、意图实施恶意行为、携带危险和非法物质的乘客。受毒品轻度或重度影响的人也在执法人员的监测范围之内,人体化学特别是人体气味可能揭示了这种活动。人体气味的组成是源于呼出的气体和人体皮肤分泌的汗液的 VOCs 的组合。人的呼吸是一个动态过程,需要无机气体、VOCs 与周围环境(如家庭或工作场所环境)不断交换。人呼出的 VOCs 取决于内源性来源和外部因素如环境暴露。人体汗液的气味是由 VOCs 产生的,它们在人体的不同区域分布不均匀、有时重叠,具有不同的微生物群。人类汗液的主要形式是无味的液体,根据分泌腺体的类型可分为三种类型,即小汗腺、皮脂腺和大汗腺。小汗腺分泌的主要是水,还有微量的蛋白质、氨、尿素和乳酸,皮脂腺产生由脂类组成的皮脂,大汗腺产生脂类和蛋白质。由于人体表面的细菌代谢过程,它们被转化为有气味的基质。人体皮肤中的挥发性排放物可根据其来源进行分类,包括烯烃、醇和酚、醛、酯、短链和长链羧酸、芳香化合物、酮和类固醇等化合物。在正常条件下,人体气味中发现的大多数 VOCs(不包括用于医疗诊断的 VOCs)都可以通过大量研究和市场上现有的技术轻易发现。然而,在具有复杂化学背景的封闭区域,人类存在的总体化学特征尚需要进一步研究。此类研究应涉及所有可能的环境暴露和复杂的环境因素,以及它们如何与人类化学特征相互作用并影响人类化学特征,如机场、陆港、海港、货运服务等安检点人体 VOCs 现场的化学检测。与传统的实验室分析相比,此类化合物的痕量水平和持续动态的复杂背景环境,使其具有挑战性。例如,要在集装箱、海运货物、卡车、棺材或箱子中检查非法人口贩运,但被贩卖的人通常缺乏个人卫生,多天没有洗澡,衣服上有排尿或排便的残留物,此外,他们的进食机会往往有限并且经历更多的恐惧、压力和艰难。上述因素通过生物分泌物引入 VOCs 或通过改变内源性

VOCs 的浓度和比例,进而影响人体气味的化学组成。例如,禁食后呼出气丙酮的浓度大大增加。

三、呼出气分析在人体暴露中的应用

(一) 人体暴露的概念及发展

目前,人们逐渐认识到疾病的发生发展在很大程度上是与环境暴露密不可分的,随即开始研究环境暴露与疾病的关联,旨在通过外源化合物研究人体代谢途径以及疾病发生发展的过程。人类暴露的概念最早是在 2005 年由国际癌症研究机构主任 Christopher Wild 提出,广泛实施始于 2008 年,并在加利福尼亚大学建立了暴露生物学中心。2013 年在欧洲启动了赫拉克勒斯暴露研究中心,将炎症标志物与暴露量和心肺参数联系起来,在一系列暴露研究活动中重点关注"早期生命暴露",以调查环境暴露和社区暴露为研究目标。暴露科学被定义为"人类与环境发生化学、物理或生物制剂的接触(累积)导致或防止不良健康事件的机制和动态的研究"。目前暴露科学的主要研究内容是指整个环境对人类代谢和健康状态的累积效应,包括外部环境对人体的作用以及人体中有害代谢物质的累积。该学科不同于现存的任何学科,正在成为一个新兴的学科专业,为人类代谢和疾病发生发展研究提供新的途径。人体暴露作为一种暴露评估工具,在暴露和生物健康领域,已经用于寻找目标环境化学品。暴露体是指人类系统生物学中"非基因组"的一切物质,包含体内代表个体生命周期内环境暴露的所有化学物质以及化学代谢物和反应产物、微生物群的副产物以及全身反应分子。暴露体研究是通过检测血液和尿液样本以测量环境代谢产物,在早期研究中,基本上所有不属于基因组范畴的基于生命的分子都被广泛地包括在暴露体中。与基因表型相反,暴露体在整个人类生命周期中由于环境变化、人类活动以及个体在分子、细胞和组织器官水平上的代谢和健康状态的持续影响,始终处在波动状态。就目前针对人体暴露的研究表明,很多疾病,如癌症、自身免疫性、心血管、肺部等慢性疾病的发病率不仅是概率问题,而且在很大程度上与环境因素相关,通过基因组 - 环境相互作用和表观基因组进行最终表达。而在此之前公认的人类疾病发病率是由人类基因组测序以及随后的功能与特定基因的关联决定的。针对基因和环境对于疾病发生发展的关系有一项十分有趣的研究,具有 50% 相同遗传特征的父子,如果他们长期生活在不同环境或很短暂的共同生活,他们的健康状况和疾病的发生发展存在很大的不同。这可能是由于他们受到的环境暴露不同,吸收和处理不同的外源性化学物质,干扰了基因组表达。相比之下,同一环境中成长并长时间生活的社区居住者,健康状况和疾病发生发展的相似性似乎更高。

(二) 呼出气分析与 VOCs 暴露

研究表明,一个人如果没有事先接触过一种外源性化合物,就不能呼出这种化合物。这种暴露筛选方法在识别化合物、制定靶向方法列表以及了解此类暴露如何影响正常代谢途径方面具有价值。这也使得呼出气分析在人体暴露领域可能具有深远的应用前景和意义。非侵入性的、不需要医务人员且通常不会产生潜在的传染性废物的呼出气采样和分析的方法已成为优于血液和尿液采集的首选方法。现有研究中,测量甲基叔丁基醚(methyl tert-butyl ether,MTBE)是暴露筛选的典型呼出气应用案例之一。MTBE 及其主要人体代谢产物叔丁醇都具有足够的挥发性,可在人体呼出气中排泄,因此可以对暴露量进行相对简单的确认和定量。随着呼吸暴露体已知成分谱图的扩大、干扰因素的排除,在非靶向分析外源性化

合物与代谢产物时,极有可能发现新的环境化学品。呼出气研究目前以公共卫生领域居多,如评估环境中目标 VOCs 的吸收、药代动力学、评估排放及环境暴露。20 世纪 80 年代以来,对呼出气中的 VOCs 进行定性定量分析已被广泛应用于不符合环保要求的有害物接触评估的研究。最常见的环境污染物是芳烃类,过去大量的研究是通过检测苯、甲苯、乙苯和二甲苯暴露于血液、尿液和呼出气样本中的量来进行评估。很多化合物可以同时在呼出气和尿液样本中检测到,而苯除了最常见的吸入外,还可以迅速渗透皮肤,污染水和食物,导致额外的皮肤和人体暴露。还有很多情况,如印刷厂、石油仓库、钢铁厂、污水处理厂、汽车喷漆车间等工作场所中可检测到高水平 VOCs,烟草烟雾也是外源性 VOCs 的重要来源。此外,由于较低的通风率使得室内 VOCs 水平高于室外,加之人们大部分时间都待在室内,导致人体通过室内空气暴露于污染物产生的 VOCs 是十分常见的,例如室内空气背景的水平较高,环境中来自汽油和柴油发动机、焚化炉和木材燃烧释放的苯甲醛,以及增塑剂或油酸类的氧化降解过程中产生的丙烯醛和甲基丙烯醛等醛类物质。

人类呼出气暴露量分析为评估环境暴露量、推断暴露量对个体的系统生物学影响提供了一种极具价值的信息。目前研究的方向是更精确地描述 VOCs 吸收、分布、代谢和排泄的过程,并且利用 EBC 和 EBA 的新方法探索蛋白质、细胞因子、趋化因子、脂肪酸和其他半挥发性和非挥发性化合物的呼出气暴露量。在此过程中,研究者可以应用呼出气分析来获取与药代动力学和毒代动力学相关的 VOCs 及相关动力学检测。由于人类内部的可变性通常大于环境暴露的影响,暴露分析的应用仍处于初级阶段。测定人体呼出气中 VOCs 对于识别人体暴露的重要途径和人体负担相关的暴露具有重要意义。目前人体暴露量研究的一个主要挑战是呼出气的不同部分(气体、冷凝物、气溶胶)需要不同的采样和分析方法,这些不同的方法侧重于暴露量的不同子集。此外,随着技术的进步,以及不同实验室采用新的仪器,所鉴别的化合物的清单出现了分歧。最后,呼出气中化合物的模式可能因化合物分析的各自敏感性和特异性而异。因此,呼出气暴露量不是一个固定的化学品列表,而是一个化学品和 / 或统计学概念,可用于梳理或纵向比较信息,以筛选暴露量或临床前的疾病状态。

(三)日常生活品中的苯及其衍生物暴露

苯、甲苯、乙苯和二甲苯被认为是主要的有害性 VOCs,结构式见图 1-2-1,许多研究人员提出了其可能对人体造成危害和暴露风险的问题。2014 年国际癌症研究机构将苯分类为第 1 组("对人类致癌"),将乙苯分类为第 2B 组("对人类可能致癌"),将甲苯和二甲苯分类为第 3 组("对人类的致癌性证据不充分")。研究者普遍认为,接触苯会增加患白血病和造血系统癌症的风险;二甲苯会刺激皮肤、眼睛和呼吸道。二甲苯的常见不良反应还包括嗜睡、头痛、震颤、昏迷和头晕。一些研究还表明,甲苯则会对生殖系统产生不利影响。1994 年国家毒理学计划报告称,消费产品中所残留的苯及其衍生物不会导致显著的接触暴露,尽管如此,一些法规仍要求在含有高苯及其衍生物含量的

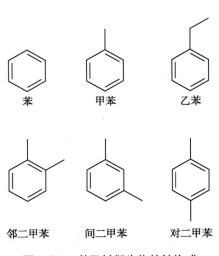

图 1-2-1　苯及其衍生物的结构式

产品标签上强制性地贴出预防声明,包括化妆品、湿纸巾、玩具和标记笔等。

　　采用顶空 - 气相色谱 - 质谱联法对 207 种日常消费品中苯及其衍生物进行分析,检出限为 1ppm,在 59 种日常消费品中能检测到苯及其衍生物。将 0.1~1g 产品转移到顶空取样瓶中,采用顶空 - 气相色谱 - 质谱(HS-GC-MS)分析消费品顶空的 VOCs 含量,采用 DB-624B 柱(长 60m,外径 0.32mm,膜厚度 8μm)分离样品化合物。顶空自动进样器在 150℃进样 30min,进样后柱箱在 50℃下保持 3min,后以 15℃/min 的速度升温至 250℃。质谱仪探测器在电子冲击模式下工作,电离能 70eV,源温度 230℃。在被测试的产品中,苯在漂白剂(0~3 170ppm)和胶水(0~1 486ppm)中检测到特别高的水平。在皮革清洁剂(0~6 071ppm)、胶水(0~5 078ppm)、鞋油(0~806ppm)、墙纸(2~1 012ppm)和假发胶(0~372ppm)中检测到高水平的甲苯。在中性笔(0~34 065ppm)、鞋油(0~277 928ppm)、皮革清洁剂(42~223ppm)、漂白剂(0~2 770ppm)和胶水(0~792ppm)中检测到高水平的乙苯。在中性笔(0~285 132ppm)、鞋油(0~87 298ppm)、皮革清洁剂(12 266ppm)、胶水(0~3 124ppm)和白涂液(0~1 400ppm)中检测到高浓度的二甲苯。

　　吸入的慢性每日暴露量(inhalation chronic daily intake,CDI)的计算方法如下:

$$CDIi=\frac{C\times CF\times IR\times EF\times ED}{BW\times AT(or\ LT)}$$

,其中 C 为污染物浓度($μg/m^3$)、CF 为转换因子($mg/μg$)、IR 为吸入率(m^3/d)、EF 为暴露频率(d/yr)、ED 为暴露持续时间(yr)、BW 为体重(kg)、AT 或 LT 为平均时间或寿命(d)。研究发现,男性和女性在日常生活中苯及其衍生物暴露量是存在显示差异的,女性普遍高于男性,以女性为例,来自漂白剂的苯暴露量为 $0~5.9\times 10^{-4}mg/(kg\cdot d)$、油性标记笔的苯暴露量为 $0~9.28\times 10^{-7}mg/(kg\cdot d)$、圆珠笔苯暴露量为 $0~7.55\times 10^{-10}mg/(kg\cdot d)$、鞋油的甲苯暴露量为 $0~5.53\times 10^{-5}mg/(kg\cdot d)$、鞋中甲苯暴露量为 $0~2.4\times 10^{-4}mg/(kg\cdot d)$、皮革的甲苯暴露量为 $0~1.0\times 10^{-4}mg/(kg\cdot d)$、机械铅笔铅甲苯暴露量为 $0~8.39\times 10^{-7}mg/(kg\cdot d)$、铅笔甲苯暴露量为 $0~2.76\times 10^{-6}mg/(kg\cdot d)$、漂白剂甲苯暴露量为 $0~3.1\times 10^{-4}mg/(kg\cdot d)$、荧光笔甲苯暴露量为 $0~3.8\times 10^{-6}mg/(kg\cdot d)$、油性笔甲苯暴露量为 $0~0.005\ 5mg/(kg\cdot d)$、圆珠笔甲苯暴露量为 $0~4.27\times 10^{-9}mg/(kg\cdot d)$、彩色铅笔甲苯暴露量为 $0~1.16\times 10^{-5}mg/(kg\cdot d)$、胶带甲苯暴露量为 $0~0.005\ 2mg/(kg\cdot d)$、胶水甲苯暴露量为 $0~0.000\ 73mg/(kg\cdot d)$、杀虫剂甲苯暴露量为 $0~1.24\times 10^{-9}mg/(kg\cdot d)$、清新剂甲苯暴露量为 $0~3.44\times 10^{-7}mg/(kg\cdot d)$、油毡甲苯暴露量为 $0~0.74\times 10^{-6}mg/(kg\cdot d)$、双相墙纸甲苯暴露量为 $0~0.000\ 1mg/(kg\cdot d)$、乙烯基墙纸甲苯暴露量为 $0~1.07\times 10^{-5}mg/(kg\cdot d)$、假发胶甲苯暴露量为 $0~0.000\ 23mg/(kg\cdot d)$、鞋油乙苯暴露量为 $0~0.023mg/(kg\cdot d)$、皮革清洁剂乙苯暴露量为 $0~0.000\ 86mg/(kg\cdot d)$、机械铅笔芯乙苯暴露量为 $0~5.03\times 10^{-7}mg/(kg\cdot d)$、铅笔乙苯暴露量为 $0~1.73\times 10^{-6}mg/(kg\cdot d)$、涂改液乙苯暴露量为 $0~0.000\ 9mg/(kg\cdot d)$、荧光笔乙苯暴露量为 $0~1.52\times 10^{-6}mg/(kg\cdot d)$、油性标记笔乙苯暴露量为 $0~3.75mg/(kg\cdot d)$、圆珠笔乙苯暴露量为 $0~1.53\times 10^{-10}mg/(kg\cdot d)$、胶带中乙苯暴露量为 $0~0.000\ 18mg/(kg\cdot d)$、胶水乙苯暴露量为 $0~0.000\ 14mg/(kg\cdot d)$、空气清新剂乙苯暴露量为 $0~1.77\times 10^{-9}mg/(kg\cdot d)$。二甲苯暴露的评估表明,鞋油二甲苯暴露量为 $0~0.007\ 2mg/(kg\cdot d)$、皮革清洁剂二甲苯暴露量为 $0~0.000\ 25mg/(kg\cdot d)$、铅笔二甲苯暴露量为 $0~1.14\times 10^{-5}mg/(kg\cdot d)$、白粉二甲苯暴露量为 $0~0.000\ 46mg/(kg\cdot d)$、荧光笔和油性笔二甲苯暴露量为 $0~1.52\times 10^{-6}mg/(kg\cdot d)$、磁带二甲苯暴露量为 $0~5.88\times 10^{-5}mg/(kg\cdot d)$、胶水二甲苯暴露量为 $0~0.000\ 55mg/(kg\cdot d)$、自粘的墙纸二甲苯暴露量为 $0~2.95\times 10^{-6}mg/(kg\cdot d)$。此外,对不同年

龄组的暴露分析显示,18 岁以下和 65 岁以上的个体比 18~64 岁的成年人暴露更高。在 18 岁以下的受试者中,二甲苯暴露随着年龄的增长而减少。

苯的癌症风险的计算公式为:癌症风险 =CDI×CPF,其中 CDI 为慢性每日摄入量[mg/(kg·d)],CPF 为癌症潜能因子。而非致癌物风险用危害指数(hazard index,HI)来描述,甲苯、乙苯和二甲苯的 HI 计算公式如下:$HI=\dfrac{CDI}{RfD}$,其中 RfD 是特定物质的参考剂量。许多消费品中都检测到了苯、二甲苯,其中的两种产品超过了可接受的癌症风险(>1.0×10⁻⁶)。在非癌症风险方面,被研究的消费品中检测到甲苯、乙苯和二甲苯,其中一种产品(油性标记笔)被发现会增加风险(HI>1)。在玩具和洗涤剂中没有检测到二甲苯。此外,同一项目类型的所有产品中都没有检测到二甲苯,这表明从消费品中去除二甲苯是可行的。尽管禁止在标记笔中使用二甲苯,但在一些被研究的标记笔中仍检测到二甲苯,其他产品未超过二甲苯的规定限制。使用漂白剂导致的苯致癌风险也超过 1×10⁻⁶。一些产品含有过高水平的二甲苯,这些值是根据最坏情况计算的,作为一种保守的风险估计方法。许多室内暴露和风险评估模型模型已经被开发用来估计消费者暴露,包括 ConsExpo(消费者暴露模型)、E-FAST(暴露和命运评估)、MCCEM(多室浓度和暴露模型)。然而,一个全面的消费者暴露模型还有待推广。

许多研究表明 VOCs 暴露主要是通过吸入发生的,与吸入相比,通过皮肤接触 VOCs 相对较低。研究发现,皮肤接触低于吸入总量的 1%,使用消费产品的总接触量几乎与吸入相似。在吸入非密封产品暴露的情况下,产品的总二甲苯浓度代表其在空气中的浓度,随后用于计算暴露。这种方法假设从消费品中释放的二甲苯会迅速扩散到整个房间。然而,如果人们经常待在室内,人体接触到的二甲苯水平将与产品不断释放的二甲苯水平相对应。

换气率影响室内空气质量,房间通风率通常在 0.5~2.5 之间变化,冬季换气率降低可能增加室内 VOCs 水平。许多其他因素影响室内空气质量,包括温度、湿度、VOCs 来源的数量、VOCs 释放率、原材料的表面积,以及许多其他因素。最近,通过调整这些因素,越来越多的研究致力于减少 VOCs 暴露。当空气温度高于 23~26℃范围时,VOCs 的释放速率可能会升高。许多研究检查了 VOCs 的风险,包括二甲苯存在于不同环境的室内空气中。调查七间影印中心的苯、甲苯、乙苯、二甲苯及苯乙烯浓度,并对工人进行风险评估。数据显示,二甲苯的癌症风险值为 1.8~26.2,而接触苯的终生癌症风险值为 8.5×10⁻⁵~2.5×10⁻³。

需要指出的是,在室内空气中接触的化学品通常是混合的,应进一步评估混合接触的风险。在未来,需要更多关于化学品之间的相互作用和化合物混合物的毒性数据,以便对消费品进行全面的风险评估。

(四) 石油产品中的 VOCs 暴露

甲苯、二甲苯和乙苯是汽油中重要的 VOCs,已被证明对人体健康有害。长期暴露于甲苯会导致呕吐、肾和肾衰竭。据报道,工人平均暴露于 21ppm 二甲苯 7 年可增加主观中枢神经系统(central nervous system,CNS)症状。长期暴露于乙苯环境中还会导致神经系统功能紊乱、刺激上呼吸道、引起血液学改变、诱发肝胆道疾病。通过空气和生物监测来识别和量化 VOCs 已经花费了大量的努力,以更好地了解人类在其工作环境中的暴露情况。特别是在考虑多种接触途径,后者用于估计吸收剂量是工业卫生工作者非常有用的工具。美国政府工业卫生学家会议提出了生物暴露指数（biological exposure indices，BEIs）：用尿中邻甲酚或马尿酸或血液中的甲苯作为甲苯、用尿中甲基马尿酸作为二甲苯、用尿中苯乙酸或终呼空气中的乙苯作为乙苯。血液样本的收集是一个侵入性的过程，其优点是结果可用于特定接触化学物质。尿液收集的侵入性较小，但尿液中化学物质的浓度受代谢半衰期、在体内的分布和清除时间的影响。呼出气采样也是无创的，可以在 1~2min 内完成，并且呼出气浓度直接与血液水平有关。因此直接测量包括所有暴露途径在内的身体负担浓度、进行对照暴露实验、研究吸收和消除动力学。整个混合呼出气或肺泡呼出气样本可以收集分析，肺泡浓度代表血液中原始物质的水平。在样品采集过程中，肺泡气不应被环境空气或死空间空气稀释，否则会影响定量，一些报道已经注意到肺泡气取样的方法学影响。

一些研究已经对汽油服务人员接触 VOCs 的水平进行了研究，报告了油罐车司机接触汽油蒸气的情况。佩里亚戈等对加油站服务员的芳烃蒸气水平进行了评价，加油站空气中的苯和甲苯含量分别在 0.16~1.63ppm 和 0.2~2.72ppm。汽车油漆车间中苯含量为 0.4~53.1ppb，甲苯含量为 1.9~93.8ppb，乙苯含量为 0.4~23.8ppb，二甲苯含量为 1.2~75.0ppb。住宅中使用金属部件脱脂剂、喷漆和抛光喷雾产品所产生的甲苯和二甲苯浓度，在打开窗户的情况下，8 小时时间加权平均（time weighted average，TWA）甲苯水平为金属部件脱脂场景 0.4ppm、喷涂场景 4.7ppm（1 小时使用时间）、鞋油喷涂场景 0.41ppm。在金属部件脱脂方案中，8 小时二甲苯的水平为 0.42ppm，在喷涂方案中为 0.91ppm。

Muttamara 等人评估了曼谷汽车尾气中苯和甲苯的排放，通过分析 25 种尿液中的 VOCs、26 种血液中的 VOCs 和呼出气 VOCs 来调查工人接触 VOCs 的情况。他们报告了交警、停车场服务员和加油站服务员工作后呼出气 VOCs 的浓度与他们接触的环境空气浓度显著相关。他们测量了整个呼吸过程的呼出气 VOCs，发现个人暴露于甲苯和二甲苯的水平与呼出气 VOCs 浓度之间存在正相关关系。一次完整的呼吸包括气管、支气管的死腔容积以及肺泡中的气体，整个呼吸过程的 VOCs 与肺泡气中的 VOCs 不同，一些研究已经证实了肺泡气 VOCs 浓度高于整个呼吸的 VOCs 浓度。此外，应控制吸入空气中 VOCs 的污染，有研究通过活性炭床为受试者提供过滤的空气，以防止环境 VOCs 的混合效应。

Wallace 和 Pellizzari 认为，对于不吸烟的人，呼出气 VOCs 与空气 VOCs 的比值，二甲苯为 0.08、乙苯为 0.10。Raymer 等报告了在受控暴露条件下呼出气 VOCs 与空气 VOCs 的比值，甲苯约为 0.055、乙苯为 0.025、间二甲苯和对二甲苯为 0.04、邻二甲苯为 0.023。这些调查收集了肺泡气进行分析，他们还比较了整个呼吸的 VOCs 浓度和肺泡气的 VOCs 浓度，发现后者的浓度更高。Lapare 等人描述了一项 ppm 水平的暴露试验，其中呼出气与空气的比值为甲苯约为 0.2、间二甲苯约为 0.15，这些 VOCs 的浓度明显超过了 ppb 水平。近期的研究发现，加油站工人的甲苯和二甲苯的比值为 0.1、乙苯为 0.12。值得注意的是，这项研究使用的是整个呼吸，显示出比以前的报告更高的呼出气 VOCs 与空气 VOCs 的比值。甲苯的呼出气与空气的比值与个人汽油销售量成正相关，在可比的环境空气暴露水平下，加油工人的体内剂量相对较高，这可能与额外的接触途径，如皮肤吸收来促进化学物质的接触有关。因此，个体呼出气剂量比环境空气采样能更准确地反映暴露情况。Lapare 等人还测量了静脉血浓度，并计算出血液与呼出气 VOCs 含量的比值，甲苯约为 0.106，间二甲苯约为 0.095。此外，呼出气二甲苯的水平还取决于风速，风速对呼出气二甲苯水平有负向影响。同样，风速对呼出气乙苯水平也有类似的影响，并且乙苯水平与环境温度成反比。对甲苯的逐步多元回归分析排除了风速的影响,因为该变量与个人暴露水平高度相关。其他可能影响呼出气 VOCs 浓度的因素还包括:暴露时间、呼吸频率、手或衣服上的溢出物、交通密度、风向等。此外,在国外私营加油站向公共加油站出售的枪支和汽油数量较多,这可能是私营工人接触 VOCs 较多的原因。Jo 和 Song 报告说,5 名加油站工作人员下班后呼出气的苯、甲苯、二甲苯和乙苯的平均浓度分别为 4.6ppb、26.3ppb、3.3ppb 和 1.2ppb。将他们的研究结果与目前的研究结果相比较,他们的呼出气 VOCs 水平是相似的。另一项研究测定了某交通繁忙的高速公路收费站外的 VOCs,苯和甲苯分别为 17.4ppb 和 21.6ppb。

一些早期的研究使用吸附剂来收集呼出气中的 VOCs,吸附剂具有较高的重现性和灵敏度。在瑞典,它已被用来监测接触有毒 VOCs 的工人群体,将其流行率调查结果与对照群体的流行率结果进行比较,以确定可能的过度接触,也被用于筛查接触有机溶剂的工人是否患有慢性中毒性脑病。

(五) 烟草中的 VOCs 暴露

与吸烟有关的多元不饱和碳氢化合物,包括烯烃、炔烃和二烯烃。应用单一化合物分类吸烟的人,特异性可超过 90%。此外,在不吸烟者呼出气中发现有 30 种化合物(包括 19 种二烯)(特异性 =100%),能够排除所有非吸烟者。

虽然许多不饱和碳氢化合物是香烟烟雾的组成部分(主要是在烟草燃烧过程中产生的),但其他的可能来源于香烟烟雾中反应性化学物质引起膜磷脂的氧化。除不饱和烃外,芳香族化合物也与吸烟习惯有关。在吸烟者呼出气中出现的最重要的芳香物质是苯及其衍生物。由于这些化合物的毒性和致癌性,它们的分析仍然是值得研究的课题。由于上述芳香烃也存在于香烟的烟雾中,被动吸烟者也暴露于这些化合物。吸烟者的尿液顶空中也发现了苯及其衍生物,这可以证明从覆盖肺部的焦油中释放出的物质进入血液,并通过尿道进一步从机体中排泄。

在呼出气和尿液样本中发现了一些呋喃类物质,特别是在点燃的香烟烟雾、吸烟者的呼出气以及吸烟者尿液的顶空中检测到乙腈。有 86 种有机化合物与吸烟密切相关,其中最大的基团为不饱和烃(29 种二烯、26 种烯烃、3 种炔烃)。呼出气的成分在很大程度上受到吸烟、接触室内空气污染和饮食等外源性因素的影响。就呼出气分析的诊断目的而言,诸如碳氢化合物、特别是醛类化合物等化合物必须谨慎考虑,因为它们呼出的浓度升高可能分别揭示与吸烟、暴露于空气污染物的关系,而不是肺癌的关系。同样,某些 VOCs 的存在可能是由于特定的饮食而不是细菌性肺部感染或肝脏功能障碍。因此,寻找某些疾病的呼出气标志物,仔细研究分析物的潜在生物学来源是绝对必要的。为此,测定不同体液、人体标本(如肺组织或分离细胞系和细菌培养物)中选定的 VOCs,必将有助于更好地理解从呼出气分析中获得的信息。

四、呼出气在药品分析领域的应用

精神毒品(如大麻、可卡因)的使用增加会导致公共场所的异常和危险行为。传统的药物检测技术利用实验室中的血液、唾液或尿液进行检测。然而,许多滥用药物可以从人体中快速代谢,使得它们的检测变得困难,甚至有时是不可能的。手持式呼出气测醉仪可以即时检测可疑患者呼出气体中的滥用药物。最近,Cannabix Technologies 公司和约斯特集团(佛罗里达大学)合作开发了一种基于场不对称离子迁移谱(field asymmetric ion mobility spectrometry,FAIMS)的轻型手持设备(类似于酒精呼出气检测仪),用于检测人体呼出气中的四氢大麻酚。除滥用药物外,一些患者的个体化治疗将需要工具来监测所用药物的剂量和效果,质谱法分析呼出气中的药物有望实现无创监测血药浓度。Berchtold 等人综述了通过质谱法实时监测呼出气中的药物,他们回顾了当前可用于实时分析呼出气药物的质谱工具,还详细讨论了质谱现场测量的技术需求和现有技术。他们介绍了一些已在呼出气中成功检测到的药物示例,包括丙泊酚、芬太尼、美沙酮、尼古丁和丙戊酸,我们在后续的章节还会继续介绍。监测呼出气药物是一个相对较新的领域,仍处于早期发展阶段,它对于未来患者用药的监测和个体化治疗具有广阔的应用前景。

(李恩有 陈广民)

参 考 文 献

1. Miekisch W,Schubert JK. From highly sophisticated analytical techniques to life-saving diagnostics:Technical developments in breath analysis. TrAC Trends in Analytical Chemistry,2006,25(7):665-673.

2. Groves WA,Zellers ET,Frye GC. Analyzing organic vapors in exhaled breath using a surface acoustic wave sensor array with preconcentration:Selection and characterization of the preconcentrator adsorbent. Analytica Chimica Acta,1998,37(1):131-143.

3. Scarlata S,Pennazza G,Santonico M,et al. Exhaled breath analysis by electronic nose in respiratory diseases. Expert Review of Molecular Diagnostics,2015,15(7):933-956.

4. Hänel L,Kwiatkowski M,Heikaus L,et al. Mass spectrometry-based intraoperative tumor diagnostics. Future Sci OA,2019,5(3):FSO373.

5. Phillips M,Cataneo RN,Ditkoff B,et al. Prediction of breast cancer using volatile biomarkers in the breath. Breast Cancer research and Treatment,2006,99(1):19-21.

6. Phillips M,Gleeson K,Hughes J,et al. Volatile organic compounds in breath as markers of lung cancer:a cross-sectional study. The Lancet,1999,353(9168):1930-1933.

7. Dragonieri S,Annema JT,Schot R,et al. An electronic nose in the discrimination of patients with non-small cell lung cancer and COPD. Lung Cancer,2009,64(2):166-170.

8. Queralto N,Berliner AN,Goldsmith B,et al. Detecting cancer by breath volatile organic compound analysis:a review of array-based sensors. Journal of breath research,2014,8(2):027112.

9. Haick H,Broza YY,Mochalski P,et al. Assessment,origin,and implementation of breath volatile cancer markers. Chemical Society reviews,2014,43(5):1423- 1449.

10. Tzafetas M,Mitra A,Paraskevaidi M,et al. The intelligent knife(iKnife)and its intraoperative diagnostic advantage for the treatment of cervical disease. Proc Natl Acad Sci U S A,2020,117(13):7338-7346.

11. Santilli AML,Jamzad A,Sedghi A,et al. Domain adaptation and self-supervised learning for surgical margin detection. Int J Comput Assist Radiol Surg,2021,16(5):861-869.

12. Zhang J,Rector J,Lin JQ,et al. Nondestructive tissue analysis for ex vivo and in vivo cancer diagnosis using a handheld mass spectrometry system. Sci Transl Med,2017,9(406):3968.

13. Sood AK,Nick AM,Felix EA. Detection of Cancer by Volatile Organic Compounds From Breath. patent US. 2014,127:326-414.

14. Storer M,Curry K,Squire M,et al. Breath testing and personal exposure—SIFT-MS detection of breath acetonitrile for exposure monitoring.J Breath Res,2015,9(3):036006.

15. Benka-Coker M,Clark M,Rajkumar S,et al. Exposure to Household Air Pollution from Biomass Cookstoves

and Levels of Fractional Exhaled Nitric Oxide(FeNO)among Honduran Women. International Journal of Environmental Research and Public Health,2018,15(11):2544-2548.

16. Lovreglio P,Stufano A,Mele D,et al. Occupational exposure to carbon fibers impregnated with epoxy resins and evaluation of their respirability. Inhalation Toxicology,2020,32(11):1-5.

第二章

呼出气代谢组学样本的收集和制备

　　长期以来,人的呼吸、尿液和血液一直是评估人体健康和环境暴露的三种主要生物介质。实际上,如希波克拉底在公元前 400 年所描述的那样,检测人类呼出气中的异味被认为是第一个分析性健康评估工具。尽管与现代生物流体分析相比,呼出气分析并不常见,但由于采样是非侵入性的,时间和体积不受限制且采样方法简单,呼出气已成为一种有吸引力的诊断介质。虽然自莱纳斯·鲍林(Linus Pauling)在 20 世纪 70 年代开始进行的呼出气早期研究以来,呼出气研究稳步增长,但半个世纪后,该领域仍处于初级阶段。毫无疑问,缺乏标准化的采样程序以及由此产生的研究结果之间的差异,是阻碍其进展的主要因素,也是临床实践中缺乏呼出气试验的主要原因之一。如果采样方法有缺陷,那么即使是招募到合适的患者队列,应用标准化的分析及数据处理方法,也不能得到可靠的结果。此外,不同呼出气介质的分析需要采用不同的方法,为了保证分析的准确性和可重复性,在呼出气研究中需要保持采样的一致性和标准化。因此,本章对呼出气分析的样本类型及采样方法作一详细介绍。

第一节　呼出气分析的样本

　　呼出气代谢组学的样本类型主要包括气相呼出气、呼出气冷凝液(exhaled breath condensate,EBC)和呼出气气溶胶(exhaled breath aerosol,EBA)三种不同类型。呼出气中主要含有挥发性有机化合物(volatile organic compounds,VOCs)、半挥发性有机化合物(semivolatile organic compounds,SVOCs),而 EBC 和 EBA 样本还可以检测到蛋白质、脂质、DNA 和微生物群,例如细菌和病毒。呼出气分析的中心目标是非侵入性检测职业、环境暴露或用于医学中疾病状态的检测,根据需要的成分,有多种收集和分析呼出气的方法。如果分析目标是蛋白质、脂质、SVOCs 或微生物,则收集 EBC 是理想的方法。尽管目前对 EBC 中用于疾病检测和监测的生物标志物的收集和分析引起了人们的兴趣,但总体来说,无论是在不同受试者之间还是对于同一受试者,呼出气样本的采集和分析普遍存在难以标准化、结果差异性较大的问题。EBC 中生物标志物的浓度以及样本量可能会因受试者的健康、职业、饮食、基因型、年龄、性别和最近是否接触外源性化学物质等发生很大变化。另外,受检者的呼吸频率、呼气速度及每次呼出气的体积都会明显影响收集的 EBC 数量。目前,用于收集 EBC 的方法和技术的标准化程度偏低,导致在研究内部和研究结果之间的比较存在较大困难。但是可以确定的是,控制受试者呼吸的频率和潮气量可能有助于减少某些生物标记物在受试者间和受试者内的变异性。

一、气相呼出气

传统的呼气测试多数围绕着气相呼出气,当人体吸入或暴露于特定环境后,VOCs会保留在人体的不同部位,具体取决于它们的呼吸-血液-脂肪分配系数,脂肪组织中的VOCs释放到血液中,然后通过肺泡和肺中的气道交换到呼出气中,因此,VOCs的呼出气浓度可以反映其血液中的浓度。由于采样的无创性,个体的不适感会很小。VOCs可能来自吸入、摄入或皮肤吸收(例如汽油、食物、乳液)引起的外源性环境暴露或来自体内的内源性物质(例如微生物代谢产物、肿瘤等)。呼出气同时包含死腔气和肺泡气,死腔气来自于口腔、气管和支气管,而肺泡气来自肺部。肺泡气容量在呼吸末期只有350mL。许多呼出气采样技术设计为仅捕获肺泡气,因为只有肺泡气才包含已通过血气屏障交换的VOCs,这在呼出气样本的采集方法中会详细介绍。

二、呼出气冷凝液

在吸气和呼气期间,气道将呼出气加热和加湿,当呼出的气体接触到比其温度低的表面时,就会形成冷凝物,即EBC。EBC包含溶解在呼出气中水蒸气部分的生物标志物,以及在气雾化液滴中捕获的生物标志物。在与冷凝表面接触之前,可以通过在过滤器中收集气溶胶粒子来分离EBC加湿和雾化的部分。当单独采集时,EBC的这种气雾化颗粒部分被称为气溶胶,即EBA。由于EBC中包含99.9%的水,因此EBC中的化合物被高度稀释。EBC与肺泡内衬液(airway lining fluid,ALF)中非挥发性分析物的浓度之比的变化很大,通常在1/50 000到1/1 000之间。不仅在个体之间,即使是同一个体,非挥发性化合物的浓度都有很大的差异。EBC可提供ALF成分的重要信息,例如过氧化氢(hydrogen peroxide,H_2O_2)、氨、腺苷、白三烯、异前列烷、氮氧化物、肽和细胞因子均可以在EBC中检测到。与血清、尿液或唾液类似,EBC是一种生物流体,可在其中识别生物标志物。EBC的成分包括挥发性和非挥发性物质、无机和有机化合物、与pH值或氧化还原相关物质以及蛋白质和非蛋白质成分。

在EBC发现的大多数生物标志物都存在于水蒸气部分,美国FDA已将EBC的pH值标准化,并用于临床胃反流患者的监测。pH值的决定因素是离子成分,包括乳酸、乙酸和甲酸,这些成分均可溶于水。EBC的pH值是反映气道酸碱平衡的一个窗口,EBC pH值下降最相关的情况包括:①急性哮喘发作;②慢性阻塞性肺疾病;③急性肺损伤和ARDS;④在慢性咳嗽、哮喘、COPD、肺移植排斥、肺纤维化、声带功能障碍和运动诱发的呼吸困难/支气管痉挛的情况下评估胃酸吸入。一些研究已经证实,通过检测EBC的pH值能够识别反流性咳嗽并指导其治疗。在一些早期将EBC pH值用于哮喘诊断的研究中发现,与轻度哮喘相比,重度哮喘儿童的pH值降低。根据全球哮喘防治创议(Global Initiative for Asthma,GINA)指南,在一项儿童哮喘控制情况的研究中发现,一组未控制哮喘儿童的EBC pH值显著降低。然而,在最近的其他研究中,没有发现哮喘和非哮喘儿童之间、特应性和非特应性哮喘之间的EBC pH值存在显著差异。近年来研究者还开发了一种基于生物传感器的肺结核杆菌诊断技术,虽然存在一定的假阴性和假阳性结果,但其无创性和便携性为肺结核的筛查提供了一种简单便宜的方法,尤其适用于人群发病率较高的地区。EBC 中的 H_2O_2 被视为是反映肺部炎症和氧化应激的指标,研究者因此开发了手持性 Inflammacheck 分析仪,以对呼出气中的 H_2O_2 实现床旁检测(point-of-care testing,POCT)。表 2-1-1 列出了一些临床中已商业化的 EBC 收集检测装置。

表 2-1-1　当前商业化的 EBC 检测生物标志物

产品	检测目标	用途	制造商
ALFA monitor	EBC 的 pH 值	可连续监测机械通气时 EBC 的酸碱度	Respiratory Research, Inc
TB Breathalyser	肺结核杆菌	生化反应法检测结核病	Rapid Biosensor Systems
Inflammacheck™	过氧化氢(H_2O_2)	气道炎症和氧化应激的测定	Exhalation Technology

　　EBC 的一些其他生物标志物也已经过验证,但尚未获得临床批准,这些生物标志物大多已用于研究气道疾病,特别是炎性气道疾病。呼出气一氧化氮(nitric oxide,NO)是常用的监测气道炎症的指标,EBC 中发现的亚硝酸盐/硝酸盐/氮氧化物就源自 NO 的氧化及其与含有 -SH 基团化合物的反应。例如当 NO 与 O_2^- 离子反应时,会形成高反应性的过氧化亚硝酸盐,其与酪氨酸进一步反应可以生成 3-硝基酪氨酸(3-nitrotyrosine,3-NT)。EBC 中 NO 衍生物浓度及其变化可以间接反映 NO 的浓度,并提供 NO 随时间变化的信息。在呼吸系统疾病例如哮喘、慢性阻塞性肺疾病(chronic obstructive pulmonary disease,COPD)、囊性纤维化(cystic fibrosis,CF)的 EBC 中经常发现硝酸盐、亚硝酸盐和 3-NT 的水平升高。

　　异前列腺素在体内通过自由基催化的脂肪酸过氧化作用形成,该途径不需要环氧合酶,并且在结构上类似前列腺素。8-异前列腺素(8-isoprostane,8-IP)在体内大量产生,被认为是体内脂质过氧化和氧化应激状态最可靠的标志之一。在健康人和患有各种呼吸道疾病的患者的 EBC 中都能检测到 8-IP,健康个体的 EBC 中 8-IP 浓度较低,但在氧化应激期间可以升高数倍。

　　已经证实的是,EBC 中的谷胱甘肽(glutathione,GSH)与气道炎症和氧化应激有关。GSH 是一种内源性抗氧化剂,可防止活性氧和自由基对细胞的损害。在肺部,肺泡腔暴露于环境和内源性氧化剂,足够的 GSH 对于保护气道细胞免受氧化剂损害至关重要。GSH 氧化还原平衡的变化被认为会引起炎症和超敏反应。谷胱甘肽水平降低,氧化后的谷胱甘肽二硫化物(glutathione disulfide,GSSG)升高,表明可能存在炎症。在哮喘患者和酒精中毒患者的 EBC 研究中,均发现 GSSG 水平显著升高。

　　EBC 的非挥发性成分还包括白三烯、细胞因子以及前列腺素。白三烯通常是在机体与过敏原接触后从气道的炎性细胞中释放,能够收缩气道平滑肌、增加血管通透性并增加黏液产生。这些病理生理常发生在哮喘以及其他引起支气管痉挛的疾病。在 EBC 中已检测出白三烯,但它们在健康个体中的浓度非常低(10~200ng/L),因此需要预浓缩以及灵敏的检测方法。细胞因子是几乎所有有核细胞分泌的小蛋白,广泛用于细胞间的通讯。细胞因子在炎症反应中十分重要,尤其是呼吸道炎症。这是由于细胞因子可以引发其他细胞因子的释放,而导致细胞因子产生增加和失调。EBC 中的细胞因子浓度很低,在各种呼吸系统疾病的EBC 中仅发现了几种特异性细胞因子,例如,白介素(interleukin,IL)-4 和 IL-6 在哮喘患者中升高,但在 COPD、CF 和肺癌患者的 EBC 中仅 IL-6 升高,吸烟者的 IL-6 水平也升高。与稳定的 COPD、吸烟者和健康对照组相比,COPD 急性加重时细胞因子 IL-1β、IL-6、IL-8 和 IL-10 显著增加。EBC 的一些细胞因子也与全身性疾病相关,例如脓毒症和炎性肠病。关于 EBC 中的前列腺素和血栓素的研究相对较少,其浓度以及作用尚无定论。表 2-1-2 列出了 EBC 中不同类型化合物升高反映的疾病。

表 2-1-2　EBC 中反映不同疾病的化合物

化合物		疾病
亚硝酸盐 / 硝酸盐 / 氮氧化物		哮喘、过敏性疾病、呼吸道炎性疾病
8- 异前列腺素		气道炎性疾病、间质性肺病、氧化应激增加
谷胱甘肽		气道炎症、气道氧化应激、酒精中毒
细胞因子	白三烯	哮喘、支气管痉挛、儿科炎症性肠病
	白介素 / 趋化因子	气道炎性疾病、肺纤维化、全身性炎性疾病、脓毒症
	肿瘤坏死因子	肺癌、肺纤维化、炎性气道疾病

三、呼出气气溶胶

EBA 代表 EBC 的一部分,其分析目标是较大的分子而不是气相物质,例如脂肪酸、细胞因子、蛋白质、病毒和细菌。该样本不需要冷凝,因此与 EBC 相比具有操作便捷的优势。受试者或患者只需在给定的时间内(例如 10min)佩戴标准的医用口罩,然后将口罩带回医院和实验室,即可进行各种目标化合物的分析。

除了生物介质外,EBA 采样被视为环境暴露检测和职业健康状况评估最简单的无创方法,可用于检测空气污染时的颗粒物(particulate matter,PM)和纳米颗粒。空气污染时的 PM 会引起肺部炎症,呼气时会形成呼出气颗粒(exhaled breath particles,EBP)。研究者还利用呼出气 EBA 检测方法研究了职业接触二氧化钛和氧化铁纳米颗粒的情况。尽管空气中的颗粒物浓度未超过国家空气传播的暴露极限,但与对照相比,暴露于纳米颗粒的员工在 EBC 样品中显示出明显更多的钛和氧化应激标志物。

EBA 检测也被用于检测药物,尤其是用于毒品检测,其优势在于与血液或尿液检测相比,呼出气采样是一种非侵入性技术,可用于工作现场的常规采样。当受试者通过采样设备进行呼吸时,来自呼出气的生物气溶胶会收集在过滤器上。当过滤器浸泡在甲醇中时,药物化合物被释放到溶液中。目前已有研究应用 LC-MS 方法检测呼出气 EBA 中的苯丙胺、甲基苯丙胺、四氢大麻酚和可卡因。ExaBreath®(SensAbues AB,索伦蒂纳,瑞典)设备可以将气溶胶颗粒收集到过滤器上,以检测吸毒者 EBA 中的美沙酮,评估其暴露程度。与 EBC 一样,EBA 也可用于检测细胞因子和趋化因子,在呼出气中以 EBA 代替肺泡灌洗液(bronchoalveolar lavage fluid,BALF)进行无创检测是非常有前景的。另外,经空气飞沫传播的病原体也存在于 EBA 中,因此,在处理 EBA 时应采取预防措施。

(刘宜平　邱忠志)

第二节 呼出气样本的采集

呼出气的采样方法有多种形式,一般分为离线和在线两类。前者是先将样本存储在介质中,随后转移至分析平台进行检测;后者是呼出气由分析器直接采样并立即检测,避免样本在介质中的存储。采样模式主要由用于生物标志物检测的分析平台决定,但也可能受其他因素影响。例如呼气相采集时段,采集样本是来自口腔,还是混合呼吸或呼气末。除了采样所用的材料和方案之外,生理因素也可能影响呼出气样本,需要考虑所有的这些因素,以实现采集样本的可重复性。一般来说,呼出气样本的稀释、污染以及采样和储存过程中分析物的损失会导致不同研究结果的巨大差异。因此,明确且可重复的呼出气样本采集是呼出气分析研究的重要先决条件。本节将详细介绍呼出气样本采集的方法以及影响因素。

一、呼出气采样

在人类中,单次呼气不是作为均匀混合物的均匀流速和体积进行的,而是由几个亚阶段组成,如图 2-2-1 所示,呼出气二氧化碳(carbon dioxide,CO_2)可分为四个时相:①时相 I 波形在基线,为吸气和死腔通气时间;②时相 II 为上升支,是死腔通气和肺泡内气体混合呼出时间;③时相 III 波形呈高位水平线,为呼出肺泡气时间;④时相 IV 为时相 III 末至基线,代表下一次吸气开始。在呼出气分析中,采样阶段取决于目的,如果要采集与口臭或口腔中细菌产生的 VOCs,则应采样 I 时相阶段;当探索上呼吸道中产生的化合物时,II 时相最为相关,例如 NO 或一氧化碳(carbon monoxide,CO);III 时相是肺泡气体的代表,因此靶向检测血源性挥发物(内源性或外源性)时最受关注。应当注意,呼气期间在口或鼻处采样的呼气末气体不能被认为是纯肺泡气体,因为肺泡气体通过气管和上呼吸道并可能与其相互作用。然而,在 III 期采集是无创采集肺泡气体的最佳时期。呼出气研究主要是寻找全身循环中与疾病或暴露相关的生物标志物,这些标志物在血液交换后能够从肺泡中呼出而被检测。血液携带的 VOCs 在呼气末样本与混合呼出气样本相比,浓度高 2~3 倍,并且呼气末气体采集可以减少来自死腔气体的污染物。

(一)混合呼出气采样

混合呼出气被认为是最简单的呼出气采样类型,因为它涉及获取如图 2-2-1 所示的所有气体的呼气相。混合呼出气采样虽然具有简便性,但是由于环境、口腔和鼻部污染物的含量较高,可能无法提供最佳质量的呼出气样本。应用其进行生物标志物的检测,出现假阳性结果的概率很高,即将外源性 VOCs 识别为生物标志物。因此一些研究强调在获取呼出气样本时需要严格的质量控制以实现可重复采样。尽管如此,目前的很多研究还是进行混合呼出气采样,最常见的原因是其

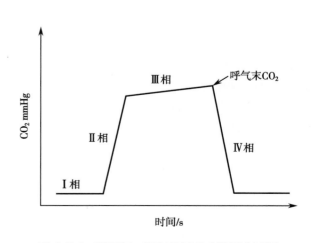

图 2-2-1 呼出气二氧化碳(CO_2)的四个时相

简单或缺乏合适的控制方法。混合呼出气采样期间,在没有对呼吸相位控制识别的情况下采样,样本可能会被死腔气体稀释。由于呼出气中存在的VOCs浓度在十亿分之一(part per billion,ppb)至万亿分之一(part per trillion,ppt)范围,分析结果很容易受到吸入空气中的杂质或气体稀释的影响。因此,控制取样是呼出气生物标志物分析的一个关键要求,可确保采集呼气时相的呼出气,从而最大限度地减少混杂因素,并可通过比较呼气阶段的VOCs情况,揭示呼出气VOCs的来源。

(二)CO_2视觉控制采样

CO_2视觉控制是用于收集呼气末呼出气样本最常用的方法,涉及在呼气期间监测CO_2浓度。在呼气的第Ⅰ阶段中,CO_2水平通常较低,但在第Ⅱ阶段开始上升,随后接近平稳状态表明肺泡相第Ⅲ阶段开始,可以通过CO_2监测仪来监测呼出气中的CO_2水平,即可视化呼出气的各个阶段,以指导何时开始呼吸采集。通常用于识别和分离呼吸阶段的任何参数必须以至少为200ms的时间间隔记录。使用主流商用二氧化碳检测仪可以实现高频率的CO_2检测,这是临床实践中的常规操作。实际上,CO_2可以被认为是最广泛使用的呼出气生物标志物,通过呼出CO_2浓度进行的控制性呼气末采样最适合用于靶向血源性VOCs生物标志物的采集。CO_2视觉控制呼吸采样的使用也可以扩展到机械通气患者,一些设备可以在达到肺泡相时手动去除空气以及自动捕获。

(三)重复呼吸法采样

重复呼吸法采样是获得呼气末样本的另一种方法。在这种方法中,目的是在受试者呼吸时实现容器、气道和血流之间的平衡。在此过程中,通常不会引入外部空气。据推测,采样容器中的浓度可以接近血液的浓度。使用这种方法已显示出一致的呼出气和血液中的乙醇浓度。但是,这仅适用于分析单个化合物,可能并不适用于所有代谢物。Ohlsson等人获得了类似的结果,使用他们的等温重复呼吸容器旨在最小化容器和气道中的凝结。但由于二氧化碳的升高和氧气浓度的降低,这种方法会为患者带来不适感,因此这种方法可能不适合临床应用。另外,冷凝也会影响以这种方式收集的VOCs的稳定性。

总之,理想的呼吸采样方法将是简单的、适合个人生理的、允许有针对性地选择气道和/或肺泡气、并消除死腔和环境气影响的采样,但是目前尚无法实现所有这些目标。

二、离线分析取样

许多分析平台的检测速度不足以实现实时呼出气分析,或者对于床边应用来说过于庞大。因此,需要采集离散的呼出气样本,并分别传输至分析仪。这需要额外的采样步骤,以确保采集到明确且可再现的呼出气样本。

(一)气体收集容器

离线分析中最常用的呼出气采样技术采用(惰性)聚合物袋和滤毒罐。这些材料在环境条件下会结合挥发性分子,并将其保留,直至在热脱附(thermal desorption,TD)的过程中加热至高温。由于许多呼出气携带的挥发物在长期储存过程中容易发生变化,特别是在气相中(尤其是在袋中),因此通常互补使用这两种方法,从而将收集在袋或罐中的气相呼出气样本转移到吸附剂捕集器上。聚合物袋由于成本低、易于操作和具有重复使用的潜力而被广泛使用。包括Tedlar、Teflon、FlexFoil和Nalophan,其中Tedlar是最常用的。聚合物袋由惰性材料组成,以减少反应。一些聚合物袋被黑色Tedlar的外层覆盖,以阻挡可能损坏样品的紫外线。惰性袋进行呼出气采样是一项相对简单的工作,因此在过去几十年中,一直是呼出气分析中非常流行的采样方法,并且沿用至今。对患者来说,向袋中吹气是简单快速的,并且样品可以方便地运输到实验室进行分析。Tedlar 袋已被用于作为糖尿病标志的丙酮、作为胆固醇合成标志的异戊二烯,以及来自健康个体和肺癌患者的挥发物的分析,以鉴定生物标志物。然而,这种方便可能具有局限性,因为用袋子取样有几个缺点。就采样本身而言,一个重要的考虑因素是吹入时遇到的高阻力对呼出气 VOCs 的潜在影响,这将在下文的生理考虑因素中进行讨论。此外,袋储存呼出气样本的稳定性也是一个关键问题,储存在袋中的样本容易因损耗和伪影而受损,限制了它们在呼出气取样中的适用性。具体而言,几项研究表明,许多 VOCs 在袋装储存时不稳定,由于通过袋的扩散,即使是在数小时内,化合物也会显著损失,损失程度取决于袋装的类型。一些物质(如碳氢化合物)相对稳定,而其他挥发物(如含氧化合物)随着时间的推移会明显减少。显然,这种现象会对呼出气研究试验的结果产生巨大影响。如果不注意统一呼出气样本的袋存储时间和条件,则在样本之间观察到的任何定性或定量差异可能仅仅涉及样本损失,而不是与生理或临床相关。相反,环境挥发性有机化合物扩散到袋子中会导致伪影,一项研究清楚地证明了这一点。该研究在污染环境中储存期间测量了装满清洁空气的 Tedlar 袋中的丙酮和己醛。连续监测了袋内丙酮和己醛的浓度,同时将作为参考标准品的这些化合物的敞口小瓶放在密闭环境中的袋旁。污染后几分钟内,观察到袋内两种化合物显著增加,表明污染物快速扩散到袋中。由于气相环境成分的存在可危害袋样品,因此它们在污染区域中的储存,例如在临床环境或化学实验室中的储存,肯定会在样品中引入伪影。此外,袋子的聚合物材料可能会释放出化合物(如苯酚),可能会干扰呼出气样本的分析。基于对这些现象的观察,普遍认为只有在储存期很短(理想情况下在几分钟内)时,使用聚合物袋进行呼出气采样才是可接受的。通常情况下,将样本立即转移至分析仪进行即时分析的袋式取样,或转移至吸附剂材料上进行预浓缩和后续分析的袋式取样,会使样本损耗最小,且被认为是可接受的。

对于临床应用,理想的收集容器应该是成本低廉、容易、耐用、惰性的,重要的是不允许环境 VOCs 或呼出气 VOCs 的进入,也能与多个 VOCs 捕获设备兼容。呼气收集器(BCA,Menssana Research Inc.,纽瓦克,新泽西,美国)和 Bio-VOC™ 采样器(Markes International,Llantrisant,威尔士,英国)同样能收集呼气末气体,但是收集器的结构和机制已经暗示了收集化合物的潜在差异。也就是说,BCA 是一个延伸的管状结构,其中空气向下游流动,并收集靠近嘴部的气体。Bio-VOCs™ 采样器是一个小型存储容器,随着呼气的进行,空气在其中不断被置换。这两种设备的目的都是为了捕获呼出气样本,限制凝结,BCA 具有加热的组件,而 Bio-VOCs™ 采样器则没有,获得的 VOCs 曲线可能会有所不同。此外,采样中还应考虑其他因素,如容器背景气体或污染物水平。

不锈钢惰性气体罐用于收集和存储呼出气样本,不腐蚀、避光且气体不与容器发生相互作用。不锈钢罐耐用且易于使用,对于呼出气样本的采集是有利的。但是,其缺点是成本高,采样前需要抽真空并且需要专门的清洁设备。经过电子抛光的苏玛(SUMMA)罐已用于收集 1L 的肺泡气样品,灵敏度达到 ppb 级别。呼气结束时,打开滤毒罐阀门,将残留的气体从肺部排出到滤毒罐中,然后将其关闭。样品收集后,大多数 VOCs 在罐中至少稳定 30 天。该罐已用于分析呼出气中的化合物,以确定地下水、汽油和游泳池中 VOCs 的暴露水平。

（二）气体样本的预浓缩

由于大多数 VOCs 在人的呼出气中以 ppt 或 ppb 的水平存在，因此必须使用适当的技术来准确监测这些 VOCs。鉴于这些 VOCs 的浓度较低，许多呼出气分析流程中，在仪器分析之前需对分析物进行预浓缩。呼出气分析通常采用三种主要的预浓缩方法，即热脱附管、固相微萃取、针头捕集器法。

1. 热脱附管　吸附技术由于其相对简单和易于使用而最常用于呼出气分析。热脱附管，即 TD 管，是预浓缩 VOCs 的常用方法，占预浓缩方法的近一半。常用的吸附剂包括 Tenax TA & GR、Carbograph 5TD 和碳分子筛（Carboxen）等。为了防止分析物的过度吸附损失导致失去一些痕量的潜在 VOCs 标志物，对挑选吸附材料也极为讲究。但无论是在挥发性还是在极性方面，填充界面的分析物与吸附剂之间的相互作用都会一定程度地影响重现性，从而影响化合物的回收率，甚至可能影响储存期间的稳定性。强力吸附剂（例如 Carboxen）适用于吸附挥发性极强的有机化合物（C2~C4），而 Tenax 吸附剂则适用于吸附挥发性较低的挥发性有机化合物（C7~C15）。

当呼出气样本暂时存储在聚合物袋中时，通过将 TD 管的一端连接到袋上，另一端连接到泵上进行 VOCs 吸附，泵的功能是通过吸收剂从袋中"吸气"。尽管使用这些含吸附剂的 TD 管非常敏感，但仍会非常耗时。同样，像羧甲酸酯之类的吸附剂是亲水性的，这可能不利于某些分析物的定量分析。吸附剂中 VOCs 的稳定性、存储以及物流等问题也是需要考虑的。研究表明，这些 TD 管在分析之前最多可保存 2 周，而另一项研究则建议使用更长的时间。使用这种方法收集的样品可以在医院的实验室中进行分析，或者可以将 TD 管临时存储并发送到异地实验室。ReCIVA 装置（Owlstone Medical Ltd.，剑桥，英国）可以将呼气末气体直接捕获到吸附剂管上。样品收集后，将试管加盖并通过自动热脱附（automated thermal desorption，ATD）气相色谱质谱进行分析。根据不同的 VOCs，可以使用具有不同吸附剂的 TD 管。需要注意的另一个重要问题是，要考虑呼出气的高湿度，无论是容器还是吸附剂材料取样。因为水蒸气会影响袋中样本的稳定性或吸附系统的吸附能力。

2. 固相微萃取法　固相微萃取法（solid phase microextraction，SPME）是 1989 年由加拿大 Waterloo 大学的 Pawlinszyn 及其合作者 Arthur 等提出的。最初研究者将该技术应用于环境化学分析（水、土壤、大气等），随着研究的深入和方法本身的不断完善及装置的改进，现在已逐步扩展到食品、天然产物、医药卫生、临床化学、生物化学、毒理和法医学等诸多领域。

（1）固相微萃取的应用原理：SPME 是基于采用涂有固定相的熔融石英纤维来吸附、富集样品中的待测物质。SPME 方法分为萃取过程和解吸过程两步：萃取过程是将具有吸附涂层的萃取纤维暴露在样品中进行萃取；解吸过程是将已完成萃取过程的萃取器针头插入气相色谱进样装置的气化室内，使萃取纤维暴露在高温载气中，并使萃取物不断地被解吸下来，进入后序的气相色谱分析。通常达到平衡所需的时间取决于目标分析物的物理化学性质。平衡时间可以通过几种策略来减少，包括搅动样品、最大化样品 - 顶空界面、加热样品和 / 或冷却纤维。样品基质与纤维涂层之间的平衡条件如公式（1）所示：

$$C_0 V_s = C_s^\infty V_s + C_f^\infty V_f \qquad\qquad 公式（1）$$

其中 C_s^∞ 和 C_f^∞ 分别是样品中和纤维涂层上的平衡浓度。V_s 和 V_f 分别是样品和纤维的体积。样品和纤维涂层之间分析物的分布系数（K_{fs}）也可以通过公式（2）计算得出：

$$K_{fs} = \frac{C_f^{\infty}}{C_s^{\infty}} \qquad\qquad 公式（2）$$

通过公式（1）和公式（2）可以得到公式（3）：

$$C_f^{\infty} = C_0 \frac{K_{fs}V_s}{K_{fs}V_f + V_s} \qquad\qquad 公式（3）$$

此外，通过假设 V_s 比 V_f 高得多，可以通过等式计算通过涂层提取的分析物的总摩尔数（n），即公式（4）：

$$n = C_f^{\infty}V_f = C_0 \frac{K_{fs}V_sV_f}{K_{fs}V_f + V_s} \qquad\qquad 公式（4）$$

该方程式表明，涂层提取的分析物量与样品基质中的分析物浓度成比例。也就是说，使用 SPME 可以进行定量分析。

SPME 有三种基本的萃取模式：直接萃取（direct extraction SPME）、顶空萃取（headspace SPME，HS-SPME）和膜保护萃取（membrane-protected SPME）。在直接萃取中，将涂覆有吸附剂的纤维插入样品基质中，然后将分析物直接从样品传递至萃取相。HS-SPME 是优选的 VOCs 和复杂样品的萃取方式，如尿、全血、血浆和头发。在 HS-SPME 中，涂覆有吸附剂的熔融石英纤维暴露在样品上方的顶部空间中，然后挥发性或半挥发性化合物在样本、样本顶空和吸附剂之间进行分配。最后，样品和顶部空间平衡后的挥发性和半挥发性化合物被纤维涂层捕获。因此，使用 HS-SPME 可以得到更纯净的提取物并具有更高的选择性。另外，由于样品基质不与涂层直接接触，有利于增加吸附剂的寿命。膜保护萃取将直接萃取与中空保护膜一起使用，这种膜保护层可防止大分子扩散到萃取相中，同时允许分析物的质子转移。Pawliszyn 等人研发了管内 SPME，适用于使用高效液相色谱（high-performance liquid chromatography，HPLC）检测。对于管内 SPME，用作 SPME 装置的毛细管柱固定在 HPLC 自动进样器的进样环和进样针之间。无论是光纤还是管内 SPME 技术，均取决于提取阶段和样品之间的分配系数，因此，该系数是 SPME 萃取阶段设计中的重要热力学参数。与液相色谱系统在线耦合是管内 SPME 的最重要优势之一，它可减少样品处理、降低操作成本并缩短分析时间。这种技术的其他优点是减少溶剂用量、灵敏度高、小型化、自动化、应用简单和快速。

（2）固相微萃取的提取介质：选择合适的吸附剂是在 SPME 程序中获得良好的精密度和高回收率的关键因素。随着样品制备技术的进步，已开发出许多新型材料，例如不同的吸附剂，用于从样品中分离分析物。到目前为止，在 SPME 技术中已使用了多种商业材料（聚二甲基硅氧烷、羧甲基、Tenax TA）作为吸附剂。近年来研究人员开发合成了许多新材料，以提高提取效率并减少吸附剂蒸气容量有限等不足，在这些材料方面发表了大量的文章及综述。不同的商业吸附剂可以用于 SPME 分析，包括聚二甲基硅氧烷（polydimethylsiloxane，PDMS）、聚丙烯酸酯（Polyacrylate，PA）、二乙烯基苯（divinylbenzene，DVB）、羧酸盐（carboxen，CAR）和聚乙二醇，适用于 SPME 在各种非极性和极性有机化合物中的应用。然而，SPME 商业纤维价格昂贵并且提取能力低。为了解决这些局限性，近年来人们为开发新的吸附剂付出了巨大的努力。研究人员还使用不同的制备和合成方法

（例如溶胶 - 凝胶和电沉积）来生产 SPME 纤维。这些纤维能够抵抗强的有机溶剂和酸性溶液。与商用纤维相比，高孔隙率纤维能够带来更高的灵敏度和更短的提取时间。Jalili 等人建议进一步的研究致力于在 SPME 技术中合成和使用具有更多特殊性能（例如更大的容量和孔隙率）的新吸附剂。

（3）固相微萃取用于临床 / 生物医学研究：虽然 SPME 已被报道了适用于环境、食品、植物和草药产品以及药品等多个方向的样本分析，但迄今为止，尚未在临床实验室应用中站稳脚跟，在制药或生物技术行业中作为标准方法也未得到广泛认可。医学研究中的 SPME 分析要求除了前面提到的简单性和高通量外，关键特征还包括自动化、样品量小、有机溶剂的消耗最少等，并且具有成本效益。表 2-2-1 中列出了满足临床应用的 SPME 需具备的优点。

表 2-2-1　医学研究中的分析要求和满足这些要求的 SPME 功能

需求	解决方案
样品采集简单	所需样品量少或不消耗样品（体内、原位、顶空） 适用于不同基质（液体和固体）的简单统一方案 易于处理的设备 / 固定器，而不是复杂的采样系统
简单的分析流程	采样和样品制备的整合（以及生物标记分析中的代谢淬灭）
多功能应用	适用于单一目标和多残留分析（包括非靶向） 一种用于多种矩阵的设置（设备 / 支架）
适用于复杂矩阵	生物相容性材料，无 / 最少样品预处理 由于多种衍生化方法对复杂基质中目标分析物的选择
高通量 / 自动化	用于多种 SPME 类型的 96-SPME 系统（自动和半自动） 在线自动进样器能够在进样到 GC 色谱柱之前进行多步样品制备
高灵敏度 / 宽动态范围	各种吸附剂和几何形状 平衡或预平衡条件下的提取 目标化合物的衍生化
体内使用 / 无菌或可灭菌	可高压灭菌，酒精或气体灭菌
寿命长且成本低	同一 SPME 光纤的多次使用（大约 100 次）
时间和空间分辨率	低侵入性，对同一动物 / 人类 / 器官重复采样 同时采样器官 / 身体的不同区域
定量的	可用的校准选项数量（包括体内研究）
快速的适用于现场应用	直接耦合
绿色：无毒溶剂 / 低溶剂消耗	减少有机溶剂的消耗，尤其是在直接 MS 偶联的情况下 气相色谱中的热脱附消除了溶剂

为了满足代谢组学应用中对痕量分析功能的需求，Nozoe 等人通过减少固定相的厚度同时增加其表面积来提高提取物的数量。涂有 Tenax TA 的薄膜微萃取（thin film microextraction，TFME）装置可以分析常规 SPME 方法未涵盖的挥发性癌细胞代谢产物。为了进一步提高 LOD 和呼出气及体液中存在的反应性物质在纤维上的稳定性，衍生化也可以

用作样品制备工作流程的一部分。新的 SPME 涂料例如氧化石墨烯涂料引起了人们的特别关注,因为它允许包含基于氧的官能团(羧酸、羰基、羟基和环氧基)通过氧化石墨烯的合成途径来控制吸附性能。尽管可以进行灵敏的分析,但与商用 DVB/CAR/PDMS 纤维相比,涂有石墨烯的 SPME 纤维在测定气态样品中的低分子 VOCs 时,精度要差得多,可能与 GC 进样器中热脱附所需的高温下官能团降解有关。Li 和 Xu 解决了观察到的氧化石墨纤维的缺点,即其低的热稳定性和机械稳定性或可复制性,他们应用原位电化学沉积法用聚苯胺 / 聚吡咯 / 氧化石墨烯覆盖不锈钢棒。该新方法已用于 A549 腺癌细胞和 MRC-5 人胚成纤维细胞顶空的灵敏 VOCs 分析(LOD 为 1~12ng/L),并证实了其优越的灵敏度、线性范围和可重复性。

3. 针阱法　针阱法(needle trap device,NTD)是一种萃取捕集法,即在小针头内包含吸附剂,可以通过气密注射器或泵将流体主动吸进或排出,或者通过其他方式将分析物被动地引入到捕集器中扩散。捕针器(needle trap,NT)是一种潜在的无溶剂采样技术 / 样品制备和引入装置。流体分析物和颗粒都可以捕获在针头内,然后吸附的分析物在分析仪器的入口中解吸,并引入以进行鉴定和定量。流体可以是气态或液态。NTD 还用于从呼出气中捕获分析物。简而言之,吸附剂材料被限制在针状装置内,并且通过针"拉动"呼吸以捕获挥发性有机化合物。该方法旨在涵盖 SPME 和 TD 管的最佳功能,即减少采样时间,同时保持足够的灵敏度,与 TD 管类似,可以通过增加采样量来提高灵敏度。据报道,使用 SPME 和 NTD 在观察到重大损失之前,可以稳定几个小时。

(三) 呼出气冷凝液和呼出气气溶胶的采集

1. 一般采集原则　在过去 20 年中,人们对 EBC 作为潜在生物标志物来源的兴趣明显增加。尽管已对几乎所有年龄组和疾病状态的几种收集技术进行了描述和标准化,但 EBC 的组成在收集方法和患者人群之间仍存在差异,因此,为了保持样本的完整性,掌握与 EBC 采集相关的知识至关重要。

理论上,EBC 的采集是一个相对简单的过程。简而言之,每当我们在寒冷的表面(如镜子或窗户)上呼吸时,就会形成 EBC。有三个变量控制这个过程,即:①呼出气体积(采集期间每分钟的通气量);②冷凝器表面积;③呼出气与冷凝器表面之间的温度差。增加这些变量中的任何一个都会增加收集的 EBC 量。值得注意的是,冷凝器温度的变化将改变所采集的 EBC 成分。因此,EBC 采集方法的标准化,是确保采集结果之间具有可比性的重要条件。一些商用设备允许运营商之间使用更标准化的方法,RTube、Turbodecss 和 EcoScreen 是经常用于收集 EBC 的三种商业设备。RTube 的优势在于它是一种一次性套件,具有一个与收集管连接的单向非呼吸阀。Turbodecss 还可携带一次性收集池和不带呼吸阀的便携式装置,使该采样器也可用于家庭收集。EcoScreen 系统具有一个双向阀,当呼出的空气在冷凝器中冷却时,该阀可防止吸入的和呼出的空气混合。但是与 RTube 和 Turbodecss 相比,EcoScreen 并非便携式,限制了其在家庭中使用的能力。因此,EcoScreen 主要用于实验室研究。表 2-2-2 显示了一些商业化的 EBC 收集系统。

温度是 EBC 采集期间要考虑的最重要的变量之一。在 0℃以上采集时,EBC 以液态采集;低于 0℃时,作为"湿冰"收集;低于 -40℃时,会以干晶体或"雪"的形式收集。采集的最大 EBC 体积将出现在最低的冷凝器温度下,因为这些温度会使冷凝器表面和呼出气之间的温度梯度最大化。因此,最佳收集温度取决于目标化合物和所需 EBC 的体积,概括如下:

表 2-2-2　当前的商业 EBC 收集系统

EBC 收集系统	生产商	描述
Turbo DECCS	Medivac	可重复使用的便携式设备,带有带热电冷却系统的一次性收集接口
RTube RTubeVOC RTubeVent	Respiratory Research, Inc.	RTube 重量轻、一次性使用、便携式冷凝器系统,带冷却液套管,使用前必须冷藏;RTubeVOC 能够采集呼气末 VOCs;RTubeVent 适用于机械通气期间应用
EcoScreen	Erich Jaeger	具有双向阀,当呼出的空气在冷凝器中冷却时,该阀可防止吸入的和呼出的空气混合
Anacon condenser	Biostec	可以集成在机械通气回路中,可以控制冷凝温度

(1)EBC 的挥发性有机化合物比冰更容易被液相水吸收,因此最好在略高于冰点的温度下收集。

(2)存在于 EBC 稀薄气溶胶部分中的较大分子可更好地被快速冷冻的冷凝物捕获,因此最好在可能的最冷温度下收集。

(3)当需要挥发性和气雾化化合物时,在不同温度下采集两个样品可能是最佳方法。

EBC 的理想采集发生在规律的呼吸周期期间。规律的呼吸模式有助于标准化采集期间的气溶胶液滴大小和体积,且对受试者而言不太费力。值得注意的是,患者在指导呼吸期间可能会换气过度,必须小心避免。美国胸科学会和欧洲呼吸学会已提出了呼出气生物标志物收集的技术标准,且这些标准的更新正在持续进行。在收集 EBC 和 EBA 的数据时,应将这些标准与本章中的建议一并考虑。

2. 机械通气时的采集　EBC 分析的另一个领域是收集机械通气患者的冷凝物。这对于早产儿特别有意义,因为不能定期对他们进行足够的血样或尿液分析。在机械通气期间,可从所有年龄和疾病状态的受试者采集呼出气冷凝液。对于无法遵循命令并主动向采集设备呼吸的受试者,在机械通气期间采集 EBC 可能更容易。机械通气期间的采集遵循与上述相同的原则,在此设置中还必须考虑其他几个问题,包括患者 / 工作人员安全和样本完整性。

机械通气是维持生命的设备,与此类设备连接时必须始终小心。在这种设置下采集 EBC 时,需要将冷凝器放置在呼吸机的呼气端。冷凝器对呼气端的任何阻塞都会导致机械通气停止,并对患者造成潜在的气压伤。打开呼吸机回路以放置和移除冷凝器会导致机械通气暂时停止,这可能是某些受试者无法忍受的。当呼吸机管路打开时,病原体可能会被引入患者体内,或者病原体可能会从患者体内传播给采集人员。为了解决这些问题,必须进行以下考虑:①在与任何型号的呼吸机一起使用之前,应测试冷凝器,以确保它们在收集过程中不会阻碍通气;②在从机械通气患者中采集 EBC 之前,应始终咨询临床工作人员;③对于被认为不太稳定而不能暂时中断机械通气的患者,不应放置或移除冷凝器;④应在中断机械通气前对患者进行预充氧,再放置或拆除冷凝器;⑤每次使用前,应对放置在通气回路内的所有冷凝器进行消毒;⑥在放置和移除冷凝器时,采集人员应使用无菌技术;⑦采集工作人员应穿戴适当的个人防护设备,以防止病原体的传播。值得注意的是,EBC 可以从一些呼吸机的排气口收集,该排气口位于呼吸机回路外部。在这种收集方法中,雾化部分会丢失,因为它会被截留在呼吸机的呼气过滤器中。

EBC 的水蒸气和雾化颗粒部分可通过过滤进行分离。商用细菌过滤器可捕集呼出的气溶胶,防止其污染呼吸医疗设备,如肺功能机。这些过滤器在大多数医院和临床环境中均可轻易使用。受试者在潮汐呼吸期间佩戴的简单手术面罩可采集更简单、可再现的呼出气溶胶水平。通过这些方法采集 EBA 时,温度梯度不相关,因为气溶胶被过滤器或面罩机械截留。

3. 呼出气气溶胶的采集　可以在室温下使用采样设备或不同形式的过滤材料来收集EBA。聚四氟乙烯过滤器已用于收集,并且可以使用溶剂提取 EBA 颗粒,还可以使用 LC-MS 分析颗粒。Gesundheit Ⅱ(G-Ⅱ)采样设备已被用于收集呼出气溶胶,而受试者坐在展位中并通过锥体采样器呼吸。受试者可以像通常一样戴口罩或呼吸器呼吸、说话或咳嗽。呼出气进入狭缝撞击器,该撞击器收集空气动力学直径大于 5.0μm 的颗粒,捕获在聚四氟乙烯基质上,然后从中提取并使用逆转录定量聚合酶链反应分析(reverse transcription-quantitative polymerase chain reaction,RT-qPCR)。该设备可从 SKC BioSampler 商购,并已用于评估流感和呼吸道中其他病毒的水平。其他市售设备,例如前面描述的 ExaBreath® 采样器,也可以用于方便地收集 EBA。具有级联撞击器的硅片也已被用来根据其惯性从呼出气中收集磷脂。该技术用于比较哮喘、囊性纤维化和健康对照患者的磷脂成分。对于更简单的收集方法,个人可以在指定的时间内佩戴塑料口罩 / 防毒面具或医院纸质口罩,并且可以使用湿润的滤纸对口罩的表面(或整个口罩)进行采样,用溶剂萃取后进行 LC-MS 分析。

三、在线分析取样

尽管离线呼出气分析是目前呼出气研究中应用最广泛的方法,但在线分析具有关键优势,且吸引力越来越大,特别是随着传感器系统和光学光谱学领域的快速发展,这些领域可制造成紧凑型便携式设备,从而实现床旁分析。台式或基于实验室的在线系统,如离子迁移谱(ion mobility spectrometry,IMS)、选择离子流动管质谱(selected ion flow tube mass spectrometry,SIFT-MS)和质子转移反应质谱(proton transfer reaction mass spectrometry,PTR-MS)是检测 VOCs 快速变化的在线检测技术,例如,监测运动期间或药物摄入后的 VOCs 变化。实际上,在线分析系统相对于离线平台的关键优势不仅在于它们进行呼吸分辨率分析的能力,还在于它们进行连续分析的能力,即短时间连续重复测量。这种方法的另外一个应用是药代动力学研究,这已在使用 PTR-MS 和 IMS 的研究中得到证实,可以在药物摄入后监测呼出气中药物的挥发性成分,从而确定其从体内排泄的药代动力学特征。在采样方面,大多数在线分析平台都有定制系统,包括一个小孔或管道,其上连接用于呼出气采样的接口管。确切的配置和取样流程因仪器而异,但共同的特点是入口加热系统和使用惰性采样管,如全氟烷氧基(perfluoroalkoxy,PFA)或聚氟四乙烯(poly tetra fluoroethylene,PTFE)管、聚醚醚酮(polyetheretherketone,PEEK)毛细管或钝化不锈钢管。这两种特性(加热和使用惰性材料)对于确保高效、快速地将极性和非极性的高挥发性和不稳定化合物转移至检测系统至关重要,因为这两种特性可最大程度地减少渗出、残留和对润湿表面的损失。使用惰性材料的优点是,它们通常不会释放出可能污染样本的气体和混淆分析数据的化合物。

许多在线系统的另一个特点是旁流采样,可从主流中连续且相对少量地提取样品气体,即呼出气只有最小的或没有干扰。这意味着可以对呼出气进行采样,而不会受到气流限制,否则气流限制可能会导致与生理相关的 VOCs 变化。此外,许多在线分析平台的呼吸分辨能力能够实现呼气末采样。一些设备例如二次电喷雾电离质谱检测在其呼吸采样接口中结合了二氧化碳检测仪,另一些设备例如 PTR-MS 和 SIFT-MS 利用来自内源性化合物的信号例如丙酮、CO_2、或水蒸气来识别呼气相,然后在后处理中利用这些信号来选择数据。近年来开发了一种在线缓冲呼气末(buffered end-tidal,BET)采样器,它是为 PTR-MS 开发的,但与其他分析仪兼容,该采样界面延长了呼气末阶段分析的时间并提高了信号的稳定性。

四、影响呼出气采样的因素

(一) 鼻或口吸入

两种呼吸方法(即鼻吸入 - 口呼气和口吸入 - 口呼气)之间存在重要差异,这可能会影响 EBC 中分析物的浓度。在鼻腔吸入期间,吸入的空气在上呼吸道中被加湿,并且在鼻腔和鼻窦中形成的介质在鼻腔吸入过程中进入下呼吸道。这是一个要注意的重要问题,特别是对于正在进行的上呼吸道疾病的患者,最好采用口腔吸入法或口腔呼气法进行测量,以使只有经嘴部调理的呼入空气进入收集系统。

EBC 采样中的口腔吸入可以在使用或不使用鼻夹的情况下进行。通过使用鼻夹,受试者被迫通过嘴吸气。在大多数研究中,样品收集是通过口吸入 - 口呼气进行的,但需要考虑到来自口腔的氨或其他化合物的影响。

(二) 唾液和鼻腔的污染

EBC 中的许多生物标志物在唾液中也有很高的浓度。例如,类花生酸以高浓度存在于唾液中。因此,避免 EBC 唾液污染至关重要。这可以通过测量淀粉酶浓度来实现,或测量样品黏度。而且,在鼻子和鼻旁窦中形成的某些炎症介质(例如白三烯和前列腺素)可以通过鼻咽部进入口腔呼出气。因此,排除 EBC 样品的鼻污染十分重要。目前的研究主要是在三种实验条件下测量生物标志物:①在没有鼻夹的情况下吸气和呼气;②在有鼻夹的情况下吸气和呼气;③抵抗阻力地呼气,以最大程度减少鼻腔污染。由于每种生物标记物的鼻 / 唾液污染的可能性不同,需要在不同情况下分别解决。

(三) 温度

环境和呼吸道温度可能会影响 EBC 的结果,而不会影响 EBC 的产量。例如,随着冷却温度的升高,H_2O_2、丙二醛浓度和电导率逐渐增加。Czebe 等人的研究结果表明:随着温度的降低,pH 值降低;另一项研究表明,冷冻的冷凝液中氨的浓度低于液体形式中氨的浓度。冷凝温度对于热不稳定的介体/生物标记物(如白三烯和嘌呤)很重要。因此最好报告冷凝温度,以利于实验室之间的数据比较。

(四) 环境空气

收集后,不应将 EBC 样品留在室温或环境空气中。环境空气中的分子可能通过几种可能的机制影响 EBC 中生物标志物 / 化合物的浓度:①直接进入 EBC;②反应并诱导 EBC 中捕获物质的降解或形成;③促进气道中的炎症和生化变化,随后这些变化会反映在 EBC 中。例如,已经表明大气中的 NO 降低了呼出气的 H_2O_2 含量。

（五）冷凝器系统

Ahmadzai 等列出了使用不同设备收集的 EBC 生物标志物。流量设计、收集设备中使用的内部涂层材料以及冷凝物收集操作中的温度波动会影响生物标记物的浓度。不同的 EBC 收集系统之间不仅可能存在不均匀的冷凝温度，而且在不同的气流或不同的冷却温度下使用同一冷凝器时，冷凝温度也可能存在不均匀。此外，收集过程中吸收的挥发性唾液污染物（例如 CO_2、氨水和乙酸）可以差异地影响生物标志物或非挥发性化合物的浓度。最后，为了提供一致的数据，EBC 收集系统需要在收集温度、涂层材料和流量设计以及其他参数（通气模式、潮气量、呼吸频率、呼出颗粒等）方面进行标准化。

（六）稀释

EBC 的气道衬里流体成分通过气相冷凝液而被高度稀释。EBC 化合物的浓度取决于水蒸气冷凝的效率，该效率受收集温度和表面积的影响。如果没有可靠的稀释因子测量方法，就无法准确确定上皮细胞衬液（epithelial lining fluid，ELF）中化合物的精确浓度。由于这个原因，研究者已经提出了许多针对非挥发性物质的归一化因子，并推荐使用非炎性参考指标作为内标，在 ELF 中保持相对不变。理想情况下，这些指示剂的浓度与血浆中的指示剂相似，并通过细胞膜扩散，但不会在肺泡或气道中产生。尿素作为候选分子，分子很小，易于扩散，均匀分布在全身，并且不会在肺部代谢。因此，通过检测 EBC 中的尿素浓度有可能估算出非挥发性化合物的稀释倍数。然而，EBC 中的尿素浓度相对较低，血清值具有较大可变性。此外，在受感染的肺中，尿素可能会发生细菌降解。因此，用尿素稀释的估计结果是不准确的。

其他替代方法是总不挥发阳离子或 EBC 的电导率测量。例如冷凝液电解质的浓度可以作为计算冷凝液稀释度的一种方法。将冷凝液的溶质浓度除以 EBC 中非挥发性阳离子（Na^+ 和 K^+）的浓度之和，可以将稀释的影响最小化。在通过冻干去除铵离子的条件下，电导率可用于估算气道电解质浓度和稀释系数。一系列研究结果表明，冻干样品的电导率是估计 EBC 中非挥发性、亲水性生物标志物稀释度的一种廉价、简单且可靠的方法。另一种关于稀释的校正方法是在每次 EBC 收集过程中计算 EBC 成分的浓度。但是，由于给定时间段内 EBC 的收集量与呼出空气量有关，因此该策略具有明显的缺点。尽管稀释因子计算对于解释 EBC 研究获得的结果至关重要，但上述建议均未证明是"金标准"，并且关于 EBC 的大多数已发表文章中都省略了稀释因子的计算。

在过去的 10 年中，Reinhold、Knobloch 和 Rosias 建议将任何 EBC 成分的浓度相对于所定义的呼出气量（100L）进行标准化。比较每 100L 呼出气中呼出的不同 EBC 成分会导致变异性降低，并增加所获得数据的可重复性和可再现性。

在两种情况下，无需进行稀释因子计算：①同时测量多个相互作用或生物学相关的生物标志物并考虑其比率；②需要对一种物质进行可靠的测定时，可作为异常的通断指示器，包括结核分枝杆菌 DNA、胃蛋白酶、鼻病毒 RNA 和炭疽毒素的存在。

应该注意的是，稀释因子与 VOCs 无关。影响 VOCs 含量的重要因素包括水溶性、气液分配系数、源流体（气道衬里流体）的温度、冷凝器温度、源流体和 EBC 的 pH 值以及在其中发生反应的机会。收集袋和 / 或容器表面的吸附也是影响 VOCs 浓度的因素。

（七）生物影响

采样期间的生理变化，例如与血流动力学效应、呼吸模式或呼吸流量相关的生理变化，可能导致呼出 VOCs 特征的显著变化。因此,在进行呼出气分析时,必须考虑生理参数的潜在影响,以避免这些因素对呼出气 VOCs 的影响高于感兴趣的生化、代谢或病理效应。肺通气和灌注会影响肺泡气体交换,也影响呼出气中的 VOCs 浓度。事实上,简单的生理变化可能会对呼出气 VOCs 特征产生突然而显著的影响。最近的研究表明,不同呼吸模式或体位引起的血流动力学变化会改变呼出气特征。具体而言,异戊二烯浓度在改变体位后会立即改变,而丙酮不受影响。

通气模式的变化,例如换气过度、换气不足或换气动作(如深吸气或呼出),会立即引起呼出气 VOCs 模式的变化。例如,屏住呼吸会导致某些 VOCs 的浓度增加 2~3 倍,抵抗阻力的呼吸还会导致呼出气中 VOCs 模式的改变。例如在取样过程中,呼吸或抵抗阻力的呼吸,必须避免通过窄直径管道吹气,或通过小孔填充袋子,旁流取样可以克服这一限制。此外,实施控制方法,例如视觉或听觉辅助的同步呼吸采样,可有助于减少呼吸间采样的变异性。研究者还发现,一些呼出气化合物在其呼出浓度中表现出昼夜节律,例如哮喘患者体内的几种化合物,包括异戊二烯和呼出气一氧化氮(fractional exhaled nitric oxide,FeNO)都是如此。

综上所述,除了在采样期间引入的误差或生理变化引起的偏差之外,还有许多可能影响呼出气挥发性成分的外部因素。一般而言,外源性化合物可来源于环境空气、饮食、药物等。以吸烟为例,化合物乙腈是生物质燃烧的标志物,其在呼出气中的存在与吸烟活动高度相关。呼出气中的高浓度乙醇表明存在酒精摄入,当在呼出气中闻到时,通常无需仪器即可检测到。呼出气中的数百种 VOCs 有很大一部分是外源性的,而挑战在于区分哪些化合物是内源性,哪些是外源性的。要做到这一点,没有简单的解决方案,但记录最近的饮食、药物治疗和其他活动信息可能会为呼出气中是否存在某些化合物提供线索。临床呼出气研究中使用越来越多的策略是招募患者的家庭成员作为对照,目的是获得共同居住者吸入暴露量和通过共享膳食的暴露因素方面的样本。此外,越来越多的人关注纵向研究,例如个体在监测疾病进展或治疗干预的疗效方面呼出气 VOCs 对时间的变化。这可能提供一种新的解决方案,对呼出气中外源化合物的干扰能够准确、快速地识别。这对于临床呼气分析中的稳健采样和数据分析至关重要,以隔离环境中的混杂因素。

五、标准化

如本章概述中所述,由于呼出气研究在目标疾病、目标化合物、分析技术和采样方法等方面的多样性,不可能建立一套适用于所有呼出气分析工作的统一标准,因此目前尚无呼出气研究的标准化流程,但已针对具体应用制定了最佳实践指南,例如 FeNO 和 EBC。Herbig 和 Beauchamp 提出了呼出气采样方法报告标准化的框架,如图 2-2-2 所示。在这个框架中,呼出气研究的每个方面,从设计到数据评估,都被视为一个独立的研究,通过在每个步骤中建立最佳方法,可以更容易地进行多个研究间的等效性比较。在此框架内,标准参数是可测量的,如检测限(limit of detection,LOD)或分析仪的灵敏度。标准参数可以是广泛适用的,也可以是特定化合物。

在图 2-2-2 中,每个步骤都是独立的,每一步骤都可以进一步分为子步骤,例如,研究设计包括目标人群、队列、限制条件等,取样程序包括呼出气阶段、受控取样,分析仪包括操作参数、灵敏度、LOD 等,以及数据分析等。当为每个步骤(或子步骤)定义了各自的标准时,

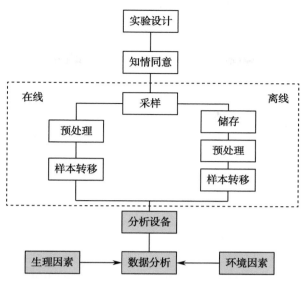

图2-2-2　呼出气研究工作的流程图

可由独立研究实验室实施,以降低多变性并确保呼出气研究中同一步骤的可比性。结果中出现的任何差异都可以追溯到与公认的标准化程序不一致的单个步骤。整个过程是迭代的,即新的、优于现有标准的方法可以取代原有的方法。随着时间的推移,呼出气研究工作流程中各过程的各个方面将相互协调,从而降低结果的多变性,提高结果的再现性。此外,建立一个具有动态内容的框架,而不是一套固定的规则,有利于该领域的创新,不会因为固有的限制而扼杀其发展。

目前的研究集中于为采样技术和分析平台建立一个基准,引入标准化的框架,并考虑生理学和潜在混杂因素的影响,来调整采样策略,如环境影响或药物应用。分析仪器本身会对呼出气研究的结果产生影响,例如检测限、灵敏度、靶向性和系统漂移度均可在不同程度上影响数据质量。与实验室的分析方法相比,快速在线分析方法的数据可经分段后处理选择相关相位,例如呼气末或吸气相位。任何呼出气研究的成功结果主要取决于所采集样本的质量,一组受影响的样本将导致后续数据的错误解读。

近年来,呼出气分析研究在采样技术、分析仪器和数据处理算法方面都取得了巨大的进步,分析方法正在通过不断交流逐渐地调整并改进,随着采样方法共识的建立,研究者将发现更多更可靠的疾病相关呼出气生物标记物。

(邱忠志)

参 考 文 献

1. Lawal O,Ahmed WM,Nijsen TME,et al. Exhaled breath analysis:a review of 'breath-taking' methods for off-line analysis. Metabolomics,2017,13(10):110.

2. Wojciech Filipiak,Barbara Bojko. SPME in clinical,pharmaceutical,and biotechnological research-How far are we from daily practice? Trends in Analytical Chemistry,2019,115:203-213.

3. Vahid Jalili, Abdullah Barkhordari, Alireza Ghiasvand. A comprehensive look at solid-phase microextraction technique: A review of reviews. Microchemical Journal, 2020, 152: 104319.

4. Wallace MAG, Pleil JD. Evolution of clinical and environmental health applications of exhaled breath research: Review of methods and instrumentation for gas-phase, condensate, and aerosols. Anal Chim Acta, 2018, 1024: 18-38.

5. Harshman SW, Mani N, Geier BA, et al. Storage stability of exhaled breath on Tenax TA. J Breath Res, 2016, 10 (4): 046008.

6. Kang S, Thomas CLP. How long may a breath sample be stored for at 80C? A study of the stability of volatile organic compounds trapped onto a mixed Tenax: Carbograph trap adsorbent bed from exhaled breath. J Breath Res, 2016, 10 (2): 026011.

7. Doran SLF, Romano A, Hanna GB. Optimisation of sampling parameters for standardised exhaled breath sampling. J Breath Res, 2017, 12 (1): 016007.

8. Harshman SW, Pitsch RL, Davidson CN, et al. Characterization of standardized breath sampling for off-line field use. J Breath Res, 2019, 14 (1): 016009.

9. Lord HL, Zhan W, Pawliszyn J. Fundamentals and applications of needle trap devices: a critical review. Anal Chim Acta, 2010, 677 (1): 3-18.

10. Sukul P, Trefz P, Kamysek S, et al. Instant effects of changing body positions on compositions of exhaled breath. J Breath Res, 2015, 9 (4): 047105.

11. Sukul P, Trefz P, Schubert JK, et al. Immediate effects of breath holding maneuvers onto composition of exhaled breath. J Breath Res, 2014, 8 (3): 037102.

12. Sukul P, Schubert JK, Kamysek S, et al. Applied upper-airway resistance instantly affects breath components: a unique insight into pulmonary medicine. J Breath Res, 2017, 11 (4): 047108.

13. W Chen, M Metsälä, O Vaittinen, et al. The origin of mouth-exhaled ammonia. J Breath Res, 2014, 8 (3): 036003.

14. Wilkinson M, Maidstone R, Loudon A, et al. Circadian rhythm of exhaled biomarkers in health and asthma. Eur Respir J, 2019, 54 (4): 1901068.

15. Malaskova´ M, Henderson B, Chellayah PD, et al. Proton transfer reaction time-of-flight mass spectrometric measurements of volatile compounds contained in peppermint oil capsules of relevance to real-time pharmacokinetic breath studies. J Breath Res, 2019, 13 (4): 046009.

16. Davis MD, Montpetit AJ. Exhaled breath condensate: an update. Immunol Allergy Clin, 2018, 38 (4): 667-678.

17. Pleil JD, Wallace MAG, Madden MC. Exhaled breath aerosol (EBA): the simplest noninvasive medium for public health and occupational exposure biomonitoring. J Breath Res, 2018, 12 (2): 027110.

18. Winters BR, Pleil JD, Angrish MM, et al. Standardization of the collection of exhaled breath condensate and exhaled breath aerosol using a feedback regulated sampling device. J Breath Res, 2017, 11 (4): 047107.

19. Pleil JD, Wallace MAG. New breath related topics: sample collection for exhaled breath condensate and aerosol, development of real-time medical alerts, measurement of artifi-cial atmospheres, and analysis of legalized cannabis product. J Breath Res, 2018, 12 (3): 039001.

20. Zamuruyev KO, Borras E, Pettit DR, et al. Effect of temperature control on the metabolite content in exhaled breath condensate. Anal Chim Acta, 2018, 1006: 49-60.

21. Zamuruyev KO, Aksenov AA, Pasamontes A, et al. Human breath metabolomics using an optimized non-invasive exhaled breath condensate sampler. J Breath Res, 2016, 11 (1): 016001.

22. Zamuruyev KO, Schmidt AJ, Borras E, et al. Power-efficient self-cleaning hydrophilic condenser surface for portable exhaled breath condensate (EBC) metabolomic sampling. J Breath Res, 2018, 12 (3): 036020.

23. Stiegel MA, Pleil JD, Sobus JR, et al. Analysis of inflammatory cytokines in human blood, breath condensate,

and urine using a multiplex immunoassay platform. Biomarkers, 2015, 20 (1): 35-46.

24. Horvath I, Barnes PJ, Loukides S, et al. A European Respiratory Society technical standard: exhaled biomarkers in lung disease. Eur Respir J, 2017, 49: 1600965.

第三章

呼出气分析的常用方法

第一节 质 谱 法

质谱法是最早用于呼出气分析的方法,它适用于分析不同类型的呼出气样本中的挥发性有机化合物(volatile organic compounds,VOCs)。在过去的 20 年中,质谱与传感器的使用逐年上升。气相色谱 - 质谱法(gas chromatography-mass spectrometry,GC-MS)的论文数量已经超过了应用液相色谱 - 质谱法(liquid chromatography-mass spectrometry,LC-MS)及其他质谱技术的论文数量。此外,在过去 4 年中,利用传感器进行的呼出气研究在数量上已经超过了 GC-MS。这表明传感器在呼出气疾病诊断方向越来越受欢迎,这可能是由于一些传感器如电子鼻和激光光谱等的操作更加简单并且具有便携性。与过去几年文章保持稳定的 LC-MS 相比,直接进样质谱技术的论文数量也在稳步增长。LC-MS 技术通常用于呼出气冷凝液的分析,而直接进样质谱技术能够提供呼出气样本的快速实时检测。在本章,我们将对常用的呼出气分析方法包括质谱法和传感器法进行总结,并对其最新研究进展进行讨论。

一、气相色谱 - 质谱法

GC-MS 是一种结合气相色谱法和质谱法的特性,在样本中鉴别不同物质的分析方法。GC-MS 的使用包括药物检测(主要用于监督药物的滥用)、火灾调查、环境分析、爆炸调查和未知样品的测定。GC-MS 也用于为保障机场安全测定行李和人体中的物质。自 20 世纪 70 年代以来,质谱仪已被用于不同行业的化学分析,如石化、制药、化工和消费品。质谱的工作原理是用合适的检测器对样品进行电离和鉴定。传统的仪器是根据质荷比来分离离子,所得到的离子图样是由技术人员或科学家识别的,这是某种化学物质的特征。在现代探测仪器中,还考虑了其他物理参数,如飞行时间等。由于它具有高度选择性和灵敏度,从而被认为是分析人体呼出气的标准技术。最常用的呼出气分析方法是气相色谱(GC)或其组合,例如 MS、火焰离子检测器(flame ionization detector,FID)以及离子迁移谱(ion mobility spectrometry,IMS)。

用质谱仪作为气相色谱的检测器是 20 世纪 50 年代由 Roland Gohlke 和 Fred McLafferty 首先开发的。当时所使用的敏感质谱仪体积庞大、容易损坏,只能作为固定的实验室装置使用。价格适中且小型化电脑的开发为这一仪器使用的简单化提供了帮助,并且大大改善了分析样品所花费的时间。1964 年,美国电子联合公司(Electronic Associates, Inc., 简称 EAI)- 美国模拟计算机供应商首先研制电脑控制的四极杆质谱仪。1966 年,Finnigan 和 Mike Uthe 的 EAI 分部合作售出 500 多台四极杆残留气体分析仪。1967 年,Finnigan 仪器公司(Finnigan Instrument Corporation,简称 FIC)组建就绪,1968 年初为斯坦福大学和普渡大学发送了第一台 GC-MS 的最早雏型。Finnigan 公司在 1990 年被 Thermo Instrument Systems(后来的 Thermo Fisher Scientific)收购,直到目前在 GC-MS 系统研发、生产方向仍处于世界领先水平。1996 年,当时最先进的高速 GC-MS 在不到 90 秒的时间,完成了火灾助燃物的分析。2000 年四极杆质谱 GC-MS 是化学研究和有机物分析必不可少的仪器。至今为止,电脑化的 GC-MS 仪器被广泛用于水、空气、土壤等环境检测中,同时也用于农业调控、食品安全以及医药产品的研发和生产。

GC-MS 是由两个主要部分组成:即 GC 部分和 MS 部分。GC 分析是将准备好的样品注入色谱柱,在色谱柱中以气体作为流动相进行传输。色谱柱的关键参数是毛细管柱的尺寸(长度、直径、液膜厚度等)、固定相性质及管柱温度。在应用极性色谱柱时,根据化合物极性分离组分;而在非极性柱中,根据化合物的沸点进行分离。当样品流经色谱柱时,分子被色谱柱所保留,然后在不同时间流出色谱柱,即保留时间。对于整个 GC 分析,正常工作电压为 220V,升温速率在 30~60℃/min 之间,温度范围为 50~450℃。流出色谱柱的分子被下游的质谱分析器捕获,经过离子化、加速、偏向,最终通过质荷比来进行测定物质。自 20 世纪 70 年代以来,GC-MS 已被用于分析呼出气成分,如肺癌、哮喘、囊性纤维化、间质性肺疾病、1 型糖尿病、肺结核、器官移植排斥反应以及其他指示氧化应激的各种生物标记物。虽然目前 GC-MS 已经被视为呼出气 VOCs 分析的"金标准",但是这种基于 GC 的传统技术只能离线检测,不适合呼出气的实时检测。FID 是与气相色谱 GC 联用检测 VOCs 最常用的方法之一,在火焰离子化检测器中燃烧有机化合物产生的离子和电子可以导电,从而为分析物提供定性和定量的数据。该方法具有线性范围大,灵敏度高,噪声小的优点,是气体色谱检测仪中对烃类灵敏度最好的一种方法,广泛用于挥发性碳氢化合物和许多含碳化合物的检测。但是,FID 检测器对质量敏感,并且其响应不会因流动相流速的变化而改变。

离子迁移谱(IMS)是一种检测痕量气体的分析技术,其基本原理是根据离子在电场中的迁移率来分离和识别气相中的离子化分子。IMS 系统的核心部分是迁移管,迁移管分为电离区和迁移区两部分,中间以离子门分隔开。被测样品被加热气化后,由载气带入电离区,载气分子和样品分子在离子源放射性 Ni 的作用下发生一系列的电离反应和离子 - 分子反应,形成各种产物离子。在电场的作用下,这些产物离子通过周期性开启的离子门进入迁移区。一方面从电场获得能量作定向漂移,另一方面与逆向流动的中性迁移气体分子不断碰撞而损失能量,由于这些产物离子的质量、所带电荷、碰撞截面和空间构型各不相同,故在电场中各自的迁移速率不同,使得不同的离子到达探测器上的时间不同而得到分离。但是,对于复杂的样品,分离性能受到限制,导致直接引入样品的 IMS 分辨率不足,研究者发现,将气相色谱柱作为先前的分离步骤与 IMS 联用可以显著改善结果。IMS 与 GC 结合使用,可在每种目标化合物进行色谱洗脱时自动获取原始的迁移谱,并且可以处理给定保留时间的多个光谱,以获得两倍的信息(保留时间和漂移时间),提供每个样品的大量分析信息。近年来,GC-IMS 已应用于呼出气 VOCs 分析以及食品质量和安全控制领域。值得一提的是,在新型冠状病毒流行期间,研究者将 GC-IMS 用于新型冠状病毒感染者的呼出气分析,并认为其具有早期发现感染者的潜力。

气相色谱 - 飞行时间质谱(gas chromatography time-of-flight mass spectrometry,GC-TOF-MS)比传统的 GC-MS 仪器检测速度更快,能够提供更高的分辨率,并且已用于呼出气研究领域,它具有十亿分之一体积(parts per billion by volume,ppbv)甚至更低级别的检测限。TOF 分析仪中的离子分离基于离子质量、飞行管长度以及电荷。TOF 除了具有高质量分辨率外,还具有速度快的优势。因此,将 GC-TOF-MS 用于呼出气研究,能够获取高分辨率和高准确度的数据。Peralbo-Molina 等人最近开发了一种利用液 - 液萃取和 GC-TOF-MS 进行代谢组学分析呼出气冷凝液(exhaled breath condensate,EBC)的方法,以分析样品中的脂肪酸、甲酯、酰胺和挥发性烯醇脂质。GC-TOF-MS 还用于对肺癌患者、吸烟者和健康对照者的 EBC 非靶向代谢组学分析,并鉴定了患病组和未患病组的 12 种差异性 VOCs。在一项对克罗恩病(Crohn's disease,CD)的呼出气生物标志物研究中,研究者应用 GC-TOF-MS 分析了活动期 CD 和缓解期 CD 的呼出气差异,发现了 10 种差异性 VOCs。GC-TOF-MS 分析也被用于分析嗜酸性粒细胞和嗜中性粒细胞的细胞顶空气体,以鉴定与炎症和氧化应激相关的 VOCs。

在众多以气相色谱为基础的研究中,毛细管柱和全二维气相色谱的发明被认为是 GC 领域最重要的两个创新。二维气相色谱结合飞行时间质谱分析(GC×GC-TOF-MS)是一种高分辨率多维技术,它增加了呼出气样品中可检测到的 VOCs 数量。与一维 GC 相比,多维 GC 更具优势,因为它使用两个毛细管 GC 色谱柱分离了共洗脱的 VOCs,并且将代谢组中 VOCs 的覆盖范围提高了一个数量级。所用的两根色谱柱通常具有不同的极性和长度,第一根较长的色谱柱包含非极性固定相,第二根较短的色谱柱则具有更多极性的固定相以提高分离度。GC×GC-TOF-MS 已用于鉴定和表征健康志愿者和出现健康问题的个人的 VOCs。在最近的一项研究中,从健康志愿者的肺泡呼出气样品中鉴定出 2 000 种 VOCs,其中一些以前从未在呼出气中检测到。GC×GC-TOF-MS 用于分析接受心脏手术的患者的呼出气,以识别标志物、药物和污染物。使用 GC×GC-TOF-MS 对过敏性哮喘患儿和健康对照者的 VOCs 进行了表征,鉴定出哮喘组独有的六种烷烃,还在健康志愿者的呼出气样本中鉴定出了性别特异性 VOCs。在这项研究中,确定了 11 种能够区分男性和女性参与者的 VOCs。此外,还使用 GC×GC-TOF-MS 技术鉴定了辐射暴露的生物标志物,证明了该技术在暴露评估中的潜力。

GC×GC-TOF-MS 应用的两根色谱柱通常具有不同的极性和长度,第一根较长的色谱柱包含非极性固定相,第二根较短的色谱柱则具有更多极性的固定相以提高分离度。GC×GC-TOF-MS 色谱具有更高的分辨率、灵敏度和更大的峰容量,在呼出气分析中能够发挥重要的作用。在 Phillips 的一项研究中,从健康志愿者的肺泡呼出气样品中鉴定出 2 000 种 VOCs,与以前使用一维 GC-MS 的报告相比,使用 GC×GC-TOF-MS 系统收集和分析呼出气中的挥发性有机化合物可以将可检测到的人类挥发性代谢物的数量扩大一个量级。GC×GC-TOF-MS 还被用于区分儿童过敏性哮喘和健康对照者的呼出气 VOCs,最终鉴定出哮喘组独特的六种烷烃,包括壬烷、2,2,4,6,6- 五甲基庚烷、癸烷、3,6- 二甲基癸烷、十二烷和十四烷。另外,研究者应用 GC×GC-TOF-MS 在 47 个健康志愿者呼出气样本中鉴定了有关性别的特异性 VOCs。在这项研究中,确定了 11 种能够区分男性和女性参与者的 VOCs。鉴于 GC×GC-TOF-MS 优异的分离能力及结构定性识别功能,该技术解决了一些复杂组分定性定量分析难题,能够对多种化合物同时进行定量分析,并对复杂体系中的未知成分具有更好的定性结构鉴别能力,但是 GC×GC-TOF-MS 分离出的许多新型化合物,由于这些化合物缺少有效的标准样品,并且现有的质谱库未收录相关的质谱数据,因此建立全二维气相色谱-飞行时间质谱定性谱库具有重要意义。另外,经 GC×GC-TOF-MS 分析产生的大量数据需要通过复杂的统计学方法或其他技术来分析,因此,全自动用户分析软件的开发利用对GC×GC-TOF-MS 的普及具有重要意义。

二、液相色谱-质谱法

除 GC-MS 之外,LC-MS 也经常用于分析呼出气及 EBC 样品。这些 LC-MS 仪器,包括三重四极杆 MS(triple-quadrupole mass spectrometry,QqQ-MS)和四极杆飞行时间质谱(Quadrupole Time-of-Flight mass spectrometry,Q-ToF-MS/MS),可用于分析 EBC 和 EBA 样品。EBC 和 EBA 样品均可以液体形式获取,因此适用于 LC-MS 分析。样品可以直接注入仪器中,也可以提取进一步分析。使用 LC-MS 测量的液体样本比使用 GC-MS 更多。然而,由于较大的保留时间漂移,LC-MS 数据的可变性更大。Q-ToF-MS/MS 或 Orbitrap-MS/MS 等高分辨率质谱适用于呼出气样品的非靶向分析,而 QqQ-MS 有助于化合物定量检测。

Orbitrap 质量分析仪可以实现高分辨率和高精度分析,为蛋白质组学和代谢组学研究提供了出色的平台。在 2005 年,线性阱四极杆(linear trap quadrupole,LTQ)-质谱仪首次问世,将线性离子阱与 Orbitrap 质量分析仪结合使用,可实现灵敏的离子检测、稳定的质量精度和裂解。Exactive 质谱仪于 2008 年发布,是一种更紧凑、价格更便宜的台式仪器。在此 Orbitrap 仪器中,离子源直接连接到 C 型阱,后者是一个外部离子存储设备。Exactive 仪器的改进版 Q Exactive 是四极杆/Orbitrap 联用仪器,与 LTQ Orbitrap 相比,具有更高的精确度量和分析速度。Orbitrap Elite 仪器于 2011 年推出,具有更高的采集速率和分辨能力,在 400 质荷比(m/z)(768ms)时,仪器的分辨能力与 LTQ Orbitrap 仪器相比由 60 000 提高到240 000,提高了近 4 倍。较新的组合仪器 Orbitrap Fusion 包含四极杆、Orbitrap 和线性离子阱质量分析仪,可同时隔离和检测不同质量分析仪中的离子。

数项研究应用高分辨率 LC-MS 分析了 EBC 样品的蛋白质谱。Muccilli 等汇集了来自 9位健康受试者的 EBC 样品,并通过 1D-SDS-PAGE 分离了蛋白质,然后使用 Orbitrap-Elite 质谱仪对蛋白质进行了 LC-MS 分析。结果鉴定出 163 个基因产物,其中发现细胞角蛋白最丰富。同样,Fumagalli 等使用 LTQ-Orbitrap 质谱仪评估了来自健康的非吸烟和吸烟者、患有慢性阻塞性肺疾病(COPD)无肺气肿以及肺气肿伴 α1-抗胰蛋白酶缺乏的三类人群的 EBC 样本,以通过蛋白质组学分析建立每组混合样品中的蛋白质指纹图谱,从而反应不同的疾病状态。

LC-MS 和 LC-MS/MS 也已用于评估药物滥用。最新开发的方法能够分析 EBA 中的 28种药物滥用,大多数滥用物质的定量限在 1~66pg/过滤器之间。为了模拟检测运动员的呼出气兴奋剂,研究者应用 SensAbues(瑞典,索伦蒂纳)呼气采样器采集参加药物测试志愿者的 EBA,用 LC-MS/MS 对 12 种目标药物进行了检测,结果检测限在 5~100pg/过滤器范围。在呼出气中除了能够检测到甲基苯丙胺和伪麻黄碱等兴奋剂外,还能够检测到合成代谢雄激素类固醇、脱氢氯甲基睾丸激素,以及新陈代谢调节剂美多仑和 β 受体阻滞剂比索洛尔。此外,还检测到包括美沙酮和四氢大麻酚等在内的药物滥用。

三、二次电喷雾电离与高分辨率质谱

二次电喷雾电离质谱(secondary electrospray ionization-mass spectrometry,SESI-MS)是一种用于分析痕量蒸气的环境电离技术,通过该方法,电喷雾溶液与样品中的挥发性成分之间的质子转移反应会形成气相的离子。该技术不需要样品预处理,且具有低 pptv 范围(10^{-12})的灵敏度,可以实时检测低挥发性物种的微量浓度。在一项针对 14 名乳腺癌患者和 11 名健康志愿者的队列研究中,研究者使用 SESI-MS 检测与癌症相关的 VOCs。在 40~350 质荷比(m/z)范围内采集 SESI-MS 全扫描光谱,将其转换为数据矩阵,使用数据预处理进行质量控制。随后应用基于机器学习技术的两步法预测,包括强大的特征选择以及开发带有内部验证的分类器。结果呼出气的质谱图显示出个体特异性的呼出气曲线和样品之间的高度均一性,技术重复的一致性强,表明 SESI-MS 的响应性强。呼吸数据的监督分析确定了一个支持向量机(support vector machine,SVM)模型,该模型包含质荷比为 106、126、147、78、148、52、128、315 的 8 个特征峰,并且能够将乳腺癌患者的呼出气与健康个体鉴别,敏感性和特异性均高于 0.9。SESI-MS 的应用还扩展到了小鼠的呼出气,以使用挥发性指纹图谱鉴别铜绿假单胞菌和金黄色葡萄球菌肺部感染。

四、直接注入质谱法

直接注入质谱法(direct injection mass spectrometry,DIMS)为 VOCs 的分析提供了另一种方法。简而言之,在基于 DIMS 的技术中,样品(如中性带电的气体混合物)通过几种方法(放电、激光或等离子束等)被电离;由此产生的离子被送往质量分析器,该分析器根据它们的质荷比将它们分离。由此产生的输出是质谱,其信息内容在很大程度上取决于所采用的电离类型和质谱分析器。由于复杂的分析矩阵是在没有事先分离的情况下直接分析的,因此绕过分离步骤意味着识别能力的一定损失。然而,由于灵敏度的持续提高,可以直接在样品顶空上执行分析;而且,一次采样花费的时间不到 1 秒。多年来,在 DIMS 领域中发展了几种方法,它们源于不同的分析和工程原理,或者基于分析的简单性,或者基于对电离条件的控制。

(一)质子转移反应质谱

质子转移反应质谱(proton transfer reaction mass spectrometry,PTR-MS)是一种使用气相水合氢离子作为离子源试剂的分析化学方法。使用质子转移反应质谱法进行分析的仪器称为质子转移反应质谱仪。PTR-MS 是由 Werner Lindinger 和他的同事(Hansel 等人)在 20 世纪 90 年代开发的。离子产生和样品电离被限制在仪器的两个独立隔间内,离子源连接到水箱:水蒸气到达水箱,由于放电,一束离子(H_3O^+)被注入。离子进入一个分离的小室(漂移管),在那里样品发生电离。使用 H_3O^+ 作为离子源的质子转移过程可以描述如下:$H_3O^+ + M \rightarrow H_2O + MH^+$,其中 M 为待测的痕量组分。该反应受到质子间亲和力的限制,仅可以在 M 的质子亲和力比 H_2O 大的情况下进行。事实上,如果已知质子转移反应的反应时间、H_3O^+ 的存在数量和理论反应速率常数,就可以获得样品中各组分的绝对浓度。

使用 PTR-MS 可以快速在线进行测量,其优势在于能够分辨呼吸进行实时分析。在 PTR-MS,万亿分之一(part per trillion,ppt)级别的检测限已经实现。一些 PTR-MS 仪器包含

质子转移反应四极质谱仪(proton transfer reaction quadrupole mass spectrometer,PTR-QMS)。PTR-QMS已用于评估呼出气中VOCs(如乙醇和丙酮)的水平,以及来自指示糖类代谢的碳酸醇和短链脂肪酸的VOCs。术后几天和几周使用PTR-QMS,在麻醉患者的呼出气中检测到异氟烷碎片离子的水平,表明该药物未能像预期的那样迅速消除。PTR-MS也已与TOF技术结合使用,以提高质量分辨能力。如果PTR-QMS的质量分辨率为1,则PTR-TOF-MS的质量分辨率为4 000~5 000。PTR-TOF-MS已用于评估采样期间身体姿势和屏气对呼出气样品中VOCs浓度的影响。PTR-TOF-MS在肾移植患者中鉴定出肾功能不全的生物标志物,该标志物与血清肌酐具有良好的相关性。机械通气患者的呼出气也已使用PTR-TOF-MS进行了连续监测,并评估了300余个VOCs,包括氨、丙酮、异戊二烯、苯和七氟醚等。研究者应用PTR-TOF-MS对无麸质饮食的腹腔疾病患者的呼出气样本进行了分析,以寻找与健康对照组的差异。PTR-MS已用于分析尿液顶空,以鉴定剧烈步行所引起的新陈代谢差异。不同饮食和动物细胞培养顶空的小鼠呼出气样品也已通过PTR-MS进行了监测,表明PTR-MS的应用范围已超出了人类的呼出气分析范围。

(二)选择性离子流管质谱

SIFT-MS使用正离子(H_3O^+、NO^+和O_2^+)或负离子化学电离提供呼出气中挥发性化合物的实时测量试剂离子(O^-、OH^-、O_2^-、NO_2^-和NO_3^-)。这些前体离子与呼出气中存在的分子(例如VOCs和无机气体)发生反应,但与N_2、O_2和Ar(空气中的常见成分)不反应,然后通过质谱仪检测产物离子。SIFT-MS可以检测呼出气中ppt水平的VOCs,使其成为快速分析的灵敏技术。该技术在呼出气氨的分析中得到了广泛应用。氨是一种生物标志物,用于筛选幽门螺杆菌(H.pylori,HP)在胃肠道中的定植,幽门螺杆菌能分解尿素。研究证实,与未感染HP的人相比,HP感染者口服2g尿素后,呼出气样本中的氨含量会增加。SIFT-MS技术可以检测ppt到ppb范围内的VOCs,并能分析小分子物质。因此,该技术优于GC-MS。表3-1-1显示了GC、GC-MS和SIFT-MS在部分VOCs检测中的应用。

表3-1-1 GC、GC-MS和SIFT-MS在部分VOCs检测中的应用

技术	化合物	疾病/状态
GC	三甲胺	心血管疾病、动脉粥样硬化
GC-MS	戊烷	涉及脂质过氧化或氧化应激的各种状态
	乙烷	涉及脂质过氧化或氧化应激的各种状态
	甲烷	碳水化合物吸收不良
	硫化氢	牙周病
	异戊二烯	心血管疾病
	乙醇	非酒精性脂肪性肝炎、肥胖
	异丙醇	涉及异丙醇的各种状态
	丙烯腈	烟雾暴露
	丙酮	糖尿病
	乙醛	低活性酶多态性
	苯	肺癌和乳腺癌/吸烟暴露

续表

技术	化合物	疾病/状态
SIFT-MS	丙烯腈	烟雾暴露
	丙酮	糖尿病
	乙醛	低活性酶多态性
	硫化氢	牙周病
	异戊二烯	心血管疾病
	乙醇	非酒精性脂肪性肝炎、肥胖
	三甲胺	心血管疾病、动脉粥样硬化
	戊烷	涉及脂质过氧化或氧化应激的各种状态

SIFT-MS 已用于改善医学诊断并提供及时的测试结果。SIFT-MS 已在全扫描模式下运行,创建线性模型以使用强度筛选进行主成分分析来估计慢性肾脏疾病参数。在囊性纤维化患者的呼出气中鉴定出的氰化氢被认为是呼吸道中铜绿假单胞菌感染的标志。通过 SIFT-MS 分析,已发现异戊二烯是慢性肝病患者样品中晚期纤维化的特异性生物标志物。研究者通过应用 SIFT-MS 检测志愿者呼出气中的甲醇浓度,评估阿斯巴甜的摄入量和毒性。此外,应用 SIFT-MS 检测呼出气 VOCs 还能够区分克罗恩病、溃疡性结肠炎和炎症性肠病等。

(三)单光子电离质谱

单光子电离源(single photon ionization,SPI)的原理是:在电离过程中,只要光子的能量等于或高于待测物分子的电离能,处于基态的样品分子就会吸收一个光子,释放一个电子而被电离,因此 SPI 具有较好的通用性。一般物质分子吸收的光子能量大于其电离能阈值但小于其解离能阈值,使其电离而非解离,主要产生待测物的分子离子,几乎没有碎片离子,因此 SPI 是一种软电离技术,非常适合成为在线质谱的电离源。

大部分有机物的电离能在 12eV 以下,而空气中的高含量组分如 H_2O、N_2、O_2 等的电离能在 12eV 以上。为了实现有机物的有效电离并保持 SPI 的软电离特性,同时避免空气中基底组分的干扰,SPI 通常采用发射光子能量在 7.5~11.8eV 的真空紫外(vacuum ultraviolet,VUV)光源。SPI 的电离效率不仅与光子能量相关,而且和物质本身的光电离截面相关。光电离截面的分布规律是:芳香烃 > 烯烃 > 烷烃,不饱和烃 > 饱和烃;另一方面,随着有机物分子不饱和度的增加,其光电离截面也逐渐增大。虽然不同有机物分子的 SPI 电离截面在 2~20Mb($1Mb=10^{-18}cm^2$),比 EI 电离截面大约低 2 个量级,但 SPI 的灵敏度却能够达到甚至超过 EI。一方面,70eV EI 电离有机物时会产生大量碎片离子,即使强度最高的离子,在总离子流中也只占据很小一部分,而 SPI 主要产生待测物的分子离子,大大提高了质谱图中单峰的信号强度;另一方面,70eV 的 EI 中大量背景气体被电离,加上大量的有机物碎片离子,在质谱图中产生很高的背景噪声,从而降低了信噪比。SPI 主要产生待测物的分子离子,谱图简单、通用性好,在有机物的快速分析领域具有广阔应用前景,目前已成功用于石油组分分析、垃圾焚烧过程中二噁英的在线监测、香烟烟气等复杂混合气体的在线检测。

SPI 的检测灵敏度与 VUV 光源的光强直接相关,目前可用于 SPI 电离的 VUV 光源主要由同步辐射光源、激光光源以及低气压惰性气体放电灯。同步辐射及激光光源的光强高、稳定性好、波长可调,是理想的 VUV 光源。但其价格高昂、体积庞大、安装调试困难等限制了该类光源在现场及在线监测方面的应用。Zimmerman 等人从提升光源的光通量出发,开发了一种高强度电子泵浦稀有气体准分子灯(electron beam pumped rare gas excimer lamp, EBEL),其光通量比普通商品化 VUV 灯提高了 2~3 个量级,对甲苯的检出限达到 35ppbv。Kuribayashi 等研制出一种氢气微波放电 VUV 光源,结合离子阱 - 飞行时间质谱仪对焚烧烟气进行分析,18 秒的时间对三氯苯的检测限可达 10pptv。然而 EBEL 工作时必须通入高纯度的惰性气体,而且需要额外的真空系统,增加了仪器的复杂性。商品化低气压惰性气体放电灯光通量相对较低,光子能量有限,虽然可能在一定程度上限制了 SPI 灵敏度的提升和可电离的分析物范围,但是其体积小巧、功耗低、性能稳定、安装和使用方便,非常适合 VOCs 的在线分析。

中国科学院大连化学物理研究所李海洋课题组将商品化低气压氪气(Kr)放电灯作为 SPI 光源,并将其与实验室自制的飞行时间质谱(TOFMS)联用,在 VOCs 分析方面开展了一系列工作:包括催化过程监测、塑料热分解过程监测、香精成分分析、柴油样品分析等。为进一步提高电离源的分析性能,拓宽 SPI-TOFMS 的应用领域,他们还发展了一系列新型电离技术:新型光电子电离源(photoelectron ionization,PEI)。PEI 比 PI 的能量高,可对电离能较高的物质进行电离,SPI-PEI 复合电离源拓宽了 VUV 灯可电离物质的范围;为进一步提高 PEI 的检测灵敏度,Wu 等在 PEI 源内加入磁场,增加光电子的运动路径,提高了光电子与样品分子的碰撞频率,对 SO_2 的检测灵敏度提高了 38 倍;Hou 等发展了源内拉伸膜进样 SPI 电离源,利用真空促进样品在膜内的渗透,对苯的检出限达到 25ppbv;Hua 等将 SPI 电离区气压提升至 30Pa,发展了中等真空气压单光子(medium vacuum pressure single photon ionization,MVP-SPI)电离源,对苯的检测限可以达到 3ppbv,引入源内碰撞诱导解离(collision induced degradation,CID)技术还可实现同重化合物的定性定量分析,在 MVP-SPI 电离源的基础上继续发展了单光子电离 - 化学电离(single photon ionization chemical ionization,SPI-CI)组合电离源,通过 PEI 作用引入化学电离的方式拓宽了可电离的物质范围。Xie 等发展了用于 SPI-CI 电离源的稳定试剂离子强度的自校正算法,用于补偿 PEI 作用造成的电极氧化和 VUV 灯光窗污染问题,并将其用于催化合成氨反应中氨浓度的长时间实时监控;为了增大化学电离效率,Chen 等通过在 SPI-CI 电离源中加入射频电场,发展了准离子阱化学电离源(Quasi-Trapping Chemical Ionization,QT-CI),利用射频场增大了试剂离子与样品分子的碰撞频率,极大地提高了化学反应的电离效率,相比于 SPI,检测灵敏度提高了 2~118 倍。

为了实现小分子 VOCs 的高灵敏在线分析,他们还发展了新型的高气压光电子诱导(high-pressure photoelectron-induced,HPPI)电离源,通过提升电离源内的样品分子数密度,提高了 SPI 的检测灵敏度。结合缓冲末端采样和动态吹扫 - 注入技术,将 HPPI-TOFMS 成功应用于人体呼出气和尿液中小分子 VOCs 的直接在线质谱分析。在 HPPI 电离源的基础上,发展了高气压光电子诱导的 O_2^+ 阳离子化学电离源(high-pressure photoelectron-induced O_2^+ cation chemical ionization source,HPPI-OCI),通过光电子电离产生的 O_2^+ 与样品分子发生化学反应电离,扩大了可检测的小分子 VOCs 范围。图 3-1-1(见文末彩图)为 HPPI-OCI-TOF/MS 整体结构示意图。其检测原理为:当光子照射在物质分子上时,光子的能量会被分子吸收,如果分子吸收单个光子的能量达到或超过分子的电离能,那么分子即有可能会失去电子而被电离,这种现象称为光电离。采用 VUV-Kr 放电灯作为光源,主要有如下特点:①大多数有机物分子电离能低于 10.6eV,因此能够实现大部分 VOCs 的有效电离,通用性好;

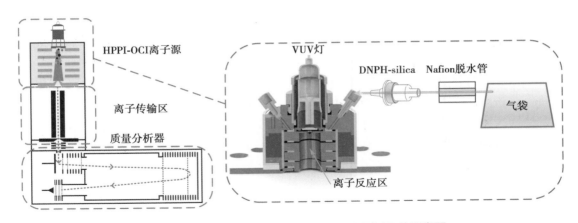

图 3-1-1 基于 VUV 灯的 HPPI-OCI-TOF/MS 的示意图

左侧为整体结构示意图；右侧为 HPPI-OCI 离子源的剖面图

②光电离属于阈值软电离技术，分子离子产率高，谱图简单易解析；③环境中 N_2、O_2、CO_2、H_2O 等背景分子电离能均高于 10.6eV，无法实现电离。因此光电离源可避免空气背景干扰，非常适合于 VOCs 的快速分析。通过调节电离区的电场强度，使光子照射到金属电极表面产生的光电子加速与背景 O_2 分子碰撞，得到高强度的试剂 O_2^+ 阳离子，进一步与样品分子间通过离子 - 分子反应（化学电离）使样品分子高效电离。HPPI-OCI-TOF/MS 可在光电离和 O_2^+ 阳离子化学电离之间快速切换，可有效提高仪器检测灵敏度并拓宽可检测样品的范围，实现高覆盖度检测。HPPI-OCI 对 C3~C6 正构烷烃的检出限低至 0.07ppbv。结合 Nafion 除湿和 2,4- 二硝基苯肼（2,4-Dinitrophenylhydrazine，DNPH）- 硅胶小柱组合的在线前处理技术，HPPI-OCI-TOF/MS 实现了人体呼出气中小分子短链正构烷烃的高灵敏度检测。

（四）离子迁移谱

IMS 技术估计了离子通过漂移管所需的时间，这项技术可以在环境条件下从复杂的混合物中分离和识别不同的物质。这是一种快速、准确的技术，检测限（limit of detection，LOD）可降至 ppm 至 ppb 水平，无需对呼出气样本中的 VOCs 进行预浓缩。然而，IMS 技术的局限性在于，呼出气样品中的湿度会影响离子漂移时间。此外，它不能直接在呼出气样本中检测到未知化合物。IMS 主要用于测量疾病的特定成分，并表征呼出气中存在的挥发性有机化合物和细菌的混合物，以供诊断之用。Ruzsanyi 等人的研究显示，IMS 与多毛细管柱联用可用于呼出气样品中不同 VOCs 的检测。IMS 的手持微型设备广泛用于军事目的，用于监测战剂、药物、爆炸物和环境危险化合物。

IMS 利用多毛细管柱（multicapillary columns，MCC）生成二维峰图。IMS 仪器结构紧凑，具有便携性，且有利于在 ppb 的浓度下检测醛和酮。IMS 也已用于医疗设备，例如呼出气药物监视器 Edmon®，可以用来监测丙泊酚麻醉下的患者呼出气中的药物浓度，我们团队与中国科学院大连化学物理研究所李海洋团队共同研发了术中快速检测丙泊酚血药浓度以及呼出气丙泊酚浓度的 IMS 仪器（图 3-1-2，见文末彩图），能够实现手术室内对丙泊酚血药浓度的实时监测。此外，通过快速、可靠地检测呼出气中的化合物，IMS 已被用于区分患有呼吸系统疾病的患者和健康对照者。BreathSpec® 分析仪（G.A.S.，Dortmund，Germany），将 GC 与 IMS 联用，可以在低 ppb 至低 ppm 水平下检测人呼出气中的丙酮、乙醛、乙腈以及其他

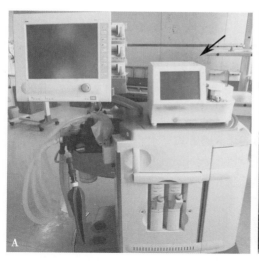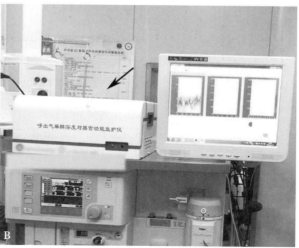

图 3-1-2 丙泊酚药物浓度检测仪

A. 丙泊酚血药浓度快速检测仪；B. 呼出气丙泊酚浓度监测仪

VOCs，并且由于其便携性，有望实现床旁检测。IMS 检测被用于检测慢性阻塞性肺疾病、肺癌、阿尔茨海默病和帕金森病的呼出气 VOCs，以确定呼出气样本中生物标记物。此外，IMS 也用于检测腹腔疾病和肠易激综合征患者尿液顶空的 VOCs 差异。

DI-MS 技术的发展为呼出气 VOCs 的分析开辟了新的前景，促进了挥发性代谢物的实时检测，这是迄今为止使用 GC-MS 很难实现的。分析仪器的改进，如配备 TOF 分析仪的 PTR-MS，正在与新的采样方法相结合，而这些方法能够分析整个生态系统的 VOCs 通量，可以对实验进行前所未有的控制，并提供了新陈代谢影响因素的检测能力。特别是 DI-TOFMS 的引入，使得对 VOCs 通量进行无针对性的筛选分析成为可能，使其成为呼出气代谢组学中一个有价值的工具。

尽管 DI-MS 在呼出气挥发物分析中具有明显的优势，但该技术仍有一定的局限性。特别是它不能确定化合物，如结构异构体，需要补充使用 GC-MS 进行可靠的定性分析。未来可以通过开发配备了足够便携的 MS/MS 检测器以供现场使用的 DI-MS 仪器来解决这个问题。虽然 DI-MS 方法相对较新且发展迅速，但是缺乏易于实现的、开放的呼出气代谢物数据库，例如包含初级离子质量、碎裂模式、质子转移反应速率常数和质子亲和力的数据库，阻碍了它们在常规筛选分析中的应用。这样的数据库，类似于建立良好的 GC-MS 库，将极大地加快对实验结果的解释。

目前的趋势是通过与其他高通量技术结合，使 DI-MS 与多组学平台相结合，将代谢组学、基因组学、蛋白质组学等的联合使用，提供对呼出气每个阶段复杂过程前所未有的检测能力。此外，尽管使用 PTR-MS 分析植物挥发物有明显的优势，但研究人员已经在研究与高分辨率质谱仪兼容的替代电离源，有可能实现 ppt 级别的灵敏度。仪器的发展可能会促使 DI-MS 在应用中得到更广泛的使用，在这些应用中，分析物处于痕量浓度水平，例如在监测生态系统中，广泛地监测网络可以补充和完善基于遥感方法检测的全球数据库。

（李 杭）

第二节 光 学 方 法

一、概述

光学光谱法广泛用于呼出气分析,主要采用中红外或近红外吸收光谱,而拉曼光谱和紫外/可见光谱几乎没有任何与呼出气分析相关的应用。尽管属于化学发光而不是光谱,但依赖光学检测的一种常见方法是测量呼出气一氧化氮(fractional exhaled nitric oxide,FeNO),这是一种临床上在治疗哮喘时确定的支气管炎症标记物。

正常的单程吸收光谱没有足够的灵敏度,非分散红外(Non-Dispersive InfraRed,NDIR)光谱只能在特殊情况下使用。但是,窄带红外/近红外激光光谱(可调二极管激光器,量子级联激光器,光学频率梳)由于其出色的光谱分辨率特性而表现出色。为了增加灵敏度,经常使用多程吸收池,例如使用腔衰荡光谱法(cavity ring-down spectroscopy,CRDS),这将有效光程长度增加了 10 000 倍或更多。依据 CRDS 引申出的方法包括:集成腔输出光谱(integrated cavity output spectroscopy,ICOS)、腔泄漏光谱法(cavity leak-out spectroscopy,CALOS)、腔增强吸收光谱法(cavity enhanced absorption spectrum,CEAS)和离轴腔增强吸收光谱法(off-axis cavity-enhanced absorption spectroscopy,OA-CEAS),它们在本质上是相同的,但在文献中有不同的称呼。例如,使用波长为 $5\mu m$ 的边带激光器和带有两个高反射镜的光学腔,通过 CALOS 方法测量了 FeNO。

光声光谱法(photo acoustic spectroscopy,PAS)是一种无背景的方法,其中调制激光在包含气态(呼出气)样品的吸收池中产生声波,然后用麦克风对其进行检测。LOD 在 1ppm~1ppb 之间,具体取决于激光功率和电池设计。通常,只有具有清晰、窄吸收线的小分子(2~5 个原子)可以通过光学方法测量。较大的分子(>6 个原子)具有更宽、更复杂的吸收特征,无法通过扫描单个窄带激光器来覆盖和/或显示光谱拥塞。

丙酮(m/z=58)是光谱学检测到的最大分子,特别是 CRDS,LOD 为 57ppb,接近传感器系统的最低 LOD。这些 LOD 对于实际应用是足够的,因为呼出气中的丙酮浓度通常在 0.2~1.4ppm 之间。与光谱有关的一个普遍问题是呼出气中的水蒸气和空气中存在的其他小分子会被强烈吸收。因此,理想情况下,在 8~14μm 之间的红外大气窗口中以及在 0.2~5.5μm 之间的可见中红外区域中对空气的痕量化合物进行光谱测量。有时甚至在红外大气窗口之外也可以使用可调谐二极管激光吸收光谱(tunable diode laser absorption spectroscopy,TDLAS)。光谱学的另一个缺点是不能进行化合物的鉴定。例如,在一项基于激光光谱的研究中,列出了 24 种可区分哮喘患儿与健康对照的不同化合物,以及 12 种可区分囊性纤维化(cystic fibrosis,CF)的不同化合物。但是,这种鉴定仅基于在红外光谱数据库中发现的分子。

二、化学发光法

目前使用的评估呼出气 NO 的方法主要是基于与臭氧(ozone,O_3)或鲁米诺(luminol)的化学发光反应。仪器使用氧化剂三氧化铬将一氧化氮转化为二氧化氮(nitrogen dioxide,NO_2),即 NO 通过 10%~30% 湿度的三氧化铬涂层,然后检测 NO_2 与碱性鲁米诺/过氧化氢(hydrogen peroxide,H_2O_2)溶液反应中的化学发光。一束由多孔聚丙烯构成的中空纤维膜用于将气态样品与 luminol 溶液接触,该膜由包裹在聚合物外壳中的 50 根中空聚丙烯纤维束组成,多孔膜可以使气相 NO_2 与溶液充分接触。luminol/H_2O_2 溶液流过纤维内部,而气体则在纤维外部流动。气相分子通过膜的孔扩散并进入溶液,从而导致化学发光反应。纤维是半透明的,可以应用微型光电倍增管来检测半透明空心纤维内发生的化学发光。这些仪器的 LOD 可以达到 2ppb 量级,分辨率为 1ppb。基于臭氧的化学发光检测仪已获得 FDA 的批准,可监测哮喘患者的炎症过程。但是,除了测量原理的复杂性外,这些检测器还有一些不足之处,例如需要频繁校准、技术维护、O_3 对环境的破坏以及使用高压,并且仪器相对较大且昂贵。接下来我们将对化学发光法的基本原理和应用进行详细介绍。

1. 化学发光法的基本原理　臭氧法即在 O_3 存在时 NO 被氧化,放出波长为 600~3 000nm 的光(最大发射波长为 3 000nm),变为稳定的 NO_2 分子,通过对 NO_2 发射光的检测即可对 NO 进行定量测定,该方法灵敏度非常高,NO 的检出限为 5pmol/L。但这一方法由于存在以下不足而使其操作比较复杂:①只能检测气相中的 NO,所以当检测样品为溶液时,需对样品进行减压处理,使溶液中的 NO 释放至气相中后方能检测;②样品需经还原处理;③气相中极易混入一些杂质,对测定结果有干扰;④对光电倍增管的感光范围有特殊的要求。因此,该方法实用性不强。

luminol 法被认为是测定 NO 最好的标准方法之一,应用最多。其原理是根据 NO 可被过氧化氢(H_2O_2)氧化生成 $ONOO^-$,而 $ONOO^-$ 作为一种强氧化剂能够与化学发光剂 luminol(2- 氨基邻苯二甲酰肼)反应,使 luminol 呈激发态,当其返回基态时会发出很强的光。因为只有 NO 可以激发这一光化学反应,而 NO_2^- 和 NO_3^- 则不能,所以该方法能对溶液中的 NO 进行实时测定,且检测灵敏,是具有选择性的专属方法。

2. 化学发光分析仪在呼出气分析中的应用　通过呼出气中 NO 的浓度来诊断和处理气道炎性疾病的方法已被大量报道。Gustafsson 等首先报道了从人呼出气中检测到 NO。化学发光法代表了用于气相 NO 分析的公认的"金标准"方法。气体样品中包含的 NO 分子是根据它们与 O_3 反应产生的辐射进行检测的。O_3 是在仪器中真空生成的,可防止其他原子污染,并与气流样品中的 NO 反应。NO 和 O_3 之间的反应生成电子激发态的二氧化氮分子(NO_2)。这些分子随后还原为较低能量的基态会发射波长范围在 600~3 000nm 之间的电磁辐射(光子),可以通过光电倍增管对其进行放大和检测。结果显示,如果 O_3 过量存在,则确定信号并线性对应于样品中的 NO 浓度。化学发光设备可能非常敏感,检测阈值水平为 ppb,响应时间非常快,介于 0.5~0.7s 之间。另外,该技术能够对呼出气进行直接分析,或者通过对气袋采样的气体进行间接分析。但是,需要对仪器进行频繁的校准以确保可靠性,这可以通过使用浓度高达数百 ppb 的 NO 来实现。此外,这些分析仪需要外部无 NO 的空气在设备和真空泵系统中生成 O_3,会增加制造成本。此外,化学发光分析仪相当大,重量在 25~45kg 之间,限制了其在常规临床应用或家庭监测中的使用,目前仅用于实验室分析。

最初使用化学发光分析仪进行的呼出气 NO 的研究表明,健康志愿者内部存在较大差异。这些差异可以通过仪器的检出限、响应时间、校准精度和采样方法来解释,但是在 1997 年,Silkoff 等指出呼出气中 NO 的检测受呼气流量的影响,这成为 NO 变化的主要原因。欧洲呼吸学会(European Respiratory Society,ERS)和美国胸科学会(American Association for Thoracic Surgery,ATS)已建立了一致的下呼吸道呼出气标准化检测程序,并进行了更新。即在受试者无 NO 吸入的情况下,以 50mL/s 的呼气流速检测 NO。为达到这一要求,采取了相应的措施,例如限流器的应用有助于呼气流速达到并保持 50mL/s;需要至少 5cm H_2O 的气道压力以阻止鼻 NO 污染;两个采样结果之间的差异不超过 NO 平均值的 10%。根据 ERS/ATS 指南,Aerocrine 公司的 NO 监测仪 NIOX® 旨在实现恒定流速的 FeNO 在线测量。其传感器是基于化学发光原理,呼出气样品中的 NO 被吸入反应室并与 O_3 发生反应,用光电倍增管检测反应释放的光子,该光电倍增管产生与样品中 NO 含量成线性比例的电压。NIOX® 分析仪的检测下限为 2ppb,这是用于人类呼出气分析的合适范围。促进恒定流量的呼气对于可重现的 FeNO 值至关重要,尽管气道有压力变化,但仍可调节流量并监控呼气参数,以确保符合指导原则。呼气流速通过气动描记器进行监控以确保其保持在 ATS 建议的 45~55mL/s 范围内。

(王东春)

第三节　激 光 技 术

一、概述

与在线质谱仪相比,基于激光的光谱仪可以提供精确的定量分析结果,而该仪器并不一定需要专业技术人员操作。已经有一些光学呼出气分析仪用于监视临床应用中不同的生物标志物,例如用于二氧化碳分析的非分散红外光谱仪,在呼出气中测量 ^{13}C 以诊断幽门螺杆菌感染(产生胃溃疡的细菌)和胃癌,监测呼出气中甲烷(methane,CH_4)的红外光谱仪,以电化学传感器检测氢(hydrogen,H_2)和氧(oxygen,O_2)诊断胃肠道疾病,腔环衰荡光谱系统用于检测呼出气中的丙酮代谢状态异常,例如糖尿病。这些光学呼出气分析仪在现实生活中的成功应用表明这些系统的光明前景,尤其是那些使用激光作为光源的系统。

激光光谱仪可以对单种或几种挥发性化合物进行实时(亚秒级分辨率和呼吸周期解析)检测,检测极限范围从百万分之一到十亿分之一。快速的在线采样与实时检测相结合,降低了对采样和存储的需求。此外,呼吸周期解析采样具有显著优势,因为它能够对不同的呼吸时相中存在的挥发物/生物标志物进行连续测量。高精度、绝对准确度和呼吸周期解析的采样使研究者能够收集更多的数据,减少呼吸时相带来的差异,并可以描述呼吸道中的气体交换过程,使我们能够更好地了解(潜在)生物标记物的来源和化学途径。此外,还可以详细描述哪些生物标志物与疾病真正相关,这一直是呼出气领域研究人员面对的主要困难之一。呼出气分析的未来可能在于监测与对照或与基准值相比生物标志物浓度的变化,尤其是确定对干预措施的具体反应(例如不同病原体、药物治疗或同位素标记摄入等)。

通常对于几乎所有的呼出气分析来说,100ppt 的检测限是足够的。大多数 VOCs 的环境水平将高于此浓度。已经提出了几种方法来校正呼出气测量中环境背景的影响,但是这些方法都不是完全可靠的。如果目标物质在呼出气中的浓度很高(例如丙酮、异戊二烯、氨、甲烷和一氧化碳),则此检测限显然是足够的。对于实时测量,采集速率需要在 1~10Hz 之间。这样可以完整描述各个呼吸周期,并解决分析物与二氧化碳波形之间的差异。

可调谐二极管激光吸收光谱法、腔衰荡光谱法、集成式腔输出光谱/腔增强吸收光谱、光声光谱、石英增强光声光谱和光频光谱,这些技术的选择是基于它们的成熟度和在临床上的巨大应用潜力,以及它们在呼出气研究中的应用频率。基于激光的光谱学呼气分析所达到的检测极限取决于所选技术的灵敏度。可以通过两种不同的方式来提高吸收测量的灵敏度：增加吸收路径长度或增加信噪比。通过标准的单次吸收测量，只能量化呼出气中高丰度的化合物，例如利用非分散红外光谱进行 $^{13}CO_2/^{12}CO_2$ 同位素比率分析，该技术已在临床上成功应用于通过尿素呼出气试验诊断幽门螺杆菌感染，并使用稳定的同位素标记底物评估药物代谢酶的活性。为了检测浓度低于百万分之一浓度的呼出气中存在的分子，可以通过使用多程吸收池（multipass cell，MPC）或采用共振腔增强方法例如 CEAS 来增加吸收路径的长度。此外，光束的强度可以在特定的频率下进行调制，以通过相敏检波器滤除仪器噪声。波长调制光谱和频率调制光谱方法可以用于增加信噪比。光声光谱法除了通过吸收来测量激光强度的降低外，光声还通过增加声强来测量吸收的结果，进而实现光程短吸收光谱的可比性。

使用单一设置可检测的分析物浓度通常取决于所用激光源的类型。光学呼出气仪器的当前标准实现使用具有有限可调谐性的激光器；这通常会将每个仪器的分析物数量限制在几个。使用更宽的可调谐激光器，例如光学频率梳，其光谱覆盖范围将显著增加，可检测的分析物数量也将显著增加。

二、激光吸收光谱

（一）可调二极管激光器和多程吸收光谱

可调谐二极管激光吸收光谱（TDLAS）是吸收技术的总称，该技术采用单模半导体激光器的单通道或多通道配置和 / 或使用调制技术来降低噪声。因此，TDLAS 包括直接（单程）吸收光谱、波长调制光谱（wavelength modulation spectroscopy，WMS）、频率调制光谱（frequency-modulation spectroscopy，FMS），以及各种多程吸收池（multipass cell，MPC）（例如赫里奥特细胞、白细胞或环形细胞）。

典型的光源包括可见光和近红外光谱范围内的分布式反馈（distributed feedback laser，DFB）二极管激光器（0.7~3μm）、垂直腔表面发射激光器（vertical cavity surface emitting laser，VCSEL）、DFB 带间级联激光器（interband cascade lasers，ICL）（3~6μm）、量子级联激光器（quantum cascade laser，QCL）（4~14μm）和中红外液氮冷却的铅盐可调二极管激光器。这些激光器可通过改变注入电流或温度，在狭窄的波长范围内进行无模跳变波长调谐，通常可同时靶向检测 1~3 种低分子量物质。对于扩展的多物种检测，可以组合两个（或多个）窄带激光器。另一种方法是使用外腔二极管激光器（external cavity diode laser，ECDL）和外腔量子级联激光器（external cavity quantum cascade lasers，EC-QCL），其中激光器安装在包含波长选择装置的光腔中，该波长选择装置可提供较窄的线宽和宽带波长调谐范围。

基于直接吸收光谱法的设置，只能用于检测呼出气中二氧化碳（carbon dioxide，CO_2）和水蒸气（dihydrogen monoxide，H_2O）等高度丰富的物种，通常会达到 $10^{-5} \sim 10^{-3} cm^{-1} \cdot Hz^{-1/2}$ 的噪声等效吸收灵敏度（noise equivalent absorption sensitivity，NEAS）。在线实时 NDIR 光谱法测量和分析二氧化碳呼出曲线（二氧化碳图）是迄今为止在临床实践中最广泛使用的呼出气分析应用。使用调制技术和 / 或 MPC，可以将灵敏度提高几个数量级。例如，通过单程 WMS 可以灵敏地检测呼出气一氧化碳（carbon monoxide，CO）。呼出气分析中最灵敏、最常用的 TDLAS 方法是将 WMS 与多遍增强功能结合在一起。典型 NEAS 通过使用中红外的强基本分子跃迁，可以对许多重要的呼出气生物标记物实现低 ppb 范围的检测限。实时呼出气分析有时与对高灵敏度的需求不兼容,通常需要较长的信号积分时间(数十秒)才能实现。此外,时间分辨率还受到典型的多通道样品池的大样品体积(约 0.5L)的限制,从而限制了气体交换时间。对于较丰富的气体,例如 CO,可以实现亚秒级采集时间的实时呼出气分析。

一氧化碳,作为一种细胞信号分子,是目前使用 WMS 和 / 或 MPC 增强的 TDLAS 研究的生物标记之一。由于内源性 CO 主要的来源是血红素的代谢,因此该分子是氧化应激和呼吸系统疾病的潜在生物标记物。由于暴露于外源性 CO(吸烟、空气污染)会影响检测结果,所以与传统的电化学 CO 传感器(用于评估吸烟状况)相比,基于 TDLAS 的 CO 检测具有更高的灵敏度、精度和时间分辨率,因此更适合于 CO 生理学的研究。

总而言之,TDLAS 和多程吸收光谱法在高光谱和时间分辨率下具有良好的灵敏度和选择性,并且结构更加优化且价格合理。大多数实施不需要校准(使用具有更高准确性的标准仪器)即可获得具有高精度和高精度的定量结果。该方法适用于选择性检测呼气末浓度低至 ppb 水平且强烈吸收分子跃迁的呼气生物标志物。对于呼气末浓度约为 1ppm 的主要呼吸物种和生物标记物(CO、CH_4、NH_3 和 N_2O)可以进行实时检测。因此,在实践中,TDLAS 非常适合一种或几种此类生物标志物的靶向检测,迄今为止,TDLAS 一直是临床应用中最成功的呼出气试验之一。

(二) 带有外部光学谐振器的吸收光谱

许多呼吸生物标记物的含量低。因此,为了获得必要的灵敏度,必须采用超灵敏腔增强吸收光谱法。与多程吸收池相比,利用腔增强吸收(cavity enhanced absorption,CEA)原理可以进一步增加吸收路径的长度。在 CEA 实验中,将呼出气样本封入高精细光学腔中,在这样的系统中,光学腔的吸收路径长度取决于腔镜的反射率,并且在路径长度上可以达到几十千米,特别是在镜面镀膜技术的波长区域。在中红外波长区域,镜面反射率通常不那么明显,但可以通过更强的吸收来补偿分子跃迁的线强度。原则上,用于 TDLAS 的所有激光器类型也可以用于 CEA 仪器。CEA 实验可以在许多不同的环境中使用。最常见的方法之一是记录光学腔内激光强度的时间演变并提取衰减的时间常数,这种方法是腔衰荡光谱法(cavity ring-down spectroscopy,CRDS),其已在许多呼出气研究中被采用,可以记录泄漏出腔的激光强度的总量,被称为集成腔输出光谱(integrated cavity output spectroscopy,ICOS)或简称腔增强吸收光谱(cavity enhanced absorption spectroscopy,CEAS)。

腔增强吸收光谱:在许多呼出气研究中,使用仪器平均时间(从几秒到几分钟不等)来探测静态呼出气样本。但是,实时激光光谱测量可以得出呼吸周期内主要呼出气的重要生理和医学信息。一个重要的例子是 Ciaffoni 及其同事的最新工作,他们开发了一种传感器,可以通过逐次呼吸来确定接受麻醉和 / 或麻醉插管患者嘴中的耗氧量(oxygen consumption,VO_2)。该分析仪被称为分子通量传感器(molecular flux sensor,MFS),其结合了最先进的流量计,在光腔中利用二极管激光吸收,后者可立即适应(10ms 分辨率)以适应变化的气体成分。在这里,已经有了最新的进展,通过将宽带射频噪声应用于激光器,CEAS 测量的灵敏度得以提高。MFS 设备将吸气和呼气之间流量感应的偏差从 5% 降低到了 0.2%,并且可以量化对标准操作的生理反应。该设备应该进行进一步研究,以了解各种程度的电击患者中一系列常见干预措施对 VO_2 的影响;这些干预措施包括使用输液、输血、升高的氧气和血管活性药物。此类研究是使用滴定疗法进行介入性临床研究的目标导向算法设计的前提。最近,同一研究小组认识到,高精度和时间分辨的 MFS 数据提供了从稳定呼吸到氮气多呼吸冲洗

(multibreath washout，MBW)阶段提取与肺不均匀性有关的信息的机会。MBW 相的形状编码肺泡通气宽度对体积分布的量度，而在呼气过程中 CO_2 和 O_2 出现的轮廓则编码解剖死腔及其在肺中的分布。CO_2 和 O_2 呼气图之间的不对称性反映了通气与灌注比在肺中的分布，这是两者之间血气化学差异的结果。

Mountain 等应用高精度、高时间分辨的气体交换测量开发了评估肺不均匀性模型。该模型具有一个参数集，可以使用气道 MFS 测量呼出气气体流量来识别该参数集。可以还原的关键参数是肺分布的标准偏差(σ)，包括：①死腔区域(吸入的不参与气体交换的气体，因为其存在于上呼吸道，或到达未灌注或灌注不良的肺泡)；②肺部顺应性分数(肺部伸展和扩张能力的量度)；③血管电导率(通过肺的血流量的量度)。他们研究了 6 名健康的年轻参与者(20~30 岁)、6 名健康的老年参与者(70~80 岁)和 6 名慢性阻塞性肺疾病(COPD)患者，在每个参与者上重复该方法 6 次。该模型很好地拟合了数据，并且测试之间的参数值具有很高的可重复性。方差分析显示，在所有组中，对于所有 3 个参数，各组之间以及各组中的个人之间存在非常显著的差异，所有 COPD 患者的 σ 个体值始终高于任何对照参与者。这些初步结果表明，这种测量能够无创区分肺疾病。

光反馈腔增强吸收光谱：光反馈腔增强吸收光谱学(optical feedback-cavity enhanced absorption spectroscopy，OF-CEAS)解决了 CEAS 实现中最关键的问题之一，即在提供良好的光谱分辨率和高信噪比的同时，将足够量的激光注入到非常精细的光腔中。像其他 CEAS 方法一样，OF-CEAS 通过使用谐振光学腔作为样品池来实现高灵敏度。然后通过非常精密的设置、有效的吸收路径长度可以轻松达到数万米。OF-CEAS 的独创之处在于，光学腔是由三个以"V 形"放置的反射镜制成的。以此方式，被捕获在光学腔内部的并因此被腔频率选择的一部分光可以返回到激光器。然后，利用激光器的非线性响应，将激光激射到激发腔"模式"的确切频率上。这种"光反馈"效应还导致激光发射线宽度变窄，导致腔传输增加，同时降低了噪声(通常是由于窄腔模与相对较弱的腔模耦合造成较宽的激光线)，所产生的信噪比比其他光谱方法大几个数量级。腔体的长度通常为 1m(折叠成外部基本长度仅为 50cm)，而有效吸收路径的长度很容易达到数万米。

使用 DFB 二极管激光器或 ICL/QCL，通过以相对较快的速率(约 10Hz)扫描激光频率，在较小的光谱区域(约 1.5GHz)中获得 OF-EASS 吸收光谱。但是，响应时间不受此速率限制，而是受测量体积内部的气体交换限制。因此，设计的样品池具有最小的死腔和小于 $20cm^3$ 的小样品量。以稳定的相对较低的室压连续注入气体样本，其交换时间取决于流量和压力。例如，通过将流速设置为 8mL/s，腔压力为 140mbar。如果需要，可以使用较低的压力和 / 或较高的泵送速率进一步改进。最后，光谱仪的设计坚固而紧凑：光学组件以及用于实时控制和数据采集的所有电子设备都安装在 19 英寸(1 英寸≈2.54cm)的机箱内。

NIR 中的 OF-CEAS 分析仪已成功用于两种独立的医疗环境。该技术在法国巴黎的医院得到验证，可以在支气管炎症诊断的框架内监控患者呼出的 CO 和 CH_4。在肺活量计记录中同时进行 OF-CEAS 测量，以追踪不同通气阶段的 CO 和 CH_4 水平。最近，正在研究呼出的 CO 和 NO 作为选择移植肺的生物标记物的作用。在严格控制的器官移植临床环境中，这项研究是由对新的标志物的需求推动的，这些标志物用于恢复最初被拒绝移植的肺移植物。离体肺的评估在离体肺灌注(ex vivo lung perfusion，EVLP)设备中进行：将肺灌注并在密闭容器中通风。通过分析呼吸机管路中的气体，在冷缺血后肺部逐渐复温期间，通过 OF-CEAS

测量离体猪肺产生的内源性 CO。在孤立的器官上进行的这些测量所产生的 CO 浓度比在整个活体上进行的测量要小一个数量级。在该研究中，CO 产生的水平可能与 EVLP 中缺血 / 再灌注损伤的严重程度相关，这为定义与 EVLP 程序临床相关的呼出 CO 阈值开辟了道路。首先，仍然是在动物模型中测量。其次，NO 是参与肺部炎症的主要信号气体传输器。因此，利用中红外 OF-CEAS 分析仪的发展非常有吸引力，因为它能够实现在分离的肺中进行 NO 测量所需的亚 ppb 级的灵敏度。

三、激光光声光谱

(一) 光声光谱学的原理和概述

与其他激光光谱方法一样，激光光声光谱 (laser photoacoustic spectroscopy, LPAS) 能够以快速灵敏的方式监控气体吸收。腔增强光谱法的高灵敏度来自长的吸收路径（千米）。激光光声技术的优点是，吸收路径的长度非常短（毫米至厘米），并且信号没有背景（在没有吸收体的情况下检测不到信号）。该方法不依赖于透射光强度的降低，而是依赖于从零基线的升高，即依赖于吸收后通过碰撞释放能量。激发能级的减少是通过荧光或碰撞发生的。碰撞灭活在红外波长上是有利的，这是由于红外中的荧光寿命长，特别是在大气压下。由于振动能量到平移能量的转移，气体的温度升高。通过调制辐射源，温度会周期性变化，从而产生周期性压力变化，进而产生可以被麦克风检测到的声波。由于其高灵敏度，LPAS 可以从少量采样量（几百毫升）进行单次呼出气采集，而无需进行预浓缩步骤。在 LPAS 中，可以使用大功率红外激光器实现高灵敏度。此外，需要广泛的可调性，以选择性地检测复杂气体混合物中的气体并在最佳波长范围内运行，以最大程度地减少来自其他气体（例如水）的光谱干扰。最早说明 LPAS 痕量气体检测以进行呼出气分析的可能性的例子，是研究紫外线辐射对人体皮肤的影响。在压力条件下（如电离辐射、有毒化学物质和疾病），体内自由基的产生显著增加。随后，体内自由基清除剂的能力超载，并激活了一系列化学反应。这最终导致细胞膜损伤（即脂质过氧化，细胞膜中脂肪酸氧化），在某些疾病的衰老过程和发病机制中起重要作用。细胞损伤伴随着轻烃的产生，如乙烷、戊烷和乙烯，可以使用光声实验室装置通过腔内 CO_2 激光器测量。

(二) 石英增强光声光谱

当前的医疗应用领域不仅要求以高灵敏度和快速时间响应来更好地量化呼出气，还要求低功耗的便携式设备。石英增强光声光谱法 (quartz-enhanced photoacoustic spectroscopy, QEPAS) 可以在很大程度上满足这些要求。QEPAS 能够通过紧凑的检测模块实现极高的检测灵敏度。它利用石英音叉 (quartz tuning fork, QTF) 作为锐共振声换能器来检测微弱的光声激发，可以使用极小的样本体积。石英晶体是一种低损耗、低成本的压电材料，高品质因数 (quality factor, Q) 的石英晶体被用作时钟、手表和智能手机的频率标准。通常 QTF 的谐振频率为 32 768Hz，当封装在真空中时，QTF 的 Q ≈ 100 000 或更高，在正常大气压下的 Q 值约为 10 000。QEPAS 的特点还包括：①可提供良好的环境噪声抗扰度，外部声音不会激发叉头的压电活动模式；②谐振的宽度为 4Hz（在大气压下），只有在此窄频谱带中的频率分量才能产生音叉振动的有效激励；③气体采样量极小（0.15mm^3）。

使用 QEPAS 进行呼出气研究的例子有很多，例如：①从人的呼出气中确定 $^{13}CO_2/^{14}CO_2$ 比率，以鉴定幽门螺杆菌感染，肝功能异常和体内细菌过度生长；②检测二硫化碳 (carbon disulfide,CS_2)以指示肝硬化和囊性纤维化中呼吸道细菌定植的潜在非侵入性标记物;③NH_3检测,由于NH_3是蛋白质代谢的产物,因此与许多疾病状态和人体生理学有关。要开发便携式 QEPAS 系统,可以使用专用的中红外带间级联激光器或量子级联激光器。一个典型的方案是使用光纤耦合的便携式 QEPAS 设计。在这种设计中,从 ICL 发出的光被耦合到实心三氟化铟光纤中。光纤输出通过不锈钢微谐振器管(一个小的声谐振腔)引导。谐振管中间的小缝隙将谐振声能耦合到放置在谐振管旁边的石英音叉中。所有 QEPAS 传感元件都封装在 $6cm \times 5cm \times 6cm$ 的紧凑型气体传感器中,具有微型驱动器,放大器和基于软件的信号处理方法。该系统用于确定 CO_2 同位素比,精度 <1%。

(三) 光学频率梳光谱

光学频率梳(optical frequency comb,OFC)结合了窄线宽连续激光器与宽带超连续谱光源的优点。OFC 的光谱由成千上万个同步相干模组成,跨越宽波长范围。此功能使 OFC 成为灵敏、宽带和高分辨率光谱的理想来源。使用腔增强光学频率梳光谱(cavity enhanced optical frequency comb spectroscopy,CE-OFCS)在近红外波长范围内已证明了它们在同时检测人类呼吸中不同生物标记物方面的潜力,在高浓度水蒸气(H_2O)和二氧化碳(CO_2)存在的情况下,呼出气中检测到痕量的 CO、NH_3 和 CH_4。频率梳的宽光谱带宽和高光谱分辨率的独特组合使得检测具有宽吸收特性的分子成为可能,同时区分和描述干扰物种,从而产生选择性多物种检测优势。

尽管大多数生物医学应用的重要物种在中红外波段具有最强的旋转振动跃迁,但是传统上,OFC 是由锁模激光器产生的,其光谱通常覆盖可见光和近红外波长范围,而可靠的中红外锁模激光器仍在研制中。为了达到中红外波长范围,最常用的两种主要方法是:非线性频率转换,例如光参量振荡(optical parametric oscillation,OPO)或差频振荡(difference frequency generation,DFG)与近红外锁模激光器结合使用;或者直接从半导体激光器产生中红外梳。此外还有其他方法如使用微谐振器产生中红外梳。

基于非线性转换的 OFC 已被用于检测与潜在呼出气分析应用有关的不同挥发性化合物,例如使用具有腔增强吸收和傅里叶变换光谱法(Fourier transform spectrometry,FTS)的 OPO 来检测甲烷(CH_4)和一氧化二氮;CH_4、甲醛(CH_2O)、C_2H_4 和 CO 使用 OPO 和 FTS 进行腔内检测;使用 DFG 和光谱分析仪(optical spectrum analysis,OSA)检测 CH_4;CH_4、CO 和 NO 则使用带有多通道电池和 FTS 的 OPO 检测。在 MIR 范围内还使用了不同的宽带光谱方法,例如虚拟成像相阵列(virtually imaged phase array,VIPA)光谱、游标光谱和双梳子光谱,产生了更快的测量时间或更高的检测率,这些有利于实现生物医学应用所需的检测规范。另外,最近使用基于定向图案化的磷化镓晶体的 DFG 或 OPO 的双梳光谱结果扩展了现有技术,检测波长可达 $12\mu m$。尽管基于非线性转换的中红外光谱系统具有所有优点和最新进展,但它们十分复杂、庞大且昂贵。到目前为止,这似乎仍是在实际生物医学应用中使用这些系统的主要缺点。

使用半导体锁模激光器特别是 QCL,来产生中红外梳,并实现紧凑的双梳状光谱系统。这些光谱系统在检测不同生物标记物(例如 NH_3 和 N_2O)中的潜力已经显示出来。但是,它们的灵敏度需要提高。例如,使用增强腔,以使其适合于生物医学应用。这些系统是可商购的,非常可靠,坚固且相当便宜。但是,与基于非线性转换和锁模激光器的中红外梳相比,基于 QCL 的梳通常具有 1~2 个数量级的窄光谱带宽和更高的重复率。较窄的光谱带宽可能会限制多物种的检测能力,并且较高的重复率会限制基于这些源的光谱仪的光谱分辨率,从而使其更适合于液体和固体样品的光谱学检测。

(王东春)

第四节　化学传感器

化学传感器的主要优势在于其便携性和较低的生产成本,因此化学传感器有望实现小型化便携的呼出气分析设备。其主要分为:金属氧化物传感器、聚合物基传感器、电化学传感器以及碳纳米管化学传感器。临床上最常用的化学传感器是氢气传感器和甲烷传感器,用于检测细菌过度生长和果糖吸收不良,此外还有一氧化氮传感器,用于检测哮喘患者的呼出气一氧化氮(fractional exhaled nitric oxide,FeNO)。丙酮传感器可以用于糖尿病诊断,然而,一些开发者声称将丙酮传感器作为糖尿病早期诊断的单一生物标志物,此说法尚无可靠依据,这是由于1型或2型糖尿病与呼出气丙酮之间的关系较为复杂,采用呼出气试验诊断糖尿病还需要考虑其他可靠的标志物。近年来丙酮传感器的一个有趣应用是无创监测人体脂肪代谢,即通过呼出气丙酮检测实时监测运动时脂肪燃烧的呼吸分析仪。此外,硫化氢传感器通常用于评估口臭;二氧化碳传感器已被确立为确定呼气末呼吸状态的标志。

当前化学传感器的发展集中在氨气、异戊二烯、甲醛及其他醛类。这些传感器中的大多数可以检测到较低 ppb 范围内的浓度。但是,只有少数几个通过了真实呼出气样本的测试。所报告的化合物大多在定义明确的合成气混合物中,例如丙酮、异戊二烯、氨和二氧化碳的混合物。通常检测的气体为干燥的气体,而不是在人体呼出气湿度水平的气体,较高湿度通常会影响传感器的寿命和稳定性。

化学传感器的主要挑战是在复杂的呼出气混合物中实现高度的选择性、传感器可再生以及长期使用的稳定性。使用额外的过滤层包括沸石膜或活性氧化铝过滤器等可以提高传感器的选择性。此外,整个装置的小型化有利于与加热的采样管结合使用以进行呼出气分析,因此开发用于加热的紧凑型电源是一个挑战。人体生理影响也是一个需要考虑的重要因素,例如对于氨传感器,由于呼出气中的氨主要是由细菌通过尿素经口产生的,因此与血中氨的关系并不平衡。总之,虽然近年来传感器市场在呼出气分析领域取得了重要进展,但仍需克服很多困难和挑战,下面我们将分别讨论不同类型的化学传感器。

一、金属氧化物半导体

金属氧化物半导体(metal oxide semiconductor,MOS)是用于检测呼出气(一氧化碳和氮氧化物)的传感器系统的一种常用方法。氮氧化物是研究哮喘及其治疗控制的重要标志。对于这些传感器,接收器层由金属氧化物制成。氧化锌、三氧化钨、二氧化钛、氧化铟和氧化铜是用于选择性检测挥发性化合物的金属氧化物。由于氧化还原反应,挥发性有机化合物(volatile organic compounds,VOCs)的存在改变了半导体表面氧化物的电导率。诸如氢气或碳氢化合物之类的还原性气体的存在降低了氧原子的密度,导致电导率增加。相反,混合气体中氧气浓度的增加导致电导率降低。MOS的选择性可以通过金属氧化物电子结构来确定。电子结构分为两组:过渡金属氧化物和非过渡金属氧化物。

在以半导体等有限数量的可移动电荷载流子为特征的材料中,电导率的变化更容易测量。在这些材料中,即使载流子数量的微小变化也可能导致电导率的巨大变化。用于气体传感的标准材料是过渡金属氧化物。多数电荷定义了气体传感器的主要特征:n 型(如氧化锌、二氧化锡、二氧化钛或三氧化二铁)主要对还原气体敏感,即低氧化电位;p 型(如氧化镍、氧化钴)对氧化气体响应最大。其中,研究最多、应用最广泛的是 n 型半导体,尤其是二氧化锡。

金属氧化物传感器根据氧原子的表面分布原理工作。在足够高的温度下(>200℃),分子氧(O_2)的解离吸附位点在氧化物表面被激活。氧被离子吸附,并形成由二氧化锡导带提供的表面负电荷浓度,导致电子的表面耗尽,随之产生的表面势垒类似于在金属半导体结中观察到的肖特基势垒。O_2 的吸附导致半导体的电导率降低。在还原气体存在的情况下,分子与表面氧的相互作用导致吸收的 O_2 分子浓度降低。先前转移到吸附氧的电子随后被注射回导带,半导体的电导率增加,故材料的电阻取决于气体浓度。通过在表面添加极小的催化金属原子层,可以改变灵敏度。位于基板背面的加热器将传感器保持在必要的温度。与其他传感器相比,基板背面加热器的存在反映了传感器更大的功耗。

基于二氧化锡的传感器由于其广泛的可用性,已被用于多种不同的情境中,包括呼出气分析。例如,这些传感器的阵列被证明对各种呼吸系统疾病,如慢性阻塞性肺疾病(chronic obstructive pulmonary disease,COPD)和肺癌。由四种不同的金属掺杂二氧化锡膜组成的纳米阵列被用于检测含有不同 VOCs(如丙酮、乙醇和 NH_3)气体混合物中的甲醛,其相对湿度为 90%,类似于人的呼出气。在 400℃下,阵列对甲醛的检测极限为 3ppb。在另一项研究中,涂有薄催化四氧化三钴层的负载钯 - 二氧化锡空心核壳传感膜对苯、甲苯、二甲苯和乙醇表现出高选择性。

氧化锡只是众多具有有趣传感特性的材料之一。例如,发现氧化钨的结晶相具有足够的灵敏度和选择性,能够检测呼出气中的丙酮。基于类似绒毛氧化钨纳米结构的传感器对与哮喘疾病相关的低浓度 NO 表现出高选择性响应。MOx 阵列也已用于临床研究,以检测来自体外和呼出气样本的不同疾病,包括乳腺癌、前列腺癌、头部鳞状细胞癌、细菌检测、心力衰竭、阿尔茨海默病、糖尿病等。

金属氧化物也可用作晶体管传感器。金属氧化物场效应晶体管(metal-oxide semiconductor field effect transistors,MOSFETs)的大部分特性取决于金属栅极和半导体功函数之间的差异。这种差异可以通过金属氧化物界面上存在的一层电偶极子来调节。电偶极子在该界面处的吸附导致电压降,该电压降相对于栅极电压是相加的。MOSFET 的整体效应是漏极 - 源极电流的变化,即使施加的栅极电压保持不变。最早的化学敏感 MOSFET 传感器是带有钯栅极的氢(hydrogen,H_2)敏感器件。钯(palladium,Pd)与其他贵金属一样,具有催化特性,可使 H_2 分子在栅极表面解离成氢原子。然而,在钯中,氢原子可以扩散穿过金属到达氧化物表面,在那里它们形成电偶极子的有序层。呼出气中 H_2 浓度异常可能是几种疾病的信号,PdFET 是选择性检测 H_2 的首选器件,其最初的设计是用不同的材料代替硅,比如石墨烯。纳米结构半导体的引入极大地提升了 FET 结构在化学传感器开发中的潜力。

二、聚合物传感器

在传感器表面使用聚合物是传感器的另一种方法,它可以将 VOCs 选择性吸附在聚合物表面,气体和气味会导致电导率变化,从而对气体进行检测。聚合物的选择取决于分析物的理化性质和结构。适于呼出气分子检测的聚合物数量不断增加,主要是通过许多修饰的方法。聚吡咯、聚噻吩、聚吲哚、聚苯胺和聚呋喃是最流行的导电有机聚合物,已用于检测呼出气中的挥发性分子。Dragonieri 等使用由 32 种不同的聚合物传感器来检测恶性胸膜间皮瘤标记物;Kukla 等人报道了三种聚合物膜(聚苯胺、聚吡咯和聚 -3- 甲基噻吩)在分析九种 VOCs 中的应用。结果表明,使用聚 -3- 甲基噻吩可达到分析物响应信号因子的最高值。此外,Strand 等建议使用聚吡咯测量呼出气中的 VOCs,因为它很容易产生并且具有很高的吸附效率。但是,由于聚合物传感器的使用很复杂,因此很难定义其实际适用性。

三、电化学传感器

电化学传感器的工作原理是通过与被测气体发生反应并产生与气体浓度成正比的电信号,能够被电化学氧化或还原的气体均可以通过电化学传感器来检测。电化学传感器已用于测量呼出气中的 NO。在电化学传感器中用于 NO 分析的主要是基于安培技术,该技术在电化学仪器中通过缓冲系统实现。该系统允许保留呼出气样品的最后部分。随后,将样品转移到传感器中进行分析,在此过程中,目标气体在存在有源催化传感器的情况下进行化学反应,并在电路内发出可测量的物理变化。传感器输出信号具有很高的灵敏度,与 NO 的分压成正比,与样品中的 NO 浓度成正比。呼出气样品中 NO 选择性和灵敏度的优化取决于催化剂和电解质成分,以及扩散阻挡膜和特定化学过滤系统的复杂排列。

几种电化学传感器设备包括:NIOX MINO、NIOX VERO(Aerocrine)、NObreath(Bedfont Scientific Ltd,Maidstone,UK)和 Hypair(Medisoft,Dinant,Belgium)。NIOX MINO 设备的特点为手持式和便携式(<1kg),成人和儿童均可使用。患者必须在 10~20cmH$_2$O 的呼气压力下进行 10 秒的呼气,以保持流速稳定为 50mL/s ± 5mL/s。校准的电化学传感器评估呼气的最后 3 秒,以 ppb 表示结果,范围在 5~300ppb 之间。NIOX MINO 设备已经过预先校准,旨在确保免维护和免校准系统,并使用需要更换 100~300 次测量值的传感器。已经开发了 NIOX VERO 来替代 NIOX MINO 设备。与 NIOX MINO 设备相比,它是电池供电的设备,具有更长的操作和测试寿命,测量范围为 5~300ppb。NObreath 是一种监视设备,在使用时成人需要呼气 12 秒,儿童需要 10 秒的呼气,重约 400g(包括电池)。电池寿命长达 120 个检测程序。Medisoft 设备是半便携式设备(重约 10kg),可通过内部样品袋离线重复测量呼出气 NO。它具有提供逐步在线质量控制的软件包,测量范围是 0~600ppb。此外,国产设备纳库仑一氧化氮分析仪,即 Nano Coulomb Nitric Oxide Analyzer(尚沃生物科技有限公司,无锡,中国)的测量范围是 0~3 000ppb,最低检测浓度为 3ppb。有研究使用该分析仪检测了上海市非哮喘儿童的 FeNO 水平,并记录问卷,包括个人数据、家庭疾病史和日常习惯。此外,他们还通过血细胞分析仪测量了白细胞和嗜酸性粒细胞的数目,以及外周血中的血红蛋白水平。结果发现,健康学龄儿童中的 FeNO 水平可能反映气道嗜酸性粒细胞的水平,并受到嗜酸性粒细胞数量和年龄的显著影响。

纳米工程平台的研究进展为 NO 的识别提供了有效的化学技术。Madasamy 等人开发了对用户友好的虚拟电化学软件,该软件使用内部制造的恒电位仪测量过氧化氢刺激的内皮细胞产生的 NO。它能够绘制线性图并测量未知样品中 NO 的浓度。数据是由铜和锌超氧化物歧化酶介导的 NO 的电化学氧化获得的。将获得的电分析结果与标准循环伏安仪进行比较,发现结果非常一致。该分析仪的一个重要因素是其成本效益以及能够灵活灵敏地进行选择性 NO 的测量。

有人提出了一种新的使用碳同素异形体石墨烯的电化学传感器设备,用于测量人体呼出气 NO。石墨烯具有单原子平面结构、较大的表面积体积比和较高的载流子迁移率,这些使其成为场效应和化学场效应晶体管传感器传导通道的适宜材料。基于石墨烯的场效应晶体管可检测单个的 NO 气体分子,并且已开发了具有交流电介电泳的仪器。这种设备具有很高的灵敏度、可回收性和可靠的 NO 气体检测能力(范围为 2~420ppb),在室温下的响应时间为数百秒。但是,其检测 NO 也存在一些技术挑战,包括呼出气样本和传感器元件的化学或物理不稳定性以及湿度和温度的变化等因素。

四、基于纳米材料的选择性传感器

纳米结构材料在化学电阻中的优势在 MOx 半导体中显而易见,在这些传感器中,活性区域是由离子吸附过程形成的表面耗尽层。纳米晶体、纳米线或纳米带形式的纳米结构传感器消除了大部分半导体,因此所有材料都有助于气体传感。纳米结构可以用不同的材料和形状制备,由有机层包覆的无机纳米粒子(MOx 半导体或金属)形成的杂化材料尤其引人关注。

相比之下,单层封端的金属纳米颗粒(monolayer capped metal nanoparticles,MCNPs)非常适用于挥发性物质的研究。在 MCNPs 中,金属芯提供电子导电性,而非导电有机基质为有机分子提供了选择性结合位点,金(Au)和铂(Pt)芯的 MCNPs 是化学电阻应用的首选。影响检测的其他参数包括粒子形状(即球体、立方体、星形、棒状)、尺寸(1~100nm)和制造方法。已经发表的许多报告表明,感测层组合物(即烷基硫醇、二烷基二硫化物、DNA、蛋白质、链烷硫醇等)是关键因素,影响传感特性的膜形态是另一个关键因素。MCNPs 可以沉积在各种基底上,包括固体和柔性基底,柔性 MCNPs 传感器的开发近年来正处于发展的高峰期,这种传感器在各种系统中的集成也是如此。MCNPs 可以集成到单变量传感器中,如化学电阻器;或者集成到多变量传感器中,如谐振或非谐振多变量电传感器和基于材料或结构的多变量光子传感器。

MCNPs 在呼出气研究中的应用是广泛和深入的。大量研究通过测试与各种传感层连接的 MCNPs 阵列,检测多种疾病,包括肺癌、肝细胞癌、乳腺癌、卵巢癌、胃癌、结直肠癌、头颈癌、肺动脉高血压、肠道疾病、肾脏疾病、帕金森病、阿尔茨海默病、多发性硬化、结核病和其他疾病。

基于纳米材料的导电传感器中使用的其他重要材料是碳纳米结构,如碳纳米管。在交叉指型电极上沉积的单壁碳纳米管可以检测非常低浓度的 VOCs。检测能力归因于对单个半导体单壁纳米管电导率的直接电荷转移,以及通过单壁碳纳米管之间的物理吸附分子对管间电导率的额外电子跳跃效应。碳纳米管与各种材料的功能化可以增强传感能力并克服由于低吸附能量或检测气体的低亲和力导致的低灵敏度、缺乏选择性或较长的恢复时间等不足。然而,对非极性 VOCs 的低检测率和对水的高灵敏度会影响呼出气样本的检测限。基于碳纳米管的传感器在实验室用于气体传感的研究主要集中在 NO_2 和 NH_3 两种气体。许多研究报道了碳纳米管与柔性传感器的集成,将功能化 MCNPs 与碳纳米管置于同一阵列中,以提高临床检测性能。

基于有机材料的电阻传感器很少,因为只有很少的有机材料是导电的。几年前,人们提出了一种方法,将一层非导电有机材料(如聚合物)的吸收转化为电阻的变化。这些传感器是通过将导电颗粒(如炭黑颗粒)分散在绝缘聚合物基质中制成的。混合物的电导率与悬浮在聚合物内部的颗粒之间的电荷转移有关。VOCs 的吸收导致聚合物溶胀,炭黑颗粒之间的平均距离增加,从而增加总电阻。这项技术是一种商业设备的基础,称为 Cyranose,已用于多种呼出气分析应用,如肺癌诊断。另一个有趣的方法是将 MCNPs 与聚合物相结合,形成灵活的愈合设备。这种阵列包括与硫醇配体连接的不同 MCNP。柔性传感器由三层构成,即由自愈合二硫化物交联聚氨酯制成的自愈合聚合物基底、自愈合银聚合物复合材料和基于 MCNP 的传感层。据报告,在该系统中测试的 VOCs 是从呼出气和皮肤中散发的,表明其在医疗保健和诊断方面的潜在应用,并且该传感器在擦伤后 3 小时内具有优异的愈合性能。此外,当与模式识别方法结合使用时,这些自修复传感器均可对 VOCs 进行检测和分类。

硅纳米线(silicon nanowires,SiNWs)是一种新型的一维半导体纳米材料,线体直径一般在 10nm 左右,内晶核是单晶硅,外层有一 SiO_2 包覆层,由于自身所特有的光学、电学性质如量子限制效应及库仑阻塞效应引起了科技界的广泛关注。SiNWs 对极性 VOCs 的检测能力非常出色,但对非极性 VOCs 的检测仍然存在问题。为了克服这一点,功能化具有不同涂层的 SiNWs 是最简单的解决方案。然而,关于气相 VOCs 检测的报告较少。已发表了一些用于 VOCs 检测的功能化硅纳米线场效应晶体管的基础和应用的研究。此外,已证明修饰的硅纳米线场效应晶体管阵列可在真实和模拟场景中成功区分与胃癌和肺癌相关的 VOCs 和环境混杂因素。

在选择性传感概念中,高选择性检测器被设计为专门用于结合或检测目标分析物。这种方法适用于在存在干扰物种和 / 或背景的情况下检测定义明确的目标分析物。虽然大多数用于疾病检测的选择性传感技术针对的是非挥发性化合物,但也有许多针对特征明确的特定挥发性有机化合物的传感器。传感器选择性被定义为在存在干扰气体物种的情况下,对指定气体或气体类别具有更高的灵敏度。

(一) 选择性检测 NO

Madasamy 等人将铜和锌超氧化物歧化酶(copper-zinc-superoxide dismutase,CuZnSOD)固定在聚吡咯(polypyrrole,PPy)基质的碳纳米管(carbon nanotubes,CNT)上,并构建了一种基于实验室虚拟仪器工程工作台(laboratory virtual instrumentation engineering work bench,LabVIEW)的循环伏安法(cyclic voltammetry,CV),用于检测呼出气中的 NO 及 H_2O_2 刺激内皮细胞产生的 NO。研究结果显示,萘酚膜涂覆的 CuZnSOD-CNT-PPy-Pt 电极对 NO 的测量具有高度选择性,测定正常人呼出气中 NO 值为 24.5ppb ± 0.5ppb,与之前报道的数据一致。与传统的化学发光法相比,这种电化学 NO 分析仪具有结构紧凑、灵活和低成本的优势,适用于现场检测。此外,还可以采用间接的方法检测 NO,例如将含有 NO 的气体混合物通过 Ascarite(Sigma Aldrich,MO,USA)和能将 NO 转化为 NO_2 的氧化性材料三氧化铬(chromium trioxide,CrO_3)。NO_2 与涂覆的碳纳米管场效应晶体管的相互作用会导致电导率的变化,其变化与 NO 气体浓度成正比。该传感器能够在相对湿度为 30% 的空气中表现出 NO 响应,LOD 为 5ppb。Gouma 和 Kalyanasundaram 还报告了一种单斜晶三氧化钨(tungsten trioxide,WO_3)的纳米结构探针,该探针可在乙醇、甲醇、异戊二烯、丙酮和 CO 等干扰性 VOCs 存在的情况下选择性检测较低的 NO 浓度。WO_3 纳米结构的探头对 1ppm、300ppb 和 500ppb 的 NO 浓度有响应,这与人类呼出气中的 NO 浓度相当。Ng 等报道了一种具有均匀多孔结构和良好控制的组合纳米复合凝胶,该凝胶通过将 3D 石墨烯材料与离子液体 1- 丁基 -3- 甲基咪唑六氟磷酸盐混合用于 NO 检测。传感器显示了不到 4 秒的快速响应时间和 16nm 的极低检测限,信噪比为 3。高灵敏度归因于石墨烯凝胶纳米复合材料用于检测一氧化氮氧化的较大电活性表面积。基于纳米材料的 NO 传感器对呼吸系统疾病能够进行非侵入性的诊断,例如气道嗜酸性炎症或心力衰竭。将 NO 传感器与选择性纳米材料结合以发现给定疾病的其他生物标志物,有望提高疾病诊断(例如哮喘和 COPD)的敏感性和特异性。

(二)选择性检测丙酮

在超薄(约 10nm)的氮化铟外延层上开发了一种丙酮气体传感器,该传感器在空气中的检出限为 0.4ppm。这些传感器的灵敏度提高归因于表面氮化铟外延层 5~10nm 内的强电子积累。在一项研发并测试一种由退火的掺硅氧化铟纳米结构薄膜组成的便携式丙酮传感器的结果中,该传感器显示出大约 20ppb 的检测极限,并且在 5 个受试者身上验证了非常好的呼出气丙酮监测能力。尽管获得的结果与 PTR-MS 测量结果显示出非常好的一致性,但仍需要进一步的临床研究以验证结果的可重复性。在另一项研究中,应用氧化锌(zinc oxide, ZnO)纳米粒子表面声波紫外传感器,在低 ppb 范围内检测到了丙酮可逆的电阻变化,但是没有研究真实的呼出气数据。在健康和患病的人类呼出气中存在的丙酮的基础水平很高,意味着开发的传感器可能确实适用于检测呼出气丙酮,但不适用于诊断糖尿病。最近的研究进展表明,硝酸甲酯、乙醇可能作为呼出气诊断糖尿病的更好的生物标记物。研究表明,呼出气中乙醇的基线水平约为 10ppbv,而葡萄糖耐量测试后约为 45ppbv。

(三)选择性检测氨

采用溶胶 - 凝胶合成方法将三氧化钼纳米粒子的 3D 网络生成到镀有三氟甲烷的氧化铝上数字化的铂电极。该传感器对模拟呼出气样本混合物中的氨(NH_3)进行了选择性检测。这些传感器的优势在于制造成本低,使用纳米结构,无需冷却传感器腔室或撞击设备,无需收集和分析所获得的传感数据,以及具有较好的稳定性和可靠性。尽管报道的传感元件可能对检测 NH_3 有用,但缺乏特定的疾病生物标记物,需要检测一种以上的呼出气标记物。考虑到这一点,Gouma 等人开发并测试了抗三氧化钼活性膜,粒径为 10~30nm,用于选择性检测包含二氧化碳和异戊二烯的模拟呼出气样本中的 NH_3。NH_3 的选择性是通过调整组成和改变传感器膜的工作温度来实现的。

与电气方案相比,光学传感使用光强度、光谱、相位、偏振和荧光寿命为信号检索提供了更多选择,并且可能为使用单个传感元件选择性检测气体混合物提供了可能性。考虑到这一点,Gu 等人展示了一种用于气体混合物高度选择性光学检测的简便方法,即在可见 / 近红外区域中使用单波导聚苯胺(polyaniline,PANI)/ 聚苯乙烯纳米线测定 NH_3。在另一种光学传感方法中,Yebo 等人展示了使用功能化的绝缘体上硅光学微环谐振器进行选择性和可逆性检测 NH_3。微环谐振器涂有酸性纳米多孔铝硅酸盐薄膜,用于 NH_3 感测,可以对 NH_3 产生可逆响应,具有 5ppm 的检出限。因此,基于纳米材料的光学传感器在检测复杂混合物中的 NH_3 方面非常有前景。

(四)选择性检测 H_2O_2

阴离子杂化石墨片和带正电的金纳米粒子在二维混合异质结构中的静电组装被证明是检测 H_2O_2 的有效方法。暴露于 H_2O_2 后,金纳米颗粒 / 磺化石墨烯片状纳米复合材料的电催化活性得到增强,并获得了快速响应,具有较宽的线性范围和较低的检测限。通过水热法对铜箔进行化学氧化,而在铜电极上制备的铜氧纳米花已显示出对 H_2O_2 检测具有良好的性能和高灵敏度。玻碳电极上的羟基氧化锰纳米线已显示出较低的检测限。也有报道铂纳米线对 H_2O_2 敏感,与铂纳米粒子相比,具有更高的灵敏度、更低的检测限和更好的选择性。这种差异部分原因是与铂纳米粒子相比,铂纳米线的表面积更大。然而,这些纳米材料的制备通常涉及将它们固定在用于电化学感测的电极上的复杂程序。为了克服这些障碍,周等人提出了一种在微电极上组装树枝状金 - 铂合金纳米线的方法,该方法是在不使用任何稳定剂或预处理过程的情况下,施加交流电场。所获得的装置显示出在受控电位下对 H_2O_2 的电催化活性增强。纳米线的合金结构在合金表面结合位点上的 H_2O_2 种类的协同相互作用和反应性中起着重要作用,对于设计更好的化学传感器和生物传感器的纳米结构材料具有重要意义。

半导体场效应晶体管用含锇聚乙烯基吡啶的过氧化物酶测量呼出气中的 H_2O_2,其他电化学传感器依赖于 H_2O_2 从气相到液相的转化。液相 H_2O_2 可以通过透气膜与气相分离,也可以包含在直接沉积在电极上的聚合物 / 凝胶中。Wiedemair 等提出了一种芯片集成的安培计设备,用于对呼出气样品中 H_2O_2 的液相和气相进行采样和检测。琼脂糖层(厚度为200nm)沉积在钽和铂电子上呈膜状,以允许气态 H_2O_2 选择性通过,其检测限在 10ppb 范围内。虽然这种分析仪可以实现现场检测 H_2O_2,但在临床环境中使用传感器时,优化流通设置以及冷却 / 加热效果是必不可少的。H_2O_2 选择性传感器的开发是迈向非侵入性诊断哮喘和 COPD 的重要一步,将 H_2O_2 传感器与选择性纳米材料结合以监测哮喘和 COPD 的其他生物标志物,有望提高诊断的敏感性和特异性。

(五)选择性检测其他 VOCs

涂有厚度为 2nm 的氟硅氧烷聚合物薄膜的光纤传感器用于实时分析特定呼出气中的VOCs(乙烷、戊烷、庚烷、辛烷、癸烷、苯、甲苯和苯乙烯),这些物质被描述为许多临床状况(如维生素 E 缺乏症、脂质过氧化、肺癌、氧化应激、气道炎症和类风湿关节炎)的呼出气生物标志物。与通过气相色谱 - 质谱法参考方法获得的结果相比,其结果显示出相似的分析性能,优点在于可以对呼出气样品进行在线和实时分析。涂有 Fabry-Perot 纳米腔的光纤传感器是检测呼出气中不同 VOCs、NH_3 和丙酮的另一种高度选择性方法。与其他传感方法相比,涂有选择性有机膜的光学传感器显示出多种分析优势,包括无与伦比的灵敏度、远程检测能力、无创性以及适用于化学、生物学和临床的多种分析物检测。因此,这些传感器是用于临床测试以诊断许多不同疾病的绝佳平台。可用于 VOCs 选择性检测的不同方法依赖于装饰有高度分散的金纳米颗粒的 PANI 纳米纤维。这些传感器被证明可以从人类呼出气中选择性检测 H_2S 和 CH_3SH(与恶臭有关的 VOCs)。这些传感器可以针对其他含硫化合物进行定制,例如与急性和慢性肝炎、肝硬化、胃溃疡和 / 或胃黏膜活检相关的化合物。

基于纳米材料的化学电阻器最常基于化学电阻,基于纳米材料的膜通常基于导电的无机纳米材料(如金属纳米颗粒、单壁碳纳米管和炭黑),并被有机官能团所包围。在这些薄膜中,无机纳米材料提供了导电性,而有机薄膜成分为 VOCs 的吸附提供了位置。暴露后,VOCs 附着在传感表面上或扩散到传感膜中,并与有机相或覆盖无机纳米材料的官能团反应。反应 / 相互作用的结果导致纳米材料膜中的体积膨胀 / 收缩。结果,无机纳米材料块之间的连接变得更低 / 更高,电导率降低 / 增加。在少数情况下,纳米材料膜暴露于 VOCs 会导致电荷从无机纳米材料中转移,或转移到无机纳米材料,导致测量的电导率发生变化,即使传感膜内部没有任何空间位阻的变化。可以为每种传感器类型定制覆盖无机纳米材料官能团的化学多样性,使每个传感器以不同的方式响应 VOCs。

(王东春　李　萌)

第五节　其他类型的传感器

一、压电传感器

压电传感器通常基于对施加的机械应力的响应。VOCs 分析中使用最广泛的压电传感器可能是石英晶体微天平(quartz crystal microbalance,QCM)。在 QCM 中,石英的表面可以涂上适当的分子识别膜或层。因此,当呼出的 VOCs 化合物被吸收到表面上时,质量的变化将改变石英晶体谐振器的基本振荡频率。

另一种众所周知的类型是表面声波(surface acoustic wave,SAW)传感器。在 SAW 传感器中,声波沿着弹性基板的表面传播,其振幅随进入基板的深度呈指数衰减。该表面可以涂覆各种选择性材料。呼出气 VOCs 从涂膜上的吸附和解吸可导致其质量和化学界面的电导率(SAW 的电场,与声场相关)发生变化。这些变化可能会影响表面声波传感器的幅度和相速度。

2015 年,Speller 等人提出了使用基于 QCM 的虚拟传感器阵列(virtual sensor array,VSA)来区分各种 VOCs 的概念。通常,传感器阵列需要多个传感器元件,这些传感器元件对于不同的 VOCs 具有不同的结合亲和力。但是,Speller 等人使用各种材料特性(例如黏弹性和薄膜厚度)作为判别因素,而不是使用化学亲和力。这样,单个传感器可以模拟 VSA,并且可以为每种分析物提供多种响应。该传感器是通过将离子液体薄膜沉积到 QCM-D 换能器的表面上制成的,因为离子液体具有很高的可调谐性、黏弹性,并可以可逆地捕获有机蒸气。当传感器暴露于不同的 VOCs 时,可以在多个谐波下测量频率的变化。这种方法使 VOCs 的分类准确率接近 100%。这些结果表明 QCM-D 传感器和 VSA 策略在检测 VOCs 方面的潜力。由于这项研究中测量的 VOCs 包括 1- 丙醇、1- 丁醇、甲苯、对二甲苯和环己烷,是前人报告过的癌症标志物,因此该 QCM-D 传感器显示了其在癌症诊断中可能具有的特殊价值。

压电传感器在 ppt 范围内具有高灵敏度,并且可以量身定制以精确测量特定的 VOCs 化合物。使用不同的涂层材料对谐振器进行功能化就可以控制传感器的选择性。但是,压电传感器通常对湿度、温度和振动敏感,可能会影响传感器的谐振频率;因此在呼气测试中应精确控制这些参数,以最大程度降低其在接触样品过程中的影响。

二、比色传感器

许多材料可以根据其化学环境而改变颜色,从而使其成为 VOCs 传感器具有吸引力的应用。由于这些指标的多样性,因此可以有选择地检测各种 VOCs,并且传感器阵列也可能适用于识别高度复杂的混合物。比色传感器的输出可以通过光谱仪甚至肉眼读取。此外,许多此类传感器容易制造并印刷在各种基板上。由于这些优点,比色传感器已经用于肺癌的呼出气测试。但是,比色传感器的灵敏度相对较低,对于许多 VOCs 而言,处于 ppm 的范围内。大多数指标是不可逆的,不适用于潮湿的空气。

2012 年，Mazzone 等人开发了比色传感器阵列来分析呼出气以鉴定肺癌。通过一次性比色传感器阵列分析了 92 例肺癌患者和 137 例对照的呼出气样本。这项研究中的阵列使用了多种化学响应性染料，这些染料可以通过染料与分析物之间的相互作用而改变其颜色。这些染料可分为三类：含有可响应 Lewis 碱度的金属离子染料、具有可响应局部极性的永久性偶极子染料以及可响应质子酸度和氢键的 pH 指示剂。因此，该方法可以产生具有各种颜色变化的高维数据，从而轻松地区分复杂的混合气体样品。这项研究中使用阵列的灵敏度随特定化合物的不同而变化，并且可以在百万分之几的范围内检测到许多 VOCs。根据颜色变化，开发并统计了年龄、性别、吸烟史和 COPD 的逻辑预测模型。据报道，该阵列能够识别肺癌呼出气的生物特征，并且可以通过结合临床风险因素和评估特定的组织学来优化准确性。

Oh 等人开发了一种基于基因工程病毒（M13 噬菌体）的比色传感器。这些传感器模仿火鸡皮肤中的胶原蛋白结构，并由噬菌体束纳米结构组成。当传感器暴露于各种挥发性有机化学物质时，这种结构会迅速膨胀并发生与视角无关的颜色变化。制造这种方法使用的大面积多色感测矩阵便宜且容易，因为矩阵是由病毒通过一步自组装过程制成的。根据该报告，该传感器阵列可以检测几种 VOCs，其中异丙醇已被报告为肺癌的生物标志物。最有趣的一点是，可以通过针对特定目标分子的病毒进化和通过基因工程整合目标识别基序来定制噬菌体矩阵的功能。因此，这些敏感的和选择性的基于病毒的比色传感矩阵在开发快速、便携式和简单的 VOCs 方面可能具有巨大的潜力，比如用于呼出气的癌症诊断。近期还有报道应用基于钯 - 二氧化硅多孔微球传感器的累积比色传感器阵列作为光电鼻用于空气中 CO 和乙烯的快速比色定量，并对两种气体在 0.5~50ppm 进行了定量分析。

三、金属有机框架

金属有机骨架（metal organic framework，MOF），也称为多孔配位聚合物，与传统的无机多孔材料相比，具有许多优势，因为它们的结构和功能可以设计并易于调节。由于其独特的特性，MOF 在气体存储、分离、催化、光子学和药物输送中具有广泛的应用。MOF 是晶体杂化配位聚合物，金属离子或簇为结点，有机配体为接头。由于它们的混合结构可以提供可调的荧光，因此 MOF 在探测 VOCs 方面已显示出巨大的潜力。

Zhang 等人报道了一种利用聚集诱导发射（aggregation induced emission，AIE）机制的响应性开启荧光 MOF，方法是使用类氧化锌的二级结构单元和特殊的角配体 3，5- 二氨基 -4'-苯乙炔苯甲酮（3，5-diamino-4'-phenylethynyl benzophenone，DPEB）。DPEB 包含部分固定的四苯基乙烯（tetraphenyl ethylene，TPE）单元，并带有两个可沿交错框架的宽通道扩散的自由旋转的苯环。特殊的 DPEB 和 MOF 结构在与 VOCs 相互作用时的响应荧光中起着至关重要的作用。当分子与各种 VOCs 相互作用时，可以限制两个悬空环的运动，从而显示出响应荧光。由于这项研究中报道的 MOF 传感器可以检测包括环己烷、苯、甲苯和对二甲苯在内的 VOCs，这些化合物以前被报道为癌症生物标志物，因此该方法可能为开发癌症诊断传感器提供新的方法。

Dong 等人还基于苯甲酸配体桥接的镉纳米管通道合成了发光 MOF，并通过将罗丹明 B 分子放入孔中进一步开发了一种染色 MOF 传感器。在该系统中，罗丹明 B 在 340nm 处激发后发出 595nm 附近的红光，而 L 配体在 420nm 附近发出蓝光。该平台可以探测各种

VOCs,因为它在 VOCs 与配体及染料部分的发射峰高比之间显示出良好的相关性。有人提出了一种机制,认为罗丹明 B 染料部分的发射与同一框架内的 L 部分敏化有关。因此,与 VOCs 分子之间的相互作用可随后调节 L 配体的激发态与罗丹明 B 之间的能量转移。据报道,这种染料 MOF 传感器具有自校准、稳定和瞬时功能,因此建议将其应用于具有广阔应用前景的发光平台。在这项研究中,可以测量先前报道为癌症生物标志物的各种 VOCs,包括丙酮、苯乙酮、苯酚、对二甲苯、苯、甲苯和乙苯。因此,该 MOF 染料传感器值得用于癌症诊断的进一步研究。

四、硅纳米线场效应晶体管

据报道,基于硅纳米线(silicon nanowires,SiNW)场效应晶体管(field-effect transistor,FET)的传感器是 VOCs 检测中有希望的候选材料。该方法基于分子修饰的 SiNW-FET,可提供一系列独立功能,每个功能对各种 VOCs 的响应不同。与其他传感策略相比,SiNW-FET 具有许多优势,包括低功耗,设备尺寸的极度小型化,在低 ppb 浓度水平下检测 VOCs,一次测试多个参数以及通过变化的栅极电压控制传感信号的能力。为了控制 VOCs 化合物与 SiNW-FET 之间的相互作用并提高器件的灵敏度,近年来已进行了数项研究。Wang 等报道了一种方法,该方法可以高精度地选择性检测 11 种 VOCs,包括辛烷和癸烷(这是先前报道的两种癌症呼出气生物标记物),并且可以估算单组分和多组分混合物中的 VOCs 浓度。此方法基于使用特定的分子修饰的 SiNW-FET 装置。修饰的结构特性对于选择性检测至关重要。该 SiNW-FET 装置的多个独立参数(包括电压阈值、空穴迁移率和亚阈值摆幅)被用作人工神经网络(artificial neural network,ANN)模型的输入,以提供目标检测。这种方法结合了 SiNW-FET 和 ANN,在现实应用中可能具有巨大的潜力。

Shehada 等人还报道了用三氯(苯乙基)硅烷[trichloro(phenethyl)silane,TPS]修饰的超灵敏 SiNW-FET,用于呼出气诊断胃癌。这种 TPS-SiNW-FET 传感器的检测极限可低至 5ppb,可以区分胃癌相关的 VOCs 与环境中的 VOCs。在一项临床研究中,通过使用来自胃癌患者和健康志愿者的呼出气样品验证了其具有高度选择性,且准确度高于 85%。尽管仍需要增加样本量以进一步确认结果,但是该传感器提供了一种简单、无创、便携式和经济的方法来诊断和预测癌症。

五、基于嗅觉受体的传感器

蒸气气味的感测在生物中广泛存在。据报道,嗅觉受体(olfactory receptor,OR)基因家族编码自然界中最复杂的基于蛋白质的化学传感器。动物可能具有 100~1 000 个功能性 OR 蛋白,并且每个 OR 蛋白都可以识别重叠模式的多个配体。在嗅觉感测期间,蒸气气味剂分子首先扩散并渗透到覆盖周围受体神经元表面的嗅觉黏液或淋巴薄层中。然后,气味剂分子与位于 OR 神经元表面的 OR 结合,使电神经事件的激活和信号传递到高等神经系统。为了将功能强大的 OR 蛋白应用于生物医学和环境传感,已经做了很多工作来开发基于人工 OR 的生物传感器。Sato 和 Takeuchi 利用基因表达技术和生物启发的电生理技术建立了一个功能性 OR 表达平台并开发了一种基于 OR 的传感器,成功测量了 OR 传感器对 VOCs 的嗅觉响应。他们将昆虫 OR 蛋白重组到人类胚胎肾细胞(HEK293T)中,因为昆虫或蛋白组成了气味门控离子通道,可将气味信号转换为阳离子电流。然后通过应用微流体技术,将这些表达 OR 的细胞用于生产球状体。为了模拟嗅觉黏液和 OR 之间的界面,并避免细胞过于干燥,将形成的球体整合到水凝胶微腔系统中。当用化学蒸气(如苯甲醛、2-甲基苯酚和乙酸戊酯)刺激这些表达昆虫 OR 的球体时,观察并记录到负的胞外电场电势偏移,表明传感器的效率和可靠性。此方法在基于 OR 的 VOCs 传感技术的开发中可能非常有用,并且能够提供强大的工具来识别 VOCs 受体。由于苯甲醛已被报告为肺癌的呼出气生物标志物,因此这种基于 OR 的 VOCs 传感器可能在癌症诊断方向有进一步的应用潜力。

六、电子鼻

(一) 电子鼻的工作原理

电子鼻由与交叉反应传感器阵列结合的挥发性化合物组成,产生信号的传感器响应变化;信号模式的集成以确定分类精度。人体嗅觉系统和电子鼻之间的差异主要与传感器系统的复杂性、特异性、灵敏度、传感器类型(与化学传感器相对的受体)以及 VOCs 的特征以及环境变量(包括温度和水蒸气)的影响有关。人鼻比电子鼻的复杂度高得多。实际上,鼻上皮细胞中有 10 亿受体能够识别出气味 VOCs,其特异性可以达到 ppb 的水平。电子鼻通过区分具有多种成分的气味混合物,建立了人类嗅觉系统的分辨率。与人的嗅觉受体不同,电子鼻还可识别无味气体,例如一氧化碳。但是,电子鼻的功能受到环境因素(包括湿度)的影响,并且目前的特异性和敏感性较低。各个化学传感器具有全局选择性,这意味着每个传感器都绑定到一组特定的 VOCs,且每种 VOCs 可以被一个以上的传感器绑定。由于对单个 VOCs 的特异性有限,因此无法通过使用化学交叉反应传感器阵列来检测复杂混合物(包括人的呼出气)中的单个 VOC。

与 VOCs 结合后,电子鼻传感器的稳态电阻、频率、电势或电流偏移会产生信号,通过模式识别算法分析一组信号,该算法用于确定分类的准确性。声学电子噪声对表面或穿过传感器涂层材料的声波传播(幅度和/或速度)的变化敏感;光学传感器检测并测量光特征或特性的变化,包括吸光度、荧光、光学层厚度和偏振度;在量热电子鼻中,变阻器对热量或热量产生响应,由环境 VOCs 和催化珠之间的化学反应引起温度变化,使传感器电阻增加,从而产生信号。电子鼻可以区分哮喘患者和健康受试者、不同严重程度的哮喘患者、COPD 和哮喘患者以及患有非癌性肺病和/或健康受试者的患者、COPD 和肺癌患者之间以及呼吸系统感染的患者包括结核分枝杆菌、铜绿假单胞菌和烟曲霉与健康受试者。多个实验室已对呼出气采样和电子鼻数据分析的程序进行了标准化,但目前尚无关于这些方法的普遍共识。

(二) 电子鼻分析的原理和装置

电子鼻呼出气分析的设备取决于技术。它包括一个带有机载分析软件的电子鼻,一个用于收集挥发性化合物被过滤后的室内空气的惰性材料涂层袋,以作为参考(基线)和收集呼出气样本。

化学交叉反应传感器阵列是最常见的电子鼻技术,因为它们与生物传感器相似并且体积较大。交叉反应传感器阵列包括导电聚合物气体传感器、金属氧化物半导体气体传感器、电化学气体传感器、催化场效应传感器(金属氧化物半导体场效应晶体管)、声学传感器(表面和体声波气体传感器,石英晶体微天平传感器)、光学气体传感器、比色传感器、量热传感器、红外传感器、荧光传感器,也可以使用各种传感材料。

使用由炭黑聚合物组成的气体交叉反应传感器阵列,对于乙酸、甲苯、异戊二烯、丙酮、正戊烷和乙醇确定的检测极限值为 80~240ppb。在控制的实验室条件下,使用覆盖有金属卟啉分子膜的一系列石英微量天平传感器,报告的乙醇、己烷和乙酸乙酯的检测极限分别为 65ppb、141ppb 和 171ppb。由于此灵敏度可能不足以检测较低 ppb 范围内的呼出气 VOCs,因此提高化学交叉反应传感器阵列电子鼻的检测限是该研究领域的主要目标之一。由于噪声放大和 / 或冗余信息,不一定要通过增加传感器阵列的数量来提高分类性能。目前尚不存在理想的传感器阵列。选择正确的电子鼻取决于要检测的挥发性化合物的化学性质和电子鼻的应用。

Cyranose320 由 32 种化学交叉反应传感器组成。每个传感器均由炭黑、无机导体和绝缘的有机聚合物组成。接触 VOCs 混合物后,每个化学传感器都会响应电阻变化,其变化会产生痕迹,然后通过模式识别算法对其进行分析。

LibraNose 是电子鼻的原型,其中包含由金属卟啉分子膜覆盖的 8 个石英微天平(quartz microbalance,QMB)气体交叉反应传感器阵列。金属卟啉薄膜上呼出气挥发性化合物的吸收会导致传感器共振频率的变化,该变化与吸收的 VOCs 质量成正比。

MOSES Ⅱ eNose(德国)包含 8 个金属氧化物传感器和 8 个 QMB 传感器,可以通过结合非常不同的传感器技术来获得有关已吸附的 VOCs 的补充信息。

电子鼻还包括呼出气一氧化氮(fractional exhaled nitric oxide,FeNO)分析仪的一部分,适合于在线测量和评估哮喘患者的气道炎症。FeNO 分析仪已被批准用于临床,包括便携式手持设备 NIOX MINO 和 NIOX VERO(Aerocrine),由具有相对选择性的化学传感器组成。混合系统将化学交叉反应传感器阵列电子鼻的高灵敏度与其他技术(例如 GC-MS)的高特异性结合在一起。e-nose Prometheus(法国)是一种混合系统,结合了化学传感器阵列和指纹质谱仪。化学传感器阵列有 18 个金属氧化物传感器和 3 个腔室,每个腔室包含 6 个传感器;指纹质谱仪结合了四极质量过滤器和电子碰撞电离器。

(三)模式识别的呼出气印迹算法分析

用电子鼻获得的呼出气图是多维数据,需要分析统计算法。模式识别在系统生物学和医学中有多种应用,包括电子鼻、生物医学磁共振和组学技术,例如基因组学、转录组学、蛋白质组学、脂质组学和代谢组学。电子鼻数据需要对异源信号进行归一化变为均匀的传感器信号并降低其固有噪声。传感器信号可以使用 Savitzy-Golay 滤波器或移动平均值窗口进行滤波。为了标准化电子鼻数据,通常将传感器响应表示为所测参数(例如电阻)的分数变化,并执行自动缩放以使所有传感器均等地加权。然后,对处理后的数据进行降维处理,从而提取出最有区别的信息,并通过减少维数空间来提高分类的有效性。经典的预处理方法包括偏最小二乘回归分析(partial least squares regression analysis,PLS-RA)、规范主成分分析(principal component analysis,PCA)、离散小波变换和快速傅里叶变换。最近提出了一种预处理大型化学传感器阵列中数据的新方法,该方法是一种能够在 PCA 框架下简化数据的数学过程。模式识别包括无监督的探索技术以及监督的确认技术。电子鼻数据分析可以在网上或离线进行。在机载数据分析中(可以包括交叉验证、PCA 和规范判别分析),交叉验证值(误差的交叉验证估计值)由内部软件计算。交叉验证检查训练数据集和已建立的模型,而马哈拉诺比斯距离以标准差为单位表示组间平均距离,可以对差异进行定量评估。PCA 通常将一组可能相关的变量转换为较小的一组不相关的变量,称为主成分,通常用于探索性数据分析和建立预测模型。典型的判别分析是一种对不同类别数据分析的降维技术,包括偏最小二乘判别分析(partial least squares discriminant analysis,PLS-DA)、支持向量机(support vector machine,SVM)、随机森林技术和多层神经网络,可用于离线电子鼻数据分析。可能不存在"最佳"模式识别算法,应根据特定的电子鼻应用和数据类型(线性与非线性)选择分类器。最佳的电子鼻分类性能很大程度上取决于对将要产生的呼出气图的"正确"分类器的选择。

(四)电子鼻测量的可重复性

在一项研究中,收集了两个连续的呼出气样本以评估电子鼻测量在一天之内的可重复性。报告的类内相关系数范围为 0.65~0.91(平均值为 0.80),表明可接受的度量重复性。关于日间重复性,与 18 位健康受试者相隔 1~48 天获得的两个呼出气样本在传感器响应方面均未观察到差异。这项研究显示出良好的技术可重复性,通过用两个相同的电子鼻分析相同的样品进行评估,科恩的 kappa 系数介于 0.65~0.91 之间。在另一项研究中,使用由 32 个传感器组成的相同电子鼻,评估了 24 例慢性阻塞性肺疾病患者的日内和日间重复性,还比较了电子鼻、FENO 和肺功能测试的日间重复性。在分别于 30 分钟和 7 天后收集的两个呼出气样本中评估了电子鼻的日内和日间重复性。关于一天内的可重复性,观察到的组内相关系数(intragroup correlation coefficient,ICC)为 0.75~0.84(平均值 =0.80),其中传感器 6 和 19 的重现性最高(均为 ICC=0.84)。关于日间重复性,观察到 ICC 范围为 0.57~0.76(平均值 =0.68),其中传感器具有最高的可重复性(ICC=0.76)。电子鼻测量的日内重复性高于日间重复性($p<0.000\ 1$)。电子鼻的日间重复性(平均 ICC=0.68)低于 FENO(ICC=0.91)和肺活量测定(ICC 范围 =0.94~0.98)。但是,这不一定会带来不利影响,因为电子鼻日间更大的变化可能反映出它对检测呼吸道炎症变化的敏感性更高,这是一个动态的生物学过程。这项研究表明,在 COPD 患者中用于呼出气 VOCs 分析的电子鼻的日间和日内重复性是可以接受的,并且跨传感器的重复性是不同的。但是,电子鼻技术的发展需要测试其他设备的可重复性。

(王东春)

参 考 文 献

1. Treyin ZN,Ghosh M,Gksel Z,et al. Exhaled Breath Analysis in Diagnosis of Malignant Pleural Mesothelioma:Systematic Review. International Journal of Environmental Research and Public Health,2020,17(3):1110.

2. Chen MX,Wang SY,Kuo CH,et al. Metabolome analysis for investigating host-gut microbiota interactions. J Formos Med Assoc,2019,118 Suppl 1:S10-S22.

3. Bos LDJ. Diagnosis of acute respiratory distress syndrome by exhaled breath analysis. Ann Transl Med,2018,6(2):33.

4. Saasa V,Malwela T,Beukes M,et al. Sensing Technologies for Detection of Acetone in Human Breath for Diabetes Diagnosis and Monitoring. Diagnostics(Basel),2018,8(1):12.

5. Santini G,Mores N,Penas A,et al. Electronic Nose and Exhaled Breath NMR-based Metabolomics Applications in Airways Disease.Curr Top Med Chem,2016,16(14):1610-1630.

6. Wang Y,Jiang J,Hua L,et al. High-Pressure Photon Ionization Source for TOFMS and Its Application for Online Breath Analysis. Analytical Chemistry,2016,88(18):9047-9055.

7. Hua L,Hou K,Chen P,et al. Realization of in-source collision-induced dissociation in single-photon ionization time-of-flight mass spectrometry and its application for differentiation of isobaric compounds. Analytical Chemistry,2015,87(4):2427-2433.

8. Xie Y,Ping C,Lei H,et al. Rapid Identification and Quantification of Linear Olefin Isomers by Online

Ozonolysis-Single Photon Ionization Time-of-Flight Mass Spectrometry. J Am Soc Mass Spectrom, 2016, 27 (1): 144-152.

9. Pugliese G, Trefz P, Brock B, et al. Extending PTR based breath analysis to real-time monitoring of reactive volatile organic compounds. Analyst, 2019, 144 (24): 7359-7367.

10. Malásková M, Henderson B, Chellayah PD, et al. Proton transfer reaction time-of-flight mass spectrometric measurements of volatile compounds contained in peppermint oil capsules of relevance to real-time pharmacokinetic breath studies. J Breath Res, 2019, 13 (4): 046009.

11. Núñez-Naveira L, LA Mariñas-Pardo, Montero-Martínez C. Mass Spectrometry Analysis of the Exhaled Breath Condensate and Proposal of Dermcidin and S100A9 as Possible Markers for Lung Cancer Prognosis. Lung, 2019, 197 (4): 523-531.

12. Bayrakli I. Breath analysis using external cavity diode lasers: a review. J Biomed Opt, 2017, 22 (4): 40901.

13. Henderson B, Khodabakhsh A, Metsälä M, et al. Laser spectroscopy for breath analysis: towards clinical implementation. Appl Phys B, 2018, 124 (8): 161.

14. Chen Y, Zhang Y, Pan F, et al. Breath Analysis Based on Surface-Enhanced Raman Scattering Sensors Distinguishes Early and Advanced Gastric Cancer Patients from Healthy Persons. ACS Nano, 2016, 10 (9): 8169-8179.

15. Güntner AT, Pineau NJ, Mochalski P, et al. Sniffing Entrapped Humans with Sensor Arrays. Anal Chem, 2018, 90 (8): 4940-4945.

16. Ghorbani R, F M Schmidt. Real-time breath gas analysis of CO and CO_2 using an EC-QCL. Applied Physics B, 2017, 123 (5): 144.

17. Pakmanesh N, et al. Quantum cascade laser-based sensors for the detection of exhaled carbon monoxide. Applied Physics B, 2016, 122 (1): 1-9.

18. Maignan M, Gennai S, Debaty G, et al. Exhaled carbon monoxide is correlated with ischemia reperfusion injuries during ex vivo lung perfusion in pigs. J Breath Res, 2017, 11 (3): 036004.

19. Khodabakhsh A, Rutkowski L, Morville J, et al. Mid-infrared continuous-filtering Vernier spectroscopy using a doubly resonant optical parametric oscillator. Applied Physics B, 2017, 123 (7): 210.

20. Kara O, Maidment L, Gardiner T, et al. Dual-comb spectroscopy in the spectral fingerprint region using OPGaP optical parametric oscillators. Optics Express, 2017, 25 (26): 32713.

21. Natale C D, Paolesse R, Martinelli E, et al. Solid-state gas sensors for breath analysis: A review. Analytica chimica acta, 2014, 824: 1-17.

22. Schroeder V, Savagatrup S, He M, et al. Carbon Nanotube Chemical Sensors. Chem Rev, 2019, 119 (1): 599-663.

23. Nicole I, Eric H, Joseph S. Nitric Oxide Sensors for Biological Applications. Chemosensors, 2018, 6: 1-13.

24. Güntner AT, Sievi NA, Theodore SJ, et al. Noninvasive Body Fat Burn Monitoring from Exhaled Acetone with Si-doped WO3-sensing Nanoparticles. Anal Chem, 2017, 89 (19): 10578-10584.

25. Akamatsu T, Itoh T, Shin W. Mixed-Potential Gas Sensors Using an Electrolyte Consisting of Zinc Phosphate Glass and Benzimidazole. Sensors, 2017, 17: 1-8.

26. Schon S, Theodore S J, Güntner A T. Versatile Breath Sampler for Online Gas Sensor Analysis. Sensors and Actuators B: Chemical, 2018, 273: 1780-1785.

27. van den Broek J, Güntner A T, Pratsinis S E. Highly Selective and Rapid Breath Isoprene Sensing Enabled by Activated Alumina Filter. ACS Sensor, 2018, 3 (3): 677-683.

28. Guntner AT, Koren V, Chikkadi K, et al. E-nose sensing of low-ppb formaldehyde in gas mixtures at high relative humidity for breath screening of lung cancer? ACS Sens, 2016, 1: 528-535.

29. Broza YY, Vishinkin R, Barash O, et al. Synergy between nanomaterials and volatile organic compounds for non-invasive medical evaluation. Chem Soc Rev, 2018, 47 (13): 4781-4859.

30. Potyrailo RA. Toward high value sensing: monolayer-protected metal nanoparticles in multivariable gas and vapor sensors. Chem Soc Rev, 2017, 46 (17): 5311-5346.

31. Shehada N, Cancilla JC, Torrecilla JS, et al. Silicon nanowire sensors enable diagnosis of patients via exhaled breath. ACS Nano, 2016, 10 (7): 7047-7057.

32. Li Z, Suslick KS. Colorimetric Sensor Array for Monitoring CO and Ethylene. Anal Chem, 2019, 91 (1): 797-802.

33. Behera B, Joshi R, Anil Vishnu GK, et al. Electronic nose: a non-invasive technology for breath analysis of diabetes and lung cancer patients. J Breath Res, 2019, 13 (2): 024001.

34. Tarik Saidi, Omar Zaim, Mohammed Moufid, et al. Exhaled breath analysis using electronic nose and gas chromatography-mass spectrometry for non-invasive diagnosis of chronic kidney disease, diabetes mellitus and healthy subjects. Sensors and Actuators B: Chemical, 2018, 257: 178-188.

第四章

呼出气代谢组学数据的预处理

代谢组学数据分析的目的是希望从获得的数据中挖掘出生物相关信息,然而,代谢组学数据的变异来源很多,不仅包括生物变异,还包括环境影响和操作性误差等方面。在进行统计分析之前,对样品分析后产生的大量原始数据进行预处理,对随后的正确定量和识别样品中存在的挥发性有机化合物(volatile organic compounds,VOCs)是至关重要的,本章将对呼出气代谢组学数据的预处理方法进行详细介绍。

第一节 代谢组学数据预处理的概述

代谢组学研究使用各种分析平台例如气相色谱 - 质谱法(gas chromatography-mass spectrometry,GC-MS)、核磁共振(nuclear magnetic resonance,NMR)从生物样品中提取代谢物数据。这些分析平台产生了大量复杂的数据。生物体内本身含有大量内源性小分子,而具有特定研究意义的生物标志物只是其中很少的一部分,绝大部分代谢物和研究目的无关,这被称为代谢组学数据的高噪声。代谢组学采集的样本量一般较少,但是得到的数据具有高维度的特点,即代谢物的数目远大于样品个数,使得传统的统计学方法无法进行代谢组学数据分析。代谢组学数据同时具有高变异性,一是不同代谢物质本身的理化性质差异巨大,在同一样本中不同代谢物质的浓度变化范围可达 7~9 个数量级;二是样本采集于不同的生物,而这些生物个体间也存在各种差异,如最基本的年龄、性别等,这些因素都可能成为影响代谢产物的因素;三是仪器测量容易受各种因素影响,会出现随机测量误差和系统误差。此外,由于各种代谢物质可能存在一定的交互作用,因此存在于同一样本中的代谢物相互作用关系复杂,增加识别这些具有复杂关系的生物标志物的难度。各种代谢物并非独立存在,而是相互之间具有不同程度的相关性,同时由于碎片、加合物和同位素的存在,使得数据结构存在很大的冗余性,需要采用合理的统计分析策略来揭示隐藏其中的复杂数据关系。代谢组学数据分布不规则,而且数据具有稀疏性(即有很多值为零),因此,传统的一些线性和参数分析方法此时并不适用。

由于代谢组学各种平台获得的三维原始数据杂乱,不能直接反映模型的代谢特征,在进行统计分析之前需要通过一系列步骤对原始数据进行处理,转换原始数据的计算过程统称为数据预处理。数据预处理步骤主要包括降噪、基线校正、从原始数据中提取代谢峰,峰对齐、缺失值处理、数据的标准化等。通过一系列的操作将原始数据中的所有相关信息提取到一个适合于化学计量分析的数据矩阵中。从这些数据中提取有用的信息转换为一系列的数值,使从仪器中获得的原始数据转换为可用于进一步统计分析的可用数据,最终使无法进行比较的样本之间和代谢物之间可以相互比较。

数据预处理是代谢组学的一个挑战性领域。从代谢组数据的原始数据中提取信息以及根据数据分析结果所得到的结论很大程度上依赖于所选择的数据处理和分析的方法。为了最大化获取代谢组学数据中的信息并根据这些有意义的信息得到生物学意义的推论或者结论,特别是生物学机制和分子过程,代谢组学的数据处理和分析的选择就变得极为关键。数据的预处理阶段,往往微小的改变就会引起后续模式识别结果的较大差异。正确的预处理是必不可少的,并且可能是决定您是否能够从数据中提取重要信息的因素。因此代谢组学数据在统计运算前必须进行数据预处理。

(池春杰)

第二节　主要分析软件

数据处理包括很多步骤,这些步骤需要一些应用软件。代谢组学研究数据的收集是使用与气相色谱质谱联用仪合作的特殊商业软件得到的,样本经过 GC-MS 检测得到由质荷比、保留时间和代谢物相对峰强度信息构成的三维原始数据,大多数仪器供应商提供的软件工具可以完成一些预处理任务。然而,依赖于平台供应商提供的软件具有一定的局限性,通常需要辅助应用一些其他的开源或专有数据预处理软件工具,将这些复杂的原始数据转换为开放的标准文件格式。每个软件都有自己的优点和缺点,如何选择取决于处理后的数据和研究目的。经过这个转换之后,这些数据可以在许多代谢组学的商业和公共软件工具中使用,包括 XCMS、MS-DIAL、MZmine、AMDIS、OpenMS、MetAlign、MET-COFEA、MAVEN、MetaboAnalys 等,应用最广泛的软件包括 XCMS(14%),MZmine(3%),AMDIS(13%),MetaboAnalyst(21%),商业软件(38%)和内部软件(11%)。其中,XCMS 和 MSDIAL 可以分析 GC-MS 和液相色谱质谱联用仪(liquid chromatography mass spectrometry,LC-MS)数据。表4-2-1 列出了部分可以进行数据预处理的软件。

表 4-2-1　部分数据预处理的软件

软件名称	主要用途	软件来源
ACD	处理 NMR 数据	ACD 实验室
AMIX tool-kit	分析 NMR,LS-MS 数据	Bruker TopSpin
Automics	NMR 相关代谢组学研究	oftpedia
CCPNMetabolomics	NMR 相关代谢组学研究	CCPN
CDK-Taverna	流程图	GNU Lesser General Public License
Chenomx NMR Suite	获取目标谱图	Chenomx
Chromaa	峰对齐,色谱分析	免费
Chromaligner	LC-MS 数据峰对齐	免费

软件名称	主要用途	软件来源
COLMAR	NMR 谱分析	佛罗里达州立大学
dataChord Spectrum Miner	NMR 处理及可视化	One Moon Scientific
KnowItAll Metabolomics	原始数据处理及标记物确认	BioRad 公司
MetaboAnalyst	网络相关代谢组学处理	阿尔伯塔大学
MetaboHunter	确定 1H-NMR 的代谢物	Natl Res CouncilofCA
MetaboLab	处理 NMR 数据	阿尔伯塔大学
MetaboMiner	确认代谢物	阿尔伯塔大学
Metabonomic Package	NMR 数据统计分析	GNU General Public License
MetAlign	导入 Ms 数据	免费
Metaxcms	XCMS 数据输出	免费
Mnova	NMR、LC-GC MS 数据处理	MestreLab
MZmine 2	MS 数据处理	免费
Newton	多维 NMR 谱数据分析	NMRFAM
NMRPipe	NMR 谱数据分析	National Institutes of Health（NIH）
NUTS	NMR 数据展示及处理	Acorn 软件
Openms	原始数据处理	开放资源
PRIMe：SpinAssign	确定代谢物	Platform for RIKEN Metabolomics
rNMR	NMR 数据可视化	NMRFAM
Topspin	处理 NMR 谱	Bruker TopSpin
VnmrJ	处理 NMR 数据	Agilent
XCMS	处理 LC-MS 原始数据	开源免费
XCMS2	导入质谱数据	开源免费

（池春杰）

第三节　数据预处理的方法

在某种程度上,数据预处理采用的方法步骤取决于研究目的,没有一个通用的方法。一些步骤可能与特定的分析平台更为相关。

一、原始数据输出

在数据预处理前,由于不同仪器获得的代谢数据类型不同,不同的仪器生产商软件生成的数据也不同,首先需要将原始数据转换为可用数据。在基于质谱(mass spectrum,MS)的分析中,测量的变量是质量-电荷比(m/z)。当质谱与液相色谱或气相色谱结合时,在可变空间中增加了一个额外的维度,即色谱保留时间。生物样本经色谱-质谱联用平台检测得到由质荷比、保留时间和代谢物相对峰强度信息构成的三维原始数据,这种数据杂乱且不匹配,不能直接反映研究对象的代谢特征。因为大多数数据通常是光谱噪声,或与生物无关(色谱柱材料、污染物等)。因此,有必要将每个二维样本转换为峰值面积/强度的一维矢量。

首先要对原始数据进行预加工,把原始数据转换成可以应用于一般软件的开放的文件格式,比如 mzML 格式。很多软件都可以进行峰识别、峰对齐、峰校正和保留时间校正,转换后的数据矩阵由几十到上百个样本对应的上千个代谢物(变量)的质谱峰强度组成,这被称为清洁数据。在实际研究中,预处理和统计分析阶段的原始数据指的是清洁数据而非仪器导出的原始数据。代谢组学研究的典型数据库包含数十或数百个谱,其中每个谱由数千个数据点组成。在代谢组学研究中,将数据以表格的形式呈现是很方便的,其中行对应于分析实验,列对应于该实验中的单个测量量,通常是单个谱峰强度。许多软件工具提供了从各种生产商文件格式导入数据的选项,例如 XCMS。

二、降噪

实验中应用的 GC-MS、LC-MS 等平台变异会导致测量误差,具体表现为数据中出现噪声。在进行数据统计分析时,通常会假定代谢物噪声强度呈现正态分布,但是在实际研究中并不是这样。偏态分布的噪声会造成数据的异方差性,进而影响统计分析的结果。研究时应该通过尝试对要分析数据的软件进行设置来确定最合适的参数,否则软件也可能把噪声读成峰值。去噪的具体操作取决于分析平台和使用的仪器,例如,LC-MS 数据包含来自缓冲液和溶剂的化学噪声和来自检测器的电子噪声以及随机噪声,可以通过分析软件中的各种信号处理技术来消除随机噪声。

三、峰值拾取/检测与反褶积

峰值拾取(peak-picking)是预处理过程中的关键步骤,目的是提取检测样品中的每个离子并分配一个特征 m/z-RT 对。在这一步中,从提取的离子色谱进行峰值拾取反褶积(peak integration)需要考虑到可能的基线和噪声结构。

GC-MS 的自动峰检测是通过搜索局部最小值和最大值来完成的。接下来检测峰区,并对所有样品的连接质谱进行比较。质谱之间的标准 Pearson 相关检测方法被用作相似度测量。相关性越高,质谱越相似。质谱之间的计算相似度用于结合所有色谱图中属于同一化合物的峰。在峰值表中每一个 VOC 用一个具体的数值代表,最后峰值表由检测的样本和其中检测到的 VOCs 构成,在这个峰值表中,每个 VOC 都以列的形式表示每个样本峰值下的面积值。

四、基线校正

数据预处理的第一步通常是基于不同类型的多项式拟合方法自动完成的。这里的基线校正是通过 p 样条来完成的,这是一种使用非对称最小二乘方法的二维基线估计。采用这种基线校正方法,影响结果的主要参数有三个,即平滑参数 α、差分顺序 d 和权重值 p。这些参数必须优化。基线估计使用以下参数:气相色谱法(gas chromatography,GC)平台获得的数据通常平滑参数 α 为 109,MS 平台获得的数据平滑参数 α 通常为 102,二阶差异(d=2),权重 p 为 0.99。图 4-3-1 即为基线校正的示意图。

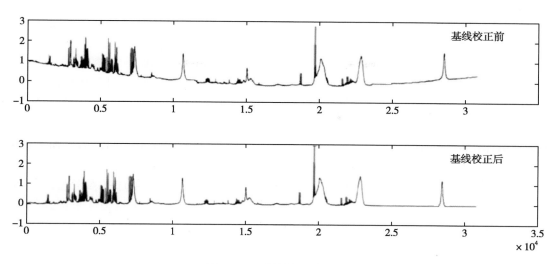

图 4-3-1　基线校正示意图

五、使用高分辨率核磁共振谱法

数据可以直接作为原始谱进行分析或在峰对齐后进行分析。当峰移是系统性的时候，可以通过校准光谱向参考峰进行校正，例如由于在每个样品中添加了内标准品 3- 三甲基硅基丙酸［3-（trimethylsilyl）propionic acid，TSP］而产生 δ 0.00ppm 的单线态。对于血清 / 血浆样品，δ 5.23ppm 的葡萄糖双峰适合替代 TSP，因为 TSP 可能与血清 / 血浆样品中的蛋白质结合，导致峰值形状和位置的变化。然而，样本之间的峰值位置可能仍然有微小却显著的变化。应用峰值对齐算法可以在一定程度上纠正峰值位置的偏移。一些常见的算法是 icoshift 和递归分段式峰对齐算法，这些方法大多确定了样品光谱中峰的位置，并拟合了参考光谱中相应的化学位移。这两种算法都需要参考频谱。可以随机选择参考光谱，也可以使用与其他光谱最接近的样本光谱。使用样本光谱作为参考的替代方法是通过计算整个样本集或质量控制样品（quality control samples，QCs）的均值或中值光谱来创建参考光谱。峰对齐方法的主要缺点是不能正确处理重叠的峰，特别是当两个相邻的峰由于峰移量不同而发生重叠，甚至在样本之间发生位置互换。尽管如此，仔细应用峰对齐后对光谱进行统计分析是分析原始光谱的一个很好的方案。

六、峰对齐

质谱仪技术的改进为 m/z 再现性提供了良好条件；然而对于 RT 值，重复性可能就成为了一个问题，特别是在应用 LC-MS 进行的代谢组学的实验。在色谱分离过程中，由于流动相和柱固定相的变化、温度和压力的变化、柱老化或样品基质的影响，会发生一定的 RT 偏移，最终导致同一个代谢物可以在不同的保留时间出现。RT 偏移会使实际得到的代谢谱图更为复杂，导致变量与代谢物之间的对应关系变得异常混乱，使之后的代谢物归属、定量和模式识别变得更加困难，影响后续的生物标志物辨识。当进行一个长时间的分析成百上千个样品的实验时，这个问题就变得至关重要。因此峰对齐是代谢组学数据预处理过程中的关键步骤之一。峰对齐的目标是分别根据样本的 m/z 和 RT 值对样本中检测到的峰值进行分组。分组的峰随后被整合为峰高或峰面积,并分配到数据表中的某个特征。谱峰对齐算法主要分为三类。

第一代算法,相关优化偏移法(correlation optimized warping,COW)。轮廓对齐方法仅利用保留时间进行峰对齐,而具有相似化学官能团的化合物会出现相似的保留时间,损失掉化合物的相关信息会导致结果出现较高的假阳性率。在代谢组学的数据研究中,当获得需要预处理的色谱数据为全色谱信息,并且没有进行峰检测、特征提取时可以考虑 COW 算法。不同色谱保留时间的偏移掩盖了光谱模式的发现。通过 COW 消除了不同色谱之间不希望出现的峰移。COW 是一种分段偏移的方法,通过线性拉伸和压缩来对齐两个色谱图的片段,目的是最大限度地提高色谱之间的整体相关性。为了校准,必须选择参考色谱,即其他色谱随后与之校准的色谱。参考色谱是根据所有色谱之间的总体相关性来选择的,应选择总体相关性最高的色谱作为参考。COW 技术要求选择峰段的大小和峰段的最大偏移度。COW 算法结果精确,但计算复杂、费时。第二代算法,是将原始数据转变成化合物的峰值列表,每一个化合物用相对应的保留时间、质核比等相关特征信息来进行描述。同时利用保留时间和化合物碎片离子的质谱信息进行谱峰对齐,这种方法可以降低对齐算法的假阳性率。

第二代算法有光谱排序算法(mass spectrometry peak sorting algorithm,MSort)、距离和频谱相关优化对齐(distance and spectrum corelation optimization align-merit,DISCO)和多尺度谱峰对齐算法(multiscale peak alignment,mSPA)等。MSort 算法和 DISCO 算法需要同时利用保留时间和碎片离子的质谱信息进行峰对齐,可以降低峰对齐算法的假阳性率。当数据具有异质性时,不宜选用 MSort 算法;DISCO 算法对非模拟的真实生物样本数据,处理效果较好。另外,如果需要进行进一步的数据分析,宜选用 DISCO 算法,其峰对齐结果可以有效地运用于模式识别和统计显著性检验中。当数据是在相同实验配置下获得的同质数据,且代谢物保留时间漂移较小时,可以选择计算复杂度较低的 mSPA 算法。但此算法对齐效果取决于谱峰团簇的划分,自适应能力不强。

第三代算法,是基于模型的谱峰对齐算法,能处理同质数据和异质数据,不需要进行任何形式的数据转换,如基于经验贝叶斯模型(empirical Bayes model,EBM)的谱峰对齐算法等。当数据是在不同实验配置下获得的异质数据时,最好选择基于分层统计模型的 EBM 算法。该算法不需要进行任何形式的数据转换,能较好地处理实验组间和组内的变异。

七、分箱

样品的 pH 值或者其他特性的微小变化都会导致峰或波谱偏移,这种变化可能会导致数据分析出现误差。即使在峰对齐之后,数据中也可能依然存在轻微的峰偏移。在这种情况下,应该采用分箱(binning)进行数据预处理。因为分箱也可以用于处理原始数据来校准峰偏移,通过分箱,将光谱段转换成一个分类箱来降低光谱分辨率,用一个值来表示每个分箱中的光谱数据曲线下面积。这样数据变得更加紧凑,也易于计算处理。值得注意的是,虽然分箱对于降低分辨率和处理偏差很有吸引力,但在应用时必须小心。为了获得良好的数据,必须谨慎选择装箱方法和参数,否则,峰可能会落在错误的分箱中并被分割,分箱的主要缺点是无法处理重叠的峰。另一个可能发生的问题是,当一个信号被放置在分箱的边界时,会出现比原始光谱更多的伪影。

八、缺失值处理

峰值拾取和对齐后的数据表可能会存在大量"0"值,即包含一些样本中的缺失值(间隙)。缺失值出现的原因一般是由于峰形差,在拣峰过程中会被忽略,以及峰的强度较低,在拣峰过程中无法检测到,也可能是由于代谢物只存在于某些样本中,而在其他样本中浓度为0。缺失值的产生会使数据处理的最终结果产生较大偏倚,也降低了数据分析的效率,这时需要对缺失数据进行删减和填补。一般来讲,如果某一代谢物在一个类别超过80%的样本中的检测强度不为0,则该变量予以保留,反之则剔除,即所谓的"80规则",缺失值填补的预处理算法有列替代法、K邻近法、贝叶斯主成分分析法和多重填补法等。Hrydziuszko等比较了各种缺失值填补方法(包括基于单变量方法和基于多变量方法)处理代谢组学数据的效果,发现K邻近法的填补效果最优。贝叶斯主成分分析法由于利用了数据的全部结构,对样本量较大的随机缺失处理效果较好。多重填补法方法考虑到了缺失数据的不确定性。每种填补缺失值的方法侧重点都不同,在实际研究中必须小心使用这些方法,因为计算是基于整个数据的完整部分,应综合判断输入缺失值的最佳方法。

九、峰的鉴别与定量

光谱数据中,代谢物的识别或注释是代谢组学中的一个重要过程。这个过程包括确定m/z或time(MS)或ppm标度(NMR)对应于特定代谢物的位置。对于MS数据,有几个软件工具和数据库来帮助鉴定代谢物。类似的数据库和工具也可用于核磁共振谱。峰定量是根据信号的面积或高度计算代谢物(绝对/相对)量的基本过程。

如上所述,所有这些方法都有优点和缺点。他们的目的是使样本之间的数据具有可比性,由分析人员决定如何进行预处理,同时要注意可能带来的各种后果。假设数据预处理步骤之后是可比较的,再进入下一个步骤,即对样本进行标准化。值得指出的是,在 δ 5.80ppm 附近的尿素峰值应该从尿液光谱中移除。因为它们并不是随着浓度的变化而成比例变化,它们的存在可能会对样品的归一化产生不利影响。

十、标准化(归一化)

原始光谱数据中的匹配峰通常在其荷质比和保留时间上存在差异,将不同样品中的所有匹配峰或信号被对齐或分组在一起,可以对代谢物(特征)进行适当的比较。除此之外,整个分析过程中设备的性能以及分析样品之间的生物学特性也存在差异,如果样本变异大于分析仪器的变异(LC-MS ± 20%、GC-MS ± 30%),则样品标准化应成为代谢组学分析工作流程中的一部分。与其他数据预处理方法相比,标准化方法更为复杂。

在临床实践中,使用内源性参考代谢物如尿肌酐作为标准化参考物,可以消除个体由于液体摄入或排泄引起的代谢物水平变化的影响。例如基于肌酐的标准化技术,是尿液样本的标准化技术。具体做法是将肌酐浓度作为参考,使代谢产物浓度标准化,然后比较标准化的代谢产物水平是否在可接受的范围内。但是该技术受年龄、种族、性别等诸多因素的影响,涉及到其他生物液体或组织样本时,没有参考的化合物。在代谢组学研究中,样本标准化分析之前消除样本数量或个体原因的差异是一个关键和必要的过程,因为我们的目标是确定生物事件的影响,如代谢水平上的细胞突变或疾病。这些差异造成的变化可以通过样本标准化来消除。

标准化过程可以用于减少批次之间的差异以及数据中的系统误差。根据代谢组学研究的范围和所使用的分析技术，可以使用多种标准化技术。使用内标准（internal standard，IS）的标准化技术被广泛用于减少分析过程中的误差。此外，其他的标准化技术如 MSTS（MS total signal）、MSTUS（total useful signal）、MFC（median fold change normalization）、QC（quality control）、LOESS（locally estimated scatterplot smoothing）也经常用于代谢组学研究，以减少样品制备、仪器灵敏度等引起的误差。

代谢组学研究中，对于推荐使用的最佳标准化技术还没有一个完整的共识。使用 IS 是迄今为止综合组学研究中最常用的标准化方法。然而，在同时分析数千种代谢物的情况下，一种或多种代谢物不能代表所有代谢物。因此，研究者在选择合适的标准化方法时，应该考虑他们的实验条件。选择合适的标准化方法也取决于要分析的生物样品的类型。有些方法只适用于特定的生物环境（如监测尿中肌酐），而其他方法的应用更为广泛。此外，在 MSTS标准化过程中，所有样本均可使用峰值的总密度作为归一化因子，这一方法可普遍应用于所有类型的样本。MSTS 标准化技术可以在一定程度上消除样品制备和样品变化所带来的问题，特别是在涉及组织或细胞培养的不进行同质取样的研究中。

在一定的实验条件下，使用基于 QC 的标准化技术可以有效地消除涉及生物等效样本（血清、组织或细胞培养）的研究中的技术差异。大约 80% 的整合代谢组学研究在研究过程中使用 QC。然而，只有 6% 的人出于标准化目的使用了 QC。LOESS 方法，特别是 QC-RLSC方法，在广泛的代谢组学分析研究中，最大限度地减少了批次间差异的影响。该方法是监测分析变化和评估长期代谢组学分析数据的可靠工具。QC 样品应包含研究中所有组别的样品，以代表所有分析的代谢物。在分析过程中，QC 样品应进行间歇分析。

大多数综合代谢组学研究使用 QC 样品来测定代谢物或测试系统性能。QC 样品法是测定代谢物最重要的方法之一。如果有一种代谢物在质量控制样本中出现的代谢物少于50%，那么该代谢物将从数据中剔除。同样，QC 样品如果在 GC-MS 和 LC-MS 的相对标准偏差（relative standard deviation，RSD）值大于 20% 和 30%，也将剔除。QC 的另一个优点是，它可以与其他标准化技术结合使用。

十一、数据的中心化、标度化和转换

（一）中心化

当清洁、标准化的代谢组学数据准备好进行统计分析时，在开始分析前使用合适的进一步数据预处理方法是很重要的。通过数据预处理，将数据转换成不同的形式。旨在减少技术和测量误差的影响，从而增强相关的生物变异。接下来数据预处理方法的选择取决于所要使用的科学问题和数据分析方法。如果使用单变量分析，一般不需要预处理。然而，当考虑多变量分析方法时，数据预处理在结果的获取和解释中起着重要作用。在以发现生物标志物为目的的非靶向代谢组学研究中，使用基于潜在变量预测的多变量分析技术。这种方法通过投影到最大方差的方向来从数据中提取信息。通过潜在变量投影技术直接分析来自NMR 和 MS 平台的数据，将重点放在平均光谱/剖面上，数据中任何类型的生物变异将被掩盖。因此，在主成分分析（principal component analysis，PCA）和偏最小二乘回归（Partial least squares regression，PLS）之前，对数据表进行平均中心化，即从特征向量的每个元素中减去一个特征的均值,这是一种常见的做法,通常是默认的。平均中心化的目的是去除数据的偏移量,聚焦于生物变异,以及数据中样本之间的相似性/差异性。通过中心化,高浓度代谢物和低浓度代谢物间的浓度差异得到适当的调整,突出数据中波动部分的重要性。中心化是标度化和转换的基础,以下提到的两类方法都要与中心化相结合。

（二）标度化

含量越丰富的代谢物在数据表中值越高,样品间的差异也就越大。NMR 和 MS 平台对低丰度代谢物和高丰度代谢物都是有效的。由于 PCA 和 PLS 关注的是最大方差,仅中心化数据可能不足以发现生物标志物,因为高度丰富的代谢物对模型的贡献起决定性作用,使生物学上重要但含量低的代谢物可能被掩盖,最终导致统计分析的结果出现偏差。因此,需要仔细考虑对数据表中对应于代谢物的每个数值进行标度化。

1. 自动标度化（auto scaling） 也称为单位方差标度化,计算数据的均值和标准差。该数据首先以均值进行中心化。然后,均值中心化数据中的每个元素除以标准差。自动标度化的目的是给所有的数据同等的权重。因此,低丰度和高丰度代谢物对多元模型的权重是一样的。自动标度化的缺点是噪声和无意义的数据将变得和有意义的数值一样具有重要性。此外,将低丰度代谢物的测量误差膨胀,因为它们受到的影响更大。如果进行自动标度化,需要确保数据表中的数据是高质量数据,在分析 MS 数据时,对有噪声的数据或低重复性/线性度的数据进行滤波。在进行 NMR 数据分析时,去除光谱中的噪声和污染区域后,可以更好地使用自动标度化法。当多变量分析与变量选择相结合时,自动标度化也很有用。

2. 柏拉图标度化（pareto scaling） 与自动标度化类似,但在 Pareto scaling 方法中,均值中心化数据中的每个元素都要除以标准差的平方根。Pareto 标度化是均值中心化和自动标度化之间的折中,因为与相应的均值中心化相比,Pareto 标度化的高丰度代谢产物具有较小的权重。尽管如此,Pareto 标度化的数据仍然更接近于均值中心化数据,而仅使用均值中心计数的缺点也同样适用于 Pareto 标度化。因此,多变量分析可能仍倾向于关注丰度高的代谢物。

3. 极差标度化（range scaling） 计算数据的平均值和极差。极差定义为数据中最小值与最大值的差值。均值中心化中的每个元素中除以极差。使用极差作为标度化的因子是有风险的,因为它只对大样本中的少数离群样本敏感。当极差是稳健估计时,它仍然可以替代自动标度化。

4. 大规模标度化（variable stability） 又称变量稳定性标度化,自动标度化数值中的每个元素除以变异系数,变异系数为标准差和平均值的比率。与每个数值对统计模型的权重相等的自动标度化不同,在大规模标度化后,焦点落在更稳定的数值上。该标度化方法假设重要的代谢物产生的数值的变异系数要小,即相对标准差要小,这样它们才会更稳定。这也决定了该标度化方法更适合于浓度变化较小的代谢物。

5. 水平标度化（level scaling） 适合研究某些特定的生物学反应;测量误差波动较大,使用的标度因子是代谢物的平均强度,标度化后的新数据是某种代谢物强度相对于其平均强度变化的百分比,即相对变化值。水平标度化适用于研究特定的某些相对变化大的生物学反应(如应激反应)和发现高浓度生物标志物。

（三）数据转换

数据转换可以用来处理非线性数据,在代谢组学预处理中主要用于校正数据中的噪声。

来自 NMR 和 MS 平台的数据通常会受到来自不同来源的异方差噪声的影响,噪声的数量随着信号强度的增加而增加,一些低浓度代谢物信号可能会被高浓度代谢物信号掩盖。统计分析一般假设噪声是同方差的,即噪声在所有特征上都是一致的。因此,数据可能需要转换成噪声结构不再具有异方差的形式。此外,数据的分布可能是偏态的,在进行任何类型的统计分析之前可能需要转换使其接近正态分布。转换的目的是纠正异方差和偏态。高丰度与低丰度之间的差异显著减小,对数据具有伪标度化效应。尽管如此,它在转换后可能仍然有必要进行中心化和标度化。下面对常见的转换操作进行介绍:

1. 对数转换 代谢组学常用的数据转换方法。对数转换将乘性噪声转变为加性噪声;但无法处理数据中的缺失值,如果数据中各变量的相对标准偏差是一个常量,则使用对数转换能完全消除乘性噪声对代谢物峰强度的累加作用,在实际研究中,这种情况非常罕见。对数转换无法处理数据中的零值,因此对数转换前先要对数据进行缺失值填补。对数转换的另一个缺陷是不能很好地处理峰强度相对标准偏差很大的代谢物,这些物质通常有较低的相对浓度,变异相对于均数更加突出,当峰强度趋于 0 时,对数转换后的数值接近负无穷。

2. Glog 转换 这种转换类似于对数转换,我们定义 x 为数据中未转换的元素,对数转换直接应用 x 做运算,Glog 转换则为 $x+\sqrt{x^2+\lambda}$,λ 为转换参数。通过一系列方法将转换参数最优化后,可以将 Glog 转换看作是一种标度化方法。Glog 转换后的数据表中主要保留的是生物变异。

3. 平方根转换 对于缺失值较多或低浓度代谢物较多的数据,通常选择平方根转换来校正噪声强度。平方根转换后,高浓度代谢物的方差明显减小,使得浓度不同的代谢物的方差近似相等。平方根转换只是缩小了乘性噪声强度,并没有将其转变为加性噪声。数据转换对大数值的影响相较于小数值更大,缩小了高浓度代谢物和低浓度代谢物浓度之间的量级差异,起到了类似标度化的伪标度化作用。大样本量的代谢组学研究涉及到多批次数据的合并,数据中的噪声结构更为复杂,可以考虑标度化和转换两种方法的结合运用。在高维组学数据中,数据转换和标度化之间的相互影响很复杂,应用何种方法还要依据实际情况而定。

转换操作是对所有样本的每个光谱强度执行的,通常是一个列操作,这使得代谢组数据的列剖面(特征量)更具可比性。适当的转换有助于减少噪音背景并改善数据的信息内容,而不适当的转换可导致投影与不需要的、和生物因素无关的数据部分重合,从而在进一步的数据分析中导致错误的解释。

预处理方法的选择不仅取决于代谢数据的特点,还与之后选用的数据分析方法有关。例如,聚类方法关注于特征间相似点(或不同点)的分析,而主成分分析则是试图用尽可能少的成分解释数据中大部分变异(降维);数据预处理可能会改善聚类方法的结果,却使主成分分析的结果模糊化。值得注意的是,上述预处理方法比较研究的结论都是基于研究者在特定条件下模拟得到的数据集和特定的实验数据集的分析而得出的,在外推到其他数据集时要慎重。选择数据预处理方法时要综合考虑研究目的、数据结构特征和拟采用的统计分析方法,再决定预处理的策略和具体方法。

(池春杰)

参 考 文 献

1. Domingo-Almenara X, Siuzdak G. Computational Methods and Data Analysis for Metabolomics. New York：Springer, 2020.

2. Pluskal T, Korf A, Smirnov A, et al. Processing Metabolomics and Proteomics Data with Open Software：A Practical Guide. London：RSC Publishing, 2020.

3. Behrends V, Tredwell GD, Bundy JG. A software complement to AMDIS for processing GC-MS metabolomic data. Analytical Biochemistry, 2011, 415 (2)：206-208.

4. Zhang ZM, Liang YZ, Lu HM, et al. Multiscale peak alignment for chromatographic datasets. Journal of Chromatography A, 2012, 1223：93-106

5. Jeong J, Zhang X, Shi X, et al. An eficient post-hoc integration methods im proving peak alignment of metabolomics data from GCxGC/TOF-MS. BMC Bioinformatics, 2013, 14 (1)：123.

6. Jeong J, Shi X, Zhang X, et al. Model-based peak alignment of metabolomic profiling from comprehensive two-dimensional gas chromatography mass spectrometry. BMC Bioinformatics, 2012, 13：27.

7. Sousa SAA, Magalhães A, Ferreira MMC. Optimized bucketing for NMR spectra：Three case studies. Chemom Intell Lab Syst, 2013, 122：93-102.

8. Mizuno H, Ueda K, Kobayashi Y, et al. The great importance of normalization of LC-MS data for highly-accurate nontargeted metabolomics. Biomed Chromatogr, 2017, 31 (1)：e3864.

9. Wu Y, Li L. Sample normalization methods in quantitative metabolomics. J Chromatogr A, 2016, 1430：80-95.

10. Chen R, Wang Q, Zhao L, et al. Lomatogonium Rotatum for Treatment of Acute Liver Injury in Mice：A Metabolomics Study. Metabolites, 2019, 9 (10)：227.

11. Boelaert J, Kindt RT, Schepers E, et al. State-of-the-art non-targeted metabolomics in the study of chronic kidney disease. Springer, 2014, 10 (3)：425-442.

12. Kordalewska M, Macioszek S, Wawrzyniak R, et al. Multiplatform metabolomics provides insight into the molecular basis of chronic kidney disease. J Chromatogr B Analyt Technol Biomed Life Sci, 2019, 1117：49-57.

13. Keller J, Mellert W, Sperber S, et al. Added value of plasma metabolomics to describe maternal effects in rat maternal and prenatal toxicity studies. Toxicol Lett, 2019, 301：42-52.

14. Mizuno H, Ueda K, Kobayashi Y, et al. The great importance of normalization of LC-MS data for highly-accurate nontargeted metabolomics. WILEY Biomedical Chromatograpgy, 2017, 31：1-7.

15. Barupal DK, Zhang Y, Shen T, et al. A comprehensive plasma metabolomics dataset for a cohort of mouse knockouts within the international mouse phenotyping consortium. Metabolites, 2019, 9 (5)：101.

16. Luan HM, Liu LF, Tang Z, et al. Comprehensive urinary metabolomic profiling and identification of potential noninvasive marker for idiopathic Parkinson's disease. Scientific Reports, 2015, 5：13888.

17. Karaman I. Preprocessing and Pretreatment of Metabolomics Data for Statistical Analysis. Adv Exp Med Biol, 2017, 965：145-116.

第五章

呼出气代谢组学的统计学方法

第一节　代谢组学数据的特点

代谢组学(metabolomics)是系统生物学领域中继基因组学和蛋白质组学之后新近发展起来的一门学科,它通过检测生物体在受到外源刺激或基因修饰后体内代谢物质的变化,进而探索整个生物体的代谢机制。其研究对象为生物体内所有内源性小分子代谢物(分子量<1 000 Da)。研究手段为高通量检测技术和数据处理方法,最终目标是数据建模和生物标志物的筛选。生物样品如血浆、尿液、组织等,经过 GC-MS、NMR、LC/MS 等高通量仪器检测后,得到大量的图谱数据,使用 XCMS(一种用于质谱数据统计分析的生物信息软件)等软件对这些图谱数据进行转换,获得标准格式的数据用于统计分析。

代谢组学数据具有以下特点:①高噪声。生物体内含有大量维持自身正常功能的内源性小分子,具有特定意义的生物标志物只是其中很少一部分,绝大部分代谢物和研究目的无关。②高维度、小样本。代谢物的数目远大于样品个数,不适合使用传统的统计学方法进行分析,多变量分析容易出现过拟合和维数灾难问题。③高变异性。不同代谢物质的理化性质差异巨大,浓度含量动态范围较宽,生物个体间存在各种来源的变异,仪器测量受各种因素影响,容易出现随机测量误差和系统误差。④相互作用关系复杂。各种代谢物质不仅可能具有简单的相加效应,而且可能具有交互作用。⑤相关性和冗余性。各种代谢物并非独立存在,而是相互之间具有不同程度的相关性,同时由于碎片、加合物和同位素的存在,使得数据结构存在很大的冗余性,需要采用合理的统计分析策略来揭示隐藏其中的复杂数据关系。⑥分布的不规则和稀疏性。代谢组学数据分布不规则,而且数据具有稀疏性(即有很多值为零),传统的一些线性和参数分析方法并不适用。

基于这些数据特点,代谢组学数据需要可靠、稳定的统计方法,第四章已详细地介绍了代谢组学的数据处理方法,在本章我们将继续介绍代谢组学的统计方法。

(李恩有　吕　扬)

第二节　多变量统计分析

多变量统计分析(multivariate statistical analysis),又称多元统计分析,简称多变量分析,为统计学的一支,常用于管理科学、社会科学和生命科学等领域。它是从经典统计学中发展起来的一个分支,是一种综合分析方法,它能够在多个对象和多个指标互相关联的情况下分析它们的统计规律。

多元统计分析主要研究客观事物中多个变量(或多个因素)之间相互依赖的统计规律性,它的重要基础之一是多元正态分析,又称多元分析。如果每个个体有多个观测数据,或者从数学上说,如果个体的观测数据能表现为 P 维欧几里得空间的点,那么这样的数据叫做多元数据,而分析多元数据的统计方法就叫做多元统计分析。它是数理统计学中的一个重要分支学科。

20 世纪 30 年代,R.A. 费希尔、H. 霍特林、许宝碌以及 S.N. 罗伊等人作出了一系列奠基性的工作,使多元统计分析在理论上得到迅速发展。早在 19 世纪就出现了处理二维正态总体的一些方法,但系统地处理多维概率分布总体的统计分析问题,则开始于 20 世纪。人们常把 1928 年维夏特分布的导出作为多元分析成为一个独立学科的标志。20 世纪 40 年代,多元分析在心理、教育、生物等方面获得了一些应用。由于应用时常需要大量的计算,加上第二次世界大战的影响,使其发展停滞了相当长的时间。50 年代中期,随着电子计算机的发展和普及,它在地质、气象、标准化、生物、图像处理、经济分析等许多领域得到了广泛的应用,也促进了理论的发展。

多变量分析中常见的分析方法包括:主成分分析(principal component analysis,PCA)、因子分析(factor analysis)、判别分析(discriminant analysis)、聚类分析(cluster analysis)、降维(dimensionality reduction)、结构发现(latent structure discovery)、多变量回归分析(multivariate regression analysis)、典型相关分析(canonical correlation analysis,CCA)、统计分类(classification and discrimination analysis)、特征选择(feature selection)、多维标度缩放(multidimensional scaling)、数据挖掘(data mining)。下面我们将对常用分析方法进行详细介绍。

一、主成分分析

它是一种统计分析、简化数据集的方法。它利用正交变换来对一系列可能相关的变量的观测值进行线性变换,从而投影为一系列线性不相关变量的值,这些不相关变量被称为主成分(principal components)。主成分可以看做是一个线性方程,包含一系列线性系数来指示投影方向。PCA 对原始数据的正则化或预处理敏感(相对缩放)。

(一) PCA 的基本思想

PCA 由卡尔·皮尔逊于 1901 年发明,用于分析数据及建立数理模型,在原理上与主轴定理(principal axis theorem)相似。之后在 30 年代由哈罗德·霍特林独立发展并命名。依据应用领域的不同,在信号处理中也叫做离散 K-L 转换(Karhunen-Loève transform,KLT)。其方法主要是通过对共变异数矩阵进行特征分解,以得出数据的主成分(即特征向量)与它们的权值(即特征值)。其基本原理及过程如下:

1. 将坐标轴中心移到数据的中心,然后旋转坐标轴,使得数据在 C_1 轴上的方差最大,即

全部 n 个数据个体在该方向上的投影最为分散。意味着更多的信息被保留下来。C_1 成为第一主成分。

2. C_2 第二主成分：找一个 C_2，使得 C_2 与 C_1 的协方差（相关系数）为 0，以免与 C_1 信息重叠，并且使数据在该方向的方差尽量最大。

3. 以此类推，找到第三主成分、第四主成分……第 p 个主成分。p 个随机变量可以有 p 个主成分。

PCA 是最简单的以特征量分析多元统计分布的方法。其结果可以理解为对原数据中的方差做出解释：哪一个方向上的数据值对方差的影响最大。换而言之，PCA 提供了一种降低数据维度的有效办法；如果分析者在原数据中除掉最小的特征值所对应的成分，那么所得的低维度数据必定是最优化的（即这样降低维度必定是失去讯息最少的方法）。PCA 经常用于减少数据集的维数，同时保留数据集中对方差贡献最大的特征。这是通过保留低维主成分，忽略高维主成分实现的，这样低维成分往往能够保留住数据的最重要部分。由于主成分分析依赖所给数据，所以数据的准确性对分析结果影响很大。

通常，PCA 运算被看作是揭露数据的内部结构，从而更好地展现数据的变异度。如果一个多元数据集是用高维数据空间坐标系来表示的，那么 PCA 能提供一幅较低维度的图像，相当于数据集在讯息量最多的角度上的一个投影。这样就可以利用少量的主成分让数据的维度降低了（图 5-2-1）。

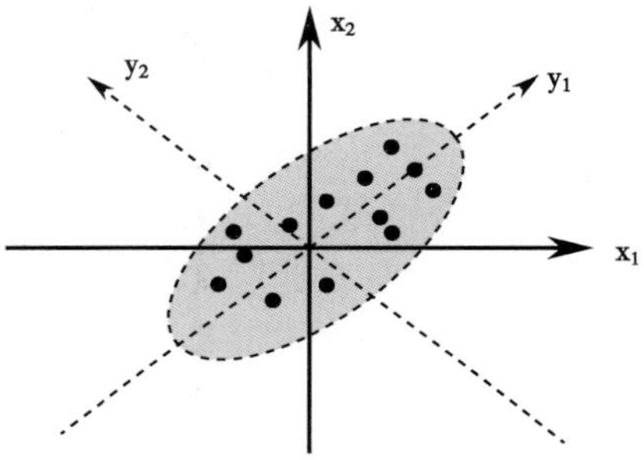

图 5-2-1 主成分分析的原理图

（二）PCA 的主要优势

1. 可消除评价指标之间的相关影响 PCA 在对原指标变量进行变换后形成彼此相互独立的主成分，而且实践证明，指标之间相关度越高，PCA 效果越好。

2. 可减少指标选择的工作量 对于其他评价方法，由于难以消除评价指标间的相关影响，所以选择指标时要花费不少精力，而 PCA 由于可以消除这种相关影响，所以在指标选择上相对容易。

3. 当评级指标较多时还可以在保留绝大部分信息的情况下，用少数几个综合指标代替原指标进行分析 PCA 中各主成分是按方差大小依次排序的，在分析问题时，可以舍弃一部分主成分，只取前后方差较大的几个主成分来代表原变量，从而减少了计算工作量。

4. 在综合评价函数中，各主成分的权数为其贡献率，它反映了该主成分包含原始数据的信息量占全部信息量的比重，这样确定权数是客观的、合理的，克服了某些评价方法确定权数的缺陷。

5. 计算比较规范，便于在计算机上实现，还可以利用专门的软件。

二、因子分析

（一）基本原理

利用降维的思想，由研究原始变量相关矩阵内部的依赖关系出发，把一些具有错综复杂关系的变量表示成少数的公共因子和仅对某一个变量有作用的特殊因子线性组合。就是要从数据中提取对变量起解释作用的少数公共因子（因子分析是主成分的推广，相对于主成分分析,更倾向于描述原始变量之间的相关关系)。

(二)主要步骤

因子分析的主要步骤一般包括以下七个方面:①对数据样本进行标准化处理;②计算样本的相关矩阵 R;③求相关矩阵 R 的特征根和特征向量;④根据系统要求的累积贡献率确定主因子的个数;⑤计算因子载荷矩阵 A;⑥确定因子模型;⑦根据上述计算结果,对系统进行分析。

(三)因子分析与 PCA 的联系

PCA 和因子分析的关系是包含与扩展。当因子分析提取公因子的方法是主成分时,因子分析结论的前半部分内容就是 PCA 的内容,而因子旋转是因子分析的扩展,PCA 是因子分析的中间步骤。从应用范围和功能上讲,因子分析法完全能够替代 PCA,并且解决了 PCA 不利于含义解释的问题,功能更为强大。PCA 结果与因子分析密切相关。因子分析通常包含更多特定领域底层结构的假设,并且求解稍微不同矩阵的特征向量。它也跟 CCA 有关,CCA 定义的坐标系可以最佳地描述两个数据集之间的互协方差,而 PCA 定义了新的正交坐标系,能最佳地描述单个数据集当中的变异数。

三、判别分析

判别分析方法最初应用于考古学,例如要根据挖掘出来的人头盖骨的各种指标来判别其性别、年龄等。近年来,在生物学分类、医疗诊断、地质找矿、石油钻探以及天气预报等许多领域,判别分析方法已经成为一种有效的统计推断方法。判别分析是一种在一些已知研究对象用某种方法已经分成若干类的情况下,确定新样品的观测数据属于哪一类的统计分析方法。

为了能识别待判断的对象 $X=X_1, X_2, \cdots, X_m$ 是属于已知类 $A_1, A_2, \cdots\cdots, A_r$ 中的哪一类,事先必须要有一个一般规则,一旦知道了 X 的值,便能根据这个规则立即作出判断,这样的一个规则为判别规则(用于衡量待判对象与各已知类别接近程度的方法准则)。判别规则往往通过某个函数来表达,我们把它称为判别函数,记作 $W(i;x)$。常用的方法有:距离判别法、Fisher 判别法、贝叶斯判别法、逐步判别法。

由 k 个不同总体的样本来构造判别函数,利用它来决定新的未知类别的样品属于哪一类,这是判别分析所处理的问题。它在医疗诊断、天气预报、图像识别等方面有广泛的应用。例如,为了判断某人是否有心脏病,从健康人和有心脏病的人这两个总体中分别抽取样本,对每人各测两个指标 X_1 和 X_2,可用直线 A 将平面分成 g_1 和 g_2 两部分,落在 g_1 的绝大部分为健康者,落在 g_2 的绝大部分为心脏病患者,利用 A 的垂线方向 $l=(l_1, l_2)$ 来建立判别函数 $y=l_1X_1+l_2X_2$,可以求得一常数 c,使 $y<c$ 等价于 (X_1, X_2) 落在 g_1,$y>c$ 等价于 (X_1, X_2) 落在 g_2。由此得判别规则:若 $l_1X_1+l_2X_2<c$,则 $(X_1, X_2)\in g_1$,即此人为健康者;若 $l_1X_1+l_2X_2>C$,则 $(X_1, X_2)\in g_2$,即此人为心脏病患者;若 $l_1X_1+l_2X_2=c$ 则为待定。此例的判别函数是线性函数,简单方便,在实际问题中经常使用。但有时也用非线性判别函数,特别是二次判别函数。建立判别函数和判别规则有不少准则和方法,常用的有贝叶斯准则、费希尔准则、距离判别、回归方法和非参数方法等。

无论用哪一种准则或方法建立的判别函数和判别规则,都可能产生错判,错判所占的比率用错判概率来度量。当总体间区别明显时,错判概率较小;否则错判概率较大。判别函数的选择直接影响到错判概率,故错判概率可用来比较不同方法的优劣。

变量(如上例中的 X_1 和 X_2)选择的好坏是使用判别分析的最重要的问题,常用逐步判别的方法来筛选出一些确有判别作用的变量。利用序贯分析的思想又产生了序贯判别分析。例如医生在诊断时,先确定是否有病,然后确定是哪个系统有病,再确定是什么性质的病等。

四、聚类分析

亦称为群集分析,是对于统计数据分析的一门技术,在许多领域受到广泛应用,包括机器学习、数据挖掘、模式识别、图像分析以及生物信息。聚类是把相似的对象通过静态分类的方法分成不同的组别或者更多的子集,让在同一个子集中的对象都有相似的一些属性,常见的包括坐标系中更加短的空间距离等。

聚类类型

数据聚类算法可以分为结构性和分散性。

1. 结构性聚类　结构性算法利用以前成功使用过的聚类器进行分类,而分散型算法则是一次确定所有分类。结构性算法可以从上至下或者从下至上双向进行计算。从下至上算法以每个对象作为单独分类开始,不断融合其中相近的对象。而从上至下算法则是把所有对象作为一个整体分类,然后逐渐分小。分散式聚类算法,是一次性确定要产生的类别,这种算法也已应用于从下至上聚类算法。基于密度的聚类算法,是为了挖掘有任意形状特性的类别而发明的。此算法把一个类别视为数据集中大于某阈值的一个区域。DBSCAN 和 OPTICS 是两个典型的算法。

许多聚类算法在执行之前,需要指定从输入数据集中产生的分类个数。除非事先准备好一个合适的值,否则必须决定一个大概值,关于这个问题已经有一些现成的技术。在结构性聚类中,关键性的一步就是选择测量的距离。一个简单的测量就是使用曼哈顿距离,它相当于每个变量的绝对差值之和。该名字的由来是纽约市区测量街道之间的距离是由人步行的步数来确定的。一个更为常见的测量是欧氏空间距离,他的算法是找到一个空间,来计算每个空间中点到原点的距离,然后对所有距离进行换算。常用的几个距离计算方法:欧氏距离(L_2 范数)、曼哈顿距离(Manhattan distance, L_1 范数)、无穷范数、马氏距离、余弦相似性、汉明距离。

在得到距离值之后,元素间可以被联系起来。通过分离和融合可以构建一个结构。传统上,表示的方法是树形数据结构,然后对该结构进行修剪。树的根节点表示一个包含所有项目的类别,树叶表示与个别的项目相关的类别。层次聚类算法,要么是自底向上聚集型的,即从叶子节点开始,最终汇聚到根节点;要么是自顶向下分裂型的,即从根节点开始,递归的向下分裂。任意非负值的函数都可以用于衡量一对观测值之间的相似度。决定一个类别是否分裂或者合并的是一个连动的标准,它是两两观测值之间距离的函数。在一个指定高度上切割此树,可以得到一个相应精度的分类。

2. 分散性聚类　分散性聚类包括两种方法,分别为 K- 均值法和 QT 聚类算法

(1) K- 均值法聚类:K- 均值算法表示以空间中 k 个点为中心进行聚类,对最靠近他们的对象归类。例如:数据集合为三维,聚类以两点:X= (x_1, x_2, x_3),Y= (y_1, y_2, y_3)。中心点 Z 变为 Z= (z_1, z_2, z_3),其中 $z_1 = (x_1 + y_1)/2, z_2 = (x_2 + y_2)/2, z_{3=} (x_3 + y_3)/2$。

算法归纳为(J. MacQueen, 1967):①选择聚类的个数 k;②任意产生 k 个聚类,然后确定

聚类中心,或者直接生成 k 个中心;③对每个点确定其聚类中心点;④再计算其聚类新中心;⑤重复以上步骤直到满足收敛要求(通常就是确定的中心点不再改变)。

该算法的最大优势在于简洁和快速。劣势在于对于一些结果并不能够满足需求,因为结果往往需要随机点的选择非常巧合。

(2) QT 聚类算法:①设定聚类直径阈值 D;②以每一个样本为初始聚类中心,在特征空间,逐渐合并与之最近的样本,直到增加样本时,该类的直径将超过给定阈值 D,则直径 D 内的所有样本归为一类;③以每个样本为初始中心聚类完成后,把样本最多的一类作为第一类,从样本中移除该类样本,余下样本继续进行第二类,直到所有样本都归类;④根据每类样本的个数,筛选真正的聚类中心,对于样本较少的类,可能是孤立点,可以舍弃。

QT 聚类算法的优点是不需要指定聚类中心与聚类数目,是一种确定性算法;不足之处包括:每次都以每个样本为初始中心聚类,选择样本最多的类作为新产生的类,计算复杂,迭代次数多;通过直径 D 确定类的范围,不能识别数据集中合理的边界,只适用于某些特定聚类。

五、多变量回归分析

多变量回归分析(multivariate regression analysis)是指在相关变量中将一个变量视为因变量,其他一个或多个变量视为自变量,建立多个变量之间线性或非线性数学模型数量关系式并利用样本数据进行分析的统计分析方法。另外,也有讨论多个自变量与多个因变量的线性依赖关系的多元回归分析,称为多元多重回归分析模型。多变量回归分析的特点是同时处理多个因变量。回归系数和常数的计算公式与通常的情况相仿,只是由于因变量不止一个,原来的每个回归系数在此都成为一个向量。因此,关于回归系数的检验要用 T 检验;对回归方程的显著性检验要用 P 检验。

通常影响因变量的因素有多个,这种多个自变量影响一个因变量的问题可以通过多元回归分析来解决。例如,经济学知识告诉我们,商品需求量除了与商品价格有关外,还受到替代品的价格、互补品的价格和消费者收入等因素,甚至还包括商品品牌这一品质变量的影响。

六、典型相关分析

典型相关分析(canonical correlation analysis, CCA)利用综合变量对之间的相关关系来反映两组指标之间的整体相关性的多元统计分析方法。它的基本原理是:为了从总体上把握两组指标之间的相关关系,分别在两组变量中提取有代表性的两个综合变量 U_1 和 V_1(分别为两个变量组中各变量的线性组合),利用这两个综合变量之间的相关关系来反映两组指标之间的整体相关性。

简单相关系数描述两组变量相关关系的缺点:只是孤立考虑单个 X 与单个 Y 间的相关,没有考虑 X、Y 变量组内部各变量间的相关。两组间有许多简单相关系数,使问题显得复杂,难以从整体描述。典型相关是简单相关、多重相关的推广。典型相关是研究两组变量之间相关性的一种统计分析方法,也是一种降维技术。

1936 年,Hotelling 提出典型相关分析。考虑两组变量的线性组合,并研究它们之间的相关系数 p(u,v)。在所有的线性组合中,找一对相关系数最大的线性组合,用这个组合的单相关系数来表示两组变量的相关性,叫做两组变量的典型相关系数,而这两个线性组合叫做一对典型变量。在两组多变量的情形下,需要用若干对典型变量才能完全反映出它们之间的相关性。下一步,再在两组变量与(u_1, v_1)不相关的线性组合中,找一对相关系数最大的线性组合,它就是第二对典型变量,而且$p(u_2, v_2)$就是第二个典型相关系数。这样下去,可以得到若干对典型变量,从而提取出两组变量间的全部信息。

典型相关分析的实质就是在两组随机变量中选取若干个有代表性的综合指标(变量的线性组合),用这些指标的相关关系来表示原来的两组变量的相关关系。这在两组变量的相关性分析中,可以起到合理简化变量的作用;当典型相关系数足够大时,可以像回归分析那样,由一组变量的数值预测另一组变量的线性组合的数值。

七、特征选择

统计学中,特征选择也被称为变量选择、属性选择或变量子集选择。它是指为了构建模型而选择相关特征(即属性、指标)子集的过程。使用特征选择有三个原因:简化模型,使之更易于被研究人员或用户理解;缩短训练时间;改善通用性、降低过拟合(即降低方差)。

要使用特征选择技术的关键假设是:训练数据包含许多冗余或无关的特征,因而移除这些特征并不会导致丢失信息。冗余或无关特征是两个不同的概念。如果一个特征本身有用,但这个特征与另一个有用特征强相关,且那个特征也出现在数据中,那么这个特征可能就变得多余。

特征选择技术与特征提取有所不同。特征提取是从原有特征的功能中创造新的特征,而特征选择则只返回原有特征中的子集。特征选择技术常常用于许多特征但样本(即数据点)相对较少的领域。特征选择应用的典型包括:解析书面文本和微阵列数据,这些场景下特征成千上万,但样本只有几十到几百个。

特征选择算法可以被视为搜索技术和评价指标的结合。前者提供候选的新特征子集,后者为不同的特征子集打分。最简单的算法是测试每个特征子集,找到错误率最低的子集。这种算法需要穷举搜索空间,难以算完所有的特征集,只能涵盖很少一部分特征子集。选择何种评价指标很大程度上影响了算法。通过选择不同的评价指标,可以把特征选择算法分为三类:包装类、过滤类和嵌入类方法。

(一)包装类方法

使用预测模型给特征子集打分。每个新子集都被用来训练一个模型,然后用验证数据集来测试。通过计算验证数据集上的错误次数(即模型的错误率)给特征子集评分。由于包装类方法为每个特征子集训练一个新模型,所以计算量很大。不过,这类方法往往能为特定类型的模型找到性能最好的特征集。

(二)过滤类方法

采用代理指标,而不根据特征子集的错误率计分。所选的指标算得快,但仍然能估算出特征集好不好用。常用指标包括互信息、逐点互信息、皮尔逊积矩相关系数、每种分类/特征的组合的帧间/帧内类距离或显著性测试评分。过滤类方法计算量一般比包装类小,但这类方法找到的特征子集不能为特定类型的预测模型调校。由于缺少调校,过滤类方法所选取的特征集会比包装类选取的特征集更为通用,这往往会导致比包装类的预测性能更低。不过,由于特征集不包含对预测模型的假设,更有利于暴露特征之间的关系。许多过滤类方法提供特征排名,而非显式提供特征子集。要从特征列表的哪个点切掉特征,需靠交叉验证来决定。过滤类方法也常常用于包装方法的预处理步骤,以便在问题太复杂时依然可以用包装方法。

(三) 嵌入类方法

包括所有构建模型过程中用到的特征选择技术。这类方法的典范是构建线性模型的 LASSO 方法。该方法给回归系数加入了 L_1 惩罚,导致其中的许多参数趋于零。任何回归系数不为零的特征都会被 LASSO 算法"选中"。LASSO 的改良算法有 Bolasso 和 FeaLect。Bolasso 改进了样本的初始过程。FeaLect 根据回归系数组合分析给所有特征打分。另外一个流行的做法是递归特征消除(recursive feature elimination)算法,通常用于支持向量机,通过反复构建同一个模型移除低权重的特征。这些方法的计算复杂度往往在过滤类和包装类之间。

传统的统计学中,特征选择的最普遍形式是逐步回归,这是一个包装类技术。它属于贪心算法,每一轮添加该轮最优的特征或者删除最差的特征。主要的调控因素是决定何时停止算法。在机器学习领域,这个时间点通常通过交叉验证找出。在统计学中,某些条件已经优化,因而会导致嵌套引发问题。此外,还有更健壮的方法,如分支约束和分段线性网络。

八、数据挖掘

它是一个跨学科的计算机科学分支,应用人工智能、机器学习、统计学和数据库的交叉方法,在相对较大型的数据集中发现模式的计算过程。

数据挖掘过程的总体目标是从一个数据集中提取信息,并将其转换成可理解的结构,以便进一步使用。除了原始分析步骤,它还涉及到数据库和数据管理方面、数据预处理、模型与推断方面考量、兴趣度度量、复杂度的考虑,以及发现结构、可视化及在线更新等后处理。数据挖掘是"资料库知识发现"(knowledge-discovery in databases,KDD)的分析步骤,本质上属于机器学习的范畴。

数据挖掘的实际工作是对大规模数据进行自动或半自动的分析,以提取过去未知的有价值的潜在信息,例如数据的分组(通过聚类分析)、数据的异常记录(通过异常检测)和数据之间的关系(通过关联式规则挖掘)。这通常涉及数据库技术,例如空间索引(spatial index)。这些潜在信息可通过对输入数据处理之后的总结来呈现,之后可以用于进一步分析,比如机器学习和预测分析。例如,进行数据挖掘操作时可能要把数据分成多组,然后使用决策支持系统以获得更加精确的预测结果。不过数据收集、数据预处理、结果解释和撰写报告都不算数据挖掘的步骤,但是它们确实属于 KDD 过程,只不过是一些额外的环节。

(一) KDD 过程通常被定义为以下阶段

1. 选择　确定发现任务的操作对象,即目标数据,根据用户的需要从原始数据库中抽取一组数据。

2. 预处理　包括消除噪声、推导计算缺值数据、消除重复记录、完成数据类型转换等。

3. 变换　削减数据维度或降维,即从初始特征中找出真正有用的特征以减少数据挖掘时要考虑的特征或变量个数。

4. 数据挖掘　首先要确定挖掘的任务或目的,如分类、聚类或关联规则等。确定任务后,就要决定使用的挖掘算法,最后实施数据挖掘操作,获取有用的模式。

5. 解释 / 评估　数据挖掘阶段发现出来的模式, 经评估: 可能存在冗余或无关的模式, 则需将其剔除; 也可能有不满足用户要求的模式, 则需要退回到发现过程前面的阶段, 如重新选取数据、采用新的数据变换方法、设定新的参数值, 甚至换一种挖掘算法等。

另外, KDD 由于最终是面向人类用户的, 因此可能要对发现的模式进行可视化, 或者把结果转换为用户易懂的方式, 如把分类决策树转换为 "if...then" 式规则。

(二) 数据挖掘涉及六类常见的任务

1. 异常检测(异常 / 变化 / 偏差检测)　识别不寻常的数据记录, 错误数据需要进一步调查。

2. 关联规则学习(依赖建模)　搜索变量之间的关系。例如, 一个超市可能会收集顾客购买习惯的数据。运用关联规则学习, 超市可以确定哪些产品经常一起买, 并利用这些信息帮助营销。有时被称为市场购物篮分析。

3. 聚类　是在未知数据的结构下, 发现数据的类别与结构。

4. 分类　是对新的数据推广已知的结构的任务。例如, 一个电子邮件程序可能试图将一个电子邮件分类为 "合法的" 或 "垃圾邮件"。

5. 回归　试图找到能够以最小误差对该数据建模的函数。

6. 汇总　提供了一个更紧凑的数据集表示, 包括生成可视化和报表。

(三) 数据挖掘的方法

数据挖掘的方法包括监督式学习、无监督式学习、半监督学习和增强学习。

1. 监督学习(supervised learning)　又叫有监督学习、监督式学习, 是机器学习的一种方法, 可以由训练资料中学到或建立一个模式, 并依此模式推测新的实例。训练资料由输入物件和预期输出组成。函数的输出可以是一个连续的值(称为回归分析), 或是预测一个分类标签。

一个监督式学习者的任务在观察完一些事先标记过的训练范例(输入和预期输出)后, 去预测这个函数任何可能出现的输入和输出。要达到此目的, 学习者必须以"合理"的方式从现有的资料中一般化到非观察到的情况。在人类和动物感知中, 通常被称为概念学习。

监督式学习有两种形态的模型。一种是监督式学习产生一个全域模型, 会将输入物件对应到预期输出。而另一种是将这种对应实作在一个区域模型。为了解决一个给定的监督式学习的问题, 必须考虑以下步骤:

(1) 决定训练资料范例的形态: 在做其他事前, 工程师应决定要使用哪种资料为范例。例如, 可能是一个手写字符, 或一整个手写的词汇, 或一行手写文字。

(2) 搜集训练资料: 这资料需要具有真实世界的特征, 可以由人类专家或(机器或感测器)测量得到输入资料及其相对应的输出。

(3) 决定学习函数输入特征的表示法: 学习函数的准确度与输入的物件如何表示有很大的关联度。传统上, 输入的资料会被转成一个特征向量, 包含了许多关于描述物件的特征。因为维数灾难的关系, 特征的个数不宜太多, 但也要足够大, 才能准确地预测输出。

(4) 决定要学习的函数和其对应的学习演算法所使用的资料结构: 例如, 工程师可能选择人工神经网络和决策树。

(5) 完成设计: 工程师接着在搜集到的资料上运行学习演算法。可以将资料运行在资料的子集(称为验证集)或交叉验证上, 来调整学习演算法的参数。参数调整后, 演算法可以运行在不同于训练集的测试集上。

2. 无监督学习（unsupervised learning） 是机器学习的一种方法，没有给定事先标记过的训练范例，自动对输入的资料进行分类或分群。无监督学习主要包含：聚类分析、关联规则和维度缩减。它是监督式学习和强化学习等策略之外的一种选择。一种常见的无监督学习是数据聚类。在人工神经网路中，生成对抗网络（generative adversarial network，GAN）、自组织映射（self-organizing map，SOM）和适应性共振理论（adaptive resonance theory，ART）则是最常用的无监督式学习。

无监督式学习常使用的方法有很多种，包括：分群法（K-平均演算法、混合模型、阶层式分群）；异常检测；人工神经网路（自编码、深度置信网络、赫布学习、生成对抗网路、自组织映射）；学习潜在变数模型的方法（最大期望演算法、矩估计、盲信号分离技术）。

3. 半监督学习（semi-supervised learning，SSL） 是模式识别和机器学习领域研究的重点问题，是监督学习与无监督学习相结合的一种学习方法。半监督学习使用大量的未标记数据，以及标记数据，来进行模式识别工作。当使用半监督学习时，将会要求尽量少的人员来从事工作，同时，又能够带来比较高的准确性，因此，半监督学习正越来越受到人们的重视。

半监督学习的基本设置是给定一个来自某未知分布的有标记示例集 L={（x_1,y_1），（x_2，y_2）…（$x_{|L|},y_{|L|}$）} 以及一个未标记示例集 U={x_1',x_2',…$x_{|U|}'$}，期望学得函数 f:X → Y 可以准确地对示例 x 预测其标记 y。这里 $x_i,x_{j'}$ ∈ X 均为 d 维向量，y_i ∈ Y 为示例 x_i 的标记，|L| 和 |U| 分别为 L 和 U 的大小，即它们所包含的示例数。

半监督学习的基本思想是利用数据分布上的模型假设建立学习器对未标签样例进行标签。它的形式化描述是给定一个来自某未知分布的样例集 S=LU，其中 L 是已标签样例集 L={（x_1,y_1），（x_2,y_2）…（$x_{|L|},y_{|L|}$）}，U 是一个未标签样例集 U={x_1',x_2',…$x_{|U|}'$}，希望得到函数 f:X → Y 可以准确地对样例 x 预测其标签 y。其中 $x_i,x_{j'}$ ∈ X 均为 d 维向量，y_i ∈ Y 为样例 x_i 的标签，|L| 和 |U| 分别为 L 和 U 的大小，即所包含的样例数，半监督学习就是在样例集 S 上寻找最优的学习器。如果 S=L，那么问题就转化为传统的有监督学习；反之，如果 S=U，那么问题就转化为传统的无监督学习。如何综合利用已标签样例和未标签样例，是半监督学习需要解决的问题。

在半监督学习中有三个常用的基本假设来建立预测样例和学习目标之间的关系：

（1）平滑假设（smoothness assumption）：位于稠密数据区域的两个距离很近的样例的类标签相似，也就是说，当两个样例被稠密数据区域中的边连接时，它们在很大的概率下有相同的类标签；相反，当两个样例被稀疏数据区域分开时，它们的类标签趋于不同。

（2）聚类假设（cluster assumption）：当两个样例位于同一聚类簇时，它们在很大的概率下有相同的类标签。这个假设的等价定义为低密度分离假设，即分类决策边界应该穿过稀疏数据区域，而避免将稠密数据区域的样例分到决策边界两侧。

聚类假设是指样本数据间的距离比较近时，则它们拥有相同的类别。根据该假设，分类边界就必须尽可能地通过数据较为稀疏的地方，以避免把密集的样本数据点分到分类边界的两侧。在这一假设的前提下，学习算法就可以利用大量未标记的样本数据来分析样本空间中样本数据的分布情况，从而指导学习算法对分类边界进行调整，使其尽量通过样本数据布局比较稀疏的区域。例如，Joachims 提出的转导支持向量机算法，在训练过程中，算法不断修改分类超平面并交换超平面两侧某些未标记的样本数据的标记，使得分类边界在所有训练数据上最大化间隔，从而能够获得一个通过数据相对稀疏的区域，又尽可能正确划分所有有标记的样本数据的分类超平面。

（3）流形假设（manifold assumption）：将高维数据嵌入到低维流形中，当两个样例位于低维流形中的一个小局部邻域内时，它们具有相似的类标签。

流形假设的主要思想是同一个局部邻域内的样本数据具有相似的性质，因此其标记也应该相似。这一假设体现了决策函数的局部平滑性。与聚类假设的主要不同是，聚类假设主要关注的是整体特性，流形假设主要考虑的是模型的局部特性。在该假设下，未标记的样本数据就能够让数据空间变得更加密集，有利于更加标准地分析局部区域的特征，也使得决策函数能够比较完满地进行数据拟合。流形假设有时候也可以直接应用于半监督学习算法中。例如，Zhu 等人利用高斯随机场和谐波函数进行半监督学习，首先利用训练样本数据建立一个图，图中每个结点就代表一个样本，然后根据流形假设定义的决策函数，求得最优值，获得未标记样本数据的最优标记；Zhou 等人利用样本数据间的相似性建立图，然后让样本数据的标记信息不断通过图中的邻近样本传播，直到图模型达到全局稳定状态为止。从本质上说，这三类假设是一致的，只是相互关注的重点不同。其中流形假设更具普遍性。

4. 强化学习（reinforcement learning，RL）　是机器学习中的一个领域，强调如何基于环境而行动，以取得最大化的预期利益。在机器学习问题中，环境通常被抽象为马尔可夫决策过程（Markov decision processes，MDP），因为很多强化学习算法在这种假设下才能使用动态规划的方法。传统的动态规划方法和强化学习算法的主要区别是，后者不需要关于 MDP 的知识，而且是针对无法找到确切方法的大规模 MDP。

强化学习是除了监督学习和非监督学习之外的第三种基本的机器学习方法。与监督学习不同的是，强化学习不需要带标签的输入输出对，同时也无需对非最优解进行精确纠正。其关注点在于寻找探索（对未知领域的）和利用（对已有知识的）的平衡，强化学习中的"探索 - 利用"的交换，在多臂老虎机问题和有限 MDP 中研究得最多。

其灵感来源于心理学中的行为主义理论，即有机体如何在环境给予奖励或惩罚的刺激下，逐步形成对刺激的预期，产生能获得最大利益的习惯性行为。这个方法具有普适性，因此在其他许多领域都有研究，例如博弈论、控制论、运筹学、信息论、仿真优化、多智能体系统、群体智能、统计学以及遗传算法。在运筹学和控制理论研究的语境下，强化学习被称作"近似动态规划"。最优控制理论中也在研究这个问题，虽然大部分的研究是关于最优解的存在和特性，并非是学习或者近似方面。在经济学和博弈论中，强化学习被用来解释在有限理性的条件下如何出现平衡。

在运筹学和控制文献中，强化学习被称为近似动态规划或神经动态规划。强化学习所感兴趣的问题在最优控制（一种关注最优解的存在性、表示和求解的理论，但较少涉及学习和近似）中也有所研究，尤其是在环境的数学模型难以求得的时候。在经济学和博弈论中，强化学习可能被用来解释在有限的理性下如何达到平衡状态。

基本的强化学习被建模为马尔可夫决策过程，具体包括：①环境状态的集合 S；②动作的集合 A；③在状态之间转换的规则（转移概率矩阵）P；④规定转换后"即时奖励"的规则（奖励函数）R；⑤描述主体能够观察到什么的规则。规则通常是随机的。主体通常可以观察即时奖励和最后一次转换。在许多模型中，主体被假设为可以观察现有的环境状态，这种情况称为"完全可观测"，反之则称为"部分可观测"。通常，主体被允许的动作是有限的，例如，在棋盘中棋子只能上、下、左、右移动,或是使用的钱不能多于所拥有的。

强化学习的主体与环境基于离散的时间步作用。在每一个时间 t,主体接收到一个观测 Ot,通常其中包含奖励 Rt。然后从允许的集合中选择一个动作 At,送出到环境中去。环境则变化到一个新的状态 St+1,并决定了和这个变化(St, At, St+1)相关联的奖励 Rt+1。强化学习主体的目标是得到尽可能多的奖励。主体选择的动作是其历史的函数,它也可以选择随机的动作。将这个主体的表现和自始至终以最优方式行动的主体相比较,它们之间的行动差异产生了"悔过"的概念。如果要接近最优的方案来行动,主体必须根据它的长时间行动序列进行推理:例如,要最大化我的未来收入,我最好现在去上学,虽然这样行动的即时货币奖励为负值。因此,强化学习对于包含长期反馈的问题比短期反馈的表现更好。它在许多问题上得到应用,包括机器人控制、电梯调度、电信通讯、双陆棋和西洋跳棋。

强化学习的强化来源于两个方面:使用样本来优化行为,使用函数近似来描述复杂的环境。它们使得强化学习可以使用在以下复杂的环境中:①模型的环境已知,且解析解不存在;②仅仅给出环境的模拟模型(模拟优化方法的问题);③从环境中获取信息的唯一办法是和它互动。前两个问题可以被考虑为规划问题,而最后一个问题可以被认为是真正的学习问题。使用强化学习的方法,这两种规划问题都可以被转化为机器学习问题。

数据挖掘的价值一般带有一定的目的,而目的是否能够实现可以通过结果验证来实现。验证是指"通过提供客观证据对规定要求已得到满足的认定",而这个"认定"活动的策划、实施和完成,与"规定要求"的内容紧密相关。数据挖掘过程中数据验证的"规定要求"的设定,往往与数据挖掘要达到的基本目标、过程目标和最终目标有关。验证的结果可能是"规定要求"得到完全满足,或者完全没有得到满足,以及其他介于两者之间的满足程度。验证可以由数据挖掘的人自己完成,也可以通过其他人参与或完全通过他人的项目,以与数据挖掘者毫无关联的方式进行验证。一般验证过程中,数据挖掘者是不可能不参与的,但对于认定过程中客观证据的收集、认定的评估等过程,如果通过与验证提出者无关的人来实现,往往更具客观性。通过结果验证,数据挖掘者可以得到对自己所挖掘的数据价值高低的评估。

(李恩有　吕　扬)

第三节　数 据 融 合

数据融合或数据拼接是指将来自不同数据平台的数据(例如 GC-MS、核磁共振、16S 核糖体 RNA 测序等)整合起来。数据融合背后的原理是不同类型的样本(例如呼出气、血液、粪便)在检查特定队列时是彼此互补的。当不同的技术测量相同的样本时,例如通过 GC-MS 和多毛细管柱离子迁移谱(multicapillary column ion mobility spectroscopy,MCC-IMS)检测呼出气样本,因为利用了每种技术在化合物检测方面的不同优势,通过组合这些互补样本和 / 或技术的数据,可以为已有队列获得更高的预测精度。数据融合广泛应用于许多研究领域,为人体挥发性物质的研究带来了希望。

数据融合可以在三个不同的层次上进行:低级、中级和高级融合。

低级融合是所有融合中最简单的,因为它通过将来自不同平台的数据放在一起连接起来,无需任何预先分析。这意味着用于进一步分析的融合基质将包括与测量样本数量相同的行数,以及与所有不同数据平台测量的所有化合物数量相同的列数。通常不采用低级融合，因为将数百甚至数千个变量串联在一个矩阵中会过度增加数据的维数，从而难以对其进行分析。

中级融合是融合变量或特征；因此，它需要分别对每个数据平台进行预先分析。一方面，可以找到每个平台的重要变量，例如，通过 RF17 或显著性多元相关，将来自平台的所有重要变量放置在彼此旁边，以创建用于进一步分析的融合矩阵。另一方面，每个平台都有重要特性，如通过实现 PCA12（并利用 PCs）或 PLS14、15（并利用 LV）。然后将所有平台的所有特征并排放置，以创建融合矩阵。中级融合是应用最广泛的融合级别。

高级融合需要事先对每个数据平台进行单独分析，它与低级和中级融合都有很大不同，因为它结合了结果而不是实际数据（即变量或特征）。组合结果的最常见方法是多数表决。例如，如果感兴趣的样本从大多数模型中被分类为 1 类（即那些建立在单个平台上的），并且作为来自少数模型的类别 2，那么对于这个感兴趣的样本，高级融合结果将是类别 1。高级别融合可以展示出色的预测结果，这是由这种融合的性质所预期的。尽管如此，采用高水平融合时，发现潜在生物标志物和将来自不同平台的化合物输出相互关联的可能性就丧失了。这一结果是可以预料到的，因为高级别融合并不适用于实际数据，而是适用于结果。最近，提出了一种新的更先进的使用核的数据融合方法。作者将他们的方法命名为多核学习数据融合，因为一旦在每个平台上分别执行变量选择，则每个平台就被映射到核空间。接下来，通过使用加权和以线性方式组合所有不同的核，获得用于进一步分析的融合矩阵。使用内核等同于使用样本；因此，理论上，对原始变量（如它们在样本中的表现或它们的重要性）的融合可能具有挑战性。

总之，数据融合可以对研究的结果产生积极的影响，但是没有直接的答案来确定哪种数据融合方法是最好的，因为这在很大程度上取决于每项研究的目的。

（李恩有　吕　扬）

参 考 文 献

1. 柯朝甫，张涛，武晓岩，等 . 中国卫生统计，2014,31（02）:357-359.

2. Abdi H,Williams L J. Principal component analysis. Wiley Interdisciplinary Reviews Computational Statistics, 2010,2（4）:433-459.

3. James G,D Witten,Hastie T,et al. An Introduction to Statistical Learning. New York:Springer,2013.

4. Bermingham M L,Pong-Wong R,Spiliopoulou A,et al. Application of high-dimensional feature selection: evaluation for genomic prediction in man. Scientific Reports,2015,5:10312.

5. Zare,Habil. Scoring relevancy of features based on combinatorial analysis of Lasso with application to lymphoma diagnosis. BMC Genomics,2013,14（Suppl 1）:S14.

6. Witten Ian H,Frank Eibe,Hall Mark A. Data Mining:Practical Machine Learning Tools and Techniques. Philadelphia:Elsevier,2011.

7. 刘晋，张涛，李康 . 多重假设检验中 FDR 的控制与估计方法 . 中国卫生统计，2012（2）:305-308.

8. Yang J,Chen T,Sun L,et al. Potential metabolite markers of schizophrenia. Molecular Psychiatry,2011,18（1）: 67-78.

9. Zhang T,Wu X,Ke C,et al. Identification of potential biomarkers for ovarian cancer by urinary metabolomic profiling. Journal of Proteome Research,2013,12（1）:505-512.

10. Lin X, Wang Q, Yin P, et al. A method for handling metabonomics data from liquid chromatography/mass spectrometry: combinational use of support vector machine recursive feature elimination, genetic algorithm and random forest for feature selection. Metabolomics, 2011, 7(4): 549-558.

11. Royston G, Elon C. A genetic algorithm-Bayesian network approach for the analysis of metabolomics and spectroscopic data: application to the rapid identification of Bacillus spores and classification of Bacillus species. BMC Bioinformatics, 2011, 12(1): 33.

12. Hu J, Niu H, Carrasco J, et al. Voronoi-Based Multi-Robot Autonomous Exploration in Unknown Environments via Deep Reinforcement Learning. IEEE Transactions on Vehicular Technology, 2020, 69(12): 14413-14423.

第六章

健康人群的呼出气代谢物及来源

人体呼出气中主要含有氮气(78.04%)、氧气(16%)、二氧化碳(4%~5%)、氢气(5%)、8 种惰性气体(0.9%)和水蒸气。除此之外,呼出气中还包含很多无机物,如一氧化氮(10~50ppb)、一氧化二氮(1~20ppb)、氨(0.5~2ppm)、一氧化碳(0~6ppm)、硫化氢(0~1.3ppm)等,以及挥发性有机化合物,如丙酮(0.3~1ppm)、乙醇、异戊二烯(0~105ppb)、乙烷(0~10ppb)、甲烷(2~10ppm)、戊烷(0~10ppb)。吸入的空气沿气道进入肺泡,人体在新陈代谢中的代谢产物随肺泡交换扩散到肺泡气中,然后从呼吸道排出。每个人呼出的气体中带有人体内源性的代谢产物,不同的身体状态下这些内源性的代谢产物可能不同,因此被称为呼出气"代谢指纹"。它是疾病诊断和健康监测的一个窗口,具有很大的应用潜力。本章我们就分别介绍呼出气中的代谢物,包括无机化合物一氧化氮、一氧化碳以及呼出气中的挥发性有机化合物,并阐述其可能来源。

第一节　呼出气中的无机化合物

一、呼出气中的一氧化氮

(一) 概述

内源性一氧化氮(nitric oxide,NO)在调节气道功能方面有重要作用,它作为一种气体分子由三种一氧化氮合酶(nitric oxide synthase,NOS)产生,被多种方式调节和表达,发挥着不同的病理生理作用。NOS 将 L- 精氨酸转化为 L- 瓜氨酸,生成 NO。固有型一氧化氮合酶(constitutive nitric oxide synthase,cNOS)包括神经型一氧化氮合酶(neuronal nitric oxide synthase,nNOS)和内皮型一氧化氮合酶(endothelial nitric oxide synthase,eNOS)。它们都是钙离子依赖型蛋白,持续产生小量 NO,分别调节神经传递和局部血流。诱导型一氧化氮合酶(inducible nitric oxide synthase,iNOS)是一种仅在炎症或感染刺激状态下大量表达的非钙离子依赖型蛋白,它所产生的 NO 具有促炎症作用。

eNOS 在支气管和肺循环内皮细胞中表达,主要调节血管血流,也在肺泡内皮细胞和气道上皮细胞中表达。eNOS 在气道内主要减少血浆渗出,然而上皮内 eNOS 调节纤毛运动。

在动物哮喘模型中,eNOS 功能缺失可以导致气道高反应。eNOS 在二聚体时有活性,在氧化应激作用下产生 S- 亚硝基化作用,减少二聚化和酶的活性。慢性阻塞性肺疾病(chronic obstructive pulmonary disease,COPD)患者肺周围 eNOS 表达降低,在肺气肿所致肺泡壁破坏的情况下尤其显著。

nNOS 存在于气道胆碱能神经。它作为乙酰胆碱的功能性拮抗剂,能够调节抑制性非肾上腺胆碱能神经使支气管扩张。精氨酸酶在哮喘患者中活性增强,通过作用于 nNOS 减少 NO 合成,导致神经性支气管收缩。nNOS 也在气道上皮细胞和 I 型肺泡细胞中表达,COPD 患者由于氧化应激使周围肺 NOS 的表达和活性增强。在鼠实验中发现,暴露于臭氧后肺部 nNOS 表达增强,NO 合成增加。COPD 或严重哮喘患者 NO 增加可能是 nNOS 表达增加所致。

在呼吸道中,iNOS 存在于上皮细胞、内皮细胞、气道和血管平滑肌、纤维母细胞、肥大细胞和中性粒细胞。iNOS 可以被 TNF-α、γ 干扰素、白介素(interleukin,IL)-1b、病毒、细菌、过敏原和环境污染所诱导。此外,激肽释放酶、尿苷三磷酸酶、辅肌动蛋白 -4 也可以调节其功能。虽然 iNOS 在气道上皮细胞持续表达,但由于它对糖皮质激素敏感,因此,它在肺部的表达可以被调节。一旦 iNOS 被诱导,NO 的产生在几小时内增加到微毫摩尔水平,远高于基础表达的浓度。哮喘患者气道上皮细胞 iNOS 表达增加,吸入类固醇可以使其降低。COPD 患者在周围肺和小气道中 iNOS 表达增加。氧化应激产生超氧化物阴离子,与 NO 结合生成高反应性过氧硝酸盐,它在 COPD 患者呼出气冷凝集中增加,这可以解释周围肺免疫组化中酪氨酸硝化反应增加。COPD 患者高水平的氧化应激产生过氧硝酸盐,使得气道内 NO 浓度降低。哮喘或健康人使用选择性 iNOS 抑制剂可以降低呼出气一氧化氮,但是对 COPD 患者无效,这可能由于这些患者增加的 NO 来源于 nNOS 和 iNOS。

(二)内源性一氧化氮的生理作用

1. 内源性一氧化氮对心血管的作用　1978 年,药理学家 Ferid Murad 发现,从有机硝酸盐中释放出来的 NO 物质会导致血管扩张。1980 年,药理学家 Robert F. Furchgott 发现血管内皮产生一种未知的物质,导致平滑肌松弛。他将这种物质命名为内皮衍生放松因子,直到 1987 年才被确定为是 NO。1998 年,Robert F. Furchgott、Ferid Murad 和 Louis J. Ignarro 因发现 NO 在心血管系统中作为一种信号分子而被授予诺贝尔生理学或医学奖。Furchgott 和 Zawadzki 首次证明内皮细胞通过释放 NO 逆转了乙酰胆碱对血管平滑肌的内在收缩作用。后来的大量实验和临床研究证实,所有的动脉内皮和一小部分静脉内皮可以释放 NO。多种病理生理状态诱导内皮功能障碍,导致内皮依赖性血管舒张的减少。当内皮功能障碍严重时,导致 NO 释放被取消,直接激活平滑肌受体诱导血管收缩。事实上,平滑肌细胞中细胞内游离 Ca^{2+} 的增加诱发了它们的收缩。当内皮细胞正常时,收缩作用会被 NO 的强效血管舒张作用所抵消。许多激动剂都是如此,如乙酰胆碱、缓激肽、5- 羟色胺、腺苷、ADP、ATP、组胺和凝血酶。即使是血管紧张素 II 也刺激大血管内皮释放 NO,这可能调节血管紧张素 II 对平滑肌细胞的收缩作用。

NO 可以调节内皮血管收缩性张力。L- 精氨酸胍基的化学修饰可产生抑制 NOS 的化合物。在体内,短期给药 L-NMMA(NOS 抑制剂)或 L-NA(eNOS 抑制剂)可诱导大鼠和家兔血压升高约 30mmHg。另一个动物模型证明,将 L-NMMA 注射到清醒的狗身上,通过阻断体循环中 NO 的产生而增加全身血压和冠状血管阻力,这表明 NO 的释放可能在调节基础系统、冠状动脉张力,特别是在这些血管分布的小动脉(阻力血管)水平上具有重要的生理意义。

NO 介导的血管舒张过程如下:在对内皮细胞的一系列物理和化学刺激下,NO 由内皮细胞内的 eNOS 合成,扩散至底层血管平滑肌细胞(vascular smooth muscle,VSM)。NO 介导的细胞溶胶中 sGC 的激活导致 cGMP 的积累,PKG 的激活,以及 PKG 介导的一些 Ca^{2+} 调节蛋白和收缩蛋白的磷酸化。其结果是血管平滑肌肌浆 Ca^{2+} 浓度降低,血管平滑肌松弛,血管扩张,血管阻力降低,通过血管的血流增加。

2. 内源性一氧化氮对气道的作用 在呼吸道中,NO 由多种类型的细胞产生,包括上皮细胞、气道神经、炎症细胞(巨噬细胞、中性粒细胞、肥大细胞)和血管内皮细胞。由于 NO 可能产生于许多部位,因此很难确定 NO 在肺任何特定部位的确切生理活性。NO 的活性通常取决于许多局部因素,包括 NOS 的数量和活性、氧化应激的水平,以及抗氧化分子(如血红蛋白和谷胱甘肽)对 NO 的吸收速率。

由于发现含有硝酸甘油和硝普钠等血管扩张剂产生的 NO 可使离体气道平滑肌舒张。研究表明,吸入外源性 NO 可以激活鸟苷酸环化酶,提高 cGMP,在动物和人身上引发支气管扩张效应。在麻醉豚鼠中,吸入外源性 NO 以浓度依赖性的方式减少甲基胆碱引起的支气管收缩。此外,高浓度的 NO(300ppm)可引起小程度的支气管扩张。在麻醉和机械通气的兔子中,向吸入气体中添加 80ppm 的 NO 可以防止对雾化甲基苯丙胺阻力的增加。然而,在顺应性上没有观察到影响,表明 NO 阻止大气道的收缩比小气道更显著。吸入浓度为 80ppm 的 NO 对正常人和 COPD 患者没有影响,但对哮喘患者有较小的支气管扩张作用。有证据表明,除了鸟苷酸环化酶激活外,NO 还通过另一种机制放松支气管平滑肌。NO 参与硫醇生成亚硝基硫醇的代谢途径,亚硝基硫醇具有强大的支气管扩张剂活性,且不依赖于 cGMP 途径,浓度足以影响气道张力。

NO 可以反映血管内皮舒张因子的生物活性,并参与调节血管张力。肺循环中内皮细胞释放 NO 似乎可调节血管基底张力并抵消缺氧性肺血管收缩。此外,慢性缺氧时 NO 释放明显减少。eNOS 异构体存在于健康受试者的肺血管内皮,但在原发性肺动脉高压患者中其表达下调,表明肺血管收缩和肺血管平滑肌层增加是本病的特征,这是由于 eNOS 表达受损。COPD 和囊性纤维化患者的肺血管中也观察到内皮衍生的 NO 释放受损。

3. 内源性一氧化氮对免疫系统的作用 在免疫系统中,NO 一直被认为是与吞噬细胞对病原体反应相关的细胞毒性分子,是宿主抵抗感染第一道防线的组成部分。免疫系统的许多细胞都能产生 NO。巨噬细胞、中性粒细胞、某些类型的树突状细胞和 T 细胞都能被诱导表达 iNOS。在这种情况下,NO 作为炎症效应物清除细菌感染,并作为适应性免疫反应的调节器。

iNOS 在细菌感染时由巨噬细胞表达。与健康对照组相比,结核感染患者的 iNOS 表达增加。iNOS 缺陷小鼠的研究表明,与野生型小鼠相比,iNOS 缺陷小鼠对多种传染病和败血症更为敏感,这表明 iNOS 产生的 NO 是保护性免疫应答所必需的物质。这种宿主防御机制的重要性进一步得到了微生物组分鉴定的支持,这些微生物组分已进化为通过隔离辅助因子来抑制 iNOS 活性。

NO 的抗菌活性主要由其对细胞和微生物的毒性介导。细胞暴露于高水平的 NO 会导致 DNA 损伤,表现为链断裂、鸟嘌呤和腺嘌呤脱氨基。在许多情况下,NO 的某些细胞毒性作用可归因于过氧亚硝酸盐的作用,过氧亚硝酸盐可引起单个核苷酸的氧化和亚硝化作用。NO 直接抑制细菌的生长,这种气体增加了活化的中性粒细胞和巨噬细胞产生的 H_2O_2 的杀菌活性。

T 细胞根据其激活的环境分化为单独的效应子亚型。对于 CD4 细胞,这些亚型可大致分为 Th1 细胞,它们可抵抗细胞内病原体;Th2 细胞可预防蠕虫;Th17 细胞对细胞外细菌和真菌具有保护作用。调节性 T 细胞对抗效应 T 细胞活化,并阻止可引起自身病理性免疫反应的发展。同时,iNOS 影响 Th1 和 Th17 细胞的发育。缺乏 iNOS 的小鼠在细菌感染后发展为加剧的 Th1 反应,表明通过这种酶产生的 NO 会下调 Th1 细胞。NO 可能通过减弱巨噬细胞中 IL-12 的产生并通过细胞毒性作用抑制 Th1 反应。iNOS 衍生的 NO 在记忆 T 细胞上的表达。T 细胞表达的 iNOS 还可以通过硝化 Th17 分化的转录因子 RORγt 并降低其表达来抑制小鼠 Th17 的分化。除了影响效应器 T 细胞反应外,iNOS 还调节抗体反应。iNOS 的表达通过 Toll 样受体刺激在树突状细胞中被诱导,这对于在与黏膜相关的淋巴组织中产生 IgA 抗体非常重要。但是,iNOS 在淋巴结基质细胞和骨髓中的表达是通过降低 B 细胞活化因子的表达,从而抑制 IgG 和 IgM 抗体的产生。

最后,iNOS 通过改变细胞黏附来调节免疫细胞向炎症部位的浸润。NO 会降低内皮细胞上细胞黏附分子的表达,从而抑制免疫细胞跨内皮迁移到炎症部位。

4. 内源性一氧化氮对神经系统的作用　NO 作为神经传导因子传递神经细胞间的信息,促进神经细胞之间的沟通,协调学习、记忆、睡眠,调整行为能力,并影响胃肠消化功能。事实上,从老年痴呆症到糖尿病等,NO 的产生不足会导致病情恶化。

Garthwaite 等人首次报道了 NO 作为神经递质发挥作用的证据,他们证明谷氨酸刺激小脑 NMDA(N- 甲基 -d- 天冬氨酸)受体释放与内皮源性舒张因子极为相似的可扩散分子。随后结果表明,NO 通过依赖于 cGMP 的机制在中枢神经系统中发挥神经递质的作用。

有趣的是,这种气态化合物调节着许多脑区"经典"神经传递素的释放。研究表明,基础水平浓度的 NO 以 Ca^{2+} 和 Na^+ 依赖的方式减少 γ- 氨基丁酸的释放,而高水平的 NO 则增加 γ- 氨基丁酸的释放。NO 供体刺激海马中去甲肾上腺素和谷氨酸的释放,而内源性 NO 清除剂血红蛋白则抑制这些分子的释放。在大鼠内侧视前区,NO 以 sGC-cGMP 依赖的方式增加多巴胺和 5- 羟色胺的释放。

在间脑,NO 是下丘脑神经分泌活动的主要调节者。在中脑,NO 参与许多功能的调节,包括睡眠 - 觉醒周期。L- 精氨酸是 NO 的前体,会导致大鼠慢波睡眠的增加。同样,在清醒时向猫微量注射 NO 供体 S- 亚硝基乙酰青霉胺可增加慢波睡眠和快速眼球运动睡眠。

nNOS 分布于下丘脑视上核和室旁核,两者主要参与该脑区的神经分泌活动。事实上,下丘脑室旁核(小细胞和大细胞部分)和视上核(大细胞部分)含有神经元的胞体,这些神经元分别释放促肾上腺皮质激素释放激素、精氨酸加压素和催产素,这些激素在压力和睡眠调节中发挥作用。

5. 内源性一氧化氮对性功能的作用　NO 对于男女生殖器具有刺激、复原、增强其生理反应的特殊功能,适量的 NO 能增进性高潮与增长性刺激的持久。

在探索勃起机制的过程中,发现 NO 引起勃起组织松弛,从而诱导阴茎勃起,这是勃起生理学领域的重要进展。体外和体内实验的精液观察结果表明,NO 或其前体 L- 精氨酸引起了体表平滑肌松弛,相反,神经刺激的勃起作用被 NO 合成抑制剂所阻断。另外的发现是,在阴茎和邻近的盆腔神经节中 NO 产生的生化分析和 NOS 免疫组化,定位到涉及阴茎的自主神经分布,这表明分子作用的神经递质样基础。进一步的研究证实,该分子在海绵体平滑肌细胞水平上通过一种新的生物化学途径起作用,激活 GC 产生 cGMP。因此,cGMP 被证明通过激活蛋白激酶 cGMP 依赖激酶 I,进而被推断为 NO 通过亚细胞蛋白相互作用和离子通道产生勃起组织反应。

分子研究进一步描述了 NOS 在阴茎中两种主要组成亚型的表达和定位,nNOS 和 eNOS 分别与神经和内皮的原代细胞起源有关。因此,阴茎勃起所需的 NO 主要来源被认为是非肾上腺素能非胆碱能神经分布到阴茎及其血管和血管窦内皮。

阴茎中 NO 的特征表明了许多治疗该器官疾病的机会。治疗勃起功能障碍的策略包括给予 NO 前体或实际 NO 供体,基于 NO 的基因治疗,nNOS 相关调节蛋白的衍生物,以及靶向 NO 信号转导通路的特定成分的化合物。其中一些方法目前仅在临床前进行了研究,而其他方法已在临床试验和实践中成功应用。

6. 内源性一氧化氮抗炎消炎的作用　许多实验试图阐明 NO 在急性和慢性炎症性疾病中的作用。众所周知,NO 可以影响炎症级联反应的许多方面,从其自身的表达到白细胞向受影响组织的募集。随着选择性缺乏 NOS 各种亚型的小鼠的出现,现在可以在体内检测 NO 在各种疾病状态中的作用。

缺血 / 再灌注(ischemia/reperfusion,I/R)引起的组织损伤是近年来备受关注的一种综合征。缺血 / 再灌注损伤是移植、创伤、出血性休克等情况下的重要临床考虑因素。I/R 的一个标志是再灌注期活性氧(reactive oxygen species,ROS)的产生,ROS 的产生介导了缺血后组织损伤。

NF-κB 是诱导炎症基因表达的重要调节因子。ROS 参与了 NF-κB 的调控,尤其是 NO 对 NF-κB 的调控和炎症的影响一直是人们关注的话题。NO 对 NF-κB 活化的影响还不完全清楚,而且有时是矛盾的(已经观察到负效应和正效应)。因此,有人提出 NO 对 NF-κB 的影响可能与所研究的浓度、暴露、氧化还原状态、刺激和细胞类型有关。此外,eNOS 或 nNOS 产生的低水平内源性 NO 可能在调节各种组织 NF-κB 活化中起关键作用。

NO 抑制被认为与许多炎症性疾病的基因表达有关,包括趋化因子、黏附分子、白介素和环氧合酶 -2。有趣的是,在小鼠和人类 iNOS 基因的调控区域都发现了 κB 共识位点。虽然 NO 的产生经常伴随着炎症状态,但是还不清楚 NO 是否促进、抑制或对炎症过程没有影响。

炎症反应的标志是一类糖蛋白的合成或表面表达,在血管内皮细胞相互作用导致白细胞活化,发生滚动、黏附,随后沿趋化梯度从循环运动进入周围组织。这些相互作用的表达完全或部分由 NF-κB 核易位和转录激活介导。最近的一些研究表明,添加外源 NO 可能会下调体外培养的内皮细胞中细胞因子诱导的血管内皮细胞的表面表达。

肝脏局部的 I/R 损伤是移植、创伤、切除中的重要病理生理变化。实验数据表明,肝 I/R 以双相方式发生,包括从再灌注后 16 小时开始的早期阶段,与 ROS 产生增加以及淋巴细胞和 Kupffer 细胞活化。已观察到早期阶段以多形核独立的方式发展,而晚期阶段(再灌注后 6h ± 24h)则表现出嗜中性粒细胞向肝脏的浸润增加。NO 在 I/R 损伤中可能起重要作用,这一点变得越来越明确。就像上面讨论的通过 NO 调节白细胞和内皮相互作用一样,人们认为 NO 的构成性来源(eNOS 衍生)可提供保护作用,而 iNOS 衍生的 NO 被认为会加重肝 I/R 损伤或对肝 I/R 损伤无作用。iNOS 衍生的 NO 在肝脏 I/R 中的作用是积极争论的主题。

7. 内源性一氧化氮抗肿瘤的作用　NO 与不同肿瘤类型的发病机制有关,其作用是促进或抑制癌症发展。NO 对癌症的促进作用主要是对有丝分裂通路的激活。无论是在体外还是在异种移植动物模型中,NO 激活 mTOR 有丝分裂通路,NO 通过关键蛋白的 s- 亚硝基化促进人类黑色素瘤细胞的增殖。NO 促进肿瘤细胞增殖和迁移的另一个重要的致癌途径是 Wnt/β-catenin 途径,在培养的人结肠癌和乳腺癌细胞中,iNOS 过表达后 Wnt 靶基因被激活。有趣的是,NO 也可以支持肿瘤形成癌症干细胞,因为在培养的人类结肠癌症干细胞中产生的 NO 被发现驱动干细胞相关信号通路,对结肠肿瘤的启动和进展至关重要。

与 NO 在癌症中支持致癌途径的作用相反,NO 也通过抑制致癌途径或激活肿瘤抑制途径表现出抗增殖作用。事实上,NO 已被证明负调控人神经母细胞瘤细胞系的增殖,通过 cGMP 依赖的方式降低癌基因 c-Myc 的表达。此外,NO 在体外可以通过上调肿瘤抑制因子通路(包括 BRCA1/Chk1/p53 通路)抑制人神经母细胞瘤癌细胞的增殖,通过激活细胞周期检查点导致细胞周期在 DNA 损伤时的阻滞反应。值得注意的是,NO 在癌症中的双重作用也是剂量依赖性的,外源性低浓度的 NO 可促进嗜铬细胞瘤 PC12 细胞增殖,高浓度时可抑制增殖。同样,低浓度的 NO 可以抑制细胞凋亡和促进癌症,而高浓度的 NO 可以促进癌细胞凋亡。

事实上,癌细胞已经发展出多种方法来干预肿瘤及其周围组织中 NO 的产生和代谢,从而获得优势。由于 NO 在癌细胞增殖和凋亡中都发挥作用,因此 NO 既可以影响癌症的进展,也可以影响其抑制作用。研究发现,NOS 的上调与癌症相关的成纤维细胞的生长和活性有关,而这些细胞会刺激肿瘤进展。此外,NO 被证明通过影响肿瘤的基质成分,诱导上皮细胞向间质细胞过渡,直接促进癌症进展和侵袭,以及影响肿瘤血管的形成。据报道,在人鳞状细胞癌和肺癌细胞系中,上皮细胞向间充质细胞转化和干细胞特征是由 NOS 产生的中等水平的 NO 激活的,以响应生长因子和炎症介质。另一方面,在相同的细胞中,高浓度的 NO 似乎可以抑制上皮细胞向间充质细胞转化。

NO 已被大量研究证实为参与多种生理病理过程的重要细胞信号分子。由于 NO 对肿瘤的发生和发展起着重要作用,因此 NO 也在癌症中扮演着重要角色。然而,其生理作用的多效性、复杂的空间、时间和多个水平的剂量调节以及半衰期短,使其靶向治疗具有挑战性。

8. 内源性一氧化氮对骨骼肌的作用　NO 在骨骼肌线粒体的发生过程中起着重要作用。NO 从线粒体扩散到细胞溶胶,也从细胞溶胶扩散到线粒体,即线粒体 - 细胞溶胶 NO 交叉作用。亚硝基和氧化修饰通常构成若干生理通路中氧化还原相关的信号事件或亚硝基 / 氧化应激促进线粒体损伤。NO 能与三种类型的目标反应:①分子氧和超氧阴离子;②过渡金属,如血红素铁和铁硫中心;③还原硫醇。由于其血管平滑肌松弛作用,NO 调节血液流向骨骼肌纤维,促进线粒体呼吸基质的供应。一些研究表明,处理没有供体的细胞会增加线粒体标记物,这表明诱导有功能的线粒体的生物合成能够通过氧化磷酸化产生 ATP。线粒体增殖响应 NO 信号的确切分子途径尚不完全清楚,但在许多组织和细胞中,它们与过氧化物酶体增殖物激活受体 γ 辅激活因子 -1 有关。

在骨骼肌中,nNOS 和 eNOS 亚型表达,而 iNOS 仅在炎症反应中表达。每一种 NOS 亚型在肌纤维的不同部位都有其特定的定位。nNOS 亚型被认为是骨骼肌 NO 的主要来源,但在大脑中表达的 nNOS 亚型并不相同。一个剪接变异基因在骨骼肌中表达 nNOSμ,其特征是在 16 和 17 外显子之间插入一个编码 34 个氨基酸的片段。这种亚型位于肌膜上,Ⅱ型(快收缩)纤维活性更高,并与营养不良蛋白复合体相连。在 Ⅰ 型和 Ⅱ 型纤维中也有报道 nNOS 表达,但在 Ⅰ 型纤维中表达更强烈。结果表明,在小鼠腓肠肌匀浆可溶性组分中也存在 nNOSμ，表明 nNOSμ 存在于细胞质中。对肌层 nNOS 减少但可溶性 nNOS 保留的小鼠的研究表明，肌层 nNOS 产生的 NO 能够对抗 α 肾上腺素能血管收缩，进而调节骨骼肌的血液供应。NO 能快速增长贫瘦的肌肉，增加肌肉的力量和持久性，并有助于使肌肉从疲劳中恢复，缓解肌腱关节的疼痛。eNOS 的表达主要见于血管内皮细胞和微血管，在肌浆中表达也有报道。

许多研究证明了 NO 在葡萄糖代谢中的作用。这些研究表明，胰岛素通过线粒体 NO 增加肌肉氧化率，导致线粒体 O_2 摄取下降。在 NO 缺失的情况下，线粒体对 O_2 的吸收完全释放，导致葡萄糖优先氧化为 CO_2 和 H_2O，而在 NO 存在的情况下，葡萄糖利用被输送到糖原合成。

9. 内源性一氧化氮对皮肤的作用　皮肤是人体最大的器官，主要由三层组成：表皮、真皮和真皮下层。其主要细胞类型包括角质形成细胞、胚泡母细胞、黑素细胞和内皮细胞，这些细胞都表达 NOS 并似乎能够释放 NO，其对皮肤的作用主要包括：

（1）血管舒张作用：局部皮肤变暖时，NOS 抑制的血管收缩作用增强，而当全身加热时，皮内注射 NOS 抑制剂的影响相对较小。这是由于神经介导的血管舒张，涉及降钙素基因相关肽和 NO 的释放。因此，NOS 对局部温度和神经源性信号的变化反应迅速，并直接影响血管系统 NO 的产生。

（2）创伤愈合：NO 在伤口愈合中起重要作用。精氨酸补充和 NO 供体的正面效应，加上 NOS 抑制剂或 NOS 基因缺失的负面效应，为 NO 在创伤愈合中的关键作用提供了不容置疑的证据。在伤口组织中，特别是在靠近伤口的基底角质形成细胞中，NOS 的表达受到刺激。NO 在伤口愈合中的关键作用之一似乎是它允许角质形成细胞和成纤维细胞增殖，从而促进伤口再生。

（3）细胞凋亡：细胞对细胞内 NO 浓度增加的反应似乎在很大程度上依赖于细胞的氧化还原电位，而氧化还原电位本身也受静息 NO 浓度的影响。例如，在人类神经母细胞瘤细胞中，NO 通过 PKG 依赖的途径诱导硫氧还蛋白的表达，这有助于保护细胞免受氧化应激和凋亡。而较高浓度的 NO 可促进细胞凋亡，这让它获得了"双面分子"的称号。

（4）抗菌作用：自 20 世纪 90 年代初以来，NO 可能充当非特异性宿主防御的观点就已经被提出，现在人们知道 NO 对多种微生物有抗菌作用，包括真菌、酵母、细菌、病毒和原生动物。为了抵抗病原体的入侵，在皮肤表面形成并稳定地产生 NO 可能起着重要的作用。有研究表明，人类皮肤表面的 NO 是通过共生细菌的作用产生的。细菌将汗液中的硝酸盐转化为亚硝酸盐，皮肤表面的酸性环境从亚硝酸盐中释放出 NO。早期的研究已经表明，临床相关病毒的复制，如痘和疱疹病毒，被生理浓度的 NO 减少（约 1/1 000）。在银屑病患者中，NOS 和 NO 合成的升高可能是该疾病中抗感染保护作用的原因。

（三）呼出气一氧化氮的影响因素

呼出气一氧化氮（fractional exhaled nitric oxide，FeNO）检测是一种可以直接反映气道炎症状态的简单、有效的无创性技术，能够有效评估该类疾病的诊断及预测激素类药物的治疗反应。然而，FeNO 检测结果的影响因素较多，如年龄、身高、性别、药物作用以及疾病影响等。

在儿童中年龄和体表面积有一定关联，随着年龄增加，呼吸道表面积增加。因此，对于儿童而言，年龄和 FeNO 成正相关。然而，对于成年人，却存在着不一致的观点。一大样本研究发现，成年人年龄与 FeNO 成正相关，高龄群体（64 岁以上）比年轻群体（35~44 岁）FeNO 高 40%。但也有其他研究认为年龄和 FeNO 没有明显的相关性。

早期研究性别对 FeNO 的作用得出了相悖的结论。有研究发现,男性比女性的 FeNO 值高 1.26 倍,然而其他研究认为,如果将其他人体测量因素纳入其中,性别对 FeNO 的作用没有差异性。近期的一项研究在排除其他 FeNO 的影响因素后发现,性别与 FeNO 有明显关联,女性比男性低 25%。性别对 FeNO 的影响原因不明,但 Morris 等人发现,这一现象不是激素水平差异造成的,相反,气道直径和表面积可能是影响 FeNO 的主要原因。相同流速在不同管径下可以通过气体扩散至女性的更小管腔内,而不同程度稀释 NO,导致较低的 FeNO 浓度。Buchvald 等人发现,同龄儿童中男孩和女孩 FeNO 水平相近,但是年龄和 FeNO 明显正相关。

Olin 等人发现,FeNO 与成年人身高成正比,这可能是由于总气道黏膜表面积随身高增加而增加,产生的 NO 因此增多。一项 657 名儿童的研究发现,FeNO 与身高、年龄和种族显著相关,但与 BMI 无关。一项 114 名儿童的研究发现,FeNO 与年龄、身高、体重和 BMI 显著相关,其中身高是最强的独立预测因素。然而,其他研究在儿童和成年人中没有发现人体测量因素与 FeNO 的关联。有研究发现,不同种族间 FeNO 水平存在差异,中国人比白人的 FeNO 高,并且亚洲儿童比白人儿童 FeNO 高。

吸烟可以降低 FeNO 的水平,而戒烟可以增加 FeNO,这可能是由于 eNOS 和 iNOS 被下调所致。因此,有吸烟史的患者需要吸烟后至少 1 小时再测量 FeNO。

摄入含有硝酸盐的食物会增加 FeNO,如生菜、萝卜、喝水和咖啡因。食用脂肪和抗氧化剂可增加 FeNO。酒精能够降低 FeNO。因此,测量 FeNO 前至少需要 1 小时禁食水。吸入和口服激素以及白三烯调节剂孟鲁斯特都可以降低哮喘患者的 FeNO。L- 精氨酸和硝酸盐类能够增加 FeNO。其他药物通过改变气道管径的机制影响 FeNO 的水平。支气管舒张剂可以增加 FeNO,然而支气管收缩剂却降低 FeNO。

测量 FeNO 没有标准化的时间。大多数研究认为没有昼夜节律和每日间的变化,但是有一项研究报告了昼夜节律的模式。过敏性哮喘和季节性过敏性鼻炎的患者,由于其在不同季节暴露于过敏原而导致 FeNO 发生改变。因此,需注意测量的季节和时间,尽量在每日特定时间进行测量。肺功能测量、痰诱导、支气管激发试验和运动后 30 分钟内都会降低 FeNO。因此,以上操作和运动后需要充分休息后再进行测量。(表 6-1-1)

表 6-1-1　FeNO 的影响因素

FeNO 水平	影响因素
升高	年龄、身高、性别、外周空气 NO 水平、富含硝酸盐的饮食、过敏性鼻炎、哮喘和其他特应性变态反应、嗜酸性粒细胞性支气管炎、COPD 急性加重期、肝硬化/肝肺综合征、原发性肺癌、上呼吸道病毒感染、肺移植后急性排斥反应、系统性红斑狼疮、肺结核感染、慢性炎症性肠病肺受累
降低	诱导痰检查后、肺功能检查后、支气管激发试验后、哮喘患者酗酒、吸烟、剧烈运动、原发性纤毛运动障碍、囊性纤维化、应用糖皮质激素治疗后、弥漫性肺泡出血、HIV 感染、肺动脉高压、ARDS、声带功能障碍
可变	支气管扩张症、稳定期 COPD、结节病、纤维化肺泡炎

(四)一氧化氮的检测方法

由于不同肺部疾病患者的 NO 代谢水平不同,所以单一流速下的 FeNO 水平并不能反映肺内 NO 的产生情况,因此国外学者提出了肺内 FeNO 气体交换模型——"双室模型"。这里的"双室"指的是肺泡室和气道室,"双室模型"描述了 3 个 NO 的交换动力学,即肺泡一氧化氮浓度(concentration of alveolar nitric oxide,CANO)、气道壁一氧化氮浓度(concentration of bronchial wall nitric oxide,CawNO)和一氧化氮从气道壁扩散到气流的气道室扩散能力(the ability of the bronchial wall to diffuse NO into the airway,DawNO)。表 6-1-2 详细介绍了各个参数的定义和意义。

表 6-1-2 NO 检测相关的参数

参数	定义及意义
FeNO	呼出的一氧化氮在气相中的分数浓度(ppb) 呼气流速:50mL/s 的流速记为 $FeNO_{50}$
FnNO	鼻吸入/呼出的一氧化氮分数浓度 吸入的一氧化氮的流速,通常为 5mL/s,以 mL/s 为下标给出(如 $FnNO_5$)。以 50mL/s 的速度从鼻中呼出的一氧化氮值称为 $FnNO_{50}$
CANO	肺泡一氧化氮浓度(ppb)
CawNO	气道壁一氧化氮浓度(ppb)
DawNO	一氧化氮从气道壁扩散到气流的气道室扩散能力(mL/s)
JawNO	传导气道室中一氧化氮的总流(nL/s) $JawNO=(CawNO-CANO)\times DawNO$

1. 呼出气一氧化氮检测标准 近年来,国际上已制定了多项 FeNO 测量标准化的指南,最近的建议由美国胸科学会(American thoracic society,ATS)和欧洲呼吸学会(European respiratory society,ERS)于 2005 年联合发布。

当化学发光检测仪用于 FeNO 检测时,ATS/ERS 指南建议至少进行两次 FeNO 检测。可接受的测量技术要求是两个测量值之间的差值在 10% 之内。如果不是,则需要更换另一种测量方法。在过去的 10 年中,FeNO 的各种分析方法和它们之间的比较取得了长足的发展。当使用电化学传感器时,对于某些电化学装置,可以执行一次呼气操作,并且具有良好的可重复性。当收集离线呼出气时,必须能够分离死腔气体,以便与在线 FeNO 进行比较。因此,应该丢弃最初的 150~200mL,或者当存在 CO_2 信号时开始采样,这可以帮助识别死腔气体。

2. 呼出气一氧化氮检测的注意事项 与疾病无关的各种因素都可以影响 FeNO 值。一个因素是肺活量测定,因此不应在 FeNO 测量之前进行肺活量测定。支气管收缩可能导致 FeNO 减少,而支气管扩张增加 FeNO。FeNO 在控制欠佳的哮喘患者中可能会有所不同,FeNO 被认为是哮喘控制程度的生物标志物和加重的预兆。测量 FeNO 之前,应记录可能影响气道口径的药物以及抗炎药。因此,指南推荐使用 FeNO 测量问卷。当进行生理研究时,建议漱口,因为口腔中的细菌会影响 FeNO 的浓度。由于这种影响很小,并且不具有临床意义,因此在临床进行测量时不需要漱口水。深呼吸,肺过度膨胀,可能会影响患者对呼气流速的控制。FeNO 测量没有具体的年龄下限,并且指南公布了 4 岁以上儿童的正常值。

3. 健康人呼出气一氧化氮的参考值 ATS/ERS 推荐的健康受试者 FeNO 参考值,成人 FeNO 正常范围为 5~25ppb,儿童 FeNO 为 5~20ppb。在临床实践中,应在临床范围内判断成人 FeNO 在 25~50ppb 和儿童 FeNO 在 20~35ppb 的临床意义,成人 FeNO>50ppb 和儿童

FeNO>35ppb 可用于预测对抗炎性治疗的反应。

4. **鼻呼出气一氧化氮测量**　在鼻腔区域,鼻旁窦上皮细胞的 NO 排放量很高,鼻腔可表达 NOS。上呼吸道的 NO 水平是下呼吸道的 100 倍以上,这主要是鼻旁窦诱导 iNOS 的大量合成所致。NOS 表达升高和随后引起的 NO 释放,能增加鼻腔内血流和黏膜纤毛的活动,引起血管扩张、微血管渗漏、平滑肌松弛和腺体异常分泌等生理反应。在许多情况下,已经描述了 FnNO 水平的改变,包括变应性鼻炎、鼻窦炎、鼻息肉、囊性纤维化和原发性睫状运动障碍,这些疾病以 FnNO 排放量低为特征。多项研究表明,FnNO 可以准确识别原发性睫状运动障碍患者,从而支持其作为筛查工具的有效性。

像 FeNO 一样,FnNO 也依赖于流量。通常使用固有流量的 NO 分析仪,即 5mL/s。国际上首推和普遍使用的是鼻被动呼气加静音的方法(鼻被动呼吸指由仪器连接的过滤器与橄榄头在单侧鼻腔抽气,另一侧鼻腔保持通畅;静音指吹卷呼气)。

5. **肺泡和气道一氧化氮参数的估计**　低流量呼出的 NO 反映大型中央气道中的 NO 动态,并对肺部周围的 NO 动态变化(小型气道和肺实质)不敏感。基于肺部两室模型,提出了肺 NO 动态的数学模型,有时也称为扩展 NO 分析。简而言之,该模型由一个可扩展的部分组成,该部分代表呼吸性细支气管和肺泡(肺泡或腺泡腔)中的 NO 动态,而单个圆柱管则代表从气管到呼吸性细支气管(支气管腔)的较大的导气管。

6. **呼出气一氧化氮的两室模型**　呼出气一氧化氮的两室模型由一个代表气道(导管)的刚性隔室和一个代表气体交换区域的可膨胀隔室组成。Fick 第一扩散定律可应用于控制 NO 向气道腔转移的机制。可利用三次或三次以上流量的 FeNO 测量值来确定 NO 生成的三个不同参数。

(1) 非线性模型:两室模型通过非线性方程式预测 FeNO(或 NO 输出)作为流量的函数

$$V'_{NO}=V'_E \times F_{eNO}=V'_E \times \left[C_{awNO}+(C_{ANO}-C_{awNO}) \times exp(-D_{awNO}/V'_E) \right]$$

JawNO 可以计算如下:

$$J_{awNO}=(C_{awNO}-C_{ANO}) \times D_{awNO}$$

文献中最常用的模型是线性模型和非线性模型。在开发新模型时,最好将它们与其中一个模型进行比较。在 NO 输出与流量之间的关系曲线上拟合非线性曲线可以得出 CANO、DawNO 和 CawNO。

(2) 线性模型:泰勒方程的发展,该模型将 NO 输出与流量线性关联:

$$V'_{NO}=C_{ANO} \times V'_E +JawNO$$

NO 输出对流速的线性回归给出 CANO 作为直线的斜率,JawNO 作为 y 轴上的截距。回归线的 r 值是强制性的,因为它可以提供测量的质量,并且应该 >0.95。

(3) 流量:应采用与 FeNO 相同的技术,但必须根据所选择的扩展 NO 分析方法,即线性或非线性方法选择使用的流量。FeNO 平稳值通常在 50mL/s 下获得。2005 年 ATS/ERS 文件建议在 3s 窗口内评估平台 NO 浓度,该窗口已包含在许多分析仪的软件中。扩展 NO 测量时,在低呼气流速下达到平稳值要比高流速下所需的时间更长。高流速下的平稳值可能不会持续 3s,因此可以手动判断。

非线性模型:至少需要三种流量的 NO 值,分别是低流量(20mL/s)、中等流量(100mL/s)和高流量(350~400mL/s)。每次流量至少要进行两次测量,流量平均值和 NO 浓度可用于计算 NO 参数。可以估计出 FeNO。对于无法执行高流速的呼气困难儿童和成人,如果发现估计的 FeNO 在测得的 FeNO 的 5ppb 以内,则可以接受较低的流速。

线性模型:在实践中,线性模型从 FeNO 的测量开始,应始终进行测量以进行比较,但不包括在模型中。然后执行三个呼气流量至少为 100mL/s 或更高流速,最高流速为 350mL/s 或 400mL/s。每个流量至少要进行两次测量。当儿童无法执行最高流速时,可以接受较低的流速,即 250mL/s。通过将测量的流量与相应的 NO 值一起使用,可以为每次测量计算 NO 输出。绘制 NO 消除量与精确测量流量的关系,并绘制一条回归线。

目前,临床上应用 FeNO 最多的是哮喘的诊断和治疗,为判断哮喘病情控制的情况,患者可以在治疗期间反复多次测量 FeNO 值来判断治疗反应,决定哮喘患者吸入激素是否可以减少剂量,这样的临床监测使病情更加客观准确,也能有效地预测哮喘急性发作的可能性。作为直接反映炎性反应的指标,过敏性鼻炎、鼻窦炎、胃食管反流、肥胖、吸烟、富氮饮食等均可影响 FeNO 的水平。如果使用 FeNO 评估患者气道炎性反应的控制情况,需要排除以上因素。FeNO 检测具有定量、无创、简单安全等优点,并且有较高的敏感性和特异性,且患者接受度好,便于重复多次测量,具有巨大的临床应用潜力。

二、呼出气中的一氧化碳

除了 FeNO 被认为是气道炎症的标志物外,呼出一氧化碳(exhaled carbon monoxide, eCO)也被认为与气道炎症等有关,本部分主要关注 eCO 测量在肺部疾病中的潜在应用,从呼出气监测的角度讨论环境和内源性 CO 的来源,重点是 eCO 在气道炎症、哮喘、吸烟和 COPD 中的应用。

(一)一氧化碳的化学和生化特性

一氧化碳(carbon monoxide, CO)是一种无臭、无色、无味的气体,在环境和职业暴露背景下会造成危害。就分子结构、大小和分子量而言,CO 与另一种内源性产生的气体 NO 相似。CO 是一种稳定的分子,对非铁化合物几乎没有生理反应性。相反,NO 是一种自由基,含有一个不成对的电子,可在生理条件下参与许多氧化还原反应,包括与线粒体生成的超氧阴离子反应,生成反应性物质过氧亚硝酸盐。

化合物 CO 和 NO 作为血红素配体的能力相似,两种气体都可以在血红素铁处与含血红素的蛋白质结合。CO 通常只与还原的铁(亚铁)中心结合,而 NO 可能与亚铁和铁中心结合。在生理条件下,CO 会与循环血红蛋白的血红素基团发生亲和性结合,形成稳定但可逆的加合物——羧基血红蛋白(carboxyhemoglobin, HbCO)。

(二)一氧化碳的来源

CO 是室内和室外空气中的常见污染物。环境源可占人类呼出气中 CO 的很大一部分。汽车废气、燃烧的有机材料(包括木材和烟草烟雾)以及化石燃料的低效燃烧是环境空气中 CO 的主要来源。室内 CO 水平在 0.5~5ppm,但在燃烧源处可能达到较高值(高达 30ppm)。人口稠密的城市地区的 CO 水平可能达到 10~50ppm。每支香烟可产生平均 67mg 的 CO。重度吸烟者的 HbCO 值可能高达 15%~17%。

内源性 CO 主要由血红素加氧酶(heme oxygenase, HO)催化的血红素产生。HO 活性是血红素降解途径中的限速步骤。HO 以两种主要亚型(HO-1、HO-2)存在。诱导型血红素加氧酶(HO-1)是一种主要的细胞应激蛋白,通过多种形式的化学和物理应激响应转录调控。其中包括氧化剂、亲电抗氧化化合物、植物化学物质、重金属、紫外线 A 辐射、硫醇反应性物质以及环境氧张力波动。HO-1 是氧化应激或促炎应激的通用标志物,在各种肺损伤和脓毒症模型中均观察到其表达升高。相反,HO-2 是一种组成型同工型,在睾丸、肝脏、脑和血管内皮中高度表达。

基于 HO 的酶学性质,预测内源性 CO 的产生既有基础成分,也有应激诱导成分,这两者都依赖于血红素作为底物的生物利用度。血红素加氧酶反应是内源性 CO 的主要来源。HO-1 是 HO 的诱导型,可被炎症和氧化应激上调。HO 反应释放的 CO 可用于与血红素蛋白靶点反应,主要表现为与循环血红蛋白络合形成羧基血红蛋白。

内源性 HO 酶活性的 CO 生成可响应于全身性应激(例如炎症)。理论上,由于局部炎症或氧化应激,CO 可作为任何细胞类型,包括肺中的肺泡巨噬细胞、内皮细胞、气道上皮细胞以及其他器官组织(例如肝和肾)大多数细胞中的诱导性 HO-1 活性的产物而产生。eCO 可能主要来源于肺泡,并通过肺循环中的 HbCO 池扩散。在没有环境 CO 吸入暴露的情况下,HbCO 增加可能反映了外周组织中 HO 活性增加和系统性血红蛋白更新增加。因此,气道和气道巨噬细胞或肺泡巨噬细胞对气道炎症反应的 HO-1 活性增加可能是 CO 变化的部分原因。CO 也可能由全身血红蛋白周转和其他血红素蛋白的降解演变而来。在体循环中,CO 主要以 HbCO 的形式存在,并从肺被动扩散至肺泡。血红素更新增加可能导致全身组织产生 CO。全身组织中的 CO 可能通过与细胞血红素蛋白的相互作用影响细胞的信号转导和稳态过程。

(三)一氧化碳作为细胞内信号分子

在广泛的细胞和动物研究的基础上,已提出 CO 为一种细胞的生理介质。这些研究表明,CO 可以调节细胞信号转导途径,从而调节各种细胞程序,包括细胞凋亡和其他形式的调节性细胞死亡、自噬、增殖以及先天和适应性免疫机制。线粒体被认为是 CO 作用的关键近端靶点,线粒体呼吸链活性调节和活性氧生成是下游信号通路的关键效应子。CO 可与多种细胞血红素蛋白结合,包括 sGC、iNOS、NADPH 氧化酶、细胞色素 c 氧化酶及其他靶点,如含血红素的转录因子。CO 与可溶性鸟苷酸环化酶的结合导致 cGMP 的合成增加,尽管与 NO 相比,其效力大大降低。cGMP 与 CO 的血管和神经调节作用有关。此外,CO 还参与细胞离子通道活性的调节,包括钙依赖性钾通道。据报道,CO 暴露会间接调节促分裂原活化蛋白激酶的激活,这类激酶对信号转导或促炎和 / 或应激信号转导至关重要。CO 作用的其他潜在机制包括 Toll 样受体转运和信号转导的调节。

(四)一氧化碳作为治疗药物在临床前和临床的应用

在啮齿动物和高等动物(例如非人灵长类和猪)中进行的炎性器官损伤的研究证实了 CO 的有益作用,包括但不限于器官移植 / 移植排斥、缺血 / 再灌注损伤、急性肺和肾损伤、血管损伤、机械通气诱导的肺损伤、实验性肺纤维化、多菌败血症、非酒精性脂肪性肝炎、先兆子痫及其他损伤。CO 的这些细胞和组织保护特性被归因于强效抗炎作用以及其他机制,包括对微血管的影响、调节细胞死亡途径、调节细胞增殖和血小板聚集,以及对先天和适应性免疫的显著影响。最近的研究试图将这些临床前发现转化为安全的临床应用。例如,最近已在急性呼吸窘迫综合征的人类临床研究中对吸入 CO 进行了测试。有关 CO 的试验治疗和临床治疗方面的研究已在其他地方进行了综述。吸入 CO 在临床动物模型(急性肺损伤、脓毒血症、缺血再灌注损失、器官移植排斥反应)中已被证实是一种有效的抗炎药。它可以通过抑制炎症反应和增强白细胞中的细菌吞噬作用来保护脓毒症动物模型,这些独特的功能包括抑制炎症和促进宿主防御机制,都是通过多种途径介导的,如自噬诱导或预溶性脂质介质的生物合成。

(五)一氧化碳作为肺部疾病的呼出气生物标志物

eCO 检测最常用的方法是电化学(化学发光)法测量,由此获得的值与气相色谱分析相关,且这些传感器在1~500ppm 范围内敏感。使用激光光谱方法检测 eCO,具有提高灵敏度(相对于电化学检测方法)的优势,并有可能促进具有呼吸间分辨率的实时在线监测。许多研究报告了 eCO 水平与各种疾病状态之间的关联。在新生儿黄疸、危重或手术后患者以及炎症相关肺部疾病(包括 COPD、哮喘、CF 和细菌感染)患者中观察到了 eCO 水平的变化。

1. 呼出气一氧化氮与哮喘　哮喘是一种气流受限的气道慢性炎性疾病,与此疾病相关的持续性炎症导致气道对过敏原和刺激物(如烟雾、花粉或灰尘)过敏。在哮喘中观察到的气道病理变化包括嗜酸性粒细胞为主的炎症、水肿、支气管收缩和浓稠黏液分泌增加。研究表明,与 37 名健康受试者相比,37 名接受非类固醇治疗的哮喘患者的实测 eCO 浓度显著升高,而接受皮质类固醇治疗的患者的 eCO 浓度未升高。哮喘急性加重导致实测 eCO 升高,与呼气峰流速降低相关。口服糖皮质激素治疗后,eCO 浓度增加和呼气峰流速下降均可逆转。在口服糖皮质激素治疗哮喘急性加重后,最大 eCO 值与呼气峰流速恢复时间之间存在显著相关性。另一项研究也报告了未治疗哮喘患者相对于正常受试者的 eCO 浓度增加,在健康吸烟者中记录的值最高。在使用 β 受体激动剂的哮喘患者中,使用吸入糖皮质激素治疗 4 周后,eCO 浓度下降。对类固醇反应的 eCO 浓度与痰液嗜酸性粒细胞数量减少和气道阻塞改善相关。

在不吸烟、未接受过类固醇治疗的哮喘患者中,eCO 和 FeNO 均随着过敏原的激发而升高。在双应答者中,eCO 峰值出现在应答后 6 小时,在肺功能峰值下降之前(如 FEV1 评估),而最大 FeNO 应答在之后出现(10 小时)。这些患者的 eCO 值对降低 FEV1 的刺激(如组胺)或随后通过 β 受体激动剂恢复不敏感,表明 eCO 值与气道功能无关。在支气管哮喘患者中,eCO 水平与动脉 HbCO 水平相关,这些患者的 HbCO 水平在恶化期间升高,口服糖皮质激素后恢复至对照水平。HbCO 浓度的变化也与 FEV1 显著相关。在同一项研究中,还报告了其他肺部疾病(如肺炎和 IPF 病)中的 HbCO 水平升高,并且与 C 反应蛋白的循环水平相关。

已在哮喘患者的气道巨噬细胞中检测到诱导型 HO 表达。与健康对照组或接受类固醇治疗的患者相比,哮喘患者的气道巨噬细胞中 HO-1 表达增加。HO-1 表达增加与诱导痰中胆红素水平增加相关,且与非类固醇治疗哮喘患者的 eCO 值增加相关。相反,另一项研究报告轻度哮喘患者气道黏膜下巨噬细胞和上皮细胞中 HO-1 或 HO-2 的表达或分布与健康对照组相比无变化。延长吸入类固醇治疗,降低了气道嗜酸性粒细胞和支气管对乙酰甲胆碱的反应性,降低了 FeNO 值但未降低 eCO 值,且未改变 HO-1 或 HO-2 的表达。这些研究表明,在哮喘期间或治疗应答时,气道 HO-1/HO-2 不是 CO 的重要来源。

相对于发作性哮喘儿童或健康对照儿童,在持续性哮喘儿童中记录到了 eCO 和 FeNO 增加。相比之下,持续性和罕见发作性哮喘患者的 FeNO 水平相对升高,eCO 在儿童急性恶化期间升高,这可通过联合治疗逆转。在儿童哮喘患者中,eCO 浓度与呼气流速无关。有季节性过敏性鼻炎病史的患者中报告了 eCO 浓度升高,其原因是源于上呼吸道炎症的 CO 升高。Jesenak 等人对 241 例哮喘儿童和 75 例健康儿童进行 eCO 影响因素研究后发现,在哮喘儿童群体中,eCO 可以被认为是过敏性炎症和气道氧化应激的标志,同时过敏性鼻炎和哮喘的控制是影响哮喘患儿 eCO 的最重要因素。

在一个特应性哮喘成人受试者队列中,研究了乙酰甲胆碱和过敏原激发对 eCO 和 FeNO 水平的不同影响。支气管痉挛会对 eCO 和 FeNO 浓度产生负面影响,而过敏原暴露的炎性刺激会增加 FeNO。

尽管有报告支持将 eCO 测量作为哮喘恶化和对类固醇治疗反应的生物标志物,但一些研究报告了哮喘患者中缺乏 eCO 变化。例如,在吸入性皮质类固醇治疗 30 天后,尽管气道嗜酸性粒细胞含量和对乙酰甲胆碱的支气管反应性降低,但在哮喘患者中未记录到 eCO 的变化。对文献的荟萃分析得出结论,哮喘患者中的 eCO 水平相对于正常患者通常升高,但仅部分反映了疾病的严重程度。此外,作者的结论是,在横断面研究中,eCO 水平不能区分疾病的控制程度或类固醇治疗与非类固醇治疗患者。然而,eCO 水平被认为对皮质类固醇治疗总体有反应。在不吸烟者中,eCO 可能继续代表哮喘气道炎症和氧化应激的潜在有用生物标志物。

2. 呼出气一氧化氮与 COPD　COPD 被一致定义为"一种可预防和可治疗的疾病状态,其特征为气流受限,不完全可逆,通常为进行性,并与肺对主要由吸烟引起的有害颗粒或气体的异常炎性反应相关"。COPD 是一种复杂疾病,发病机制尚不明确,但已提出了多种发病机制。环境和职业暴露于微粒空气污染、慢性微生物感染和哮喘,都可能导致 COPD 进展。持续的气道炎症是 COPD 的主要组成部分,其特征是巨噬细胞和中性粒细胞大量聚集。香烟烟雾主要作用于肺泡巨噬细胞和上皮细胞,它们通过产生促炎细胞因子、趋化因子和生长因子对氧化剂负荷作出反应。与吸烟相关的氧化应激增加可能会促进组织蛋白酶和抗蛋白酶活性之间的失衡,反过来又会导致肺气肿特有的组织变性。

卷烟烟气是由气相和焦油相组成的复杂混合物,包括自由基、氧化剂、醛类和芳烃,以及燃烧过程中产生的双原子气体 NO 和 CO。许多研究检查了 eCO 作为吸烟状态或 COPD 呼出气标志物的可能性。在无肺功能损害的吸烟者中,测得的 eCO 水平相对于非吸烟者显著升高。长期吸烟者可能显示最高 20~25ppm 的 eCO 浓度。eCO 与吸烟率相关,也因吸烟习惯或香烟类型而异。

对门诊吸烟者的研究建议最佳临界值约为 6.5ppm,高于此值将表明存在复发性吸烟,敏感性为 90%~96%,特异性为 80%~93%。在非吸烟者中,人口稠密地区的 eCO 值一直较高,表明暴露于城市空气污染会显著影响 eCO 状态,并可能使吸烟状态评估复杂化。此外,在哮喘和 COPD 中,气道炎症会影响 eCO 值,故难以定义最佳临界值。吸烟中的 eCO 监测仍然存在争议,一些研究者建议在亚群之间调整界限值,特别是对同时患有哮喘或 COPD 或居住在人口稠密的城市地区的受试者。

对 COPD 患者的研究报告,eCO 值通常高于未患 COPD 的不吸烟者。在这些 COPD 患者中,正在吸烟的患者的 eCO 浓度高于戒烟的患者。eCO 浓度与 FEV1 评估的肺功能测量值或 FeNO 浓度不相关。值得注意的是,COPD 患者的 FeNO 浓度也高于对照组;然而,非 COPD 吸烟者的 FeNO 浓度高于 COPD 吸烟者。FeNO 值与肺功能 FEV1 成负相关。与无气道疾病的患者相比,已在 COPD 患者中测定了动脉 HbCO 水平。疾病稳定的已戒烟的 COPD 患者的动脉 HbCO 浓度高于健康的已戒烟患者。HbCO 升高与 COPD 疾病严重程度相关;与中度严重疾病相比,重度 COPD 患者中记录的 HbCO 水平更高。此外,相对于病情稳定,COPD 恶化患者的 HbCO 浓度进一步升高。HbCO 增加与 COPD 严重程度中度阶段的 eCO

增加相关,但与重度 COPD 无关。这种差异的原因尚不清楚,但可能反映了重度 COPD 患者气道 CO 生成量下降或肺泡功能和 CO 扩散能力下降,同时伴有全身 CO 生成量增加。

HO-1 与 COPD 的发病机制有关。HO-1 与针对氧化应激的细胞防御机制有关,可能在针对香烟烟雾诱导的肺细胞损伤的细胞保护中起作用。与不吸烟者相比,在相对于疾病稳定的严重 COPD 恶化期间,患有和不患有 COPD 的慢性吸烟者的肺泡空间中 HO-1 水平升高。相反,在一项对照吸烟状态的研究中,已戒烟 COPD 患者的肺泡巨噬细胞中 HO-1 表达相对于健康已戒烟者降低。这些观察结果表明,在 COPD 中观察到的 eCO 升高不一定与 HO-1 活化一致,与哮喘患者报告的情况类似需要进一步研究来确定。

3. 呼出气一氧化氮与囊性纤维化病 囊性纤维化(cystic fibrosis,CF)是一种危及生命的肺部疾病。这是一种由 CF 跨膜传导调节因子编码基因突变引起的遗传性疾病。CF 的特征为气道中出现异常黏液积聚,导致继发感染相关的肺损伤。未经治疗的 CF 患者与口服类固醇治疗的 CF 患者相比,测得的 eCO 水平较高。此外,CF 加重期间,患者的 eCO 增加,与 FEV1 恶化相关,治疗后 eCO 水平恢复正常。eCO 水平与呼出气乙烷相关,乙烷是脂质过氧化的产物,可作为氧化应激的间接标志物。与健康对照组相比,在非类固醇治疗的 CF 患者中,eCO 和呼出气乙烷均升高,而这些值因类固醇治疗而降低。与对照组患者相比,在 CF 儿童中检测到了 eCO 升高。除了这些患者对感染的炎性和氧化应激反应外,eCO 可能对缺氧有反应。运动试验进一步增加了 CF 儿童的 eCO,并与氧合血红蛋白去饱和程度相关,提示 CF 患者在运动诱导的缺氧状态下 HO-1 表达增加。

4. 呼出气一氧化氮与感染性肺疾病 在肺炎患者中,可在发病时检测到较高的 HbCO 水平,在抗生素治疗后,可以下降至对照水平。下呼吸道感染患者中的 eCO 水平也升高,抗生素治疗后可降低。在支气管扩张患者中,eCO 水平较高,无论是否接受类固醇治疗。此外,与健康对照相比,上呼吸道感染患者中的 eCO 水平同样较高。

5. 呼出气一氧化氮与脓毒症和急性肺损伤 在机械通气重症监护受试者中测量到了升高的 eCO。在一项包含 29 例机械通气患者和 8 例健康不吸烟对照者的临床研究中,机械通气患者的平均 eCO 值高于健康受试者,且与动脉 HbCO 水平以及血清总胆红素和间接胆红素水平相关。HbCO 还与总胆红素测量值相关。患者组的呼吸功能和疾病严重程度各不相同。作者得出结论,与健康对照组相比,通气重症监护患者的血红素代谢活性升高。eCO 通常不与炎症或疾病严重程度相关或预测炎症或疾病严重程度,但较高 eCO 浓度的趋势与生存率相关。机械通气的脓毒症危重患者中也记录到了较高的 eCO 值,并且治疗第一天的 eCO 值升高与患者存活率相关。

6. 呼出气一氧化氮与新生儿黄疸 eCO 在临床上用作新生儿黄疸(一种与血清胆红素过度累积相关的儿科疾病)的诊断指标。尽管胆红素已被确定为一种有效的抗氧化剂,但其在新生儿中的蓄积对神经系统损伤构成潜在风险,因此需要治疗性清除,通常是应用光疗。由于 CO 和胆绿素在 HO 反应中以等摩尔量产生,胆绿素在定量上被还原为胆红素,因此在实验中使用呼吸中的 eCO 测量值作为血红素降解和胆红素产生的指标。新生儿早期 eCO 浓度升高与随后的高胆红素血症有关,即使在无溶血性疾病的婴儿中也是如此,eCO 已显示即使在无溶血性疾病的情况下也可用作预测高胆红素血症(>257mmol/L)的筛选试验。总体而言,eCO 水平的测定为预测新生儿高胆红素血症和溶血提供了一种快速、无创的方法。

CO 是人体呼出气中可测量的多种代谢产物之一。与其他基于生物标志物的临床试验相比,监测呼出气中的 CO 和 NO 及其他挥发物的优势在于可以进行床旁测量,并且是无创和实用的。CO 是室外和室内空气中的常见污染物,因此必须仔细控制 CO 的测量值,并考虑环境水平。虽然 CO 通常以 ppm 水平存在于呼出气中,这一范围可通过电化学仪器检测到。目前正在开发基于激光光谱学的灵敏度更高的仪器,并显示出为该领域带来进一步进展的前景。

eCO 被认为是炎症的一般标志物,也可能选择性地反映肺中氧化应激的增加。据报告,测量的 eCO 水平在几种炎症性肺部疾病中波动,通常对抗炎治疗有反应。然而,eCO 作为疾病标志物的实用性和特异性仍存在争议。值得注意的是,吸烟者呼出气中的 eCO 水平较高。因此,eCO 不太可能是吸烟患者炎症或任何疾病状态的可靠标志物。尽管 eCO 检测方法的标准化和敏感性有所提高,但 eCO 测量作为人类疾病诊断工具的预测价值仍不清楚。

在过去的 20 年里,eCO 在人类疾病方面进行了广泛的研究,但在最近的 5 年里,该领域的进展却有所减弱。进展明显下降的原因可能部分是由于研究者可广泛使用的监测系统的灵敏度有限,以及更灵敏的实验检测系统相关的可用性或成本有限。将 eCO 作为疾病指标开发的进一步进展可能取决于敏感分析系统的持续开发、研究人员对其可用性以及临床试验和应用实用性的提高。

三、呼出气中的其他无机化合物

(一)氨

氨（NH$_3$）具有人体必需的营养价值,即嘌呤和嘧啶的合成、氨基酸的合成、维持血液中酸碱平衡并在体内产生非必需氨基酸。但是,体内过量的氨会作为毒素对人体产生有害反应。因此,多余的氨可以通过尿素循环或鸟氨酸循环转化为尿素,再以尿液形式通过肾脏排泄。健康个体的呼出气氨浓度约为 250ppb,如果肝脏或肾脏功能出现问题,则呼出气中排出的氨浓度会增加。呼出气氨的增加可反映几种疾病,包括肾功能衰竭、肝功能不全、肝性脑病、脑肿胀、Ⅱ型阿尔茨海默病等。呼出气中氨增加也可能意味着消化性溃疡和口臭。然而,在哮喘患者中呼出气中的氨浓度降低。

(二)硫化氢

硫化氢是有恶臭的有毒气体。它是人和动物中重要的气体传递因子,可指示多种生理过程,例如神经调节、细胞保护、炎症、细胞凋亡、血管紧张度调节等。硫化氢可能是哮喘、气道炎症以及口腔和牙齿健康的生物标志物。健康个体中的硫化氢浓度范围为 8~16ppb。

四、实例介绍 1——不同通气策略对老年人围手术期呼出气一氧化氮的影响

呼出气一氧化氮（fractional exhaled nitric oxide,FeNO）已被公认为反映气道炎症的标志物,动物实验提示它还能反映小气道损伤情况。因为 FeNO 大多来源于小气道上皮细胞,外周气道周期性的萎陷和开放会导致细胞损伤,从而影响 FeNO 的产量。因此 FeNO 可作为反映外周气道机械性损伤程度的标记,且极有可能早于其他肺损伤指标反映气道状态。机械通气可导致急性肺损伤,无论是已存在肺损伤的 ICU 患者,还是拥有健康肺的围手术期患者,都可能增加发生肺部并发症的风险。目前,许多人提倡使用保护性通气策略,即小潮气量（tidal volume,V$_T$）、呼气末正压（positive end expiratory pressure,PEEP）和肺复张策略

（recruitment maneuvers，RMs），可以降低术后肺部感染的临床指征，减少腹部大手术患者术后并发症，尤其对于存在易患因素的老人更为重要。然而，这些结论仍有争议。迄今仍没有确切证据证明其有效性。我们尝试将 FeNO 首次引入临床麻醉，创新性地联合它与其他传统的评价指标（包括肺功、细胞因子、氧合指数和呼吸力学参数）一起，用来阐明潮气量，PEEP 和肺复张策略对麻醉期健康肺患者小气道损伤的影响，借以证明保护性通气策略的有效性。

（一）实验方法

1. 受试者　拟在全身麻醉下行择期开腹腹部大手术的、年龄大于 60 岁的全部患者为研究对象，严格按照本研究所制定的纳入标准和剔除标准进行筛选，最后选取符合标准的 69 例患者作为受试者。纳入标准：①所有年龄大于 60 岁、且小于 90 岁的成人患者；②拟在全身麻醉下行择期开腹（非腹腔镜）腹部大手术（包括：胃切除术、结直肠切除术、胰十二指肠切除术等）；③预期手术时间超过 2 小时；④术后肺部并发症的术前评估风险指数 2~3；⑤已获得知情同意；⑥有较好的依从性，能配合一氧化氮测定仪的在线测定方法。排除标准：①既往哮喘病史；②近期上呼吸道感染（2 周以内）；③特异性反应病史（内科诊断的过敏性鼻炎、荨麻疹、复发性鼻炎或皮肤过敏的症状）；④检测前 2 小时内食用葛芭、菠菜、香肠、萝卜、动物内脏等富含氮的食物；检测前 4 小时内饮酒，2 小时内进行剧烈运动，吸烟或吸二手烟；⑤使用支气管扩张剂及激素，术中应用肾上腺素及硝酸酯类药物；⑥2 周内有行手术及气管插管机械通气、呼吸衰竭和全身炎性反应病史；⑦体重指数 ≥35kg/m²。

2. 分组　患者被随机分为三组，每组 23 例。常规通气组（高潮气量 +ZEEP 组）：V_T=10~12mL/kg PBW、PEEP=0cmH$_2$O；对照组（低潮气量 +PEEP）：V_T=6~8mL/kg PBW、PEEP=8cmH$_2$O；肺保护性通气组（低潮气量 +PEEP+RMs 组）：V_T=6~8mL/kg PBW、PEEP=8cmH$_2$O，每 30 分钟实施肺复张一次。

预期理想体重（PBW）的确定：男：PBW=（身高 –152.4）× 0.91+50；女：PBW=（身高 –152.4）×0.91+45.5。

3. 术后肺部并发症风险指数的术前评估　肺不张、肺炎、急性呼吸窘迫综合征及呼吸衰竭被归类为 POPCs。预测 POPCs 的因素纷繁复杂，经过对非心脏大手术患者的大规模多中心的研究，获得了具有普遍代表性的风险评估模型和评分系统，用来预测 POPCs 类似于预测心脏并发症的风险评估模型。

风险指数共分五级：0~15 分为 Ⅰ级，16~25 分为 Ⅱ级，26~40 分为 Ⅲ级，40~55 分为 Ⅳ级，大于 55 分为 Ⅴ级。具体分数分布和等级评定见表 6-1-3。

4. 呼出气一氧化氮测定　FeNO 测定具有无创性、操作简便、重复性强等特点。目前国际上已将呼出气 NO 浓度的测定标准化及规范化，使用 NIOX 便携式 FeNO 检测仪，测定程序符合 2005 年美国胸科学会 / 欧洲呼吸学会修订的《FeNO 测定指南》的标准，主要检测指标：FeNO（ppb 水平），相当于 nL/L。

FeNO 检测具体操作如下：受试者采取端坐位，不夹鼻夹，让其进行不少于三次的平静呼吸，最后一次呼气务必确保患者将肺内的空气尽数排空，呼气到残气位后将口唇包紧过滤器，确保其口角无漏气、滤嘴无堵塞，用嘴吸气 2~3 秒至总肺活量（total lung capacity，TLC）或接近 TCL，使不含 NO 的空气气体吸入肺部，然后以均匀的 50mL/s 的平均呼气流速通过滤器慢慢呼气，维持 6 秒左右。当呼出速度低于或超过 50mL/s，应引导患者慢慢调整呼气力度，

表 6-1-3　术后肺部并发症的术前风险指数

风险因素	分数
上腹部手术	10
年龄	
≥80 岁	17
70~79 岁	13
60~69 岁	9
功能状态	
完全依靠他人照顾	10
部分需要他人照顾	6
最近 6 个月体重减轻≥10%	7
COPD 病史	5
全身麻醉	4
感觉中枢受损	4
脑血管意外病史	4
血尿素氮水平	
<2.86mmol/L	4
2.86~7.84 mmol/L	2
7.85~10.7mmol/L	3
≥10.7mmol/L	3
输血量 >4 单位	3
1 年内吸烟	2
最近 1 周内饮酒 2 次以上	

使其稳定在 50mL/s。

一氧化氮测定仪记录其中至少 3 秒钟恒定不变的 FeNO 稳态浓度。受试者重复呼气获得 3 次位于检测程序、计算程序、重复性所定义的限度范围的 FeNO 测量值,测量值可允许偏差小于 10% 或两个测量值的差异小于 5%,最后以平均值的方式显示最终有效测量结果。

FeNO 测定的标准化:测定的建议技术关键包括呼气前吸入无 NO 空气至肺总量,闭合腭咽孔径以排除鼻一氧化氮;呼出流速持续控制在 50mL/s;至少有 3 秒生成 NO 稳定水平,FeNO 值来自这个稳定水平;将无效腔容量最小化。

于麻醉准备室及术后拔除气管导管后 10 分钟采集血样之后,分别应用一氧化氮测定仪在线或通过采集患者的呼出气,测定结果并录入。

5. **肺功能测定**　使用 Master Screen GE 便携式肺功能仪测量 1 秒用力呼气量(first second of forced expiration,FEV1) 和用力肺活量(FVC)。患者入准备室,并且进行完术前 FeNO 的测定后,稳定情况下对患者进行术前肺功能的测定。右手持气流感受器的手柄,将嘴唇完全包裹住滤嘴,左手需捏住鼻子以防气流从鼻子通过,之后开始用嘴平静呼吸。平静呼吸几次以后,患者应该从正常呼吸缓慢呼出至最大,之后缓慢吸入到最大,接着尽可能深、快地呼出,换句话说就是突发呼气、即尽可能快的最大用力呼气、起始不能犹豫,呼气过程无中断,无咳嗽,一般呼气时间应该不小于 6 秒,并且紧接着尽可能深地完全吸入。上述一系列动作完成之后,患者恢复平静呼吸。整个测定过程要求患者测定 3~5 次(一般最多不超过 8 次),最后选择出最佳测试值(也就是最大数值那一组)。值得注意的是,可选择测试中的最佳值与次佳值,两者间差异需少于 5%FVC 或 100mL。

肺功能测定主要反映气道阻塞情况,通过测定气道流速等,能帮助了解肺通气功能状态。肺功能检查不能直接反映气道炎症。另外,约有 65% 的哮喘患者肺功能检查正常。

此项检查于术前 FeNO 检测结束后和术后第一天分别进行。

6. 呼吸力学参数测定 气管插管建立呼吸通道后,连接回路,通过旁气流通气监测仪(Datex Ohmeda S/5 Avance;GE Healthcare,Helsinki,Finland)D-lite 传感器观察压力 - 容积环(P-V 环)、流量 - 容积环(F-V 环)、监测气道峰压(PIP、Ppeak)、平台压(Pplat)、顺应性(Compl)、气道阻力(Raw)、潮气量(V_T)、呼吸频率(RR)等。

7. 血气分析和氧合指数的测定 氧合指数(OI)等于 PaO_2/FiO_2,正常范围是 400~500mmHg,当氧合指数小于 300mmHg 时,说明呼吸功能不全。在 PaO_2 显著下降时,企图通过加大吸入气中氧浓度来提高 PaO_2/FiO_2 是没有意义的。PaO_2/FiO_2 评分分为四级:Grade 0:$PaO_2/FiO_2 \geq 250mmHg$;Grade 1:$PaO_2/FiO_2=175~250mmHg$;Grade 2:$PaO_2/FiO_2=100~174mmHg$;Grade 3:$PaO_2/FiO_2 \leq 100mmHg$。

8. 炎性因子的测定 用酶联免疫吸附法测定各组患者血浆中肿瘤坏死因子 α(TNF-α)、白介素 1 β(IL-1 β)、白介素 8(IL-8)、前列腺素 E_2(PGE$_2$)、前列腺素 $F_{2\alpha}$(PGF$_{2\alpha}$)的浓度。其中 TNF-α、IL-1β、IL-8 的检测运用双抗体夹心 ELISA 法定量测定;PGE$_2$、PGF$_{2\alpha}$ 的检测运用竞争抑制 ELISA 法定量测定。采用美国 USCN 科学有限公司提供的试剂盒,按照说明书进行操作。

9. 肺损伤指数评分 肺损伤的评估依据日常使用的改良穆雷评分系统(the Murray scoring system),详见表 6-1-4。

表 6-1-4 肺损伤评分系统的各组件和个体值

项目	数值
(1)胸部 X 片	
无肺泡实变	0
肺泡实变局限于一个象限	1
肺泡实变局限于两个象限	2
肺泡实变局限于三个象限	3
肺泡实变局限于四个象限	4
(2)低血氧症评分(mmHg)	
$PaO_2/FiO_2 > 300$	0
$PaO_2/FiO_2 = 225~299$	1
$PaO_2/FiO_2 = 175~224$	2
$PaO_2/FiO_2 = 100~174$	3
$PaO_2/FiO_2 < 100$	4

续表

项目	数值
(3) 呼吸系统顺应性	
Compliance>80mL/cmH$_2$O	0
Compliance=60~79mL/cmH$_2$O	1
Compliance=40~59mL/cmH$_2$O	2
Compliance=20~39mL/cmH$_2$O	3
Compliance<19mL/cmH$_2$O	4

总分除以项目数,即得最后的评分:	
	评分
无肺损伤	0
轻至中度肺损伤(急性肺损伤)	0.1~2.5
重度肺损伤(成人呼吸窘迫综合征)	>2.5

　　积分应该有助于调查急性肺损伤,因为在最坏的病情时,积分反映的严重程度与其不平行且随时间发生变化,但原因还不清楚。其他人也已用类似的评分系统对肺损伤和治疗的效果进行分等级。对于严重 ARDS,推荐应用的共同标准为积分 >2.5。积分介于 0.1~2.5 代表轻中度肺损伤。

　　10. 术后随访　对患者进行术后访视,记录其住院天数、是否发生 POPCs(包括呼吸困难、肺炎、肺不张、气胸、呼吸衰竭等),是否发生心血管系统并发症(例如心律失常、心肌梗死、心力衰竭等),以及院内死亡的发生。并于术后第一天,行床头肺功能检查。

　　(二) 实验结果

　　在此研究期间,共有 1 226 例患者入选,其中 1 157 例患者由于存在一个或多个排除标准而被排除在外。69 例患者被登记;其间又有 2 例被排除在外:1 例由于分析器故障而被排除;1 例由于术后发生低氧血症,气管导管不能及时拔除而被迫退出这项研究;补充额外的 2 例进行了随机化。最后共有 69 例患者进行了分析。患者入选的流程图,见图 6-1-1。

　　1. 人口统计学基本特征　随机分配的三组患者无论在人口统计学特征(包括年龄、性别、身高、体重、既往病史和生活史)方面,还是在手术麻醉方式和通气时间等方面,数据均具有可比性。尤其是引入了预测术后发生肺部并发症的风险分级,只选风险指数 2~3 级的患者作为研究对象,组间构成比相近。此外,特别就可能影响 FeNO 水平的因素(除了年龄、身高、体重、吸烟史、饮酒史、慢阻肺病史外,还包括颈围、手术当天空气 PM2.5、N$_2$O 的污染分级)和术前 FeNO 的基础水平,进行了组间比较,结果均无统计学差异 $p>0.05$。

　　2. 术中监测参数　所有病例均由同一名麻醉医生实施麻醉,术中无论麻醉方式、麻醉药物的选择,还是数据、样本的采集,尽量保证组间的均一性。术中维持血流动力学指标平稳、血氧饱和度以及液体出入量组间无统计学差异。手术和机械通气时间均在 3~4 小时之间,组间均衡 $p>0.05$。表 6-1-5 列出了术中呼吸力学指标、血流动力学指标、液体出入量及手术和通气时间。术中 H+ZEEP 组潮气量 11.2(9.6~11.9)mL/kg PBW 显著高于 L+PEEP 组 6.2(5.3~6.9)mL/kg PBW 和 L+PEEP+RMs 组 6.5(6.1~6.9)mL/kg PBW($p<0.000\ 1$)。呼吸频率和

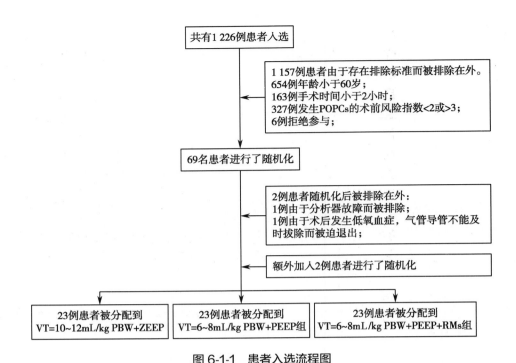

图 6-1-1　患者入选流程图

出自于 Yinghua C，Xin P，Changsong W，et al. Effects of different ventilation strategies on exhaled nitric oxide in geriatric abdominal surgery. J Breath Res，2015，26，9（1）：016006.

$P_{ET}CO_2$ 显著低于其他两组（$p<0.000\ 1$）。气道峰压、平台压和 PEEP 组间差异有统计学意义（$p<0.01$），H+ZEEP 组明显低于其他两组。血流动力学指标血压、心率、血氧饱和度三组间差异均无统计学意义（$p>0.05$），排除了因血流动力学方面的差异而影响 FeNO 水平的混杂因素。术中输注液体量、输血量、失血量及尿量三组间差异均无统计学意义（$p>0.05$）。排除了因容量问题对循环及 FeNO 测定可能产生的影响。手术时间和机械通气持续时间三组间差异均无统计学意义（$p>0.05$）。

表 6-1-5　术中监测参数（呼吸力学、血流动力学、液体出入量、手术和通气持续时间）

检测指标	High V_T+ZEEP	Low V_T+PEEP	Low V_T+PEEP+RMs	p 值
V_T（mL）	544.7 ± 82.0*	414.7 ± 76	381.5 ± 66.4	<0.000 1
Tidal volume，mL/kg of PBW	11.2［9.6~11.9］*	6.2［5.3~6.9］	6.5［6.1~6.9］	<0.000 1
呼吸频率（次/min）	12 ± 2.3*	13.6 ± 1.5	14.1 ± 2.1	<0.000 1
PEEP（cmH_2O）	1.7 ± 0.5*	7.8 ± 0.9	7.9 ± 0.4	<0.000 1
峰压力（cmH_2O）	15.1 ± 2.0*	16.9 ± 2.0	16.9 ± 1.9	<0.01
平台压（cmH_2O）	13.4 ± 2.0*	15.5 ± 2.0	15.5 ± 1.4	<0.000 1
$P_{ET}CO_2$（mmHg）	30.5 ± 2.2*	34.0 ± 3.1	32.7 ± 1.9	<0.000 1
SpO_2（%）	98.7 ± 0.8	99.0 ± 0.8	98.7 ± 1.4	0.61

续表

检测指标	High V_T+ZEEP	Low V_T+PEEP	Low V_T+ PEEP+RMs	p 值
心率（次/min）	72.1 ± 7.2	72.9 ± 6.5	75.2 ± 8.6	0.39
MAP（mmHg）	86.0 ± 8.1	83.9 ± 7.7	85.8 ± 8.0	0.7
输液量（L）	2.1 ± 0.6	2.2 ± 0.4	2.4 ± 0.7	0.68
失血量（mL）	100［50~150］	100［50~100］	100［50~300］	0.41
尿量（L）	0.7 ± 0.3	0.6 ± 0.3	0.5 ± 0.4	0.62
输血量,n（%）	1(4.4)	2(8.7)	0(0)	0.77
机械通气时间（h）	3.6 ± 1.5	3.9 ± 1.5	3.5 ± 1.3	0.27
手术时间（h）	3.2 ± 1.5	3.6 ± 1.3	3.2 ± 1.2	0.64

注：*High V_T+ZEEP 组和 Low V_T+PEEP 组相比,High V_T+ZEEP 组和 Low V_T+PEEP+RMs 组相比,均具有统计学差异（$p<0.05$）。

3. 手术前后 FeNO 水平的变化　与术前相比,术后 FeNO 水平在 H+ZEEP 组和 L+PEEP 组总体呈下降趋势,均占总数的 78.3%,相反,L+PEEP+RMs 组呈上升趋势,上升率为 56.5%。组间差异有统计学意义 $p=0.016$,见表 6-1-6。如果将每个病例做术前术后自身比较,则 H+ZEEP 组平均下降幅度为 13.8%（$p<0.05$）,L+PEEP 组下降 8.9%（$p>0.05$）,而 L+PEEP+RMs 组则升高了 25.3%（$p>0.05$）,无统计学意义。说明高潮气量复合 ZEEP 使 FeNO 水平降低。

表 6-1-6　手术前后 FeNO 的变化

	High V_T+ZEEP （$n=23$）	Low V_T+PEEP （$n=23$）	Low V_T+PEEP+RMs （$n=23$）	p 值
降低 n（%）	18(78.3)*	18(78.3)*	10(43.5)	0.016
增加 n（%）	5(21.7)	5(21.7)	13(56.5)	

表注：* Low V_T+PEEP+RMs 与 Low V_T+PEEP+RMs 组相比,$p<0.05$。

4. 手术前后呼吸系统顺应性的变化　呼吸系统顺应性（respiratory system compliance,Crs）通气前后的比较：呼吸系统顺应性的变化大体与 FeNO 的变化相平行,重复测量方差分析结果显示,组别与时间存在交互效应,具有统计学意义（$p=0.003$）,说明三组 Crs 随时间变化的趋势不同：通气结束前 H+ZEEP 组自通气开始时的（56.9 ± 18.6）mL/cmH_2O 明显降低至（53.0 ± 16.3）mL/cmH_2O（$p<0.05$）;相反,L+PEEP+RMs 组自（54.0 ± 14.0）mL/cmH_2O 明显升高至（62.1 ± 14.4）mL/cmH_2O（$p<0.05$）;而 L+PEEP 组变化无统计学意义（表 6-1-7、图 6-1-2）。说明呼吸系统顺应性受不同通气方式的影响。但在试图寻找 Crs 与 FeNO 变化趋势的关系时,比较手术前后 Crs 和 FeNO 的差值（ΔCrs–ΔFeNO）的相关性,得出 $r=0.261$;$p=0.160$,没有统计学意义,二者不相关。

5. 手术前后肺功能的变化　术后肺功能变化：术后 FEV1 和 FVC 均显著下降,但组间无差别。下降最大程度达到 75%,见表 6-1-7。比较手术前后 FEV1% 和 FeNO 的差值（ΔFEV1%~ΔFeNO）之间的相关性,$r=0.198$;$p=0.154$,二者无相关性。

表 6-1-7　手术前后呼吸系统顺应性和肺功能的对比

		术前 （mean±SD）	术后 （mean±SD）	*p* 值
顺应性 mL/cmH$_2$O	High V$_T$+ZEEP	56.9 ± 18.6	53.0 ± 16.3*	
	Low V$_T$+PEEP	57.0 ± 11.5	56.3 ± 16.5	0.003‡
	Low V$_T$+PEEP+RMs	54.0 ± 14.0	62.1 ± 14.4*	
FEV1	High V$_T$+ZEEP	2.0 ± 0.6	1.0 ± 0.3†	
	Low V$_T$+PEEP	2.3 ± 0.9	0.8 ± 0.3†	0.76
	Low V$_T$+PEEP+RMs	2.0 ± 0.5	0.9 ± 0.4†	
FVC	High V$_T$+ZEEP	2.6 ± 0.9	1.3 ± 0.6†	
	Low V$_T$+PEEP	2.4 ± 0.9	0.9 ± 0.3†	0.30
	Low V$_T$+PEEP+RMs	2.4 ± 0.6	1.1 ± 0.4†	

表注：* 机械通气初期呼吸系统顺应性 vs 结束前呼吸系统顺应性 *p*<0.05。‡ 组别与时间存在交互作用。† 术前肺功 vs 术后第一天肺功 *p*<0.05

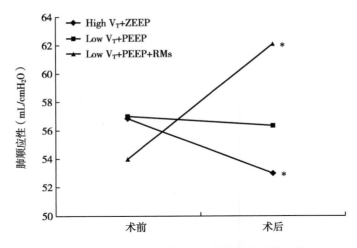

图 6-1-2　手术前后呼吸系统顺应性的变化趋势

重复测量方差分析结果示：三组比较，组别与时间存在交互作用，*p*=0.003；*H+ZEEP 组和 L+PEEP+RMs 组术后呼吸系统顺应性有明显变化，*p*<0.05

出自于 Yinghua Cui，Xin Pi，Changsong Wang，et al. Effects of different ventilation strategies on exhaled nitric oxide in geriatric abdominal surgery. J Breath Res，2015，26，9（1）：016006.

6. 手术前后促炎因子的变化　手术前后促炎因子的变化：重复测量方差分析结果显示，炎症早期的促炎因子血浆 TNF-α、IL-1β、IL-8、PGE$_2$ 和 PGF$_{2α}$ 水平组间均不具有统计学差异（*p*>0.05），且均处于低水平状态，说明炎性反应尚未被激活，见表 6-1-8。

7. 手术后其他评价肺损伤指标　包括氧合指数、肺损伤积分（improved murray lung injury score）及术后住院天数组间均不具有统计学差异，见表 6-1-9。

表 6-1-8　手术前后炎性因子的变化

pg/mL,（mean±SD）		术前	术后	p 值
TNF-α	High V_T+ZEEP	2.7 ± 0.9	2.8 ± 0.9	
	Low V_T+PEEP	3.2 ± 1.7	3.3 ± 2.1	0.77
	Low V_T+PEEP+RMs	3.5 ± 4.1	3.4 ± 4.8	
IL-1β	High V_T+ZEEP	36.9 ± 9.3	32.9 ± 12.9	
	Low V_T+PEEP	30.2 ± 14.5	34.3 ± 23.1	0.95
	Low V_T+PEEP+RMs	27.4 ± 17.3	35.1 ± 18.2	
IL-8	High V_T+ZEEP	28.7 ± 9.8	37.1 ± 17.5	
	Low V_T+PEEP	23.1 ± 9.6	32.8 ± 19.2	0.47
	Low V_T+PEEP+RMs	28.9 ± 9.8	37.8 ± 21.5*	
PGE$_2$	High V_T+ZEEP	4.4 ± 0.9	4.1 ± 0.7	
	Low V_T+PEEP	4.5 ± 0.7	4.6 ± 0.6	0.22
	Low V_T+PEEP+RMs	4.1 ± 0.4	4.1 ± 0.7	
PGF$_{2\alpha}$	High V_T+ZEEP	22.5 ± 8.9	24.6 ± 7.9*	
	Low V_T+PEEP	21.8 ± 6.6	23.5 ± 5.0	0.38
	Low V_T+PEEP+RMs	19.6 ± 2.9	21.4 ± 7.6	

表注:* 与术前相比（组内比较）,$p<0.05$。

表 6-1-9　术后其他肺损伤指标组间比较

	High V_T+ZEEP (n=23)	Low V_T+PEEP (n=23)	Low V_T+PEEP+RMs (n=23)	p 值
PaO$_2$/FiO,mmHg	388.1［300.4~475.8］	362.6［280.7~444.5］	402.7［321.9~483.5］	0.41
肺损伤积分				0.75
无肺损伤(0 分)	1(4.3)	0(0)	1(4.3)	
轻度肺损伤(0.1~2.5 分)	22(95.7)	23(100)	22(95.7)	
术后住院天数,天	12.8 ± 5.1	14.9 ± 6.2	14.8 ± 4.7	0.13

表注:其他指标组间均无统计学差异（$p>0.05$）。

（三）结论

在老年患者腹部手术中,与 L+PEEP+RMs 组相比,H+ZEEP 组和 L+PEEP 组术后 FeNO 下降率更高,可能意味着发生了小气道损伤;低潮气量(6~8mL/kg PBW)、高 PEEP(8cmH$_2$O)复合肺复张的通气策略,更具有小气道保护作用。三种通气方式对呼吸系统顺应性的影响随时间变化的趋势不同,而对术后肺功能、炎性因子、氧合指数和肺损伤积分的影响无明显差别。FeNO 反映小气道状态,是早于其他指标变化的敏感指标,能够发挥早期预警作用。

五、实例介绍 2——术前 FeNO 对术后肺部并发症的预测

近些年来已经确定,手术期间短期的机械通气可以对呼吸系统造成潜在的伤害。而一

个理想的针对腹部大手术的患者的术中机械通气策略仍存在争议,涉及到潮气量参数的设置、是否使用配合 PEEP 以及是否运用膨肺。而这些不同的通气策略又可能成为 PPCs 的影响因素。腹部大手术的 PPCs 的发生率比心血管并发症的发生率要高。而目前用于评估 PPCs 风险分级的术前因素尚不够完善。FeNO 是与呼吸道炎症应答和气道高反应性相关的呼吸系统疾病的新型标记物,它可能成为一个新的 PPCs 的筛查指标。

（一）实验方法

1. 受试者　需符合如下条件方可加入研究:①患者年龄不小于 60 周岁;②患者计划接受在全身麻醉机械通气下进行非急诊的腹部大手术;③除了消化系统外,他们并没有其他系统的严重并发症,如心血管系统、神经系统等;④预计的机械通气时间不少于 2 小时。若患者出现下面条件中的任意一条,则将被排除:①BMI≥35kg/m²;②最近一年曾经接受过或者正在接受糖皮质激素治疗;③术前正处于呼吸系统疾病的急性发作期;④急诊手术;⑤血流动力学不稳定;⑥有神经肌肉疾病或者精神性疾病。

2. 术前 FeNO 的测定　患者进入准备室后,首先对其进行术前 FeNO 的测定。使用 NIOX 便携式 FeNO 检测仪,操作者按照美国胸科学会 2005 年修订的《FeNO 测定指南》进行标准的操作。在让患者进行不少于三次的平静呼吸,最后一次呼气末务必确保患者将肺内的空气尽数排空,紧接着让患者用嘴含住仪器的滤嘴部分,确保其口角无漏气、滤嘴无堵塞。深吸气吸入准备室内的空气后,以平静的气流均匀呼出,呼出时间不得少于 6 秒。当呼出速度低于或超过 50mL/s,应引导患者慢慢调整呼气力度,如嘱咐患者大点力气或者小点力气,使其稳定在 50mL/s。若呼出的速度达不到要求范围的时间(累计大于 1.2 秒),仪器将终止此次测试,需重复上述步骤。

3. 术前肺功能的测定　患者进入准备室,进行完术前 FeNO 的测定,情况稳定后便对患者进行术前肺功能的测定。使用 Master Screen GE 便携式肺功能仪,可先让患者练习深吸气、快速呼气和持续呼气等动作 1~2 次。练习结束后,患者端坐于病床旁,双脚着地。右手持气流感受器的手柄,将嘴唇完全包裹住滤嘴,左手需捏住鼻子以防气流从鼻子通过,之后便开始用嘴平静呼吸。平静呼吸几次以后,患者应该从正常呼吸缓慢呼出至最大,之后缓慢吸入到最大,接着尽可能深、快地呼出,换句话说就是突发呼气、即尽可能快的最大用力呼气、起始不能犹豫,呼气过程无中断,无咳嗽,一般呼气时间应该不小于 6 秒,紧接着尽可能深地完全吸入。上述一系列动作完成之后,患者恢复平静呼吸。整个测定过程要求患者测定 3~5 次(一般最多不超过 8 次),最后选择出最佳的测试值(也就是最大数值那一组)。值得注意的是,可选择测试中的最佳值与次佳值,两者之间的差异需少于 5%FVC 或 100mL。

4. 术后访视　对患者进行术后访视,记录其住院时间、早期进入重症监护病房(ICU)的治疗情况,是否发生 PPCs(包括呼吸困难、肺炎、肺不张、气胸、呼吸衰竭等),是否发生心血管系统并发症(例如心律失常、心肌梗死、心力衰竭等),以及院内死亡的发生。

5. 统计学分析　FeNO 的水平使用中位数和四分位数、几何平均数的形式描述,并且给出了 FeNO 的分布图,而 FeNO 与这些数据之间的关系使用线性回归分析来进行统计学分析。在评估 FeNO 与 PPCs 的预测关系上,使用受试者工作特征(receiver operating characteristic, ROC)曲线来确定其特异性、灵敏性和临界值。将患者分为 PPCs 组和非 PPCs 组。对这两组患者的数据进行分析,这些数据包括患者术前的所有基本信息(年龄、身高、体重、BMI、左室射血分数、共存条件、手术类型)、术中所记录的数值(手术类型、机械通气时间、手术时间、血压、心率、血氧、$P_{ET}CO_2$、Crs、输液量、尿量、是否输血)以及术后住院情况(急性心力衰竭发生率、ICU治疗、住院时间、院内死亡)等围手术期间相关的观察指标。当两组数据分布均符合正态分布时,应用配对 t 检验,但当一组或两组以上数据分布符合非正态分布时,则改为使用秩和检验以及卡方检验。当 $p<0.05$ 时,就认为统计学上有显著差异。上述全部的统计分析方法均采用SPSS16.0软件完成。

(二)实验结果

1. 患者的基本信息   共纳入东北地区162位中国患者,年龄大于60岁,拟在全身麻醉下行腹部大手术。其中男性100例,女性62例,平均身高为(164.66±7.65)cm,平均体重为(62.21±11.18)kg,BMI指数为(2.89±3.52)kg/m²。另外,在这162位患者之中,有14位患者具有COPD病史,另外2位患者具有哮喘病史。将COPD患者和非COPD患者的各项指标进行对比,结果显示两组间没有异常,而因为哮喘患者的例数较少,无法与非哮喘患者进行有效的统计学分析,存在数据丢失的遗憾。这些患者的基本信息见表6-1-10。

表6-1-10   患者的基本信息

分析的变量	Mean±SD/%	分析的变量	Mean±SD/%
年龄(岁)	66.00(63.00~71.00)	手术类型,n(%)	
性别(男性;%)	100(61.73)	非腹腔镜手术	118(72.84)
身高(cm)	164.66±7.65	胃切除术	35(29.67)
体重(kg)	62.21±11.18	胰十二指肠切除术	10(8.47)
BMI(kg/m²)	2.89±3.52	结直肠切除术	61(51.69)
左心室射血分数(%)	61.5±2.2	其他手术类型	12(10.17)
共存条件,n(%)		腹腔镜手术	44(27.16)
吸烟史	48(29.63)	结直肠切除术	39(88.63)
COPD病史	14(8.64)	其他手术类型	5(11.36)
哮喘病史	2(1.23)		

2. FeNO的分布情况   对上述162位老年人进行术前FeNO测定,他们的FeNO范围为5.05~38.48ppb(5%~95%置信区间)。FeNO的中位数和四分位数为14.33(9.67~21.10)ppb,几何平均数为14.25ppb。而各个浓度区间的具体分布例数、所占百分比以及中位数和四分位数、几何平均数的相关信息详见表6-1-11及图6-1-3。其中,0~10ppb的患者共有44例,占所有患者的27.16%,中位数和四分位数为7.70(5.75~9.00)ppb,几何平均数为6.82ppb;10~20ppb的患者共有74例,占所有患者的45.68%,中位数和四分位数为14.25(11.75~17.05)ppb,几何平均数为14.19ppb;20~30ppb的患者共有25例,占所有患者的15.43%,中位数和四分位数为24.10(21.60~26.95)ppb,几何平均数为24.09ppb;30~40ppb的患者共有14例,占所有患者的8.64%,中位数和四分位数为35.70(31.38~38.43)ppb,几何平均数为34.82ppb;而40~50ppb的患者仅有1例,占所有患者的0.62%,其FeNO浓度为43.90ppb;50~60ppb的患者共有2例,占所有患者的1.23%,平均数为54.19ppb;60~70ppb的患者共有2例,占所有患者的1.23%,平均数为67.41ppb。

表 6-1-11　术前老年患者 FeNO 的分布情况

浓度 /ppb	例数	百分比 /%	中位数和四分位数 /ppb	几何平均数 /ppb
0~10	44	27.16	7.70(5.75~9.00)	6.82
10~20	74	45.68	14.25(11.75~17.05)	14.19
20~30	25	15.43	24.10(21.60~26.95)	24.09
30~40	14	8.64	35.70(31.38~38.43)	34.82
40~50	1	0.62	43.90	43.90
50~60	2	1.23	54.30	54.19
60~70	2	1.23	67.45	67.41

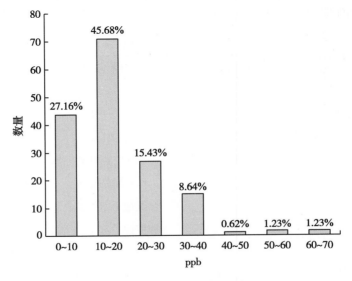

图 6-1-3　术前 FeNO 在不同浓度下的分布图

出自于 Xin Pi，Changsong Wang，Yue Li，et al. Preoperative FeNO as a screening indicator of pulmonary complications after abdominal surgery in patients over 60years old. J Breath Res，2015，9(3)：036004.

3. FeNO 和各变量单因素分析　根据患者的性别、年龄、身高、体重、BMI、共存条件以及手术类型，将这 162 位东北地区中国术前老年患者分别进行分组，并在每个分组方式下对 FeNO 进行组内比较。由此得出 FeNO 和各变量单因素分析的结果。其中性别分组中，男性占 100 例，女性占 62 例，中位数和四分位数分别为 13.85(9.83~21.18)ppb 和 14.65(8.88~20.68)ppb，p 值为 0.65。表明性别对 FeNO 是没有影响的。

而在年龄分组中，将这些患者按照不同的年龄分别分为三个层次，分别为 60~69 岁、70~79 岁和 80 岁以上；FeNO 浓度随着年龄的增高而逐渐增大，中位数和四分位数 / 平均数分别为 12.80(9.00~19.80)ppb、16.05(10.65~23.35)ppb 和(49.23 ± 17.90)ppb，三组之间有统计学差异，p=0.003。将患者的身高分为五个层次，分别为 140~149cm、150~159cm、160~169cm、170~179cm 和 180cm 以上；虽然 140~149cm 以及 180cm 以上层次的患者的 FeNO 值相对于其他三个层次略高，均超过了 21ppb，另外三个层次未达到 16ppb，但是五个层次组间差异并没有统计学意义，p=0.16。将患者的体重也分为五个层次，分别为 30~39kg、40~49kg、50~59kg、60~69kg 和 70kg 以上；虽然 30~39kg 的三位患者的平均 FeNO 浓度为 5ppb，而其他四个层次的 FeNO 均超过了 12ppb，但是五个层次组间并没有统计学意义，p=0.65。

将患者的 BMI 分为四个层次，分别为 15~19kg/m^2、20~24kg/m^2、25~29kg/m^2 和 30~35kg/m^2，这四个层次的组间比较显示 p=0.24，表明 BMI 指数对 FeNO 没有影响。就共存条件方面来说，吸烟患者的 FeNO 浓度为 14.65（9.85~20.83）ppb，不吸烟患者的 FeNO 浓度为 113.45（8.92~21.25）ppb，两组间没有显著差异，p=0.70；哮喘患者的 FeNO 浓度为 20.75（13.4~20.75）ppb，无哮喘患者的 FeNO 浓度为 14.25（9.63~21.00）ppb，两组间没有显著差异，p=0.40，可能的原因是患者例数过少，或者这些患者均为哮喘疾病的稳定期，且近一年内没有激素治疗病史，气道没有高反应性，也无临床症状，使得其 FeNO 浓度与其他非哮喘患者的无差异；COPD 患者的 FeNO 浓度为（15.68±9.06）ppb，非 COPD 患者的 FeNO 浓度为 14.00（9.73~21.18）ppb，两组间没有显著差异，p=0.75，说明 COPD 对患者 FeNO 浓度没有影响。按照手术类型将患者分为四个层次，分别为胃切除手术 28 例，胰十二指肠切除术 12 例，结直肠切除术 58 例和其他类型手术 54 例，FeNO 浓度分别是 15.30（9.63~29.35）ppb、（17.71±12.14）ppb、14.10（10.05~20.63）ppb 和 14.00（9.35~20.18）ppb，组间比较的结果显示 p=0.88，说明患者的手术类型，即具体哪个部位的病变，也不会对术前 FeNO 有影响。

综合上述结果表明，对于这些患者而言，年龄是唯一的一个术前 FeNO 的影响因素，性别、身高、体重、BMI 值、吸烟史、哮喘病史、COPD 病史以及手术类型均不会对 FeNO 浓度的测定产生影响，详细结果见表 6-1-12。

表 6-1-12　FeNO 和各变量单因素分析结果

变量	FeNO（中位数和四分位数）/ppb	p 值
性别(n)		
男性(100)	13.85（9.83~21.18）	0.65
女性(62)	14.65（8.88~20.68）	
年龄(岁,n)		
60~69(113)	12.80（9.00~19.80）	0.003
70~79(46)	16.05（10.65~23.35）	
>80(3)	39.3（38.5~39.3）	
身高(cm,n)		
140~149(1)	22.7	0.16
150~159(45)	14.60（9.00~20.00）	
160~169(64)	12.20（8.98~20.28）	
170~179(47)	15.30（12.13~21.90）	
>180(5)	23.1（13.90~28.25）	
体重(kg,n)	5.00（4.70~5.00）	
30~39(3)	5.00（4.70~5.00）	0.65
40~49(19)	13.80（9.18~19.33）	

续表

变量	FeNO（中位数和四分位数）/ppb	p 值
50~59（58）	12.80（10.20~21.10）	
60~69（61）	13.85（8.88~24.10）	
>70（21）	15.90（12.00~26.73）	
BMI（kg/m², n）		
15~19（34）	15.25（9.78~21.95）	0.24
20~24（78）	12.20（9.23~21.45）	
25~29（40）	17.20（12.75~23.12）	
30~35（10）	14.60（10.65~23.05）	
共存条件（n）		
吸烟史		
吸烟（114）	14.65（9.85~20.83）	0.70
不吸烟（48）	13.45（8.92~21.25）	
哮喘病史		
哮喘（2）	20.75（13.4~20.75）	0.40
无哮喘（160）	14.25（9.63~21.00）	
COPD 病史		
COPD（14）	15.85（7.33~20.63）	0.75
非 COPD（148）	14.00（9.73~21.18）	
手术类型（n）		
胃切除手术（28）	15.30（9.63~29.35）	0.88
胰十二指肠切除术（12）	14.45（8.28~22.60）	
结直肠切除术（58）	14.10（10.05~20.63）	
其他手术类型（54）	14.00（9.35~20.18）	

4. FeNO 与各个变量之间线性回归分析结果　将 FeNO 值和患者的性别、年龄、身高、体重、BMI、FEV1、FVC、共存条件以及手术类型、Crs、住院天数等变量分别进行线性回归分析，结果显示：FeNO 浓度与性别间没有相关性，$p=0.52$；FeNO 值与年龄有正相关关系，相关系数为 0.267，$p=0.001$；FeNO 浓度与身高间没有相关性，$p=0.35$；FeNO 浓度与体重间没有相关性，$p=0.85$；FeNO 浓度与 BMI 间没有相关性，$p=0.79$；FeNO 浓度与 FEV1 间没有相关性，$p=0.86$；FeNO 浓度与 FVC 间没有相关性，$p=0.59$；FeNO 浓度与吸烟史、哮喘病史以及 COPD 病史间均没有相关性，p 值分别为 0.96、0.65 和 0.61；FeNO 浓度与手术间也没有相关性，$p=0.10$；另外，Crs 和 FeNO 的相关性分析显示，无论是基线处 Crs 还是结束时 Crs，它们与 FeNO 均没有相关性，p 值分别为 0.52 和 0.06；而 FeNO 与住院天数成正相关，相关系数为 0.23，$p=0.003$（表6-1-13）。

表 6-1-13　FeNO 和各变量之间线性回归分析结果

变量	相关系数	p 值
性别	0.05	0.52
年龄	0.27	0.001
身高	0.08	0.35
体重	0.02	0.85
BMI	−0.21	0.79
FEV1	−0.14	0.86
FVC	−0.43	0.59
共存条件		
吸烟史	0.004	0.96
哮喘病史	0.04	0.65
COPD 病史	−0.40	0.61
手术类型	−1.33	0.10
Crs		
基线处	0.06	0.52
结束时	0.17	0.06
住院天数	0.23	0.003

5. 术前 FeNO 与 PPCs 的 ROC 曲线　图 6-1-4 显示了术前 FeNO 与 PPCs 的 ROC 曲线有高度可能性,曲线下面积为 0.747(p=0.001;95% 置信区间 =0.602~0.893)。界值点处的 FeNO 水平为 30.2ppb,ROC 曲线的敏感性为 47.06%,特异性为 93.10%。

6. 出现 PPCs 与未出现 PPCs 的患者的数据分析结果　根据术后访视结果,将术后的患

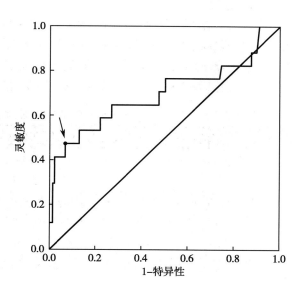

图 6-1-4　术前 FeNO 和 PPCs 的 ROC 曲线
红色箭头指示点为界值点,界值点处的 FeNO 水平为 30.2ppb,ROC 曲线的敏感性为 47.06%,特异性为 93.10%。ROC 曲线下面积为 0.747
出自于 Xin Pi,Changsong Wang,Yue Li,et al. Preoperative FeNO as a screening indicator of pulmonary complications after abdominal surgery in patients over 60years old. J Breath Res,2015,20,9(3):036004.

者分为出现 PPCs 组和未出现 PPCs 组,并对两组进行进一步的数据分析,分析的变量包括 FeNO、年龄、性别、FEV1、FVC、是否实施腹腔镜手术、术中机械通气时间、术后时间、术中血压、心率、SPO$_2$、P$_{ET}$CO$_2$、Crs 的基线值和结束值、输液量、出血量、尿量、是否输血、术后急性心力衰竭的发生率、是否术后 ICU 治疗、住院时间以及院内死亡率。其中,两组间的 FeNO 水平,PPCs 组显著高于非 PPCs 组[(28.69 ± 19.37)ppb vs 13.50(9.55~20.00)ppb, ;p=0.008];两组间的年龄分别为 65.00(61.50~67.50)岁和(67.18 ± 8.21)岁,p=0.15,没有统计学差异;而两组间的男性所占的比例分别为 76.47% 和 60.00%,p=0.14,仍然没有组间差异;肺功方面,两组间的 FEV1 值分别为 2.52(1.61~2.95)L 和(2.11 ± 0.71)L,两组间的 FVC 值分别为(2.88 ± 0.89)L 和(2.48 ± 8.28)L,它们比较的 p 值分别为 0.19 和 0.07,结果表明,PPCs 组和非 PPCs 组在术前的肺功能评估上没有显著差异,即肺功不能作为这一类型患者术前 PPCs 的有效筛查指标;腹腔镜手术的患者发生 PPCs 的可能性显著降低[1(5.88%) vs 43(29.66%),p=0.04]。两组的机械通气时间分别为 3.30(1.94~3.98)h 和(2.99 ± 1.35)h,p=0.63,组间无显著差异;两组间的手术时间分别为 2.50(1.50~3.25)h 和(2.54 ± 1.29)h,p=0.99,组间无显著差异;PPCs 组的术中出血量、输液量和术后 ICU 的治疗率也比非 PPCs 组显著升高,p 值分别为 0.009、0.02 和 0.001。其他变量的比较值,两组间无统计学差异;术后访视中,PPCs 组有 1 例患者出现了术后心血管系统严重并发症,并且这组患者进入 ICU 接受后续治疗的百分比达到 82.35%,而非 PPCs 组的患者进入 ICU 接受后续治疗的百分比为 4.14%;PPCs 组患者的住院时间明显延长[29.50(117.25~42.00)天 vs 18.00(15.00~22.50)天,p=0.001],同时有 1 例患者出现院内死亡。具体信息见表 6-1-14。

表 6-1-14　出现 PPCs 和未出现 PPCs 的患者的数据分析对比

分析的变量	PPCs(n=17)	非 PPCs(n=145)	p 值
FeNO(ppb)	26.20(11.55~39.20)	13.50(9.55~20.00)	0.008
年龄(岁)	65.00(61.50~67.50)	66.00(62.50~71.00)	0.15
性别[男;n(%)]	13(76.47%)	87(60.00%)	0.14
FEV1(L)	2.52(1.61~2.95)	2.179(1.70~2.75)0	0.19
FVC(L)	2.88 ± 0.89	2.48 ± 8.28	0.07
术中指标			
腹腔镜手术 n(%)	1(5.88%)	43(29.66%)	0.04
机械通气时间(h)	3.30(1.94~3.98)	2.95(2.00~3.50)	0.63
手术时间(h)	2.50(1.50~3.25)	2.47(1.50~3.00)	0.99
基线值			
收缩压(mmHg)	149.63 ± 25.67	137.38 ± 13.13	0.19
舒张压(mmHg)	79.77 ± 13.72	81.13 ± 4.70	0.78
心率(次/min)	77.36 ± 12.77	76.00 ± 9.49	0.78
SPO$_2$(%)	97.00(95.50~98.50)	97.50(94.25~98.75)	0.60
P$_{ET}$CO$_2$(mmHg)	32(30~34)	32(30~34.5)	0.78
Crs(L/cmH$_2$O)	56(42~69)	43(34~57)	0.07

续表

分析的变量	PPCs（*n*=17）	非PPCs（*n*=145）	*p*值
结束值			
收缩压（mmHg）	135（116~160）	111（105.50~135.50）	0.03
舒张压（mmHg）	71.66±13.36	69.50±9.94	0.54
心率（次/min）	80（69~87.75）	79.50（75.5~93.75）	0.70
SPO_2（%）	95.50（92.50~98）	94（91.50~97.75）	0.53
$P_{ET}CO_2$（mmHg）	33（31~34）	33（33~33.75）	0.17
Crs（L/cmH$_2$O）	54.35±15.76	53.30±15.77	0.07
输液量（L）	2.00（1.50~2.50）	1.50（1.00~2.00）	0.02
出血（mL）	100（35~200）	30（5~50）	0.009
尿量（mL）	400（150~650）	300（200~600）	0.31
输血 *n*（%）	3（17.65）	16（11.03）	0.32
术后			
急性心力衰竭 *n*（%）	1（5.88）	0	0.12
ICU治疗 *n*（%）	14（82.35）	6（4.14）	0.001
住院时间（d）	29.50（117.25~42.00）	18.00（15.00~22.50）	0.001
院内死亡 *n*（%）	1（5.88）	0	0.12

（三）结论

小潮气量配合PEEP和膨肺对于非腹腔镜的腹部大手术老年患者来说，在维持呼吸系统肺顺应性和增加术后第一天肺功能恢复上体现了它的优势。但是不同的通气策略不影响PPCs的发生率。术前FeNO可能是一个新的老年腹部大手术患者PPCs的筛查指标。这一方法的特异性为93.10%，敏感性为47.06%，临界值为30.2ppb。

（李 杭 李 萌）

第二节　呼出气中的挥发性有机化合物

正常人的VOCs将有助于评估什么是异常的VOCs，这为患有疾病人群的VOCs分析提供了参照基础，并且有潜力实现对人群呼出气VOCs的长期监测，有利于器官损害或疾病的早期发现。Costello和Amann等人在呼出气VOCs领域的研究中做出了巨大贡献，他们在2014年首次建立了健康人体VOCs的纲要，发表了涵盖1 846个健康人的挥发性有机化合物简编，并将其中的1 765种化合物按CAS号进行了分类，包括呼出气中的874种化合物、尿中的279种化合物、皮肤散发的504种化合物、唾液中的353种化合物、血液中的130种化合物和粪便的381种化合物。2021年，Costello等人对其进行了进一步的补充，并且添加了来自精液的VOCs，使呼出气和其他体液中发现的VOCs数量为：血液379个、呼出气1 488个、粪便443个、母乳290个、唾液549个、精液196个、皮肤623个和尿液444个。虽然呼出气经历了肺交换从肺泡中呼出，其VOCs推测可能与血液中的VOCs具有相同之处，然而结果发现，呼出气与尿液、皮肤分泌物、唾液和粪便具有相同的VOCs，而血液只占一小部分。虽然这些 VOCs 的部分重合代表其可能有相同的来源,但是,也存在一些仅出现于呼出气中的 VOCs,因此,这些物质的化学起源并未得到充分的了解。在本节我们将分别介绍不同样本中的 VOCs 及可能来源,重点是呼出气中的生物标志物和 VOCs,并在之前研究的基础上补充了各种 VOCs 的沸点。

一、健康人体呼出气最常见的生物标志物

(一)异戊二烯

异戊二烯是呼出气中最丰富的烃类,在胆固醇的生物合成甲羟戊酸途径中生产。它出现在放松且就座的健康志愿者的呼出气中,中位浓度约为 100ppb。在运动期间,其在呼出气中的浓度变化很大。例如,如果志愿者开始踩踏 75W 的动感单车,则呼气末异戊二烯的浓度会增加 3~4 倍。最初,人们认为这种增加仅仅是由于心输出量增加。但是 King 等人的开拓性工作证明,仅心输出量的增加将不能导致观察到的异戊二烯明显增加。为了使呼出气中的异戊二烯浓度增加,几个腿收缩或臂收缩足以提高其浓度。一项应用 PTR-MS 对睡眠期间健康志愿者呼出气 VOCs 的实时监测发现,异戊二烯和丙酮的浓度显示出非常不同的特点,即虽然两者都显示出在睡眠中呼出气浓度增加,但是异戊二烯浓度显示出非常明显的峰变化,且观察到异戊二烯的峰变化与胫骨肌电图评分一致,推测其升高是由于人体运动或睡眠阶段的变化所致。关于异戊二烯异常变化的研究主要集中在以下几个方面:一些研究中将异戊二烯作为肺癌患者的生物标志物;还有一些研究者将异戊二烯与丙酮一起作为糖尿病的呼出气生物标志物;由于异戊二烯是胆固醇代谢途径的副产物,因此一些研究认为它可以潜在地用作脂质代谢紊乱的生物标志物;还有研究发现,麻醉过程中呼出气异戊二烯会产生变化。

(二)丙酮

丙酮在 1857 年被首次确认为糖尿病的呼出气生物标志物。葡萄糖是人体能量的主要来源,胰岛素可使葡萄糖分子在细胞中吸收。如果机体产生的胰岛素不足(1 型糖尿病)或细胞的胰岛素抵抗(2 型糖尿病),机体将无法从葡萄糖中提取能量,并被迫分解体内脂肪以产生能量,生酮就是这样的途径之一。生酮是人类中所有酮体(包括丙酮)的来源。随着患者糖尿病的恶化,呼出气丙酮浓度增加。血液和呼出气中的丙酮的关系是线性的(呼出气中的丙酮约为血浆中丙酮的 1/330)。对于非糖尿病患者,呼出气丙酮水平≤0.9ppm,对于中度糖尿病患者,其水平为 0.9~1.8ppm,对于重度糖尿病患者,其水平可以为几十 ppm。在糖尿病性酮症酸中毒、饥饿、体育锻炼和高脂肪 / 生酮饮食中,呼出气丙酮的水平也会增加。

(三)甲烷、乙烷、戊烷

人体自身不能产生甲烷,人体肠道内存在的产甲烷细菌(例如,Methanobrevibacter Smith II)会在厌氧条件下产生甲烷。通常,甲烷在人的呼出气中不存在,但在甲烷生成过多的情况下,它会出现在粪便中,也可以在人的呼出气中检测到甲烷。由人体中过量或较少的甲烷引起的疾病是肥胖、肠易激综合征、炎症性肠病、厌食症等。乙烷和戊烷是由细胞脂质的氧化产生的,呼出气中过量的乙烷可能由氧化应激、维生素 E 缺乏症、乳腺癌、溃疡性结肠炎引起,而呼出气中的戊烷则可能表示氧化应激、身体和精神压力、关节炎、乳腺癌、哮喘、COPD、炎症性肠疾病、睡眠呼吸暂停、缺血性心脏病、心肌梗死、肝病、精神分裂症、败血症等。

(四)醛类

脂质过氧化(lipid peroxidation,LPO)产生的内源性烯醛、羟基烯醛和二醛产物在癌症患

者中趋于增加。在 LPO 中,多不饱和脂肪酸被自由基过氧化,生成醛类反应产物。研究表明,威尔逊病(Wilson disease)、与肝癌有关的血色素沉着病、儿童期癌症、酒精性肝病、吸烟、糖尿病和动脉粥样硬化患者的血液和呼出气中的醛水平都会升高。代谢和 / 或合成醛,例如乙二醛、甲基乙二醛、甲醛等的代谢遗传病症可导致糖尿病、高血压、老化、脑缺血、阿尔茨海默病(Alzheimer's disease,AD)、帕金森病(Parkinson's disease,PD)、肌萎缩侧索硬化症(amyotrophic lateral sclerosis,ALS)、Wernicke 脑病(Wernicke encephalopathy,WE)、肺癌等。当血液和尿液中此类醛的浓度增加时,呼出气中的醛浓度也会升高。因此,醛类可以作为多种疾病,尤其是肺癌的生物标志物。

二、呼出气中不同类别的挥发性有机化合物及来源

人体 VOCs 的来源,目前认为包括几个方面。肝脏最有可能参与血液中某些 VOCs 的转化,这可能会导致某些化合物的浓度下降到可检测水平以下,同时会产生新的 VOCs 或使现有的 VOCs 浓度增加。胃肠道及粪便中存在的化合物也可能会转移到血液中并最终到达肺部并出现在呼出气中,但由于肝脏的转化,可能无法在呼出气中检测到它们。肝脏具有广泛的底物特异性酶,能够将大量的非极性化合物(烃)氧化为极性更大的化合物(醇),例如甲苯生物转化为苯甲醇;肝脏还具有醛脱氢酶,可将醛转化为酸,然后通过肌肉代谢;也可以将胺转化为挥发性较小的 N- 氧化物,将氨转化为非极性尿素。此外,肝脏能够通过与诸如谷胱甘肽的带电物质反应而将化合物转化为缀合物,使化合物水溶性变强且易于排泄,并将 VOCs 转化为非挥发性化合物。除肝脏外,其他器官也具有生物转化活性。例如肾脏或膀胱中的化学物质很可能是在血液中而不是尿液中检测到的。多年来,人们一直认为膀胱只是尿液的储存器官,然而近年来发现,它可以参与生物转化。例如膀胱上皮组织的芳基胺乙酰转移酶水平甚至比肝脏还高。生物转化也可以发生在肺部或鼻子中,我们按不同类别总结了呼出气中的挥发性有机化合物,对它们的分子式、沸点以及共存部位进行了描述,以说明呼出气中不同 VOCs 的来源。

(一)含氮化合物

表 6-2-1 描述了呼出气中的 103 种含氮化合物,其中存在多种脂族、芳族和杂环化合物,例如胺、酰胺、氰化物、硫氰酸盐、苯胺和环状化合物,咪唑、吲哚、吡嗪以及混合的杂环化合物。在这些含氮有机化合物中,14 种存在于粪便中,15 种存在于尿液中,8 种存在于皮肤分泌物中,3 种存在于母乳中,1 种存在于血液中,7 种存在于唾液中。因此,呼出气中的含氮 VOCs 可能来自粪便、尿、皮肤、血液和唾液,其中与粪便和尿液中共有的 VOCs 较多,血液和母乳中较少。

粪便和尿液中的许多氮化合物被报道可能从饮食中产生,例如甲基吡嗪、吡啶和吡咯是咖啡的成分。然而,吡咯容易与酸聚合,因此,它的存在不太可能是饮食性的,因为它不可能通过胃转运。氨主要来自活性微生物,研究发现,饮食中蛋白质的量从 63g/d 增加到 136g/d,可以使粪便中的氨浓度从 15mmol/L 增加到 30mmol/L。但是研究报道,增加高蛋白饮食中的纤维量不会改变氨的浓度。在一项对 30 位健康志愿者粪便中含氮化合物的研究中,吲哚是唯一一个普遍存在的化合物,其次是 3- 甲基吲哚,这些化合物是由微生物降解肠中的色氨酸产生的。少数志愿者中存在许多化合物,例如异硫氰酸烯丙酯存在于 23% 的病例中。由于该化合物可能具有抗癌特性,因此备受关注。推测其产生取决于多种因素,例如饮食中的

表 6-2-1　呼出气中的含氮有机化合物

CAS 编号	化合物名称	分子式	沸点 /℃	其他样本
60-35-5	乙酰胺	C_2H_5NO	221	粪便
75-05-8	乙腈	C_2H_3N	81~82	粪便、血液、唾液
105-60-2	己内酰胺	$C_6H_{11}NO$	136~138（10mmHg）	
503-28-6	偶氮甲烷	$C_2H_6N_2$	1.55	
100-47-0	苯甲腈	C_7H_5N	191	粪便、母乳
95-16-9	1,3- 苯并噻唑	C_7H_5NS	231	皮肤
110-60-1	1,4- 二氨基丁烷	$C_4H_{12}N_2$	158~160	
628-02-4	己酰胺	$C_6H_{13}NO$	215.49	
18936-17-9	2- 氰基丁烷	C_5H_9N	125	
78-82-0	1- 氰基 -1- 甲基乙烷	C_4H_7N	107~108	
109-74-0	1- 氰丙烷	C_4H_7N	115~117	
126-98-7	2- 氰基 -1- 丙烯	C_4H_5N	90~92	
4786-20-3	1- 氰基 -1- 丙烯	C_4H_5N	120~121	
2516-34-9	环丁胺	C_4H_9N	81.5	粪便
766-93-8	环己基甲酰胺	$C_7H_{13}NO$	113	
3385-21-5	1,3- 二氨基环己烷	$C_6H_{14}N_2$	194	
4553-62-2	1,3- 二氰基丁烷	$C_6H_8N_2$	269~271	
109-77-3	二氰甲烷	$C_3H_2N_2$	220	
685-91-6	N,N- 二乙基乙酰胺	$C_6H_{13}NO$	182~186	
617-84-5	N,N- 二乙基甲酰胺	$C_5H_{11}NO$	176~177	
616-40-0	1,1- 二乙肼	$C_4H_{12}N_2$	103.51	
634-95-7	1,1- 二乙基脲	$C_5H_{12}N_2O$	130	
127-19-5	N,N- 二甲基乙酰胺	C_4H_9NO	164.5~166	
926-64-7	2-（二甲氨基）乙腈	$C_4H_8N_2$	137~138	尿液、唾液
6970-60-1	2- 二甲基氨基环己酮	$C_8H_{15}NO$	213.3	
121-69-7	N,N- 二甲基苯胺	$C_8H_{11}N$	193~194	
1467-79-4	二甲基氰胺	$C_3H_6N_2$	161~163	
4030-22-2	3,4- 二甲基 -1,5- 二氢 -(2H)- 吡咯 -2-1	C_6H_9NO	269.4	
68-12-2	N,N- 二甲基甲酰胺	C_3H_7NO	153	尿液、唾液
1072-68-0	1,4- 二甲基吡唑	$C_5H_8N_2$	148~150	
694-31-5	1,5- 二甲基 -(1H)- 吡唑	$C_5H_8N_2$	158	皮肤
67-51-6	(1H)-3,5- 二甲基吡唑	$C_5H_8N_2$	218	
108-48-5	2,6- 二甲基吡啶	C_7H_9N	143~145	
874-14-6	1,3- 二甲基 -2,4(1H,3H)- 嘧啶二酮	$C_6H_8N_2O_2$	256.63	

续表

CAS 编号	化合物名称	分子式	沸点 /℃	其他样本
600-28-2	2,3- 二甲基 -(1H)- 吡咯	C_6H_9N	165	
625-82-1	2,4- 二甲基 -(1H)- 吡咯	C_6H_9N	165~167	
625-84-3	2,5- 二甲基吡咯	C_6H_9N	165	尿液
758-16-7	二甲基硫代甲酰胺	C_3H_7NS	58~60	
624-80-6	1- 乙基肼	$C_2H_8N_2$	100	
536-78-7	3- 乙基吡啶	C_7H_9N	163~166	
1551-06-0	2- 乙基吡咯	C_6H_9N	164~165	
1551-16-2	3- 乙基 -(1H)- 吡咯	C_6H_9N	158.7	
617-92-5	1- 乙基 -(1H)- 吡咯	C_6H_9N	129	尿液
24050-09-7	2- 乙基 -1,3- 噻唑烷	$C_5H_{11}NS$	188.3	
302-01-2	肼	H_4N_2	65	
74-90-8	氰化氢	HCN	25.6	
2043-43-8	2- 羟基丙酰胺	$C_3H_7NO_2$	165.17	
85665-88-9	2- 异丁基 -4- 甲基吡啶	$C_{10}H_{15}N$	209.8 ± 9.0	
3173-53-3	异氰基环己烷	$C_7H_{11}NO$	168~170	
109-90-0	异氰酸酯 - 乙烷	C_3H_5NO	60	
1122-82-3	异硫氰基环己烷	$C_7H_{11}NS$	219	
57-06-7	3- 异硫氰酸酯 -1- 丙烯	C_4H_5NS	151	粪便、尿液、唾液
4786-19-0	甲基氰化物	C_5H_7N	126	尿液
75-12-7	甲酰胺	CH_3NO	210	粪便
74-89-5	甲胺	CH_5N	−6.3	
100-97-0	甲胺	$C_6H_{12}N_4$	246.7	
1117-97-1	N- 甲氧甲胺	C_2H_7NO	3	
625-28-5	2- 甲基丁烷二级单腈	C_5H_9N	128~130	
16529-56-9	2- 甲基 -3- 丁烯腈	C_5H_7N	124	
5053-43-0	2- 甲基 -1,3- 二嗪	$C_5H_6N_2$	165.6	
624-78-2	N- 甲基乙胺	C_3H_9N	36~37	
38239-27-9	N- 亚甲基 - 乙胺	C_3H_5N	36.2	
95-20-5	2- 甲基吲哚	C_9H_9N	273	
614-96-0	5- 甲基吲哚	C_9H_9N	100	
933-67-5	7- 甲基吲哚	C_9H_9N	266	
4747-21-1	N- 甲基 -2- 甲基丙胺	$C_4H_{11}N$	50~53	
542-54-1	4- 甲基戊腈	$C_6H_{11}N$	155	
109-08-0	2- 甲基吡嗪	$C_5H_6N_2$	135	粪便、尿液
1453-58-3	3- 甲基 -(1H)- 吡唑	$C_4H_6N_2$	204	粪便

CAS 编号	化合物名称	分子式	沸点 /℃	其他样本
108-99-6	3- 甲基吡啶	C_6H_7N	144	尿液、唾液
636-41-9	2- 甲基 -(1H)- 吡咯	C_5H_7N	147	尿液、皮肤
616-43-3	3- 甲基 -(1H)- 吡咯	C_5H_7N	144	粪便、尿液、皮肤
96-54-8	1- 甲基吡咯	C_5H_7N	112~113	粪便、尿液
1192-58-1	1- 甲基 -(1H)- 吡咯 -2- 羧醛	C_6H_7NO	87~90	
3581-87-1	2- 甲基噻唑	C_4H_5NS	129	
598-52-7	1- 甲基 -2- 硫脲	$C_2H_6N_2S$	141.1 ± 23.0	
1119-29-5	4- 甲基 -N- 戊酰胺	$C_6H_{13}NO$	245.2	
5807-02-3	吗啉乙腈	$C_6H_{10}N_2O$	124（23mmHg）	
1696-20-4	4- 乙酰基吗啉	$C_6H_{11}NO_2$	240~245	
1122-60-7	硝基环己烷	$C_6H_{11}NO_2$	205.5~206	
75-52-5	硝基甲烷	CH_3NO_2	101.2	母乳
616-45-5	2- 氧吡咯烷	C_4H_7NO	245	
462-94-2	1,5- 二氨基戊烷	$C_5H_{14}N_2$	178~180	
108-89-4	对甲基吡啶	C_6H_7N	145	
675-20-7	2- 哌啶酮	C_5H_9NO	256	粪便、皮肤
79-05-0	丙酰胺	C_3H_7NO	213	粪便、皮肤
107-12-0	丙烯腈	C_3H_5N	97	
18328-90-0	N- 乙基甲烯丙胺	$C_6H_{13}N$	104.5~105	
107-13-1	2- 丙腈	C_3H_3N	77.3	
290-37-9	吡嗪	$C_4H_4N_2$	115~116	尿液、皮肤
110-86-1	吡啶	C_5H_5N	96~98	粪便、尿液、皮肤
289-95-2	嘧啶	$C_4H_4N_2$	123~124	
109-97-7	吡咯	C_4H_5N	131	粪便、尿液、母乳、唾液
123-75-1	吡咯烷酮	C_4H_9N	87~88	
1187-03-7	1,1,3,3- 四乙基脲	$C_9H_{20}N_2O$	211~213	
2782-91-4	1,1,3,3- 四甲基 -2- 硫脲	$C_5H_{12}N_2S$	245	
632-22-4	四甲基脲	$C_5H_{12}N_2O$	177	
288-47-1	1,3- 噻唑	C_3H_3NS	117~118	唾液
75-50-3	三甲胺	C_3H_9N	3~4	尿液
1184-78-7	三甲胺 -N- 氧化物	C_3H_9NO	133.8	
2199-41-9	2,3,5- 三甲基 -(1H)- 吡咯	$C_7H_{11}N$	188.7	
930-87-0	1,2,5- 三甲基 -(1H)- 吡咯	$C_7H_{11}N$	173	
3855-78-5	2,3,4- 三甲基 -(1H)- 吡咯	$C_7H_{11}N$	709.7	

十字花科蔬菜,这些蔬菜的烹饪以及宿主细菌分解芥子油苷的能力都会影响异硫氰酸烯丙酯的浓度。

(二) 含硫有机化合物

表 6-2-2 描述了呼出气中的 29 种含硫有机化合物,包括烷基硫化物,如硫醇、硫酯和环状化合物(噻唑和噻吩)。在这些含硫化合物中,8 种存在于粪便中,13 种存在于尿液中,8 种存在于皮肤分泌物中,3 种存在于母乳中,2 种存在于血液中,7 种存在于唾液中。尽管一般认为呼出气中的许多化合物是由粪便产生的,但在呼出气和粪便中仅发现了 8 种含硫化合物。粪便中已经确定了各种各样的硫化合物,例如,通常观察到甲硫醇和二甲基硫醚。前者可能是由梭状芽孢杆菌在肠中由蛋氨酸生产的。由于甲硫醇的毒性接近氰化物,因此控制其浓度和生物合成的因素值得进一步研究。甲硫醇和二甲基硫醚还可以通过硫化氢的甲基化作为黏膜硫醇 S- 甲基转移酶的解毒机制而生成。二甲基二硫化物和二甲基三硫常被报道于粪便产生。硫酸盐在小肠中的吸收较差,天然存在于十字花科蔬菜(卷心菜、西蓝花)和坚果中,并作为面包和啤酒的添加剂。健康个体中主要的含硫肠胃气成分已被量化:硫化氢($1.06\mu mol/L$),然后是甲硫醇($0.21\mu mol/L$)和二甲基硫醚($0.08\mu mol/L$),其中硫化氢和甲硫醇起气味的主要作用,而不是以前认为的基于吲哚的化合物。

表 6-2-2 呼出气中的含硫有机化合物

CAS 编号	化合物名称	分子式	沸点 /℃	其他样本
10152-76-8	烯丙基甲基硫化物	C_4H_8S	91~93	尿液、唾液
95-16-9	1,3- 苯并噻唑	C_7H_5NS	231	皮肤
75-15-0	二硫化碳	CS_2	46	粪便、尿液、皮肤、母乳
463-58-1	羰基硫化物	COS	−50	母乳
75-18-3	二甲基硫化物 / 硫丙烷	C_2H_6S	38	粪便、皮肤、血液
67-71-0	二甲基砜	$C_2H_6O_2S$	238	尿液、皮肤
67-68-5	二甲基亚砜	C_2H_6OS	189	粪便、尿液、血液
758-16-7	二甲基硫代甲酰胺	C_3H_7NS	58~60	
1534-08-3	S- 硫代乙酸甲酯	C_3H_6OS	97~99	粪便
624-89-5	甲基硫化物乙基	C_3H_8S	66~67	尿液
24050-09-7	2- 乙基 -1,3- 噻唑烷	$C_5H_{11}NS$	188.3	
872-55-9	2- 乙基噻吩	C_6H_8S	132~134	
5454-45-5	3-(乙基硫基)丙醛	$C_5H_{10}OS$		
1122-82-3	异硫氰基环己烷	$C_7H_{11}NS$	219	
57-06-7	3- 异硫氰酸酯 -1- 丙烯	C_4H_5NS	151~153	粪便、尿液、唾液
24653-75-6	巯基丙酮	C_3H_6OS	130~135	粪便
74-93-1	甲硫醇 / 硫代甲烷	CH_4S	6	粪便、尿液、皮肤
3581-87-1	2- 甲基噻唑	C_4H_5NS	129	
554-14-3	2- 甲基噻吩	C_5H_6S	113	

CAS 编号	化合物名称	分子式	沸点 /℃	其他样本
616-44-4	3- 甲基噻吩	C_5H_6S	114	
3877-15-4	甲基丙基硫化物	$C_4H_{10}S$	95.5	
42848-06-6	甲基(E)-1- 丙烯基硫醚	C_4H_8S	102.2	
52195-40-1	(Z)- 甲基 1- 丙烯基硫醚	C_4H_8S	102.25	
598-52-7	N- 甲基硫脲	$C_2H_6N_2S$	141.1 ± 23.0	
1072-43-1	丙烯硫化物	C_3H_6S	72~75	
2782-91-4	四甲基硫脲	$C_5H_{12}N_2S$	245	
288-47-1	噻唑	C_3H_3NS	117~118	
75-08-1	乙硫醇	C_2H_6S	35	
110-02-1	噻吩	C_4H_4S	84	

(三)醚化合物

表 6-2-3 描述了呼出气中的 73 种醚化合物,其中有 18 种同时存在于粪便中,20 种存在于尿液中,8 种存在于皮肤分泌物中,12 种存在于母乳中,4 种存在于血液中,10 种存在于唾液中。醚化合物包括脂族、芳族和环状醚,呋喃也包括在其中。单、二和三甲基呋喃与吸烟密切相关,而其余呋喃的来源尚不清楚。许多甲氧基醚的来源尚不确定,但是肝脏能够使化合物甲基化以生物合成醚,例如由苯酚合成甲氧基苯酚。呼出气中有 36 种醚化合物不存在于其他任何体液中,因此推测与肝脏相比,肺本身能够进行重要的化学转化,并且更具有 O-甲基化的能力。例如,苯酚的相对转化率为:肝脏 100%、肾脏 48%、小肠 3%、睾丸 6%、脾脏 22%、肺 110%、心脏 0、肾上腺 13%、大脑 3% 和肌肉 3%。

表 6-2-3 呼出气中的含醚化合物

CAS 编号	化合物名称	分子式	沸点 /℃	其他样本
115-10-6	二甲醚	C_2H_6O	−24.8	粪便、母乳
540-67-0	1- 甲氧基乙烷	C_3H_8O	10.8	
1634-04-4	甲基叔丁基醚	$C_5H_{12}O$	55~56	母乳、血液
626-91-5	1- 甲氧基 -3- 甲基丁烷	$C_6H_{14}O$	91.45	
2161-90-2	1,3- 环己二烯 -1- 基甲醚	$C_7H_{10}O$	40	
60-29-7	乙醚	$C_4H_{10}O$	34.6	粪便、血液
625-54-7	2- 乙氧丙烷	$C_5H_{12}O$	51	
3424-89-3	丙烯基丙基醚	$C_6H_{12}O$	97.0 ± 9.0	
637-92-3	乙基叔丁基醚	$C_6H_{14}O$	72~73	
109-92-2	乙烯基乙醚	C_4H_8O	33	
122-99-6	2- 苯氧基乙醇	$C_8H_{10}O_2$	247	粪便、皮肤、唾液
140-67-0	对烯丙基茴香醚雌甾烯醚	$C_{10}H_{12}O$	215~216	粪便、唾液

续表

CAS 编号	化合物名称	分子式	沸点 /℃	其他样本
104-46-1	茴香脑 1- 甲氧基 -4-（1 丙烯基）苯	$C_{10}H_{12}O$	234~237	粪便、唾液
104-45-0	1- 甲氧基 -4- 丙基苯	$C_{10}H_{14}O$	215	唾液
110-80-5	乙二醇单乙醚	$C_4H_{10}O_2$	135	粪便
111-90-0	2-（2- 乙氧基乙氧基）- 乙醇	$C_6H_{14}O_3$	202	粪便
112-07-2	1- 乙酰氧基 -2- 丁氧基乙烷	$C_8H_{16}O_3$	192	
111-15-9	1- 乙酰氧基 -2- 乙氧基乙烷	$C_6H_{12}O_3$	156	
111-76-2	2- 丁氧基乙基 -1- 醇	$C_6H_{14}O_2$	171	尿液
54446-78-5	1-（2- 丁氧基乙氧基）乙醇	$C_8H_{18}O_3$	171.8 ± 15.0	
5131-66-8	1- 丁氧基丙 -2- 醇	$C_7H_{16}O_2$	170	
10503-96-5	1-（2- 氯乙氧基）丁烷	$C_6H_{13}ClO$	50	
109-87-5	二甲氧基甲烷	$C_3H_8O_2$	41~43	
13429-07-7	1-（2- 甲氧基丙氧基）-2- 丙醇	$C_7H_{16}O_3$	203.3 ± 15.0	皮肤
623-69-8	1,3- 二甲氧基 -2- 丙醇	$C_5H_{12}O_3$	169	
763-69-9	3- 乙氧基丙酸乙酯	$C_7H_{14}O_3$	166	
10312-83-1	2- 甲氧基乙醛	$C_3H_6O_2$	99~101	
625-45-6	2- 甲氧基乙酸	$C_3H_6O_3$	202~204	
6290-49-9	甲氧基乙酸甲酯	$C_4H_8O_3$	129~130	
107-98-2	1- 甲氧基 -2- 羟基丙烷	$C_4H_{10}O_2$	118~119	
20324-32-7	1-（2- 甲氧基 -1- 甲基乙氧基）-2 丙醇	$C_7H_{16}O_3$	76~78	
34590-94-8	（2- 甲氧基甲基乙氧基）丙醇	$C_7H_{16}O_3$	90~91	
90-05-1	2- 甲氧基苯酚	$C_7H_8O_2$	205	尿液、母乳
109-86-4	1- 羟基 -2- 甲氧基乙烷	$C_3H_8O_2$	124~125	
1117-97-1	n- 甲氧基甲胺	C_2H_7NO	3	
89975-71-3	4- 丙氧基 -2- 丁酮	$C_7H_{14}O_2$		
110-00-9	呋喃	C_4H_4O	67	尿液、母乳
1708-29-8	1- 氧杂 -3- 环戊烯	C_4H_6O	66~67	
1191-99-7	2,3- 二氢呋喃	C_4H_6O	54~55	粪便
534-22-5	2- 甲基呋喃	C_5H_6O	63~66	粪便、尿液、皮肤
930-27-8	3- 甲基呋喃	C_5H_6O	65~66	粪便、尿液、皮肤
3710-43-8	2,4- 二甲基呋喃	C_6H_8O	94	尿液、唾液
625-86-5	2,5- 二甲基呋喃	C_6H_8O	92~94	粪便、尿液、血液
96-47-9	2- 甲基四氢呋喃	$C_5H_{10}O$	78~80	

续表

CAS 编号	化合物名称	分子式	沸点 /℃	其他样本
2144-41-4	2,5- 二甲基四氢呋喃	$C_6H_{12}O$		
10504-04-8	2,3,5- 三甲基呋喃	$C_7H_{10}O$	114	尿液
3208-16-0	2- 乙基呋喃	C_6H_8O	92~93	尿液
1703-52-2	2- 乙基 -5- 甲基呋喃	$C_7H_{10}O$	117~118	粪便、尿液
3777-69-3	2- 戊基呋喃	$C_9H_{14}O$	64~66	粪便、尿液、母乳、唾液
3777-70-6	2- 己基呋喃	$C_{10}H_{16}O$	76~78	
1192-62-7	2- 乙酰呋喃	$C_6H_6O_2$	26~28	粪便、尿液、母乳
1193-79-9	2- 乙酰基 -5- 甲基呋喃	$C_7H_8O_2$	100~101	粪便、唾液
98-00-0	2- 呋喃甲醇糠醇	$C_5H_6O_2$	170	尿液、皮肤、母乳
98-01-1	糠醛	$C_5H_4O_2$	54~56（11mmHg）	粪便、尿液、皮肤、母乳
3194-15-8	1-（2- 呋喃基）-1- 丙酮	$C_7H_8O_2$	53~55	
271-89-6	1- 苯并呋喃	C_8H_6O	173~175	皮肤、母乳
28715-26-6	4,7- 二甲基苯并呋喃	$C_{10}H_{10}O$	216	尿液、唾液
1487-18-9	2- 乙烯基呋喃	C_6H_6O	99.55	母乳
75135-41-0	2-（2- 丙烯基）- 呋喃	C_7H_8O	119.3 ± 9.0	
4229-91-8	2- 正丙基呋喃	$C_7H_{10}O$	114~115	
494-90-6	4,5,6,7- 四氢 -3,6- 二甲基苯并呋喃	$C_{10}H_{14}O$	80~82	尿液、唾液
7416-35-5	四氢 -2,2- 二甲基 -5-（1- 甲基 -1 丙烯基）呋喃	$C_{10}H_{18}O$	61	尿液
620-02-0	5- 甲基 -2- 呋喃甲醛	$C_6H_6O_2$	187~189	粪便、尿液
75-21-8	环氧乙烷	C_2H_4O	10.7	粪便
646-06-0	1,3- 二氧戊环	$C_3H_6O_2$	74~75	
123-91-1	1,4- 二乙烯二氧化物	$C_4H_8O_2$	101	血液
288-42-6	噁唑	C_3H_3NO	69~70	皮肤
110-88-3	1,3,5- 三氧杂环己烷	$C_3H_6O_3$	112~115	
5981-06-6	1,3,5- 三氧杂环庚烷	$C_4H_8O_3$	127.1	
110-87-2	2,3- 二氢吡喃	C_5H_8O	86	尿液、母乳
470-82-6	1,8- 桉树脑	$C_{10}H_{18}O$	176~177	尿液、母乳、唾液
5807-02-3	吗啉乙腈	$C_6H_{10}N_2O$	124（23mmHg）	
1696-20-4	1- 吗啉 -4- 基乙酮	$C_6H_{11}NO_2$	240~245	

（四）碳氢化合物

表 6-2-4 描述了呼出气中的 413 种碳氢化合物，其中 66 种同时存在于粪便中，21 种存在于尿液中，33 种存在于皮肤分泌物中，33 种存在于母乳中，27 种存在于血液中，54 种存在于唾液中。

表 6-2-4　呼出气中的碳氢化合物

CAS 编号	化合物名称	分子式	沸点 /℃	其他样本
74-82-8	甲烷	CH_4	−161	粪便
74-84-0	乙烷	C_2H_6	−88.6	
74-98-6	丙烷	C_3H_8	−42.1	母乳、血液、唾液
106-97-8	丁烷	C_4H_{10}	−0.5	母乳、血液
109-66-0	戊烷	C_5H_{12}	35.2	粪便、母乳、血液
110-54-3	己烷	C_6H_{14}	69	粪便、尿液、母乳、皮肤、血液、唾液
142-82-5	庚烷	C_7H_{16}	98.8	母乳、皮肤、血液、唾液
111-65-9	辛烷	C_8H_{18}	125~127	粪便、母乳、皮肤、唾液
111-84-2	壬烷	C_9H_{20}	151.7	母乳、皮肤、唾液
124-18-5	癸烷	$C_{10}H_{22}$	174.9	粪便、母乳、皮肤、唾液
1120-21-4	十一烷	$C_{11}H_{24}$	196.3	粪便、母乳、皮肤、唾液
112-40-3	十二烷	$C_{12}H_{26}$	215~217	皮肤、唾液
629-50-5	十三烷	$C_{13}H_{28}$	234.5	粪便、母乳、皮肤、唾液
544-76-3	十六烷	$C_{16}H_{34}$	286.6	粪便、皮肤、唾液
629-78-7	十七烷	$C_{17}H_{36}$	301.8	粪便、母乳、皮肤、唾液
593-45-3	十八烷	$C_{18}H_{38}$	316.3	粪便、母乳、皮肤、唾液
75-28-5	2- 甲基丙烷	C_4H_{10}	−12	
78-78-4	2- 甲基丁烷	C_5H_{12}	30	
75-83-2	2,2- 二甲基丁烷	C_6H_{14}	48.4	
79-29-8	2,3- 二甲基丁烷	C_6H_{14}	58.7	
594-82-1	2,2,3,3- 四甲基丁烷	C_8H_{18}	106.29	
107-83-5	2- 甲基戊烷	C_6H_{14}	62	粪便、血液、唾液
96-14-0	3- 甲基戊烷	C_6H_{14}	62.7	粪便、血液、唾液
590-35-2	2,2- 二甲基戊烷	C_7H_{16}	59.57	
565-59-3	2,3- 二甲基戊烷	C_7H_{16}	89.4	
108-08-7	2,4- 二甲基戊烷	C_7H_{16}	80.5	
562-49-2	3,3- 二甲基戊烷	C_7H_{16}	85.7	
540-84-1	2,2,4- 三甲基戊烷	C_8H_{18}	98~99	血液

续表

CAS 编号	化合物名称	分子式	沸点 /℃	其他样本
560-21-4	2,3,3- 三甲基戊烷	C_8H_{18}	114.9	
564-02-3	2,2,3- 三甲基戊烷	C_8H_{18}	109.84	
565-75-3	2,3,4- 三甲基戊烷	C_8H_{18}	113.5	
617-78-7	3- 乙基戊烷	C_7H_{16}	94	
609-26-7	2- 甲基 -3- 乙基戊烷	C_8H_{18}	116	
589-34-4	3- 甲基己烷	C_7H_{16}	90.7	
591-76-4	2- 甲基己烷	C_7H_{16}	89.3~89.4	
590-73-8	2,2- 二甲基己烷	C_8H_{18}	106.8	
584-94-1	2,3- 二甲基己烷	C_8H_{18}	115.6	
589-43-5	2,4- 二甲基己烷	C_8H_{18}	109	皮肤
592-13-2	2,5- 二甲基己烷	C_8H_{18}	108.6	
563-16-6	3,3- 二甲基己烷	C_8H_{18}	111.12	
1069-53-0	2,3,5- 三甲基己烷	C_9H_{20}	137.7	
16747-26-5	2,2,4- 三甲基己烷	C_9H_{20}	125~127	
3522-94-9	2,2,5- 三甲基己烷	C_9H_{20}	137.7	
921-47-1	2,3,4- 三甲基己烷	C_9H_{20}	138.5	
16747-30-1	2,4,4- 三甲基己烷	C_9H_{20}	129.6	
619-99-8	3- 乙基己烷	C_8H_{18}	117.5	
592-27-8	2- 甲基庚烷	C_8H_{18}	116	唾液
589-81-1	3- 甲基庚烷	C_8H_{18}	119	粪便、唾液
589-53-7	4- 甲基庚烷	C_8H_{18}	−121	
1071-26-7	2,2- 二甲基庚烷	C_9H_{20}	132	
3074-71-3	2,3- 二甲基庚烷	C_9H_{20}	132	
2213-23-2	2,4- 二甲基庚烷	C_9H_{20}	133	粪便、尿液
2216-30-0	2,5- 二甲基庚烷	C_9H_{20}	135.8	
1072-05-5	2,6- 二甲基庚烷	C_9H_{20}	134.8	
926-82-9	3,5- 二甲基庚烷	C_9H_{20}	136.3	
2613-61-8	2,4,6- 三甲基庚烷	$C_{10}H_{22}$	149	
52896-95-4	2,3,4- 三甲基庚烷	$C_{10}H_{22}$	161.7	
14676-29-0	2- 甲基 -3- 乙基庚烷	$C_{10}H_{22}$	161.9	
3221-61-2	2- 甲基辛烷	C_9H_{20}	143.3	
2216-33-3	3- 甲基辛烷	C_9H_{20}	143.5	
2216-34-4	4- 甲基辛烷	C_9H_{20}	141.6	粪便
15869-89-3	2,5- 二甲基辛烷	$C_{10}H_{22}$	158	

续表

CAS 编号	化合物名称	分子式	沸点 /℃	其他样本
2051-30-1	2,6- 二甲基辛烷	$C_{10}H_{22}$	159.7	
1072-16-8	2,7- 二甲基辛烷	$C_{10}H_{22}$	159	
15869-93-9	3,5- 二甲基辛烷	$C_{10}H_{22}$	158.6	
15869-94-0	3,6- 二甲基辛烷	$C_{10}H_{22}$	160.7	
62016-14-2	2,5,6- 三甲基辛烷	$C_{11}H_{24}$	178	
62016-28-8	2,2,6- 三甲基辛烷	$C_{11}H_{24}$	172.3	
62016-33-5	2,3,6- 三甲基辛烷	$C_{11}H_{24}$	180.3	
62016-37-9	2,4,6- 三甲基辛烷	$C_{11}H_{24}$	172.2	
62183-79-3	2,2,4,4- 四甲基辛烷	$C_{12}H_{26}$	191.8	
52670-34-5	2,3,6,7- 四甲基辛烷	$C_{12}H_{26}$	196	粪便
15869-86-0	4- 乙基辛烷	$C_{10}H_{22}$	163.6	
5881-17-4	3- 乙基辛烷	$C_{10}H_{22}$	166.6	
62016-18-6	5- 乙基 -2- 甲基辛烷	$C_{11}H_{24}$	178.2	
62016-19-7	6- 乙基 -2- 甲基辛烷	$C_{12}H_{26}$	182	粪便
62183-55-5	3- 乙基 -2,7- 二甲基辛烷	$C_{12}H_{26}$	196	
871-83-0	2- 甲基壬烷	$C_{10}H_{22}$	166~169	粪便
5911-04-6	3- 甲基壬烷	$C_{10}H_{22}$	166~167	
17301-94-9	4- 甲基壬烷	$C_{10}H_{22}$	166.1	
15869-85-9	5- 甲基壬烷	$C_{10}H_{22}$	164.9	
17302-27-1	2,5- 二甲基壬烷	$C_{11}H_{24}$	179.4	
17302-28-2	2,6- 二甲基壬烷	$C_{11}H_{24}$	181	
17302-23-7	4,5- 二甲基壬烷	$C_{11}H_{24}$	182	
13151-34-3	2- 乙基壬烷	$C_{10}H_{22}$	39.8~40	
6975-98-0	2- 甲基癸烷	$C_{11}H_{24}$	188.7	
2847-72-5	4- 甲基癸烷	$C_{11}H_{24}$	187.4	
13151-35-4	5- 甲基癸烷	$C_{11}H_{24}$	186.6	
17312-44-6	2,3- 二甲基癸烷	$C_{12}H_{26}$	206	
2801-84-5	2,4- 二甲基癸烷	$C_{12}H_{26}$	200	
13150-81-7	2,6- 二甲基癸烷	$C_{12}H_{26}$	198	
17312-45-7	3,4- 二甲基癸烷	$C_{12}H_{26}$	205	
17312-53-7	3,6- 二甲基癸烷	$C_{12}H_{26}$	201	
17312-54-8	3,7- 二甲基癸烷	$C_{12}H_{26}$	202	
17312-55-9	3,8- 二甲基癸烷	$C_{12}H_{26}$	205	
1636-43-7	5,6- 二甲基癸烷	$C_{12}H_{26}$	201	

续表

CAS 编号	化合物名称	分子式	沸点 /℃	其他样本
62108-25-2	2,6,7- 三甲基癸烷	$C_{13}H_{28}$	216.8	
62108-26-3	2,6,8- 三甲基癸烷	$C_{13}H_{28}$	184.36	
62108-27-4	2,4,6- 三甲基癸烷	$C_{13}H_{28}$	211.9	粪便
1636-44-8	4- 乙基癸烷	$C_{12}H_{26}$	204	
7045-71-8	2- 甲基十一烷	$C_{12}H_{26}$	210.2	
1002-43-3	3- 甲基十一烷	$C_{12}H_{26}$	211	
2980-69-0	4- 甲基十一烷	$C_{12}H_{26}$	209	粪便
1632-70-8	5- 甲基十一烷	$C_{12}H_{26}$	206	
17301-32-5	4,7- 二甲基十一烷	$C_{13}H_{28}$	220.3 ± 7.0	粪便
17312-83-3	5,7- 二甲基十一烷	$C_{13}H_{28}$		
74-85-1	乙烯	C_2H_4	−103.8	
115-07-1	丙烯	C_3H_6	−48	粪便、母乳、血液
106-98-9	1- 丁烯	C_4H_8	−6.47	粪便
107-01-7	2- 丁烯	C_4H_8	1	
109-67-1	1- 戊烯	C_5H_{10}	30.1	
109-68-2	2- 戊烯	C_5H_{10}	37	
592-41-6	1- 己烯	C_6H_{12}	63.3	
592-43-8	2- 己烯	C_6H_{12}	69.15	
592-47-2	3- 己烯	C_6H_{12}	67	
592-76-7	1- 庚烯	C_7H_{14}	93	
592-77-8	2- 庚烯	C_7H_{14}	97~99	唾液
14686-14-7	3- 庚烯	C_7H_{14}	95~96	唾液
111-66-0	1- 辛烯	C_8H_{16}	121~123	皮肤
111-67-1	2- 辛烯	C_8H_{16}	124~127	粪便、皮肤、血液、唾液
592-98-3	3- 辛烯	C_8H_{16}	120.9	粪便、皮肤、血液、唾液
592-99-4	4- 辛烯	C_8H_{16}	122	皮肤
2216-38-8	2- 壬烯	C_9H_{18}	144~145	
20063-77-8	3- 壬烯	C_9H_{18}	123~127	
20348-51-0	2- 癸烯	$C_{10}H_{20}$	61	
19689-18-0	4- 癸烯	$C_{10}H_{20}$	166.82	
19689-19-1	5- 癸烯	$C_{10}H_{20}$	166.82	皮肤
821-95-4	1- 十一碳烯	$C_{11}H_{22}$	192~193	
693-62-9	4- 十一碳烯	$C_{11}H_{22}$	187.71	
4941-53-1	5- 十一碳烯	$C_{11}H_{22}$	187.71	

续表

CAS 编号	化合物名称	分子式	沸点 /℃	其他样本
764-97-6	5- 十一碳烯	$C_{11}H_{22}$	187.71	唾液
112-41-4	1- 十二碳烯	$C_{12}H_{24}$	213.9	皮肤、唾液
7206-13-5	2- 十二碳烯	$C_{12}H_{24}$	255	唾液
7206-14-6	3- 十二碳烯	$C_{12}H_{24}$	212.2 ± 7.0	唾液
7206-15-7	4- 十二碳烯	$C_{12}H_{24}$	207.3	
7206-16-8	5- 十二碳烯	$C_{12}H_{24}$	71	
7206-17-9	6- 十二碳烯	$C_{12}H_{24}$	212.2	
115-11-7	2- 甲基 -1- 丙烯	C_4H_8	6.9	粪便
563-46-2	2- 甲基 -1- 丁烯	C_5H_{10}	31.2	
563-45-1	3- 甲基 -1- 丁烯	$C_{10}H_{22}$	193.57	
513-35-9	2- 甲基 -2- 丁烯	$C_{10}H_{22}$	199.49	
563-78-0	2,3- 二甲基 -1- 丁烯	C_6H_{12}	56	粪便
558-37-2	3,3- 二甲基 -1- 丁烯	C_6H_{12}	41	
563-79-1	2,3- 二甲基 -2- 丁烯	C_6H_{12}	73	粪便
760-21-4	2- 乙基 -1- 丁烯 3- 亚乙基戊酮	C_6H_{12}	64~65	
1632-16-2	3- 亚甲基庚烷	C_8H_{16}	120	粪便、唾液
763-29-1	2- 甲基 -1- 戊烯	C_6H_{12}	62	
760-20-3	3- 甲基 -1- 戊烯	C_6H_{12}	54	
691-37-2	4- 甲基 -1- 戊烯	C_6H_{12}	53~54	
625-27-4	2- 甲基 -2- 戊烯	C_6H_{12}	67	
922-61-2	3- 甲基 -2- 戊烯	C_6H_{12}	70~72	粪便
4461-48-7	4- 甲基 -2- 戊烯	C_6H_{12}	57.2	皮肤
674-76-0 /691-38-3	反式 / 顺式 -4- 甲基 -2- 戊烯	C_6H_{12}	58/57~58	
625-65-0	2,4- 二甲基 -2- 戊烯	C_7H_{14}	83	唾液
24910-63-2	3,4- 二甲基 -2- 戊烯	C_7H_{14}	86.3	
690-08-4	4,4- 二甲基 -2- 戊烯	C_7H_{14}	76.55	唾液
107-39-1	2,4,4- 三甲基 -1- 戊烯	C_8H_{16}	101~103	
107-40-4	2,2,4- 三甲基 -3- 戊烯	C_8H_{16}	104	
565-77-5	2,3,4- 三甲基 -2- 戊烯	C_8H_{16}	116	
598-96-9	3,4,4- 三甲基 -2- 戊烯	C_8H_{16}	120.2	
3404-80-6	2- 乙基 -4- 甲基 -1- 戊烯	C_8H_{16}	112.1 ± 7.0	
3404-61-3	3- 甲基 -1- 己烯	C_7H_{14}	83~84	

续表

CAS 编号	化合物名称	分子式	沸点 /℃	其他样本
3769-23-1	4- 甲基 -1- 己烯	C_7H_{14}	86~88	
3524-73-0	5- 甲基 -1- 己烯	C_7H_{14}	84~85	
2738-19-4	2- 甲基 -2- 己烯	C_7H_{14}	95	
17618-77-8	3- 甲基 -2- 己烯	C_7H_{14}	94	
3404-55-5	4- 甲基 -2- 己烯	C_7H_{14}	87	
15840-60-5 /692-24-0	顺式 / 反式 -2- 甲基 -3- 己烯	C_7H_{14}	86.05/85.9	
4914-89-0	顺式 3- 甲基 -3- 己烯	C_7H_{14}	95.4	
3404-65-7	5- 甲基十六 -2- 烯	C_7H_{14}	112.5	
692-70-6	2,5- 二甲基 -3- 己烯	C_8H_{16}	102.04	
16745-94-1	3,4- 二甲基 -1- 己烯	C_8H_{16}	112	
6975-92-4	2,5- 二甲基 -1- 己烯	C_8H_{16}	111	
7116-86-1	5,5- 二甲基 -1- 己烯	C_8H_{16}	120.2	
3404-78-2	2,5- 二甲基 -2- 己烯	C_8H_{16}	120.2	
3404-79-3	3,5- 二甲基 -2- 己烯	C_8H_{16}	113	
1632-16-2	2- 乙基 -1- 己烯 3- 亚乙基苯	C_8H_{16}	120	粪便、唾液
15870-10-7	2- 甲基 -1- 庚烯	C_8H_{16}	117~120	皮肤
13151-05-8	4- 甲基 -1- 庚烯	C_8H_{16}	112.5	
5026-76-6	6- 甲基 -1- 庚烯	C_8H_{16}	112.85	
627-97-4	2- 甲基 -2- 庚烯	C_8H_{16}	122	
3404-75-9	3- 甲基 -2- 庚烯	C_8H_{16}	121	
3404-56-6	4- 甲基 -2- 庚烯	C_8H_{16}	113.8~114.1	唾液
73548-72-8	6- 甲基 -2- 庚烯	C_8H_{16}	120.2	
22487-87-2	5- 甲基 -2- 庚烯	C_8H_{16}		
19549-87-2	2,4- 二甲基 -1- 庚烯	C_9H_{18}	134	皮肤
116164-06-8	2,2,3,5,6- 五甲基 -3- 庚烯	$C_{12}H_{24}$		
13151-27-4	2- 甲基 -1- 癸烯	$C_{11}H_{22}$	187.71	
13151-29-6	4- 甲基 -1- 癸烯	$C_{11}H_{22}$	187.71	
23381-92-2	2- 甲基 -2- 癸烯	$C_{11}H_{22}$	191.8 ± 3.0	
74630-30-1	4- 甲基 -2- 癸烯	$C_{11}H_{22}$		
55170-80-4	2,4- 二甲基 -1- 癸烯	$C_{12}H_{24}$	204.7 ± 7.0	
74421-03-7	2,4- 二甲基 -2- 癸烯	$C_{12}H_{24}$	92	
55499-02-0	2,2- 二甲基 -3- 癸烯	$C_{12}H_{24}$		

续表

CAS 编号	化合物名称	分子式	沸点 /℃	其他样本
74630-39-0	4- 甲基 -1- 十一烯	$C_{12}H_{24}$	207.3	
74630-42-5	7- 甲基 -1- 十一烯	$C_{12}H_{24}$	207.3	
74630-40-3	8- 甲基 -1- 十一烯	$C_{12}H_{24}$	207.3	
74630-45-8	9- 甲基 -2- 十一碳烯	$C_{12}H_{24}$		
61142-40-3	4- 甲基 -4- 十一碳烯	$C_{12}H_{24}$	211.4 ± 7.0	皮肤
1233691-10-5	3- 甲基 -5- 十一碳烯	$C_{12}H_{24}$		皮肤
31613-73-7	5- 甲基 -5- 十一碳烯	$C_{12}H_{24}$		
83687-45-0	6- 甲基 -5- 十一碳烯	$C_{12}H_{24}$		
39546-85-5	8- 甲基 -5- 十一碳烯	$C_{12}H_{24}$		
463-49-0	1,2- 丙二烯	C_3H_4	−34	
78-79-5	异戊二烯	C_5H_8	34	母乳、皮肤、血液
590-19-2	1,2- 丁二烯	C_4H_6	10.8	
106-99-0	1,3- 丁二烯	C_4H_6	−4.5	
591-95-7	1,2- 戊二烯	C_5H_8	45	
504-60-9	1,3- 戊二烯	C_5H_8	42	粪便
591-93-5	1,4- 戊二烯	C_5H_8	26	粪便
592-48-3	1,3- 己二烯	C_6H_{10}	72~76	
592-45-0	1,4- 己二烯	C_6H_{10}	64~66	
592-46-1	2,4- 己二烯	C_6H_{10}	82	
1541-23-7	1,5- 庚二烯	C_7H_{12}	94.25	
13643-08-8	2,4- 辛二烯	C_8H_{14}	133.6~134	唾液
598-25-4	1,1- 二甲基丙二烯	C_5H_8	40~41	
513-81-5	2,3- 二甲基 -1,3- 丁二烯	C_6H_{10}	68~69	
3404-63-5	2- 乙基 -1,3- 丁二烯	C_6H_{10}	72.85	
926-54-5	2- 甲基 -1,3- 戊二烯	C_6H_{10}	75~76	
2787-43-1	3- 甲基 -1,3- 戊二烯	C_6H_{10}	75~77	
1115-08-8	3- 甲基 -1,4- 戊二烯	C_6H_{10}	55	
926-56-7	4- 甲基 -1,3- 戊二烯	C_6H_{10}	75~77	
1113-56-0	2,3- 二甲基 -1,3- 戊二烯	C_7H_{12}	106.8~107	
1000-86-8	2,4- 二甲基 -1,3- 戊二烯	C_7H_{12}	94	
1000-87-9	2,4- 二甲基 -2,3- 戊二烯	C_7H_{12}	87~88	
28823-41-8	2- 甲基 -2,4- 己二烯	C_7H_{12}	121.55	
6108-96-9	2- 甲基 -1,4- 己二烯	C_7H_{12}		
763-88-2	5- 甲基 -1,4- 己二烯	C_7H_{12}		

续表

CAS 编号	化合物名称	分子式	沸点 /℃	其他样本
29253-64-3	2,5- 二甲基 -1,3- 己二烯	C_8H_{14}		
1515-79-3	5,5- 二甲基 -1,3- 己二烯	C_8H_{14}		
764-13-6	2,5- 二甲基 -2,4- 己二烯	C_8H_{14}	132~134	唾液
13643-06-6	6- 甲基 -1,6- 庚二烯	C_8H_{14}	118.4 ± 10.0	
13857-55-1	4- 甲基 -1,4- 庚二烯	C_8H_{14}		
7270-50-0	6- 甲基 -1,5- 庚二烯	C_8H_{14}		
74779-65-0	2,3- 二甲基 -1,3- 庚二烯	C_9H_{16}		
6709-39-3	2,6- 二甲基 -1,5- 庚二烯	C_9H_{16}	151.06	
35387-63-4	2,5,5- 三甲基 -2,6- 庚二烯	$C_{10}H_{18}$		
74630-29-8	3,3,5- 三甲基 -1,5- 庚二烯	$C_{10}H_{18}$		
40195-09-3	2,7- 二甲基 -1,6- 辛二烯	$C_{10}H_{18}$		
2792-39-4	2,6- 二甲基 -2,6- 辛二烯	$C_{10}H_{18}$	164.5	
16736-42-8	2,6- 二甲基 -2,7- 辛二烯	$C_{10}H_{18}$	229~230	
2612-46-6	1,3,5- 六三烯	C_6H_8	78.05	
17679-93-5	1,3,5- 庚三烯	C_7H_{10}		
13877-91-3	3,7- 二甲基 -1,3,6- 辛三烯	$C_{10}H_{16}$	65~66	
29714-87-2	(3E,5E) -3,7- 二甲基辛基 -1,3,5- 三烯	$C_{10}H_{16}$	177.4	
1051365-78-6	4,6,9- 十九碳三烯	$C_{19}H_{34}$		
123-35-3	月桂烯	$C_{10}H_{16}$	167	粪便、唾液
74-99-7	1- 丙炔	C_3H_4	−23.2	
107-00-6	1- 丁炔	C_4H_6	8	
503-17-3	2- 丁炔	C_4H_6	27	
689-97-4	1- 丁烯 -3- 炔	C_4H_4	3	
627-21-4	戊二炔	C_5H_8	56~57	
1574-40-9	顺 -2- 戊烯 -4- 炔	C_5H_6	44.6	
2004-69-5	(3E) -3- 戊烯 -1- 炔	C_5H_6	36	
2206-23-7	2- 戊烯 -4- 炔	C_5H_6	46~48	
628-71-7	1- 庚炔	C_7H_{12}	99~100	
2586-89-2	庚 -3- 炔 1- 乙基 -2- 丙基乙炔	C_7H_{12}	105~106	
917-92-0	3,3- 二甲基 -1- 丁炔	C_6H_{10}	37~38	
999-78-0	4,4- 二甲基 -2- 戊炔	C_7H_{12}	83	
78-80-8	2- 甲基 -1- 丁烯 -3- 炔	C_5H_6	32	

续表

CAS 编号	化合物名称	分子式	沸点 /℃	其他样本
1574-33-0	3- 甲基 -3- 戊烯 -1- 炔	C_6H_8	68.85	
21020-27-9	4- 甲基 -2- 戊炔	C_6H_{10}	71~73	
7154-75-8	4- 甲基 -1- 戊炔	C_6H_{10}	61~62	
61228-09-9	5- 甲基 -3- 庚炔	C_8H_{14}	126.55	
36566-80-0	2- 甲基 -3- 己炔	C_7H_{12}	95.2	
2203-80-7	5- 甲基 -1- 己炔	C_7H_{12}	95.2	
71-43-2	苯	C_6H_6	80	粪便、尿液、母乳、皮肤、血液、唾液
108-88-3	甲苯	C_7H_8	111	粪便、尿液、母乳、皮肤、血液、唾液
106-42-3	对二甲苯	C_8H_{10}	138	粪便、母乳、皮肤、血液、唾液
108-38-3	间二甲苯	C_8H_{10}	139	粪便、母乳、血液
95-47-6	邻二甲苯	C_8H_{10}	143~145	粪便、母乳、血液、唾液
108-67-8	1,3,5- 三甲基苯	C_9H_{12}	163~166	
526-73-8	1,2,3- 三甲基苯	C_9H_{12}	175~176	粪便、母乳
95-63-6	1,2,4- 三甲基苯	C_9H_{12}	168	母乳
488-23-3	1,2,3,4- 四甲基苯	$C_{10}H_{14}$	203	
527-53-7	1,2,3,5- 四甲基苯	$C_{10}H_{14}$	198	
95-93-2	1,2,4,5- 四甲基苯	$C_{10}H_{14}$	196~197	尿液
100-41-4	乙苯	C_8H_{10}	136	粪便、尿液、母乳、皮肤、血液
105-05-5	1,4- 二乙基苯	$C_{10}H_{14}$	184	
135-01-3	1,2- 二乙基苯	$C_{10}H_{14}$	183	
141-93-5	1,3- 二乙基苯	$C_{10}H_{14}$	182	
611-14-3	2- 乙基甲苯	C_9H_{12}	164~165	粪便、母乳、血液
620-14-4	1- 乙基 -3- 甲苯 3- 乙基甲苯	C_9H_{12}	158~159	母乳
622-96-8	1- 乙基 -4- 甲苯 4- 乙基甲苯	C_9H_{12}	162	粪便、母乳
300-57-2	1- 苄基乙烯	C_9H_{10}	156~157	
104-51-8	1- 丁基苯	$C_{10}H_{14}$	183	
98-82-8	枯烯	C_9H_{12}	152~154	粪便
527-84-4	邻异丙苯	$C_{10}H_{14}$	178	粪便、尿液
99-87-6	对 - 伞花烃	$C_{10}H_{14}$	176~178	尿液、皮肤、唾液
1074-55-1	1- 甲基 -4- 丙烯苯	$C_{10}H_{14}$	183	尿液
2039-90-9	1,3- 二甲基 -2- 乙烯基苯	$C_{10}H_{12}$	189.15	
933-98-2	1,2- 二甲基 -3- 乙基苯	$C_{10}H_{14}$	194	

续表

CAS 编号	化合物名称	分子式	沸点 /℃	其他样本
934-74-7	1,3- 二甲基 -5- 乙基苯	$C_{10}H_{14}$	184	
2234-20-0	2,4- 二甲基苯乙烯	$C_{10}H_{12}$	73~74	
5379-20-4	1,3- 二甲基 -5- 乙烯基苯	$C_{10}H_{12}$	189.15	
108-57-6	1,3- 二乙烯基苯	$C_{10}H_{10}$	175.9	
105-06-6	1,4- 二乙烯基苯	$C_{10}H_{10}$	175.9	
27831-13-6	4- 乙烯基 -1,2- 二甲苯	$C_{10}H_{12}$	189.15	粪便
1758-88-9	2- 乙基 - 对二甲苯	$C_{10}H_{14}$	187	血液
874-41-9	4- 乙基 - 间 - 二甲苯	$C_{10}H_{14}$	186	血液
934-80-5	4- 乙基 -1,2- 二甲苯	$C_{10}H_{14}$	190	粪便、血液
7525-62-4	间乙基苯乙烯	$C_{10}H_{12}$	191.51	
824-90-8	1- 苯基 -1- 丁烯 1- 丁烯基苯	$C_{10}H_{12}$	189.85	血液
1560-06-1	1- 苯基 -2- 丁烯	$C_{10}H_{12}$	176.05	
2039-93-2	2- 苯基 -1- 丁烯	$C_{10}H_{12}$	182.05	
1078-71-3	1- 苯基庚烷	$C_{13}H_{20}$	233	唾液
637-50-3	1- 苯基 -1- 丙烯	C_9H_{10}	175	
611-15-4	2- 甲基苯乙烯	C_9H_{10}	169~171	
98-83-9	α- 甲基苯乙烯	C_9H_{10}	165~169	
768-49-0	(2- 甲基丙烯基)- 苯	$C_{10}H_{12}$	187~188	
1074-17-5	1- 甲基 -2- 丙基 - 苯	$C_{10}H_{14}$	185	
1195-32-0	2-(对甲基苯基)丙烯	$C_{10}H_{12}$	186~189	粪便、尿液、唾液
535-77-3	1- 甲基 -3-(1- 甲基乙基)- 苯	$C_{10}H_{14}$	175	粪便、尿液、血液
622-97-9	1- 甲基 -4- 乙烯基苯	C_9H_{10}	170~175	
100-42-5	苯乙烯	C_8H_8	145~146	粪便、尿液、母乳、皮肤、血液、唾液
92-52-4	联苯	$C_{12}H_{10}$	255	
75-19-4	环丙烷	C_3H_6	−33	粪便
287-23-0	环丁烷	C_4H_8	13.08	粪便
287-92-3	环戊烷	C_5H_{10}	50	粪便、母乳
96-37-7	甲基环戊烷	C_6H_{12}	72	母乳、血液、唾液
1528-30-9	亚甲基环戊烷	C_6H_{10}	75~76	
41158-41-2	1- 甲基 -2- 亚甲基环戊烷	C_7H_{12}		
1638-26-2	1,1- 二甲基环戊烷	C_7H_{14}	87.75	
822-50-4	反式 -1,2- 二甲基环戊烷	C_7H_{14}	91.85	

续表

CAS 编号	化合物名称	分子式	沸点 /℃	其他样本
2452-99-5	1,2- 二甲基环戊烷	C_7H_{14}	96.85	
1192-18-3	顺 -2- 二甲基环戊烷	C_7H_{14}	99.35	
2453-00-1	1,3- 二甲基环戊烷	C_7H_{14}	91.18	
2815-57-8	1,2,3- 三甲基环戊烷	C_8H_{16}		
2815-58-9	1,2,4- 三甲基环戊烷	C_8H_{16}	115-117	
91884-67-2	1,2- 二甲基 -3- 亚甲基环戊烷	C_8H_{14}	117.4 ± 7.0	
930-89-2	1- 乙基 -2- 甲基环戊烷	C_8H_{16}	127.95	
19780-56-4	1- 乙基 -2- 甲基环戊烯	C_8H_{14}	127.4~127.8	
97797-57-4	1- 乙基 -5- 甲基环戊烯	C_8H_{14}		
142-29-0	环戊烯	C_5H_8	44~46	
693-89-0	1- 甲基 -1- 环戊烯	C_6H_{10}	72	
1120-62-3	3- 甲基 -1- 环戊烯	C_6H_{10}	64.9	
1759-81-5	1- 甲基 -3- 环戊烯	C_6H_{10}	65.7	
693-89-0	1- 甲基 -1- 环戊烯	C_6H_{10}	72	
14548-32-4	4- 亚甲基 -1- 环戊烯	C_6H_8		
930-26-7	3- 亚甲基 -1- 环戊烯	C_6H_8	84.7	
2146-38-5	1- 乙基 -1- 环戊烯	C_7H_{12}	106.8	
19037-72-0	4,4- 二甲基 -1- 环戊烯	C_7H_{12}	87.7	
7459-71-4	3,5- 二甲基 -1- 环戊烯	C_7H_{12}	93.5 ± 7.0	
16491-15-9	1,2- 二甲基 -2- 环戊烯	C_7H_{12}	102	
473-91-6	1,2,3- 三甲基 -1- 环戊烯	C_8H_{14}	120.4	
1462-07-3	1- 异丙基 -1- 环戊烯	C_8H_{14}	126	
542-92-7	1,3- 环戊二烯	C_5H_6	41.5	
96-38-8	5- 甲基 -1,3- 环戊二烯	C_6H_8	80.4	
96-39-9	1- 甲基 -1,3- 环戊二烯	C_6H_8	85.8	
4784-86-5	1,2- 二甲基 -1,3- 环戊二烯	C_7H_{10}	106.4	
4125-18-2	5,5- 二甲基 -1,3- 环戊二烯	C_7H_{10}	92.9	
110-82-7	环己烷	C_6H_{12}	81	粪便、母乳、唾液
591-47-9	4- 甲基 -1- 环己烷	C_7H_{12}	101~102	
1678-91-7	乙基环己烷	C_8H_{16}		
590-66-9	1,1- 二甲基环己烷	C_8H_{16}	118~120	
583-57-3	1,2- 二甲基环己烷	C_8H_{16}	124~128	
638-04-0	1,3- 二甲基环己烷	C_8H_{16}	120	
2207-04-7	反式 1,4- 二甲基环己烷	C_8H_{16}	119	

续表

CAS 编号	化合物名称	分子式	沸点 /℃	其他样本
1192-37-6	1- 亚甲基环己烷	C_7H_{12}	102.5	
7094-26-0	1,1,2- 三甲基环己烷	C_9H_{18}	145.2	
1678-81-5	1,2,3- 三甲基环己烷	C_9H_{18}	143.5	
2234-75-5	1,2,4- 三甲基环己烷	C_9H_{18}	145	
1839-63-0	1,3,5- 三甲基环己烷	C_9H_{18}	140	
3728-55-0	1- 乙基 -3- 甲基环己烷	C_9H_{18}	150.8	
3728-56-1	1- 乙基 -4- 甲基环己烷	C_9H_{18}	150.8	
5749-72-4	(1- 亚甲基)- 环己烷	C_9H_{16}	157.6	
1003-64-1	亚乙基环己烷	C_8H_{14}	138.4	
1678-92-8	正丙基环己烷	C_9H_{18}	155.8	
5664-10-8	2- 丙烯基亚烷基氯己烷	C_9H_{14}	172.2 ± 7.0	
89656-98-4	(2- 甲基 -1- 丙烯基)- 环己烷	$C_{10}H_{18}$		
4292-92-6	1- 环己基戊烷	$C_{11}H_{22}$	202	
16580-24-8	m- 薄荷烷	$C_{10}H_{20}$	168.2	
1879-07-8	1- 异丙烯基 -4- 甲基环己烷	$C_{10}H_{18}$		
110-83-8	环己烯	C_6H_{10}	83	尿液
591-49-1	1- 甲基 -1- 环己烯	C_7H_{12}	110~111	
1453-24-3	1- 乙基 -1- 环己烯	C_8H_{14}	135.1	
2808-71-1	3- 乙基 -1- 环己烯	C_8H_{14}	130.8	
1674-10-8	1,2- 二甲基 -1- 环己烯	C_8H_{14}	138	
2808-76-6	1,3- 二甲基环己烯	C_8H_{14}	126.7	
1759-64-4	1,6- 二甲基环己烯	C_8H_{14}	133	
1192-37-6	1- 亚甲基环己烷	C_7H_{12}	102.5	
1888-90-0	1- 亚甲基 -2- 环己烯	C_7H_{10}	114.7	
3983-06-0	3- 丙基 -1- 环己烯	C_9H_{16}	155.2	
15232-95-8	3- 烯丙基 -1- 环己烯	C_9H_{14}	149.9	
20185-16-4	3,3- 二甲基 -6- 亚甲基 - 环己烯	C_9H_{14}		
1743-61-9	1,4- 二甲基 -4- 乙烯基环己烯	$C_{10}H_{16}$	160.8	
1461-27-4	5- 异丙烯基 -1- 甲基 -1- 环己烯	$C_{10}H_{16}$	175.4	
5256-65-5	2- 薄荷烯	$C_{10}H_{18}$		唾液
619-52-3	3- 薄荷烯	$C_{10}H_{18}$	168.05	
138-86-3	柠檬烯	$C_{10}H_{16}$	176~177	粪便、尿液、母乳、唾液
555-10-2	β- 水芹烯	$C_{10}H_{16}$	175	粪便、尿液、唾液
99-84-3	β- 萜品烯	$C_{10}H_{16}$	173.5	唾液

续表

CAS 编号	化合物名称	分子式	沸点 /℃	其他样本
586-62-9	萜品油烯	$C_{10}H_{16}$	184~185	粪便、尿液、唾液
592-57-4	1,3- 环己二烯	C_6H_8	80	
628-41-1	1,4- 环己二烯	C_6H_8	81~82	
4313-57-9	1- 甲基 -1,4- 环己二烯	C_7H_{10}	111.6	尿液
99-83-2	α- 水芹烯	$C_{10}H_{16}$	172	粪便、尿液、唾液
99-86-5	α- 萜品烯	$C_{10}H_{16}$	174.1	尿液、唾液
99-85-4	γ- 萜品烯	$C_{10}H_{16}$	183	粪便、尿液、唾液
21195-59-5	1,5,8- 对 - 薄荷三烯	$C_{10}H_{14}$	179.4	粪便
291-64-5	环庚烷	C_7H_{14}	118.5	
4126-78-7	甲基环庚烷	C_8H_{16}	145.2	
628-92-2	1- 环庚烯	C_7H_{12}	114.6	
4054-38-0	1,3- 环庚二烯	C_7H_{10}	120~121	
292-64-8	环辛烷	C_8H_{16}	151	
79-92-5	莰烯	$C_{10}H_{16}$	159~160	粪便、母乳、唾液
496-11-7	茚满	C_9H_{10}	176	粪便
127-91-3	β- 蒎烯	$C_{10}H_{16}$	167	粪便、尿液、唾液
80-56-8	α- 蒎烯	$C_{10}H_{16}$	155~156	粪便、母乳、皮肤、血液、唾液
91-20-3	萘	$C_{10}H_8$	218	粪便、母乳、皮肤、唾液
827-54-3	2- 乙烯基萘	$C_{12}H_{10}$	135	
554-59-6	3,7,7- 三甲基双环 [4.1.0] 庚烷	$C_{10}H_{18}$	169	
13466-78-9	3,7,7- 三甲基双环 [4.1.0] 庚 -3- 烯	$C_{10}H_{16}$	168~169	粪便

在呼出气中观察到了从甲烷到十二烷的直链化合物系列,很多与其他体液同时存在。尤其是粪便、母乳和唾液,尿液中同时存在的化合物较少。甲烷可以同时在呼出气和粪便中检测到,但在血液中并没有检测到,因此并不是通过血液从肠到达肺部,目前认为可能与微生物代谢有关。呼出气中的支链碳氢化合物和大量不饱和碳氢化合物,例如表中显示呼出气中的 1,3 二烯和 1,4 二烯,其起源可能来自个人吸烟或被动吸烟。Filipiak 等全面讨论了与吸烟有关的化合物,在烟草烟雾中已检测到丁二烯,并且由于吸烟引起的氧化应激可能导致脂质过氧化作用增加,从而导致二烯形成。炔烃类可以在呼出气和母乳中共同存在,可能由于饮食中大量不饱和脂肪酸的过氧化和链断裂产生。

呼出气中的苯类化合物通常与环境污染有关,美国国家健康与营养调查(National Health and Nutrition Examination Survey,NHANES)研究了与环境污染物暴露对人体健康的影响,他们检测了工业发达社区与工业活动较少社区中人群血液的 VOCs 水平,在检测的 30 种 VOCs 中,苯和间 / 对二甲苯的检出频率 >95%,1,4- 二氯苯和甲苯的检出频率 >60%,乙苯的检出频率为 27%，苯乙烯的检出频率 >39%。虽然在工业排放量高和低的两组地区均检出了 6 种有毒 VOCs，然而在两组中的差异并不具有统计学意义。与工业排放量低的参与者相比，工业排放量高的地区参与者的血液中 6 个 VOCs 水平并未升高。一种可能的解释是通过工业过程排放的 VOCs 在空气中被稀释了，即与室内暴露源相比，这 6 种 VOCs 在室外环境暴露已降至最低。此外，大多数由环境暴露引起的 VOCs 在人体内半衰期很短，在数小时内就可以从血液中消除。

（五）醇类

表 6-2-5 显示了呼出气中的 55 种醇类化合物中，其中 20 种同时存在于粪便中，18 种同时存在于尿液中，15 种同时存在于皮肤分泌物中，11 种同时存在于母乳中，9 种同时存在于血液中，14 种同时存在于唾液中。直链伯醇在呼出气和粪便中显示了同源性，这是由于醇类主要来自食物，在胃肠道中产生，通过还原相应的酸，其他来源的醇类可以通过丙酮酸和柠檬酸盐代谢和糖酵解。肝脏也能够合成醇类，这些途径可能是呼出气与其他样本中的醇类来源。对于所有呼出气与体液样本来说，短链醇是最常见的，仲醇普遍较少。

表 6-2-5　呼出气中的醇类化合物

CAS 编号	化合物名称	分子式	沸点 /℃	其他样本
67-56-1	甲醇	CH_4O	65.4	粪便、母乳、血液
64-17-5	乙醇	C_2H_6O	78	粪便、尿液、血液、唾液
71-23-8	1- 丙醇	C_3H_8O	97	粪便、尿液、母乳、血液、唾液
67-63-0	2- 丙醇	C_3H_8O	81~83	粪便、尿液、母乳、血液、唾液
71-36-3	正丁醇	$C_4H_{10}O$	117.6	粪便、尿液、皮肤、母乳、血液、唾液
78-92-2	2- 丁醇	$C_4H_{10}O$	99.5	粪便、皮肤、母乳、血液、唾液
71-41-0	戊醇	$C_5H_{12}O$	137~139	粪便、尿液、皮肤、母乳、血液、唾液
112-70-9	1- 十三醇	$C_{13}H_{28}O$	250~270	粪便、尿液、皮肤
36653-82-4	1- 十六醇	$C_{16}H_{34}O$	344	粪便、皮肤
14852-31-4	2- 十六醇	$C_{16}H_{34}O$	135	皮肤
75-65-0	2- 甲基 -2- 丙醇	$C_4H_{10}O$	77.9	母乳、血液
78-83-1	2- 甲基 -1- 丙醇	$C_4H_{10}O$	108	粪便、尿液、血液、唾液
97-95-0	2- 乙基 -1- 丁醇	$C_6H_{14}O$	146	
589-35-5	3- 甲基 -1- 戊醇	$C_6H_{14}O$	151~152	
108-11-2	4- 甲基 -2- 戊醇	$C_6H_{14}O$	132	尿液
77-74-7	3- 甲基 -3- 戊醇	$C_6H_{14}O$	123	
106-67-2	2- 乙基 -4- 甲基 -1- 戊醇	$C_8H_{18}O$	171.3	
104-76-7	2- 乙基 -1- 己醇	$C_8H_{18}O$	183~186	粪便、尿液、皮肤、母乳、唾液
107-18-6	2- 丙烯 -1- 醇	C_3H_6O	96~98	唾液
6117-91-5	2- 丁烯 -1- 醇	C_4H_8O	121~122	

续表

CAS 编号	化合物名称	分子式	沸点 /℃	其他样本
108-95-2	苯酚	C_6H_6O	182	粪便、尿液、皮肤、唾液
106-44-5	4- 甲基苯酚对甲酚	C_7H_8O	202	粪便、尿液、皮肤、唾液
90-05-1	2- 甲氧基苯酚	$C_7H_8O_2$	205	尿液、母乳
108-39-4	1- 羟基 -3- 甲苯	C_7H_8O	203	
99-93-4	1-(4- 羟基苯基）乙酮	$C_8H_8O_2$	147~148	
100-51-6	苯甲醇	C_7H_8O	205	粪便、尿液、皮肤、唾液
122-99-6	2- 苯氧基乙醇	$C_8H_{10}O_2$	247	粪便、皮肤、唾液
108-68-9	1,3,5- 二甲苯酚	$C_8H_{10}O$	222	
526-75-0	1,2,3- 二甲酚	$C_8H_{10}O$	217	
21129-27-1	1- 甲基 -4-(1- 甲基乙基）环己醇	$C_{10}H_{20}O$	208.5	
99-48-9	香芹醇	$C_{10}H_{16}O$	226~227	尿液
1490-04-6	2- 异丙基 -5- 甲基环己醇	$C_{10}H_{20}O$	216	
10482-56-1	α- 松油醇 4- 松油醇	$C_{10}H_{18}O$	217.5	粪便、尿液、皮肤、母乳
98-00-0	2- 呋喃甲醇糠醇	$C_5H_6O_2$	170	尿液、皮肤、母乳
768-95-6	1- 金刚烷醇	$C_{10}H_{16}O$	214.73	
57-55-6	1,2- 丙二醇	$C_3H_8O_2$	187	
513-85-9	2,3- 丁二醇	$C_4H_{10}O_2$	183~184	尿液
56-81-5	1,2,3- 丙三醇	$C_3H_8O_3$	290	皮肤
110-80-5	乙二醇单乙醚	$C_4H_{10}O_2$	135	粪便
111-90-0	2-(2- 乙氧基乙氧基)- 乙醇	$C_6H_{14}O_3$	202	粪便
111-76-2	2- 丁氧基乙基 -1- 醇	$C_6H_{14}O_2$	171	尿液
54446-78-5	1-(2- 丁氧基乙氧基)乙醇	$C_8H_{18}O_3$	171.8	
5131-66-8	1- 丁氧基丙 -2- 醇	$C_7H_{16}O_2$	171.5	
623-69-8	1,3- 二甲氧基 -2- 丙醇	$C_5H_{12}O_3$	172.6	
20324-32-7	1-(2- 甲氧基 -1- 甲基乙氧基)-2- 丙醇	$C_7H_{16}O_3$	76~78 (10mmHg)	
13429-07-7	1-(2- 甲氧基丙氧基)-2- 丙醇	$C_7H_{16}O_3$	203.3	皮肤
34590-94-8	(2- 甲氧基甲基乙氧基)丙醇	$C_7H_{16}O_3$	90~91 (12mmHg)	
141-46-8	羟基乙醛	$C_2H_4O_2$	131.3	
107-89-1	3- 羟基丁醛	$C_4H_8O_2$	162.2	
300-85-6	3- 羟基丁酸 3- 羟基丁酸	$C_4H_8O_3$	118~120	
513-86-0	3- 羟基 -2- 丁酮	$C_4H_8O_2$	148	粪便、唾液
109-86-4	1- 羟基 -2- 甲氧基乙烷	$C_3H_8O_2$	124	

续表

CAS 编号	化合物名称	分子式	沸点 /℃	其他样本
2043-43-8	2- 羟基丙胺	$C_3H_7NO_2$	281.9	
116-09-6	1- 羟基 -2- 丙酮	$C_3H_6O_2$	145~146	粪便
75-08-1	硫乙醇	C_2H_6S	35	

（六）醛类

表 6-2-6 显示了在呼出气的 37 种醛类化合物,24 种存在于粪便中,17 种存在于尿液中,17 种存在于皮肤分泌物中,12 种存在于母乳中,5 种存在于血液中,18 种存在于唾液中。呼出气与粪便中的直链醛与醇类类似,显示出明显的同源序列趋势,短链醛在所有体液中都很常见,但甲醛仅存在于呼出气和皮肤中。在呼出气和多种体液样本中发现了从 2 到 10 烯醛的九种链烯,可能与不饱和酸的脂质氧化有关。母乳中不同的醛类可以通过油酸、亚油酸和亚麻酸的氧化降解产生。

表 6-2-6　呼出气中的醛类化合物

CAS 编号	化合物名称	分子式	沸点 /℃	其他样本
50-00-0	甲醛	CH_2O	97	皮肤
75-07-0	乙醛	C_2H_4O	65~82	粪便、尿液、皮肤、母乳、血液、唾液
123-38-6	丙醛	C_3H_6O	48	粪便、尿液、皮肤、唾液
110-62-3	正戊醛	$C_5H_{10}O$	103	粪便、尿液、皮肤、母乳、唾液
66-25-1	己醛	$C_6H_{12}O$	130~131	粪便、尿液、皮肤、母乳、血液、唾液
111-71-7	庚醛	$C_7H_{14}O$	153	粪便、尿液、皮肤、母乳、血液、唾液
124-13-0	辛醛	$C_8H_{16}O$	171	粪便、尿液、皮肤、母乳、血液、唾液
124-19-6	壬醛	$C_9H_{18}O$	93	粪便、尿液、皮肤、母乳、唾液
112-31-2	癸醛	$C_{10}H_{20}O$	207~209	粪便、皮肤、母乳、唾液
112-44-7	十一烷醛	$C_{11}H_{22}O$	109~115	粪便、皮肤、母乳、唾液
629-80-1	十六醛	$C_{16}H_{32}O$	151	粪便、皮肤
78-84-2	2- 甲基丙醛	C_4H_8O	63	粪便、尿液、皮肤、母乳
590-86-3	3- 甲基丁醛	$C_5H_{10}O$	90	粪便、尿液、唾液
96-17-3	2- 甲基丁醛	$C_5H_{10}O$	90~92	粪便、尿液、皮肤、唾液
97-96-1	2- 乙基丁醛	$C_6H_{12}O$	117	粪便
123-15-9	2- 甲基戊烷	$C_6H_{12}O$	119~120	唾液
123-05-7	2- 乙基己醛	$C_8H_{16}O$	55	
542-78-9	丙二醇	$C_3H_4O_2$	66.43	
107-02-8	2- 丙烯醛	C_3H_4O	53	粪便、尿液、皮肤、唾液
78-85-3	2- 甲基 -2- 丙烯醛甲基丙烯醛	C_4H_6O	69	粪便、尿液、唾液

CAS 编号	化合物名称	分子式	沸点 /℃	其他样本
123-73-9	2- 丁烯醛巴豆醛	C_4H_6O	104	粪便、母乳、唾液
107-86-8	3- 甲基 -2- 丁烯醛	C_5H_8O	133~135	粪便
497-03-0	2- 甲基 -2- 丁烯醛	C_5H_8O	116~119	粪便、尿液、皮肤、唾液
623-36-9	2- 甲基 -2- 戊烯醛	$C_6H_{10}O$	137~138	粪便、唾液
5362-56-1	4- 甲基 -2- 戊烯醛	$C_6H_{10}O$	70	
5362-50-5	4- 甲基 -3- 戊烯醛	$C_6H_{10}O$	133.68	
142-83-6	1,3- 戊二烯 -1- 甲醛	C_6H_8O	69	
498-60-2	3- 呋喃甲醛	$C_5H_4O_2$	145	粪便、尿液
98-01-1	糠醛	$C_5H_4O_2$	54~56 (11mmHg)	粪便、尿液、皮肤、母乳
620-02-0	5- 甲基 -2- 呋喃甲醛	$C_6H_6O_2$	187	粪便、尿液
10312-83-1	2- 甲氧基乙醛	$C_3H_6O_2$	99~101	
100-52-7	苯甲醛	C_7H_6O	179	粪便、尿液、皮肤、母乳、血液、唾液
1334-78-7	甲苯醛	C_7H_6O	164.15	
141-46-8	羟基乙醛	$C_2H_4O_2$	35.05	
107-89-1	3- 羟基丁醛	$C_4H_8O_2$	83	
1192-58-1	1- 甲基 -(1H)- 吡咯 -2- 甲醛	C_6H_7NO	87~90	
5454-45-5	3-(乙基硫基)丙醛	$C_5H_{10}OS$		

(七) 酸类

表 6-2-7 显示了在呼出气中的 20 种酸类化合物,其中 12 种同时存在于粪便中,4 种存在于尿液中,15 种存在于皮肤分泌物中,5 种存在于母乳中。这些酸已分为伯酸、支链脂族酸、不饱和酸和其他。呼出气中较多的挥发性酸主要来自皮肤分泌物,Bernier 等人在一项研究中试图鉴定出吸引蚊子的候选化合物,结果报道了涵盖范围很广的数百种化合物。他们使用玻璃珠从手中收集样品并通过 GC-MS 分析,许多化合物具有相对较高的分子质量,其在体温下的挥发性有限。Zeng 等列出了许多 C-6 至 C-11 酸,尤其是 E-3- 甲基己 -2- 烯酸,这是特征性的腋臭的常见原因。呼出气中的酸类在粪便中存在,从甲烷酸到己酸的短链脂肪酸是肠道中发酵的主要最终产物,主要来自碳水化合物和氨基酸。

表 6-2-7 呼出气中的酸类化合物

CAS 编号	化合物名称	分子式	沸点 /℃	其他样本
64-19-7	醋酸	$C_2H_4O_2$	117~118	粪便、尿液、皮肤、母乳
79-09-4	丙酸丙酸	$C_3H_6O_2$	141	粪便、皮肤
107-92-6	丁酸	$C_4H_8O_2$	162	粪便、尿液、皮肤、母乳
109-52-4	戊酸	$C_5H_{10}O_2$	110~111	粪便、皮肤、母乳

CAS 编号	化合物名称	分子式	沸点 /℃	其他样本
142-62-1	己酸癸酸	$C_6H_{12}O_2$	202~203	粪便、皮肤
111-14-8	庚酸	$C_7H_{14}O_2$	223~223.4	粪便、皮肤
124-07-2	辛酸	$C_8H_{16}O_2$	237	粪便、皮肤、母乳
112-05-0	壬酸	$C_9H_{18}O_2$	254	尿液、皮肤、母乳
638-53-9	十三酸	$C_{13}H_{26}O_2$	236	皮肤
79-31-2	2-甲基丙酸	$C_4H_8O_2$	153~154	粪便
503-74-2	3-甲基丁酸	$C_5H_{10}O_2$	176	粪便、皮肤
646-07-1	4-甲基戊酸	$C_6H_{12}O_2$	199~201	粪便
149-57-5	2-乙基己酸	$C_8H_{16}O_2$	228	粪便、尿液、皮肤
626-98-2	2-戊烯酸	$C_5H_8O_2$	106	
13201-46-2	2-甲基-2-丁烯酸	$C_5H_8O_2$	95~96	皮肤
10321-71-8	4-甲基-2-戊烯酸	$C_6H_{10}O_2$	217	
18719-24-9	7-辛烯酸	$C_8H_{14}O_2$	242.1	皮肤
65-85-0	苯甲酸	$C_7H_6O_2$	249	粪便、尿液、皮肤
50-21-5	2-羟基丙酸	$C_3H_6O_3$	122	皮肤
300-85-6	3-羟基丁酸	$C_4H_8O_3$	118~120	

（八）酯类

表 6-2-8 显示了呼出气中的 55 种酯类化合物,17 种存在于粪便中,3 种存在于尿液中,1 种存在于皮肤分泌物中,4 种存在于母乳中,5 种存在于血液中,9 种存在于唾液中。包括乙酸酯、其他脂族酸酯、芳香族酯、不饱和酸酯、环酯和"其他酯",乙酸酯类是呼出气中最丰富的酯类。已经证明粪便能够合成酯,并且粪便最有可能是乙酸和丙酸的甲基至己酸酯,以及丁酸的甲基至丁酸酯的起源,可能是由于各自的醇的反应所致。尽管呼出气和粪便中有大量酯类,但是呼吸道报道的许多酯尚未在粪便中报告,并且同时出现在血液和尿液中的酯类很少,因此呼出气酯的起源不太可能是产生于粪便的酯再通过血流到达肺部。

表 6-2-8　呼出气中的酯类化合物

CAS 编号	化合物名称	分子式	沸点 /℃	其他样本
79-20-9	乙酸甲酯	$C_3H_6O_2$	57~58	粪便
141-78-6	乙酸乙酯	$C_4H_8O_2$	75~77.5	粪便、尿液、母乳、血液、唾液
109-60-4	乙酸丙酯	$C_5H_{10}O_2$	102	粪便、唾液
108-21-4	乙酸异丙酯	$C_5H_{10}O_2$	88.8	唾液
123-86-4	乙酸丁酯	$C_6H_{12}O_2$	124~126	粪便
110-19-0	乙酸异丁酯	$C_6H_{12}O_2$	116	

续表

CAS 编号	化合物名称	分子式	沸点 /℃	其他样本
626-38-0	1- 乙酸甲酯	$C_7H_{14}O_2$	130~131	
624-41-9	乙酸 -2- 甲基丁酯	$C_7H_{14}O_2$	138	
123-92-2	乙酸异戊酯	$C_7H_{14}O_2$	142	
103-09-3	乙酸 -2- 乙基己酯	$C_{10}H_{20}O_2$	199	唾液
72237-36-6	乙酸 -4- 己烯 -1- 醇酯	$C_8H_{14}O_2$	68	
820-71-3	2- 甲基 -2- 丙烯基乙酸酯	$C_6H_{10}O_2$	122	
108-65-6	乙酸 -1- 甲氧基 -2- 丙基酯	$C_6H_{12}O_3$	145~146	
41448-83-3	乙酸 -3- 甲氧基丙酯	$C_6H_{12}O_3$		
79-20-9	乙酸甲酯	$C_3H_6O_2$	57.4	粪便
141-78-6	乙酸乙酯	$C_4H_8O_2$	75~77.5	粪便、尿液、母乳、血液、唾液
109-60-4	乙酸丙酯	$C_5H_{10}O_2$	102	粪便、唾液
108-21-4	乙酸异丙酯	$C_5H_{10}O_2$	88.8	唾液
123-86-4	乙酸丁酯	$C_6H_{12}O_2$	124~126	粪便
110-19-0	乙酸异丁酯	$C_6H_{12}O_2$	116	
626-38-0	1- 乙酸甲酯	$C_7H_{14}O_2$	130~131	
624-41-9	乙酸 -2- 甲基丁酯	$C_7H_{14}O_2$	138	
123-92-2	乙酸异戊酯	$C_7H_{14}O_2$	142	
107-31-3	甲酸甲酯	$C_2H_4O_2$	31~33	
109-94-4	甲酸乙酯	$C_3H_6O_2$	54	血液
110-74-7	甲酸丙酯	$C_4H_8O_2$	81.9	
554-12-1	丙酸甲酯	$C_4H_8O_2$	78~79	粪便、唾液
105-37-3	丙酸乙酯	$C_5H_{10}O_2$	99	粪便
106-36-5	丙酸丙酯	$C_6H_{12}O_2$	122~124	粪便
105-54-4	丁酸乙酯	$C_6H_{12}O_2$	120	粪便
105-66-8	丁酸丙酯	$C_7H_{14}O_2$	142~143	粪便、唾液
106-27-4	丁酸异戊酯	$C_9H_{18}O_2$	184~185	
2445-69-4	异丁酸 2- 甲基丁酯	$C_9H_{18}O_2$	183.34	
7452-79-1	2- 甲基丁酸乙酯	$C_7H_{14}O_2$	132~133	粪便
108-64-5	异戊酸乙酯	$C_7H_{14}O_2$	131~133	
84-66-2	邻苯二甲酸二乙酯	$C_{12}H_{14}O_4$	298~299	母乳、血液
140-88-5	2- 丙烯酸乙酯	$C_5H_8O_2$	99	
925-60-0	丙烯酸正丙酯	$C_6H_{10}O_2$	121	

续表

CAS 编号	化合物名称	分子式	沸点 /℃	其他样本
80-62-6	甲基丙烯酸甲酯	$C_5H_8O_2$	100	
97-86-9	甲基丙烯酸异丁酯	$C_8H_{14}O_2$	155	
4358-59-2	顺式 2- 丁烯酸甲酯	$C_5H_8O_2$	118	血液
497-23-4	2(5H)- 呋喃酮	$C_4H_4O_2$	86.5	
96-48-0	γ- 丁内酯	$C_4H_6O_2$	204	粪便
22122-36-7	3- 甲基 -2(5H)- 呋喃酮	$C_5H_6O_2$	222.4	皮肤
591-11-7	4- 甲基 -2(5H)- 呋喃酮	$C_5H_6O_2$	143.59	
108-29-2	γ- 戊内酯	$C_5H_8O_2$	207~208	粪便、尿液、母乳
1073-11-6	5- 乙烯基二氢 -5- 甲基 -2(3H)- 呋喃酮	$C_7H_{10}O_2$	89~90	
504-31-4	α- 吡喃酮	$C_5H_4O_2$	102~103 (20mmHg)	
2549-60-2	4- 甲基 -2- 氧杂环庚烷酮	$C_7H_{12}O_2$	103	
616-38-6	碳酸二甲酯	$C_3H_6O_3$	90	血液
623-53-0	乙基甲基碳酸酯	$C_4H_8O_3$	107	
108-24-7	乙酸酐	$C_4H_6O_3$	140	粪便
300-85-6	3- 羟基丁酸 3- 羟基丁酸	$C_4H_8O_3$	118~120	
6290-49-9	甲氧基乙酸甲酯	$C_4H_8O_3$	129~130	
763-69-9	3- 乙氧基丙酸乙酯	$C_7H_{14}O_3$	166	

（九）酮类

表 6-2-9 显示了呼出气中的 70 种酮类化合物,27 种存在于粪便中,30 种存在于尿液中,9 种存在于皮肤分泌物中,14 种存在于母乳中,4 种存在于血液中,21 种存在于唾液中。包括直链甲基酮、支链和环状脂肪族酮、二酮、不饱和酮以及其他酮。丙酮是由脂肪酸分解产生,2- 丁酮是由碳水化合物产生,甲基酮由多种细菌产生,也可由真菌从羧酸中产生。

表 6-2-9　呼出气中的酮类化合物

CAS 编号	化合物名称	分子式	沸点 /℃	其他样本
67-64-1	丙酮	C_3H_6O	56	粪便、皮肤、母乳、血液、唾液、尿液
78-93-3	2- 丁酮	C_4H_8O	80	粪便、皮肤、母乳、血液、唾液、尿液
107-87-9	2- 戊酮	$C_5H_{10}O$	101~105	粪便、皮肤、母乳、唾液、尿液
591-78-6	2- 己酮	$C_6H_{12}O$	127	粪便、皮肤、尿液

续表

CAS 编号	化合物名称	分子式	沸点 /℃	其他样本
110-43-0	2- 庚酮	$C_7H_{14}O$	149~150	粪便、母乳、唾液、尿液
111-13-7	2- 辛酮	$C_8H_{16}O$	173	粪便、唾液、尿液
821-55-6	2- 壬酮	$C_9H_{18}O$	188~190	粪便、皮肤、母乳、唾液、尿液
589-38-8	3- 己酮	$C_6H_{12}O$	123	粪便、尿液
106-35-4	3- 庚酮	$C_7H_{14}O$	146~149	粪便、尿液、母乳
106-68-3	3- 辛酮	$C_8H_{16}O$	167~168	粪便、尿液、母乳、唾液
123-19-3	4- 庚酮	$C_7H_{14}O$	149~150	粪便、尿液、母乳、唾液
563-80-4	3- 甲基 -2- 丁酮	$C_5H_{10}O$	94~95	尿液
108-10-1	4- 甲基 -2- 戊酮	$C_6H_{12}O$	117~118	粪便、皮肤、血液、唾液、尿液
565-61-7	3- 甲基 -2- 戊酮	$C_6H_{12}O$	118	粪便、尿液
2550-21-2	3- 甲基 -2- 己酮	$C_7H_{14}O$	143.5	尿液
105-42-0	4- 甲基 -2- 己酮	$C_7H_{14}O$	138.8	
623-56-3	5- 甲基 -3- 己酮	$C_7H_{14}O$	136	粪便、尿液
2371-19-9	3- 甲基 -2- 庚酮	$C_8H_{16}O$	157.85	尿液
928-68-7	6- 甲基 -2- 庚酮	$C_8H_{16}O$	171	粪便
624-42-0	6- 甲基 -3- 庚酮	$C_8H_{16}O$	162.67	尿液
120-92-3	环戊酮	C_5H_8O	130~131	尿液
1120-72-5	2- 甲基环戊酮	$C_6H_{10}O$	139	皮肤
108-94-1	环己酮	$C_6H_{10}O$	155	尿液、血液
10458-14-7	薄荷酮	$C_{10}H_{18}O$	85~88 (12mmHg)	唾液
1196-31-2	D- 异薄荷酮	$C_{10}H_{18}O$	217.64	
6970-60-1	2-(二甲氨基)环己酮	$C_8H_{15}NO$	213.3	
76-22-2	1,7,7- 三甲基 - 正樟脑	$C_{10}H_{16}O$	204	皮肤、母乳
78-98-8	1,2- 丙二酮	$C_3H_4O_2$	72	
431-03-8	2,3- 丁二酮	$C_4H_6O_2$	88	粪便、母乳、唾液、尿液
110-13-4	2,5- 己二酮	$C_6H_{10}O_2$	185~193	
1670-46-8	2- 乙酰环戊二酮	$C_7H_{10}O_2$	72~75	
874-14-6	1,3- 二甲基尿嘧啶	$C_6H_8N_2O_2$	256.63	
78-94-4	3- 丁烯 -2- 酮甲基乙烯基酮	C_4H_6O	80	母乳、唾液
814-78-8	3- 甲基 -3- 丁烯 -2- 酮	C_5H_8O	98	唾液、尿液
625-33-2	3- 戊烯 -2- 酮	C_5H_8O	121~124	粪便、母乳、唾液、尿液
1629-58-9	1- 戊烯 -3- 酮	C_5H_8O	38	唾液

续表

CAS 编号	化合物名称	分子式	沸点 /℃	其他样本
141-79-7	4- 甲基 -3- 戊烯 -2- 酮	$C_6H_{10}O$	129	粪便、尿液
565-62-8	3- 甲基 -2- 戊烯 -4- 酮	$C_6H_{10}O$	138	
109-49-9	1- 己烯 -5- 酮	$C_6H_{10}O$	128~129	
2497-21-4	4- 己烯 -3- 酮	$C_6H_{10}O$	135	粪便
763-93-9	3- 己烯 -2- 酮	$C_6H_{10}O$	140	
10575-41-4	hex-4-yn-3-one	C_6H_8O	130.4	
110-93-0	磺内酯	$C_8H_{14}O$	173.5	粪便、尿液、皮肤、唾液
122-00-9	4- 甲基苯乙酮	$C_9H_{10}O$	226	
98-86-2	苯乙酮	C_8H_8O	202	粪便、尿液、皮肤、母乳、唾液
577-16-2	2- 甲基苯乙酮	$C_9H_{10}O$	214	粪便
2040-14-4	乙基邻甲苯基酮	$C_{10}H_{12}O$	219.5	
1192-62-7	2- 乙酰呋喃	$C_6H_6O_2$	168~169	粪便、尿液、母乳
1193-79-9	5- 甲基 -2- 乙酰呋喃	$C_7H_8O_2$	74	粪便、唾液
3194-15-8	2- 丙呋喃	$C_7H_8O_2$	78~80	
932-66-1	1- 乙酰 -1- 环己烯	$C_8H_{12}O$	201~202	
6090-09-1	4- 乙酰基 -1- 甲基 -1- 环己烯	$C_9H_{14}O$	88~89	
1767-84-6	1-(2- 甲基环戊 -2- 烯 -1- 基)乙酮	$C_8H_{12}O$		
930-30-3	2- 环戊烯酮	C_5H_6O	150	
1120-73-6	2- 甲基 -2- 环戊烯 -1- 酮	C_6H_8O	158~161	尿液
2758-18-1	1- 甲基 -1- 环戊烯 -3- 酮	C_6H_8O	157.5	
55683-21-1	3,4,5- 三甲基 -2- 环戊烯 -1- 酮	$C_8H_{12}O$	191.86	
930-68-7	环己烯酮	C_6H_8O	171~173	
1193-18-6	3- 甲基 -2- 环己烯 -1- 酮	$C_7H_{10}O$	199~200	尿液
5113-66-6	5- 甲基 -2-(1- 甲基乙基)-2- 环己烯 -1- 酮	$C_{10}H_{16}O$	206~208	
89-81-6	3- 甲基 -6-(1- 甲基乙基)-2- 环己烯 -1 酮	$C_{10}H_{16}O$	233	尿液、唾液
99-49-0	香芹酮	$C_{10}H_{14}O$	232	
2244-16-8	D(+)- 香芹酮	$C_{10}H_{14}O$	230	尿液、唾液
89975-71-3	4- 丙氧基 -2- 丁酮	C_7H14O_2	153	
116-09-6	1- 羟基 -2- 丙酮	$C_3H_6O_2$	145~146	粪便
513-86-0	3- 羟基 -2- 丁酮	$C_4H_8O_2$	148	粪便、唾液

续表

CAS 编号	化合物名称	分子式	沸点 /℃	其他样本
99-93-4	4- 羟基苯乙酮	$C_8H_8O_2$	147~148	
105-60-2	1- 氮杂 -2- 环庚酮	$C_6H_{11}NO$	266.9	
1696-20-4	N- 乙酰吗啉	$C_6H_{11}NO_2$	240~245	
24653-75-6	1- 巯基丙酮	C_3H_6OS	133.6	粪便

（十）含卤素类

表 6-2-10 显示了呼出气中的 25 种含卤素类化合物,2 种存在于粪便中,4 种存在于尿液中,1 种存在于皮肤分泌物中,8 种存在于母乳中,10 种存在于血液中,1 种存在于唾液中。包括单一卤化物和混合卤化物,这些卤化物多数来自环境,食用受污染的食物或水可能是这些化合物的来源。例如氯仿是一种空气污染物,已经在食品中被检测出,而用于饮用水消毒的氯化法是产生氯仿和卤代甲烷的另一种来源。

表 6-2-10　呼出气中的含卤素类化合物

CAS 编号	化合物名称	分子式	沸点 /℃	其他样本
74-87-3	氯甲烷	CH_3Cl	−24.2	母乳
75-09-2	二氯甲烷	CH_2Cl_2	39.8~40	粪便、尿液、母乳、血液、唾液
67-66-3	氯仿	$CHCl_3$	61	粪便、尿液、母乳、血液
56-23-5	四氯化碳	CCl_4	76	母乳、血液
107-06-2	1,2- 二氯乙烷	$C_2H_4Cl_2$	83	血液
127-18-4	四氯乙烯	C_2Cl_4	121	
79-01-6	三氯乙烯	C_2HCl_3	87.1	母乳、血液
513-36-0	1- 氯 -2- 甲基丙烷	C_4H_9Cl	−131	
109-69-3	1- 氯丁烷	$C_5H_{11}Cl$	77~78	血液
543-59-9	1- 氯戊烷	$C_5H_{11}Cl$	107~108	
638-28-8	2- 氯己烷	$C_6H_{13}Cl$	122	
4398-65-6	2- 氯 -2- 甲基己烷	$C_7H_{15}Cl$	140	
628-61-5	2- 氯辛烷	$C_8H_{17}Cl$	171.9	
542-18-7	氯代环己烷	$C_6H_{11}Cl$	142	尿液
1458-99-7	4- 氯 -2- 戊烯	C_5H_9Cl		
108-90-7	氯苯氯化苯	C_6H_5Cl	132	皮肤、母乳、血液
108-70-3	1,3,5- 三氯苯	$C_6H_3Cl_3$	208	母乳
95-50-1	1,2- 二氯苯	$C_6H_4Cl_2$	179	血液
541-73-1	1,3- 二氯苯	$C_6H_4Cl_2$	172~173	血液
106-46-7	1,4- 二氯苯	$C_6H_4Cl_2$	174	尿液、母乳、血液

续表

CAS 编号	化合物名称	分子式	沸点/℃	其他样本
75-01-4	氯乙烯	C_2H_3Cl	-13.4	
10503-96-5	1-(2- 氯乙氧基)丁烷	$C_6H_{13}ClO$	151.8	
26688-50-6	反式 -1,3- 二氯环戊烷	$C_5H_8Cl_2$		
26688-51-7	1α,3α- 二氯环戊烷	$C_5H_8Cl_2$		
74-83-9	溴化甲烷	CH_3Br	3.56	

　　通过汇总健康人的 VOCs,有助于对正常人呼出气中的 VOCs 及其可能来源有更深入的理解,以及对疾病状态下 VOCs 的产生及变化有更准确的判断。呼出气 VOCs 虽然可能是疾病检查的一个良好窗口,然而在其真正应用于疾病检测时仍面临很多挑战。第一,虽然一个健康的人呼出大约 500mL 的气体,其中 150mL 是来自上呼吸道的死腔气,不会与血液交换 VOCs,因此仅用作稀释剂。第二,很多呼出气的 VOCs 部分或完全来自于外源性,因此依赖于环境气体浓度、暴露时间、气体理化性质等。第三,在呼出气中以气溶胶形式存在的非挥发性成分(如异前列腺素、过氧亚硝酸盐等)只能通过呼出气凝结物来测量。第四,口腔卫生对呼出气采集来说是一个问题。第五,很难检测出浓度极低(ppm/ppb)的特定 VOCs。第六,如果是女性,年龄、饮食习惯和怀孕也会影响呼出气成分。尽管存在所有这些挑战,但呼出气分析比血液检测要容易得多,作为一种无创检测方法,其远期前景是显而易见的,需要更多的工作来确定人类挥发性有机化合物的正常浓度范围。然后,通过应用该数据与患者呼出气进行比较,可持续监测人群的健康状况或进行筛查。

(刘宜平)

参 考 文 献

1. Ricciardolo FL,Sorbello V,Ciprandi G. FeNO as biomarker for asthma phenotyping and management. Allergy Asthma Proc,2015,36(1):1-8.

2. Wenzel SE. Emergence of biomolecular pathways to define novel asthma phenotype. Type-2 immunity and beyond. Am J Respir Cell MolBiol,2016,55(1):1-4.

3. Essat M,Harnan S,Gomersall T,et al. Fractional exhaled nitric oxide for the management of asthma in adults: systematic review. Eur Respir J,2016,47(3):751-768.

4. Kethimäki L,Csonka P,Mäkinen E,et al. Predictive value of exhaled nitric oxide in the management of asthma:a systematic review. Eur Respir J,2016,48(3):706-714.

5. Goldstein A O,Gans S P,Ripley-Moffitt C,et al. Use of expired air carbon monoxide testing in clinical tobacco treatment settings. Chest,2018,153(2):554-562.

6. Ryter S W,Choi A M. Targeting heme oxygenase-1 and carbon monoxide for therapeutic modulation of inflammation. Transl Res,2016,167(1):7-34.

7. Stefan W R,Augustine M K. Carbon monoxide in exhaled breath testing and therapeutics. J Breath Res,2013,7(1):017111.

8. Nakahira K,Choi A M .Carbon monoxide in the treatment of sepsis. Am J Physiol Lung Cell Mol Physiol,2015,

309(12):L1387-L1393.

9. Jesenak M,Banovcin P,Havlicekova Z,et al. Factors influencing the levels of exhaled carbon monoxide in asthmatic children. J Asthma,2014,51(9):900-906.

10. Maga M,Janik M K,Wachsmann A,et al. Influence of air pollution on exhaled carbon monoxide levels in smokers and non-smokers. A prospective cross-sectional study. Environ Res,2017,152:496-502.

11. Tsoumakidou M,Tzanakis N,Chrysofakis G,et al. Nitrosative stress,heme oxygenase-1 expression and airway inflammation during severe exacerbations of COPD. Chest,2005,127(6):1911-1918.

12. Slebos D J,Kerstjens H A,Rutgers S R,et al. Haemoxygenase-1 expression is diminished in alveolar macrophages of patients with COPD. Eur Respir J,2004,23(4):652-653.

13. Christensen R D,Malleske D T,Lambert D K,et al. Measuring end-tidal carbon monoxide of jaundicedneonates in the birth hospital to identify those with hemolysis. Neonatology,2016,109(1):1-5.

14. Bhutani V K,Maisels M J,Schutzman D L,et al. Identification of risk forneonatal haemolysis. Acta Paediatr, 2018,107(8):1350-1356.

15. Elsaie A L,Taleb M,Nicosia A,et al. Comparison of end-tidal carbon monoxide measurements with direct antiglobulintests in the management of neonatal hyperbilirubinemia. J Perinatol,2020,40(10):1513-1517.

16. Yinghua C,Xin P,Changsong W,et al. Effects of different ventilation strategies on exhaled nitric oxide in geriatric abdominal surgery. J Breath Res,2015,9(1):016006.

17. Xin P,Changsong W,Yue L,et al. Preoperative FeNO as a screening indicator of pulmonary complications after abdominal surgery in patients over 60years old. J Breath Res,2015,9(3):036004.

18. B de Lacy Costello,Amann A,Al-Kateb H,et al. A review of the volatiles from the healthy human body. Journal of breath research,2014,8(1):014001.

19. Drabinska N,Flynn C,Ratcliffe N,et al. A literature survey of volatiles from the healthy human breath and bodily fluids:the human volatilome. Journal of breath research,2021,15(3):034001.

20. Amann A,Costello B,Miekisch W,et al.The human volatilome:volatile organic compounds(VOCs)in exhaled breath,skin emanations,urine,feces and saliva. Journal of Breath Research,2014,8(3):034001.

21. Ratcliffe N,Wieczorek T,N Drabińska,et al. A mechanistic study and review of volatile products from peroxidation of unsaturated fatty acids:an aid to understanding the origins of volatile organic compounds from the human body. Journal of Breath Research,2020,14(3):034001.

22. Chen L,Liu C,Kang T,et al. Prediction model of volatile organic compounds in exhaled breath for diagnosis of lung cancer.Tumor,2015,15(4):71-85.

23. E Belizário,Faintuch J,Malpartida M G. Breath Biopsy and Discovery of Exclusive Volatile Organic Compounds for Diagnosis of Infectious Diseases.Frontiers in Cellular and Infection Microbiology,2021,10:564194.

24. Oldham M J,Sehgal A,Cohen G,et al. Room air constituent concentrations from use of electronic nicotine delivery systems and cigarettes using different ventilation conditions. Scientific reports,2021,11(1):1736.

25. Tsou P,Lin Z,Pan Y,et al. Exploring Volatile Organic Compounds in Breath for High-Accuracy Prediction of Lung Cancer. Cancers,2021,13(6):1431.

26. Lee J H,Zhu J. Analyses of short-chain fatty acids and exhaled breath volatiles in dietary intervention trials for metabolic diseases. Experimental biology and medicine,2021,246(7):778-789.

27. Vadhwana B,Belluomo I,Boshier P R,et al. Impact of oral cleansing strategies on exhaled volatile organic compound levels.Rapid communications in mass spectrometry,2020,34(9):e8706.

28. De Vietro N,Aresta A,Rotelli M T,et al. Relationship between cancer tissue derived and exhaled volatile

organic compound from colorectal cancer patients. Preliminary results. Journal of pharmaceutical and biomedical analysis, 2020, 180: 113-155.

29. Radogna A V, Siciliano P A, Sabina S, et al. A Low-Cost Breath Analyzer Module in Domiciliary Non-Invasive Mechanical Ventilation for Remote COPD Patient Monitoring. Sensors (Basel, Switzerland), 2020, 20 (3): 653.

30. Pugliese G, Piel F, Trefz P, et al. Effects of modular ion-funnel technology onto analysis of breath VOCs by means of real-time mass spectrometry. Analytical and bioanalytical chemistry, 2020, 412 (26): 7131-7140.

31. Sukul P, Schubert J K, Zanaty K, et al. Exhaled breath compositions under varying respiratory rhythms reflects ventilatory variations: translating breathomics towards respiratory medicine. Scientific reports, 2020, 10 (1): 141-149.

32. Marzorati D, Mainardi L, Sedda G, et al. A Metal Oxide Gas Sensors Array for Lung Cancer Diagnosis Through Exhaled Breath Analysis. Annu Int Conf IEEE Eng Med Biol Soc, 2019, 2019: 1584-1587.

33. Smolinska A, Baranska A, Dallinga J W, et al. Comparing patterns of volatile organic compounds exhaled in breath after consumption of two infant formulae with a different lipid structure: a randomized trial. Sci Rep, 2019, 9 (1): 554.

34. Pesesse R, Stefanuto P, Schleich F, et al. Multimodal chemometric approach for the analysis of human exhaled breath in lung cancer patients by TD-GC × GC-TOFMS. J Chromatogr B Analyt Technol Biomed Life Sci, 2019, 1114-1115: 146-153.

35. An R, Wilms E, Smolinska A, et al. Sugar Beet Pectin Supplementation Did Not Alter Profiles of Fecal Microbiota and Exhaled Breath in Healthy Young Adults and Healthy Elderly. Nutrients, 2019, 11 (9): 4-8.

36. Li W, Dai W, Liu M, et al. VOC biomarkers identification and predictive model construction for lung cancer based on exhaled breath analysis: research protocol for an exploratory study. BMJ Open, 2019, 9 (8): e28448.

37. Antoniou SX, Gaude E, Ruparel M, et al. The potential of breath analysis to improve outcome for patients with lung cancer. J Breath Res, 2019, 13 (3): 034002

38. Terrington DL, Hayton C, Peel A, et al. The role of measuring exhaled breath biomarkers in sarcoidosis: a systematic review. J Breath Res, 2019, 13 (3): 036015

39. Finamore P, Scarlata S, Cardaci V, et al. Exhaled Breath Analysis in Obstructive Sleep Apnea Syndrome: A Review of the Literature. Medicina (Kaunas), 2019, 55 (9): 538.

40. He J, Sun X, Yang X. Human respiratory system as sink for volatile organic compounds: Evidence from field measurements. Indoor Air, 2019, 29 (6): 968-978.

41. Rodríguez-Aguilar M, Ramírez-García S, Ilizaliturri-Hernández C, et al. Ultrafast gas chromatography coupled to electronic nose to identify volatile biomarkers in exhaled breath from chronic obstructive pulmonary disease patients: A pilot study. Biomed Chromatogr, 2019, 33 (12): 46-84.

42. Trefz P, Obermeier J, Lehbrink R, et al. Exhaled volatile substances in children suffering from type 1 diabetes mellitus: results from a cross-sectional study. Sci Rep, 2019, 9 (1): 15707.

43. Liotino V, Dragonieri S, Quaranta VN, et al. Influence of circadian rhythm on exhaled breath profiling by electronic nose. J Biol Regul Homeost Agents, 2018, 32 (5): 1261-1265.

44. Wang M, Sheng J, Wu Q, et al. Confounding effect of benign pulmonary diseases in selecting volatile organic compounds as markers of lung cancer. J Breath Res, 2018, 12 (4): 046013.

45. Finamore P, Pedone C, Lelli D, et al. Analysis of volatile organic compounds: an innovative approach to heart failure characterization in older patients. J Breath Res, 2018, 12 (2): 026007.

46. Kabir KMM, Donald WA. Cancer breath testing: a patent review. Expert Opin Ther Pat, 2018, 28 (3): 227-239.

47. Pizzini A, Filipiak W, Wille J, et al. Analysis of volatile organic compounds in the breath of patients with stable or acute exacerbation of chronic obstructive pulmonary disease. J Breath Res, 2018, 12 (3): 036002.

48. Sukul P, Schubert JK, Trefz P, et al. Natural menstrual rhythm and oral contraception diversely affect exhaled breath compositions. Sci Rep, 2018, 8 (1): 10838.

49. Peters AL, Gerritsen MG, Brinkman P, et al. Volatile organic compounds in exhaled breath are independent of systemic inflammatory syndrome caused by intravenous lipopolysaccharide infusion in humans: results from an experiment in healthy volunteers. J Breath Res, 2017, 11 (2): 026003.

50. Zhou W, Huang C, Zou X, et al. Exhaled breath online measurement for cervical cancer patients and healthy subjects by proton transfer reaction mass spectrometry. Anal Bioanal Chem, 2017, 409 (23): 5603-5612.

第七章

呼出气代谢组学与癌症诊断

第一节 呼出气分析与肺癌

癌症是世界范围内第二大致死疾病,在所有类型的癌症中,肺癌是发病率和死亡率较高的癌症。肺癌的早期主要表现为无症状或与其他呼吸系统疾病相似的呼吸道症状,因此肺癌经常在晚期才被诊断,导致较高的死亡率。在早期诊断出肺癌时,其五年生存率介于70%~90%之间,而对于晚期诊断,则降至12%。因此,肺癌的早期诊断对于降低死亡率和提高生存率至关重要。

临床中大量无症状人群偶然发现的肺结节成为放射科医生和胸科医生遇到的越来越普遍的难题。国际 Fleischner 学会、英国胸科学会、美国胸科医师协会等几个科学学会已经发布了肺结节的建议诊治指南,所有建议均考虑了肺癌的临床危险因素、结节影像学特征和变化,以及评估恶性肿瘤的可能性和最适合的治疗方法。但是,目前只有少数临床医生遵循指南(约40%),而大多数临床医生主要依靠临床判断对肺结节患者进行治疗。目前肺癌的早期检查包括放射学、内镜检查和分子生物技术在内的多种技术,所有这些方法都具有其独特的优点,然而,在疾病的早期阶段,仅根据形态学标准将肺癌与良性结节区分开仍然是困难的,这导致了较高的假阳性结节率和不必要的切除手术。鉴于肺癌带来的各种负担,我国自 2009 年开始启动了农村肺癌早诊早治项目,在高危人群中开展胸部低剂量 CT(low-dose computed tomography,LDCT)筛查,显著提高了肺癌的早期检出率,并由此项目技术方案制定了我国的肺癌筛查指南。然而,在 LDCT 筛查中,大量假阳性结节的检出仍是急需解决的一个问题,尤其是非小细胞肺癌(non-small cell lung carcinoma,NSCLC),LDCT 可能引起对 NSCLC 的诊断过度,这是由于其影像学磨玻璃样的肺结节与良性肺肉芽肿较难鉴别,在 NLST 研究中发现了 CT 筛查较高的假阳性率。过高的假阳性率会导致过度诊疗、不必要的手术及增加受检者焦虑心理等。因此,有效地对肺结节进行鉴别,快速明确其良恶性,是肺癌早期诊断的关键。

近年来呼出气分析作为一种无创的诊断方法,正在被世界各国所认可,得到了越来越多的关注。高精度分析质谱仪极大促进了研究者使用多种装置进行重复的检测,并鉴定出多种与肺癌相关的呼出气挥发性有机化合物(volatile organic compounds,VOCs),虽然目前为止还没有统一的肺癌呼出气标志物清单,但是已经证实呼出气分析是未来非侵入性肺癌筛查的方法。由此可见,如果建立可靠的呼出气生物标志物用于肺癌诊断,不仅能降低患者的就医成本,节省医疗资源,还能整体提高患者的早期诊断率和存活率。由于肺癌生长于呼吸道中,因此通过分析呼出气来及早发现肺癌是合理的。此外,考虑到其无创性、快速分析和成本效益性,其在临床中的适用性是很有前景的。但是,有几个因素可能会影响看似简单的分析,例如吸烟、合并症和呼出气采样等因素都可能改变呼出气分析。近20年来,越来越多的研究试图通过呼出气 VOCs 的生物标志物进行鉴定,探索适用于临床的呼出气收集和诊断技术,对已开发技术进行临床验证。本节总结了呼出气分析在肺癌诊断中的进展,重点介绍了近年来在呼出气和体外细胞培养中检测的肺癌 VOCs,并详细分析了其可能的产生机制。

一、肺癌呼出气中的挥发性生物标志物

(一)肺癌呼出气的临床研究

Gordon 等人在 1985 年使用 GC-MS 首次进行肺癌患者呼出气中 VOCs 的研究。自此之后,人们对肺癌的呼出气分析兴趣逐渐提升,尤其是近 30 年迅速增长。表 7-1-1 总结了 27 项肺癌患者呼出气生物标志物分析的临床研究,这些研究大多数采用病例对照方法,招募肺癌患者作为病例组,未诊断为肺癌的受试者为对照组,并比较他们的呼出气 VOCs,如果这两组之间在统计学上具有差异,则将已识别的 VOCs 视为生物标志物。大多数研究都使用 GC-MS作为分析平台,只有两项研究使用了 PTR-MS 和 IMS。

表 7-1-1　通过呼出气确定了肺癌的挥发性生物标志物(按时间顺序排列)

年	第一作者	样本量		生物标志物
		肺癌	对照	
1985	Gordon	12	17	丙酮、2-丁酮、正丙醇
1988	O'Neill	8	0	己烷、2-甲基戊烷、三甲基庚烷、异戊二烯、苯、甲苯、乙苯、枯烯、三甲基苯、烷基苯、苯乙烯、萘、1-甲基萘、丙醛、丙酮、2-丁酮、苯酚、苯甲醛、苯乙酮、壬醛、丙酸乙酯、异丁酸甲酯、二氯甲烷、二氯苯、三氯乙烷、三氯氟甲烷、四氯乙烯
1999	Philips	60	48	苯乙烯、2,2,4,6,6-五甲基庚烷、2-甲基庚烷、癸烷、正丙基苯十一烷、甲基环戊烷、1-甲基-2-戊基环丙烷、三氯氟甲烷、苯、1,2,4-三甲基苯、异戊二烯、3-甲基辛烷、1-己烯、3-甲基壬烷、1-庚烯、1,4-二甲基苯、2,4-二甲基庚烷、己醛、环己烷、1-甲基乙烯基苯、庚醛
2003	Philips	178	102	丁烷、3-甲基十三烷、7-甲基十三烷、4-甲基癸烷、3-甲基己烷、庚烷、2-甲基己烷、戊烷、5-甲基癸烷
2005	Poli	36	85	2-甲基戊烷、戊烷、乙苯、二甲苯、三甲基苯、甲苯、苯、庚烷、癸烷、苯乙烯、辛烷、五甲基庚烷
2007	Philips	193	211	1,5,9-三甲基-1,5,9-环十二碳三烯、2,2,4-三甲基-1,3-戊二醇三丁酸酯、4-乙氧基苯甲酸乙酯、2-甲基-丙酸、(1,1-二甲基乙基)-2-甲基-1,3-丙二酯、10,11-二氢-5H-二苯并-(b,f)-氮杂、2,5-2,6-双(1,1-二甲基乙基)-环己二烯-1,4-二酮、1,1-氧联苯、2,5-二甲基呋喃、2,2-二乙基-1,1-联苯、2,4-二甲基-3-戊酮、反式石竹烯、2,3-二氢-1,1,3-三甲基-3-苯基-1H-茚、1-丙醇、4-甲基癸烷、1,2-苯二甲酸,二乙酯、2,5-二甲基-2,4-己二烯

173

续表

年	第一作者	样本量		生物标志物
		肺癌	对照	
2007	Wehinger	17	170	甲醛、异丙醇
2009	Bajtarevic	220	441	异戊二烯、丙酮、甲醇、2-丁酮、苯甲醛、2,3-丁二酮、1-丙醇
2010	Fuchs	12	12	戊醛、己醛、辛醛、壬醛
2010	Song	43	41	1-丁醇、3-羟基-2-丁酮
2010	Kischkel	31	31	异戊二烯、丙酮、2-丁酮、环己酮、二甲基硫醚、乙腈、乙醇、异丙醇、乙醛、丙醛、丁醛、戊醛、己醛、庚醛、辛烷、2-丙烯醛、2-丁烯醛、丙烷、丁烷、戊烷、己烷、庚烷、2-甲基丁烷、2-甲基丙醛、2,2-二甲基丁烷、2,3-二甲基丁烷、2-甲基戊烷、3-甲基戊烷、2,2-二甲基戊烷、2,4-二甲基戊烷、3,3-二甲基戊烷、2-甲基己烷、环己烷、苯、甲苯、氯苯、1,2-二甲基苯、1,2-二氯苯、二硫化碳、二甲基甲酰胺、2,5-二甲基呋喃、1-丙醇
2011	Rudnicka	23	30	丙烷、二硫化碳、2-丙烯、乙苯、异丙醇
2011	Ulanowska	134	143	乙醇、丙酮、丁烷、二甲硫、异戊二烯、丙醛、1-丙醇、2-戊酮、呋喃、邻二甲苯、乙苯、戊醛、己醛、壬烷
2012	Peled	53	19	1-辛烯
2012	Wang	88	85	2,4,6-三甲基辛烷、2-甲基十二烷、2-十三烷酮、2-十五烷酮、8-甲基十七烷、2-十七烷酮、十九烷、二十碳烷
2012	Buszewski	29	44	丁醛、乙酸乙酯、2-戊酮、乙苯、1-丙醇、2-丙醇
2014	Handa	50	39	3-甲基十二烷、1-丁醇、乙酸2-甲基丁酯/2-己醇/壬醛环己酮、异丙胺、乙苯、己醛、环己酮、庚醛、3-甲基-1-丁醇
2014	Wang	18	0	己内酰胺、丙酸
2014	Zou	79	38	2-甲基-5-丙基壬烷,丁基羟基甲苯,2,6,11-三甲基十二烷、十六烷、8-己基十五烷
2015	Capuano	20	10	乙醇、2-丁酮、噻吩、4-庚酮、丁酸、乙酸、环己酮、2,2-二甲基-己醛,1,1-二乙氧基-3-甲基丁烷;1-(1-乙氧基乙氧基)戊烷,2,2,6-三甲基辛烷,2-乙基-1-己醇,十一烷,百里酚,2-甲基-1-癸醇,3,7-二甲基癸烷
2015	Corradi	71	67	戊烷、2-甲基戊烷、己烷、苯、乙苯、三甲基苯、庚烷、五甲基庚烷、甲苯、二甲苯、苯乙烯、丙醛、丁醛、戊醛、己醛、庚醛、辛醛、壬醛、反式-2-己烯、反式-2-庚烯醛、反式-2-壬烯醛
2016	Monila	68	60	对甲酚、二十碳酰胺、1-十六烷基茚满和枯基醇
2016	Schallschmidt	37	23	丙醛、丁醛、癸醛、壬醛、2-丁酮、乙苯
2017	Sakumura	107	29	氰化氢、甲醇、乙腈、异戊二烯、1-丙醇
2019	Joanna	86	98	丙酮、乙酸甲酯、异戊二烯、甲基乙烯基酮、环己烷、2-甲基庚烷、环己酮

续表

年	第一作者	样本量		生物标志物
		肺癌	对照	
2019	Li	40	40	乙醇、异戊二烯、丙酮、异丙醇、苯、乙苯、辛醛、壬醛和癸烷
2020	Elina	75	75	乙腈、丙酮、丁醛、正己烷、苯、戊醛、甲苯和2-丁酮

这些研究确定的肺癌生物标志物在很大程度上是不一致的。为了更好地说明表 7-1-1 中生物标志物的结果,贾等人根据出现频率对它们进行了排名,认为肺癌中最常见的生物标志物包括丙醇、异戊二烯、丙酮、戊烷、己醛、甲苯、苯和乙苯。Michael Philips 是呼出气研究领域的开拓者之一,他应用 GC-MS 对肺癌的生物标志物进行了三个独立研究,尽管从这三项研究中得出的生物标记物并不相同,但主要的生物标志物是烷烃衍生物,这在他的三项研究中是一致的。与健康对照组相比,他们发现肺癌患者中大多数 VOCs 的相对浓度降低了,这种差异可能与肺癌中脂质过氧化产物的分解代谢增加有关。然而,许多其他研究并未发现烷烃与肺癌显著相关。所有的研究都没有评估检测到 VOCs 的来源,因此,大多数呼出气中 VOCs 的产生机制仍不清楚。2014 年我们以围手术期单肺通气中呼出气 VOCs 作为肺癌的生物标志物进行了系统性研究。招募了 18 例非小细胞癌患者,在切除肿瘤之前和之后,分别从健康和患病的肺中获取肺泡呼出气样品,应用 SPME-GC-MS 分析呼出气 VOCs。结果发现,术前对侧和同侧肺,手术后的对侧和同侧肺,手术前后的同侧肺以及手术前后的血样中,分别有 12、19、12 和 5 种差异性代谢物。手术过程中脂质过氧化可能会生成 2,2-二甲基癸烷、十四烷、2,2,4,6,6-五甲基庚烷、2,3,4-三甲基癸烷、壬烷、3,4,5,6-四甲基辛烷和十六烷。结果显示己内酰胺和丙酸可能是肺癌更有希望的呼出气生物标志物(详见第七章第一节实例介绍 1)。

Hakim 等综述了与肺癌相关 VOCs 可能产生的生化途径,认为肺癌可能是遗传和环境因素相互作用的结果。几种细胞色素 P450(cytochrome P450,CYP450)暴露于环境毒素(例如烟草烟雾)中而被激活,诱导的表型可能会通过增加前体向致癌物的转化而增加发生 LC 的风险,CYP450 混合氧化酶活性的改变可能潜在地调节内源性 VOCs 氧化应激产物的分解代谢,并产生呼出气 VOCs 的改变。肺癌 VOCs 中碳氢化合物主要通过多不饱和脂肪酸的过氧化而产生,醇类主要源自饮食的摄入,也源自碳氢化合物的代谢。醛的来源主要与醇类降解有关,体内形成的醛类化合物会通过乙醛脱氢酶(acetaldehyde dehydrogenase,ALDH)进一步氧化为羧酸,从而调节体内醛的浓度。为了深入探究肺癌 VOCs 与机体代谢的机制,我们将在后面小节中讨论癌症新陈代谢与 VOCs 的关联。除了 VOCs 产生机制的不同,就呼出气采样程序、研究设计(对照组的选择、患者的选择等)以及数据分析方案而言,各种研究的差异也很大,因此,我们对目前肺癌呼出气 VOCs 研究的方法也进行了讨论。

(二)肺癌呼出气研究的影响因素

1. 环境中挥发性有机化合物 在人的呼出气中已检测到 1 000 多种 VOCs,其中大多数是外源性的。呼出气分析环境的 VOCs 影响首先由 Philips 提出,他提出了应用"肺泡梯度"的解决方案。肺泡梯度定义为呼出气中 VOCs 的浓度减去室内空气中的浓度。肺泡梯度意味着呼出的 VOCs 多于吸入的 VOCs,反之亦然。Philips 测量了各种 VOCs 的肺泡梯度,得出结论:人体代谢了具有负肺泡梯度的 VOCs,并在体内产生了具有正肺泡梯度的 VOCs。

但是,后来的研究证明这是一个错误的主张,具有正肺泡梯度的 VOCs 可能导致挥发性有机化合物从食品、药物、甚至细菌在胃肠道、呼吸道或口腔产生。另一方面,肺泡梯度为负的 VOCs 实际上可能具有代谢起源。Philips 等人的报告显示,环境中挥发性有机化合物在人体中的传播是一个复杂的过程,包括混合、扩散、在血液和脂肪组织中的分布以及新陈代谢,从体内去除环境中挥发性有机化合物的速率和程度取决于挥发性有机化合物的浓度、暴露时间、在血液和脂质组织中的溶解度和个体生理学。

　　早期的理论建模实验旨在评估工业 VOCs 暴露对健康的影响,结果表明,肺中的 VOCs 分配系数取决于它在血液和组织中的物理和化学性质。Schubert 等测量了四种 VOCs(戊烷、丙酮、异戊二烯和异氟烷)的吸气、呼气和血液浓度,发现只有当吸气浓度小于呼气浓度的 5% 时,血液中 VOCs 的消失率才与呼气显著相关。Spanel 等人的另一项研究发现,所有七种 VOCs(戊烷、异戊二烯、丙酮、氨、甲醇、甲醛和氘化水)均被人体部分保留,并且呼出和吸入浓度之间存在紧密的线性关系。他们还引入了一个有用的参数,称为保留系数,指呼出浓度增加与吸入浓度增加的比率。这七个 VOCs 的保留系数从甲醛的 0.06 到戊烷的 0.76。然而,在考虑环境 VOCs 的影响时,并没有适用于所有 VOCs 的通用规则。除了使用肺泡梯度的概念外,研究人员还通过使用吸气过滤器或通过在收集前让患者在通风室中停留预定的时间来解决该问题。

　　目前看来,吸气过滤器是最好的解决方案,但是,从体内清除环境 VOCs 所花费的时间取决于化合物,因此,需要更多的努力来了解在人的呼出气中观察到的各种 VOCs 的起源和动态。

　　2. 呼出气样品采集阶段　　如第二章中所述,每次呼气可以根据呼出气中的 CO_2 压力分为四个时相。出于疾病诊断的目的,应采集肺泡气进行研究,该部分中的 VOCs 来自肺泡中的血气交换,因此更密切地反映了代谢状况。某些 VOCs 的浓度在整个呼吸与呼气末呼出气中有所不同。例如,在呼气末的某些 VOCs(如碳酸、二甲酯)较高,而二氯甲烷和 3- 乙基戊烷则较低。对肺癌呼出气研究大多数采集的是整个呼吸或基于粗略估计收集的肺泡或呼气末气体。Kischkel 等基于快速响应的 CO_2 传感器收集了肺泡气。Birken 等人将二氧化碳图集成到呼出气收集程序中,以可视方式监视呼吸相位并使用注射器手动抽出肺泡气。随后同一小组开发了一种自动 CO_2 控制的采样装置,并证明了自动采样器的性能可与手动采样相媲美。2016 年,Owlstone Medical 开发了一种名为 RECIVA™ 的呼出气收集设备,这是第一款也是唯一一款可精确选择相位的商用呼出气采集设备,选择呼吸阶段的这种受控和标准化方法可以显著提高呼出气生物标志物研究的一致性。

　　3. 呼气流速、屏气和过度换气　　呼气流速和过度换气会影响各种 VOCs 的水平。据报道,呼气流速与呼出气 VOCs 呈相反方向变化,例如 Doran 等发现,在较高的流速下,丙酮和苯酚的含量较低。然而另一项研究发现,呼气流速不影响丙酮水平,丙酮也被报道在较高流速下水平更高。在呼出气样本采集之前,有些人会在呼气之前屏住呼吸,屏气对呼出气 VOCs 也会产生影响,并且报道的结果并不一致。一项研究发现,屏气 20 秒后,呼出气戊烷和异戊二烯水平显著增加;另一项研究在屏气 40 秒后呼气,发现了异戊二烯同样的趋势,但在屏气后发现其他的 VOCs 包括 2- 丙醇和乙醛也升高;在第三项研究中,屏气 30 秒后,丙酮、甲醇、异戊二烯和二甲基硫醚显著增加。屏气时各种 VOCs 的一致增加可能归因于它们从肺泡扩散到呼吸道的时间延长。过度换气对甲醇、二甲基硫醚、乙醛、乙醇以及异戊二烯含量有相反的影响。另外,过度换气能够显著影响丙酮水平,这是由于丙酮在血液中的溶解度比其余 VOCs 低得多,因此在过度换气时可以迅速从血液中释放出来。

采样过程中使用的接口直径会影响气道阻力,进而会影响某些 VOCs 的水平。研究发现,较小的采样接口直径会导致异戊二烯含量增加 19%,呋喃硫化氢也显著增加。因此,建议今后的研究中采用直径大于 1cm 的采样嘴。所有的这些结果表明,必须以标准化的方式控制和记录采样参数,例如呼气流速、屏气和气道阻力,以确保结果的一致性、可靠性,应避免过度换气。

4. 环境空气的温度和湿度　温度和湿度是很重要的却经常被忽略的因素。当在全球不同气候条件不同的地区进行采集时,呼出气的收集经历了很长一段时间,在此期间温度和湿度会急剧变化(如冬天到夏天)。这一因素对于多中心临床研究也至关重要(详见第二章)。Thekedar 等使用 PTR-MS 评估了在 3℃、47% 相对湿度和 27℃、19% 相对湿度下停留 5 分钟后采集的呼出气 VOCs 浓度的变化,与在冷空气中收集的样品相比,在热空气下收集的样品中乙腈、乙醇、甲醇和丙醇的浓度更高。另外,质子转移反应产物的离子 m/z 为 85、86、99 和 169 的 VOCs 在冷空气下收集的样品中浓度较高。各种肺癌生物标志物的研究是在不同的温度和湿度条件下进行的,这是导致结果不一致的另一个重要原因。

5. 收集系统的污染　大多数商业上可获得的呼出气收集设备涉及本身可能是污染源的材料。例如,对于呼出气收集被广泛接受的 Tedlar 袋可能存在污染的影响(第二章)。呼出气收集系统应使用惰性材料,例如聚四氟乙烯、不锈钢或玻璃,并应尽可能避免使用其他类型的材料。

6. 年龄/性别　异戊二烯被发现可能与年龄有关,随着年龄增长,氧化应激水平增加,呼出气中这些烷烃和甲基化烷烃 VOCs 的水平逐渐增加。Spanel 等还发现,随着年龄的增长呼出气氨会增加,但是丙酮和氰化氢不会随着年龄的增长而变化。性别也会影响呼出气中 VOCs 的含量,例如异戊二烯和其他几种 VOCs 被发现与性别有关。因此,在病例对照研究中,由于年龄和性别不匹配,结果可能会有偏差。在一些已发表的研究中,肺癌患者通常比对照组显著年长,并且通常病例组与对照组相比男性受试者较多,这也可能影响肺癌生物标志物的可靠性。

7. 饮食　饮食对呼出气 VOCs 的影响也很复杂。某些类型的食物,例如酸奶和海鲜,含有许多 VOCs,这些 VOCs 在摄入后会迅速而直接地出现。食物还会通过改变新陈代谢、炎症或氧化还原状态或与肠道菌群相互作用来影响呼出气 VOCs。一些研究要求受试者采集前禁食 12 小时,而其他研究没有任何限制。目前不知道从饮食中消除其中的 VOCs 需要多长时间,以及过夜禁食是否有助于消除这些影响,还需要进一步研究。

8. 吸烟　吸烟被确定为肺癌的主要危险因素之一,并且烟雾中含有许多 VOCs。研究发现,吸烟者的呼出气中苯和乙腈含量较高。尽管吸烟者的苯水平在 1 小时内迅速下降至与不吸烟者相似的水平,但自上次吸烟以来,乙腈的水平大约需要 1 周才能与不吸烟者相同。饮酒会导致呼出气中乙醛的含量增加,长期吸烟会增加饮酒产生的乙醛。这些结果表明,吸烟会影响其他与香烟中 VOCs 不直接相关的代谢途径。吸烟还会增加氧化应激,因为吸烟后异戊二烯和戊烷的含量增加了。其他与吸烟有关的 VOCs 包括 2,5- 二甲基呋喃和 1,3- 丁二烯,吸烟相关的 VOCs 需要与疾病相关的内源性化合物区分开。虽然目前的研究均报告了入选受试者的吸烟史,但采用了截然不同的数据分析策略。一些研究没有讨论吸烟对他们的结果可能造成的影响,尽管病例组和对照组有极不平衡的吸烟史。有研究鉴定了与吸烟有关的 VOCs,并将这些分子排除在肺癌生物标志物清单之外。当前,有两种方法可以最大程度地减少吸烟的影响:一种是精心设计研究,使病例组和对照组的吸烟史相匹配;另一种策略是从生物标志物中排除与除吸烟相关的 VOCs,以检测肺癌生物标志物。但是,吸烟可能还会影响哪些代谢途径尚未完全清楚。

9. 合并症　疾病诊断研究的许多目标受试者经常患有多种疾病,这些疾病也会改变 VOCs 谱图,并混淆针对疾病的靶向生物标志物。大多数研究招募了健康受试者作为对照组,少数研究招募受试者相似合并症作为对照组。对照组选择的差异也会导致不同研究结果之间的不一致。

10. 疾病分期　呼出气分析的一项主要优势是可以早期发现疾病,Philips 等确定了 22 种呼出气 VOCs,可以区分肺癌组和对照组,对于 1 期患者,22 种 VOCs 的敏感性为 100%,特异性为 81.3%。疾病分期是否会影响 VOCs 非常有意义,研究显示,肺癌早期和晚期之间的呼出气 VOCs 没有区别。例如 Corradi 等人的研究结果表明,尽管肺癌患者的呼出气中乙苯水平较高,但早期肺癌与对照组之间的差异不明显。Peled 等人结合 GC-MS 和化学纳米阵列对呼出气样品进行了分析,GC-MS 分析未显示早期和晚期之间的任何区别,也未发现肺癌的亚组织学类型。然而,基于化学纳米阵列的技术可以区分早期和晚期,以及腺癌和鳞状细胞癌,其准确度为 88%。由于化学传感器阵列的局限性,这些差异性 VOCs 的成分尚不清楚。

11. 病理类型　肺癌是一种具有不同病理类型的复杂疾病。很少有研究比较不同组织学类型之间的 VOCs 分布。Song 等发现,腺癌患者表现出较高浓度的 1- 丁醇和 3- 羟基 -2- 丁酮。在 Corradi 等人的研究中,与鳞状细胞癌相比,腺癌的己烷和乙苯含量更高。其他的研究表明,肺癌的不同组织学类型对呼出气 VOCs 无显著影响。

上面讨论的大多数方法都不仅限于肺癌,而是分享应用于基于各种目标的呼出气 VOCs 研究。针对这些方法学问题建立标准化的实践是一项艰巨的任务,需要该领域所有研究人员的共同努力。2017 年,欧洲呼吸学会发布了关于肺病中呼出气生物标志物的技术标准,并强调了一些未来研究的关键领域。这些是迈向呼出气分析标准化协议的重要步骤。对于高度复杂和异质性疾病(例如肺癌),实施标准化实践对于开发具有临床价值的生物标志物尤为关键。尽管需要做更多的工作来建立标准化的方法学程序,但是由于呼出气分析在非侵入性和早期疾病检测中具有巨大的潜力,这一研究领域值得进行深入发展和研究。

二、肺癌挥发性有机化合物的体外研究

(一)体外研究中鉴定出肺癌的挥发性生物标志物

体外细胞培养为研究肺癌的挥发性特征提供了一种方便的替代方法,同时绕过了与呼出气采样相关的许多混杂因素。许多研究已经鉴定出培养肺细胞的 VOCs 生物标志物,结果表明,不同类型的肺细胞系可以生成不同的 VOCs(表 7-1-2)。

使用不同技术在同一细胞系中进行的研究结果不一致。例如,使用 NSCLC 细胞系 Calu-1 的研究中离子流动管质谱(SIFT-MS)一致显示更高水平的乙醛,而研究通过 GC-MS 结果表明乙醛在该细胞系中减少了。Sporning 等人也发现另一种类型的肺癌细胞株乙醛水平降低。大多数研究仅使用一两个细胞系,两个研究使用了六个以上的细胞系,这些研究使肺癌的体外研究更进一步,以研究体外细胞中的 VOCs 是否可以区分不同类型的组织学。

表 7-1-2 体外研究中鉴定出肺癌的挥发性生物标志物

作者	癌细胞	正常细胞	分析技术	VOCs 浓度增加	VOCs 浓度降低
David	SK-MES 和 CALU-1		SIFT-MS	乙醛	
Chen	初级组织		SPME-GC-MS	苯乙烯、癸烷、异戊二烯和苯	
Filipiak	CALU-1		GC-MS	2,3,3- 三甲基戊烷、2,3,5- 三甲基己烷、2,4- 二甲基庚烷、4- 甲基辛烷	乙醛、3- 甲基丁醛、乙酸正丁酯、乙腈、丙烯醛、甲基丙烯醛、2- 甲基丙醛、2- 丁酮、2- 甲氧基 -2- 甲基丙烷、2- 乙氧基 -2- 甲基丙烷、己醛
Sule-Suso	CALU-1	NL20 和 35FL121Tel+	SIFT-MS	乙醛	
Sponring	NCI-H2087		GC-MS	2- 乙基 -1- 己醇、2- 甲基戊烷	乙醛、2- 甲基丙醛、3- 甲基丁醛、2- 甲基丁醛、己醛、乙酸正丁酯
Brunner	A549		PTR-MS	2- 戊酮、2- 甲基 -1- 戊烯、2,4- 二甲基 -1- 庚烯、丙酮、乙醇、异丁烯、正辛烷、叔丁基甲基醚、叔丁基乙基醚	乙酸正丁酯、3- 甲基丁醛、2- 甲基丙醛、甲基丙烯醛、2- 甲基 -2- 丁烯醛、2- 乙基丙烯醛、吡咯
Hanai	A549		SPME-GC-MS	琥珀酸二甲酯、2- 戊酮、苯酚、2- 甲基吡嗪、2- 己酮、苯乙酮	二苯甲酮、麦芽酚、二硫化二甲基、甲硫醇、1- 丁醇、乙腈、环己酮、磷酸三丁酯、2- 甲基 -1- 丙醛、苯甲醇、苯乙烯
Rutter	CALU-1	NL20	SIFT-MS	乙醛	
Barash	H1650、H820、A549、H1975、H4006、H1435、CALU-3、H2009、HCC95、HCC15、H226、NE18、H774、H69、H187、H526	Minna 3KT	GC-MS		乙二酸
Wang	A549、NCI-H446、SK-MES-1	BEAS-2B	GC-MS	2- 十五烷酮、十九烷、二十烷	
Jia	A549、HCC827、H226、H520、H460、H526	SAEC	SPME-GC-MS	苯甲醛、2- 乙基 -1- 己醇、2,4- 癸二烯 -1- 醇	

续表

作者	癌细胞	正常细胞	分析技术	VOCs 浓度增加	VOCs 浓度降低
Thriumani	A549,Calu-3	WI38VA13	SPME-GC-MS	癸烷、乙苯、正丙基苯、1-乙基-2-甲基苯、苯乙烯、十二烷、环己醇、癸醛、壬醛,1,3-二叔丁基苯、十四烷、2-乙基-1-十二烷醇、2-乙基己醇、苯甲醛、苯乙酮、2-乙基间二甲苯、1-甲基-2-吡咯烷酮、庚烷	乙二酸

　　Barash 等人提出 VOCs 可以区分:①肺癌和正常肺上皮细胞;②NSCLC 和 SCLC 细胞;③非小细胞肺癌的两种亚型:腺癌和鳞状细胞癌。贾等的研究结果表明,尽管 NSCLC 和 SCLC 表现出明显的 VOCs 特征,但在 NSCLC 之间无法区分腺癌和鳞状细胞癌。此外,大细胞癌显示出与其他 NSCLC 不同的 VOCs 特征。

(二)体外研究的局限性

　　尽管与分析人类呼出气样本相比,分析来自培养细胞的 VOCs 面临问题较少,但当前文献中也存在许多方法学问题。

　　第一个问题是,几乎所有研究都使用了由聚苯乙烯制成的标准细胞培养瓶。聚苯乙烯等聚合物材料本身会释放出 VOCs。容器中的背景应在细胞实验中进行测量和校正。如果细胞可以存活,应使用替代性玻璃容器。Schallschmidt 等人从塑料培养皿中测量了背景并确定了几种烷烃和芳烃,这些分子通常还存在于具有活细胞的培养物中,结果来自塑料细胞培养容器的背景可能容易导致污染。

　　第二个问题是,使用了不同于供应商推荐的其他细胞生长培养基来获得统一的 VOCs 背景。培养基中含有对细胞生长必不可少的营养素,例如葡萄糖、氨基酸和维生素。某些细胞系需要特殊的配方才能实现最佳生长,最常用的基本介质为 Dulbecco 改良版的 Eagle 最低限度必需培养基(Eagle's minimal essential medium,DMEM)。培养基具有相当大的 VOCs 背景,并且每种类型的培养基都不同。在某些研究中,基本培养基中培养了具有特殊培养基要求的细胞系,以便在不同细胞系中获得相同的 VOCs 背景。Filipiak 等研究了三种细胞系:肺癌细胞系 A549、原代人支气管上皮细胞(human bronchial epithelial cells,HBEpC)和人成纤维细胞(human fibroblast,hFB)。尽管作者按照美国标准生物品收藏中心(American Type Culture Collection,ATCC)的建议,在含有特殊补充剂的生长培养基中培养了 HBEpC,以便进行初始繁殖,但为了进行 VOCs 实验,他们在 DMEM 中培养了所有三种类型的细胞 21 小时。令人怀疑的是,HBEpC 细胞是否能在 DMEM 中保持健康状态,因为结果并未显示细胞的活力数据或图片。毫无疑问,应考虑来自不同类型的细胞生长培养基的不同 VOCs 背景。Barash 等人采用的方法是:每种细胞系均在其推荐的培养基中生长,并且在对不同细胞系进行比较之前,在数据分析过程中纠正了该培养基的 VOCs 影响,这种方法不会损害细胞的生长条件,更容易被接受。

此外,体外培养的细胞与人体内的肿瘤细胞生活在完全不同的环境中,导致的结果是,鉴定的生物标记物与临床没有相关性。Kalluri 等人的研究表明,低氧会影响癌细胞产生的 VOCs,并建议未来进行体外研究可以在低氧条件下培养细胞。另外,在 3D 环境中生长的肺癌细胞比 2D 培养物中释放出更高水平的 VOCs。这些结果表明,当更好地模拟实际生理情况时,细胞培养实验可能与临床结果更相关。

尽管有这些限制,体外细胞培养仍提供了一种方便的方法来直接评估某些刺激对癌细胞产生 VOCs 的影响。Lawal 等人曾用培养的肺细胞研究细菌感染对 VOCs 的影响,他们用铜绿假单胞菌共培养了肺上皮细胞,这是一种常见于肺炎的细菌,由此测量有无细菌的 VOCs 分布。丙酮、乙醇、3- 甲基 -1- 丁醇和其他三种 VOCs 在细菌感染的细胞中升高,表明这些 VOCs 的细菌来源。他们还通过向细胞培养物中添加 H_2O_2 来模拟细菌感染引起的氧化应激,并确定了几种烷烃作为氧化应激的潜在标志物。最近的一项研究在单个细胞水平上确定了具有不同 p53 突变状态的肺癌细胞的独特 VOCs。这些研究证明了体外细胞培养在鉴定 VOCs 的生化起源方面可能发挥作用。

三、癌症中新陈代谢改变与 VOCs 产生之间的关联

(一) 癌症的常见代谢特征

公认的癌症代谢变化,例如不受控制的细胞增殖、对细胞死亡的抵抗性或去分化、新陈代谢的变化已被确定为癌症中最常见的畸变。目前已公认的是,癌基因和肿瘤抑制基因的突变与支持合成代谢的途径被激活有关,即构建复杂的生物合成分子以提供细胞增殖的基础,糖酵解和线粒体在癌症代谢中发挥了重要的作用。

1. 糖酵解在癌症中的作用　糖酵解的激活是癌症代谢的标志之一。Otto Warburg 在 1920 年代首次描述了糖酵解的异常激活,他观察到了大鼠肝癌切片中的乳酸增加。近年来,Warburg 的研究结果已被越来越多的研究证实,癌症相关基因的突变与糖酵解激活有很大关联。高糖酵解速率可产生大量中间体来支持合成代谢,这些中间体可引发生物合成分子的产生。例如,通过糖酵解的增加可以提供磷酸戊糖途径(pentose phosphate pathway,PPP)的中间体,PPP 是导致还原型烟酰胺腺嘌呤二核苷酸磷酸(nicotinamide adenine dinucleotide phosphate,NADPH)产生的重要生物合成途径,该物质是氧化应激的重要还原中间体。另外,PPP 可以提供 RNA 和 DNA 分子的主链糖,从而提供用于 DNA 复制的中间体来支持细胞增殖。根据这一证据,在广泛筛选癌细胞系的过程中,已提出核苷酸生物合成是癌细胞增殖的常见驱动力。事实上,核苷酸合成的抑制剂是目前临床中使用的最有效的化学治疗药物。

2. 线粒体在癌症中的作用　有氧糖酵解在癌细胞中的激活可能与线粒体代谢功能异常有关。线粒体是细胞氧消耗的主要部位,它们负责为终末分化的细胞提供能量和生物合成分子。尽管一些研究都强调线粒体代谢与人类癌症之间有很强的相关性,但线粒体在癌症转化过程中发挥的作用具有高度异质性。在不同的癌症中,包括结肠癌、乳腺癌、肺癌、前列腺癌、肝癌、腺癌、肾脏癌、甲状腺癌、脑癌、胃癌和卵巢癌,都观察到了线粒体基因组的几种突变,并与代谢改变有关。根据这一证据,在比较正常样本和癌症样本中 mtDNA 的丰度时,Reznik 及其同事发现 mtDNA 在几种类型的人类癌症中被广泛消耗。一项全面的研究发现了约 40 种不同类型的癌症中相似的突变特征,其中基因截断突变在肾脏、结直肠癌和甲状腺癌中较集中。有趣的是,作者还发现,线粒体基因转移到癌细胞的细胞核中会导致癌症

发展关键基因(例如 ErbB2 基因)的破坏。此外,最近的一项研究发现,线粒体单核苷酸变体(mitochondrial single-nucleotide variant,mtSNV)积聚在前列腺癌患者 mtDNA 的突变热点中,表明线粒体基因组中特定突变的阳性选择。值得注意的是,mtSNV 与核癌基因 MYC 的拷贝数改变有关,而特定的 mtSNV 与患者的生存率相关。总之,这一证据表明,mtDNA 突变不仅会影响代谢酶,还会影响与癌症转化相关的核基因突变,从而提供了 mtDNA 突变与癌症形成之间的潜在联系。三羧酸循环(tricarboxylic acid cycle,TCA)中,已经显示出中央线粒体途径的一些酶学遗传改变,以驱动癌症的形成。经典的例子是 TCA 循环酶异柠檬酸脱氢酶、琥珀酸脱氢酶和富马酸水合酶,它们的突变与神经胶质瘤、白血病、嗜铬细胞瘤、副神经节瘤以及遗传性平滑肌瘤病和肾细胞癌综合征有关。此外,突变影响线粒体呼吸链导致线粒体功能障碍,已与人类癌症形成相关联。总体而言,由线粒体功能障碍引起的代谢变化可能会促使获得增生性代谢程序,导致癌症的形成。然而,完全的线粒体功能障碍对癌细胞的存活是有害的。在裸鼠中,软琼脂和肿瘤生长的线粒体 DNA 能够抑制癌细胞的生长速率、增殖和化学消融。此外,完整的线粒体代谢已经显示支持肿瘤细胞的增殖。总之,这些发现表明线粒体代谢的调控是癌症转化的重要决定因素,并且可能取决于多种因素,例如致癌基因突变和环境条件。过去几十年的研究证实,癌细胞的转化伴随着新陈代谢的转变。突变的癌基因和抑癌基因驱动着代谢的变化,这些变化与组织特异性的环境线索一起决定了癌症的生存。

(二)肺癌特异性代谢特征

1. 糖代谢及线粒体代谢　近年来很多研究已经分析了肺癌细胞的代谢,并且已经发现肺癌特有的代谢特征。研究者早期利用碳跟踪进行了肺癌代谢的研究。他们向肺癌患者体内注射 ^{13}C- 葡萄糖,结果显示,与健康的肺组织相比,癌细胞通过糖酵解以及线粒体中葡萄糖的完全氧化来增加葡萄糖代谢。在相同的研究中,丙酮酸羧化酶的活性已显示支持增加线粒体 TCA 循环。根据这一证据,Hensley 及其同事报道了人类肺部肿瘤中 ^{13}C- 葡萄糖对 TCA 循环中间体的标记作用增加,并认为其他碳源可能有助于 TCA 循环并增加线粒体代谢。一年后,来自同一实验室的一项研究表明,与健康的肺组织相比,乳酸是人类肺肿瘤中 TCA 循环的主要碳来源。一项独立研究也证实了这一点,表明乳酸是肺部肿瘤中首选的动脉粥样硬化基质。最近的生物信息学研究证实了线粒体代谢的激活,与健康的肺相比,在肺腺癌和肺鳞癌中发现编码 TCA 循环和氧化磷酸化途径的基因都增加了。此外,他们发现肺腺癌是唯一显示线粒体 DNA 丰度增加的人类癌症。

2. 氧化还原调节　多项研究强调了氧化还原调节对肺癌细胞代谢的重要性。Singh 及其同事报告,20%~40% 的人类肺肿瘤具有 Kelch 样环氧氯丙烷相关蛋白 -1(Kelch-like ECH-associated protein 1,KEAP1)的基因失活,该蛋白是核转录因子红系 2 相关因子 2(nuclear factor-erythroid 2-related factor 2,Nrf2)的负调节剂。这导致 Nrf2 稳定并激活强抗氧化剂反应,包括增加抗氧化剂酶的活性和增加谷胱甘肽的水平。根据这一证据,影响 KRAS、B-RAF 和 c-Myc 的基因突变可导致 Nrf2 上调并通过活性氧(reactive oxygen species,ROS)调节机制在体内驱动肿瘤发生。这表明多种癌症突变趋向于氧化还原控制,是癌症形成的常见机制。值得注意的是,A549 腺癌细胞系依赖于 PPP 的氧化,PPP 通过葡萄糖依赖的代谢途径来管理氧化应激。另外,A549 细胞改变了 TCA 周期,以支持谷胱甘肽的生物合成并降低 ROS 水平。最近已证明 KRAS 突变的小鼠肺癌依赖于谷胱甘肽和葡萄糖代谢,证实了谷胱甘肽生物合成在肺肿瘤发生中的作用。

肺部癌症的形成导致代谢的特定重新编程,其特征在于线粒体中葡萄糖和乳酸的氧化增加,以及谷胱甘肽的生物合成增加。与经由 Nrf2 的转录控制机制一起,在肺癌细胞中观察到的代谢重组支持强大的抗氧化反应,是癌症生存的基础。依赖于氧化代谢和氧化还原控制的增加可能是由肺中的特殊条件(例如相对较高的氧气浓度)决定的。

3. 代谢改变　VOCs 是在室温、高蒸气压下具有高挥发性的分子。由人体产生时,VOCs会通过呼出气、皮肤、尿液和粪便等排出体外,并释放到外部空气中。VOCs 可以作为生理代谢反应的一部分而产生,已知人的呼出气中含有数千种挥发性小分子。已经表明,在癌症转化过程中发生的代谢变化会改变几种代谢途径,并且会影响包括 VOCs 在内的小分子的产生。尽管众多研究发现肺癌患者呼出气中挥发性有机化合物的水平与健康对照组相比发生了变化,但关于肺癌患者中癌症代谢重新连接和挥发性有机化合物产生的机制鲜为人知。接下来我们将详细回顾当前认为的肺癌患者呼出气中 VOCs 产生的可能代谢途径。

(1) 脂质过氧化:几类挥发性分子,如烷烃、烯烃和醛,均可从脂质过氧化中产生。戊烷、乙烷以及丙二醛存在于人的呼出气中,并且在不同的临床环境中已显示与氧化应激相关。已被证实的是,脂质过氧化产物是肺癌最常见的呼出气生物标志物之一。与对照组相比,癸烷、庚烷、辛烷和十一烷被发现在肺癌患者的呼出气中增加。一项关于肺结节的研究发现,辛烷的烯烃衍生物 1- 辛烯可以区分良性和恶性结节,表明脂质过氧化标记物可用于肺癌的早期检测。此外,Broza 及其同事分析了手术切除肺部肿瘤前后的患者呼出气情况,发现脂质过氧化标记物三甲基己烷的含量增加,从而为该途径在肺癌呼出气诊断中的作用提供了可靠证据。

脂质过氧化是脂类氧化降解的一种过程。由于多不饱和脂肪酸的亚甲基存在于两个双键之间,亚甲基的氢原子由相邻双键吸引,通过自由基作用很容易被提取,产生脂质过氧自由基和氢过氧化物。血浆和线粒体膜是细胞中脂质过氧化作用的主要部位。虽然质膜上的脂质过氧化主要由 NADPH 氧化酶驱动,但线粒体脂质过氧化是由 ROS 积累引起的,线粒体代谢的异常功能被认为与 ROS 的产生增加有关。呼吸链是线粒体内 ROS 产生的主要部位,电子受体的可用性降低或电子供体过多会导致电子从呼吸链泄漏,使分子氧单电子还原为氧自由基。此外,线粒体内膜富含心磷脂,磷脂的多不饱和脂肪酸含量高,因而特别容易受到 ROS 的攻击。线粒体中 ROS 的高表达加上充当电子受体的近端脂质的存在,表明线粒体可能是脂质过氧化作用的重要部位。另外,线粒体来源的 ROS 可以扩散到细胞质中并攻击线粒体外的脂质及其他分子。

多项研究发现,ROS 抑制可以抑制肺癌细胞的增殖,这对于肺癌和抗氧化机制的修复十分重要。此外,线粒体抗氧化的主要机制之一是控制线粒体氧化还原的超氧化物歧化酶2(superoxide dismutase 2,SOD2),其多态性与肺癌的风险增加有关。除此之外,肺癌细胞和肺肿瘤还具有逃避铁死亡的分子机制。铁死亡是脂质过氧化产物通过 ROS 和铁依赖性反应的积累而诱导的调节性细胞死亡的一种形式。分化良好的早期肺肿瘤能够诱导半胱氨酸脱硫酶(Nitrogen fixation S. cerevisiae homolog 1,NFS1),为癌细胞提供 Fe-S 簇,抑制铁诱导的脂质过氧化和铁死亡,而抑制 NFS1 可显著削弱体内肺肿瘤的形成。谷胱甘肽过氧化物酶 4(glutathione peroxidase 4,GPX4)是铁死亡的主要调节因子,它位于线粒体,主要作用于心磷脂。铁死亡可以引起线粒体形态的变化,可见线粒体对于诱发铁死亡的脂质过氧化过程可能很重要。由于氧化还原调控在肺癌细胞的增殖发挥重要作用,因此调控脂质过氧化机制在肺癌的发生发展中可能发挥重要作用。

综上所述,检测脂质过氧化产物可能是诊断疾病进展不同阶段肺癌的有效策略。在肺肿瘤形成的不同阶段,氧化损伤的增加证实了这一观点。目前尚不清楚 ROS 水平升高和抑制机制对脂质过氧化作用产生的 VOCs 水平的影响。

除了脂质过氧化水平的变化外,相对于健康的肺,肺癌中发现了膜的脂质成分发生改变。这表明从癌症特异性脂质过氧化可能产生特异性的 VOCs。有趣的是,源自脂质过氧化的不同烷烃和甲基化烷烃的基质已被用作测试系统性氧化应激,表明可以采用类似的方法来检测肺癌的生物标志物。联合检测多种生物标记物,包括脂质过氧化作用的主要产物及其衍生物,对于确定肺癌脂质过氧化作用相关的生物标记物是十分必要的。

(2) 甲羟戊酸生物合成途径:甲羟戊酸途径中间体二甲基烯丙基二磷酸的合成与挥发性分子异戊二烯的产生有关,该分子已与多种病理生理过程联系在一起。Deneris 及其同事首先报道了大鼠肝脏匀浆中甲羟戊酸生成异戊二烯的过程。作者提出了这样一种解释,即酸催化的消除反应导致了 DMPP 产生异戊二烯,并且该反应被认为是在生理条件下由异戊烯基 - 二磷酸异构酶催化的。然而,呼出气异戊二烯水平与甲羟戊酸途径之间的第一个关联源自先期观察的结果,即洛伐他汀的应用会导致人类健康患者的呼出气异戊二烯以及血胆固醇降低。大量的研究已经报道了肺癌患者与健康对照或患有其他肺病患者相比,呼出气中异戊二烯水平增加。尽管也有一项研究认为癌症患者呼出气中异戊二烯水平降低,到目前为止多数观点认为,异戊二烯可能是肺癌的生物标志物。

甲羟戊酸途径是使用乙酰辅酶 A 作为产生细胞膜、蛋白质修饰和线粒体呼吸重要的生物合成分子的前体的反应胞质链。乙酰辅酶 A 可以来源于丙酮酸的线粒体脱羧和脂肪酸的 β- 氧化,以及乙酸盐的胞质代谢和谷氨酰胺还原性羧化。值得注意的是,这些代谢途径的失调可促进癌细胞的增殖。该途径由限速酶羟甲基戊二酸单酰辅酶 A 还原酶(3-hydroxy-3-methylglutaryl-Coenzyme A reductase,HMGCR) 诱发,该酶将羟甲基戊二酸单酰辅酶 A (3-hydroxy-3-methylglutaryl-Coenzyme A,HMG-CoA) 转化为甲羟戊酸,并继续产生几种类异戊二烯,例如二甲基烯丙基、香叶基和法尼基焦磷酸(farnesyl pyrophosphate,FPP),随后 FPP 可以代谢为角鲨烯,即所有类固醇类物质的生物合成前体,也可以生成香叶基 - 二磷酸酯,后者可以进一步生成对 N- 糖基化很重要的多元醇或泛醌(线粒体电子传输链的基本辅助因子),这与呼出气异戊二烯和胆固醇代谢之间的关联是一致的。

大量研究强调了甲羟戊酸途径的激活与癌细胞增殖之间的关联。HMGCR 的异位表达增加了体外的锚定非依赖性生长,以及肝和乳腺癌细胞种植的裸鼠生长。研究中还强调了甲羟戊酸途径基因的 mRNA 表达增加与乳腺癌患者的不良生存有关。此外,在几种动物模型中,用不同形式的他汀类药物抑制 HMGCR 能够损害癌细胞的增殖,包括小鼠结直肠癌、大鼠肝癌、小鼠卵巢癌和前列腺癌。他汀类药物治疗已显示可阻断小鼠肺肿瘤的增殖,以及阻止黑色素瘤肿瘤形成肺转移。甲羟戊酸可能增加小鼠乳腺癌异种移植物的大小,这一证据表明,甲羟戊酸途径是不同癌症环境下细胞增殖的重要决定因素。

除了通过提供重要的合成代谢分子来支持细胞增殖外,甲羟戊酸途径还通过产生泛醌而与细胞代谢密切相关。泛醌是线粒体呼吸链的一个组成部分,它允许电子通过与氧化磷酸化有关的线粒体复合物穿梭。用他汀类药物抑制甲羟戊酸途径可以降低泛醌水平,并通过诱导线粒体功能障碍引起肌肉疾病。电子向氧的外泄会导致氧自由基增加,从而诱发上述氧化应激。除了在线粒体呼吸中发挥作用外,泛醌还可以作为细胞膜内的抗氧化剂分子,减少脂质过氧化作用。他汀类药物可诱导脂质过氧化并使对治疗有抵抗力的癌细胞对铁死亡敏感,表明甲羟戊酸衍生的泛醌可能是调节癌细胞中铁死亡的重要机制。

尽管有充分的证据,但异戊二烯尚未在临床中用作诊断肺癌的生物标志物。这可能是由于异戊二烯分泌的多因素调节,其中包括年龄和昼夜节律。在现实的横断面临床环境中,这可能会增加患者间的差异性,并阻碍呼出气异戊二烯与特定病理状况的关联。旨在直接引起癌细胞分泌异戊二烯分泌的靶向方法可能有助于鉴定癌症特异性异戊二烯的水平。

(3)酮类:酮体是指由前体乙酰基 -CoA 产生的三个小分子,即乙酰乙酸酯、β- 羟基丁酸酯和丙酮。尽管与 β- 羟基丁酸酯或乙酰乙酸酯相比,酮体丙酮的浓度低,但由于其挥发性高,在人的呼出气中很容易被检测到。丙酮可以由乙酰乙酸的自发脱羧产生,已被用作激活酮代谢的生物标记。现已发现 1 型糖尿病患者的呼出气丙酮增多,并且与血糖水平相关。此外,几个研究结果显示,肺癌患者的呼出气与对照组相比丙酮增加,提示酮体的代谢可能对肺癌细胞是重要的,并且丙酮可能是诊断肺癌的潜在生物标志物。值得注意的是,呼出气丙酮的增加与其他几种疾病有关,例如非酒精性脂肪肝、酒精性肝炎和心力衰竭(后续的章节中会详细介绍),表明丙酮可能不是一种特定的疾病生物标记物。

在生理、非禁食条件下,通过丙酮酸脱羧、脂肪酸 β- 氧化或氨基酸分解代谢产生的线粒体乙酰辅酶 A 与草酰乙酸(OAA)冷凝生成柠檬酸盐,通过 TCA 循环和线粒体呼吸产生能量。在饥饿或病理状况(例如糖尿病)下,草酰乙酸的可用性可能会受到限制,从而导致乙酰辅酶 A 积累。过量的乙酰辅酶 A 通过线粒体 3- 羟基 -3- 甲基戊二酰辅酶 A 合酶(HMGCS2)与乙酰乙酰辅酶 A 缩合,生成 HMG-CoA,最后被 HMG-CoA 裂解酶(HMGCL)代谢为乙酰乙酸酯和乙酰辅酶 A。然后可以将乙酰乙酸酯非酶促地脱羧成丙酮,或通过 β- 羟基丁酸酯脱氢酶(BDH1)将其转化为 β- 羟基丁酸酯。这组反应通常在肝脏中发生,导致血液中的 β- 羟基丁酸酯分泌,该 β- 羟基丁酸酯可被不同组织吸收并转化回乙酰乙酰辅酶 A 和乙酰辅酶 A,在没有葡萄糖的情况下支持能量产生。

关于酮体在癌症生物学中的作用,现有证据仍有争议。最近的一项荟萃分析报告表明,生酮饮食(ketogenic diet,KD)是一种旨在减少酮体生成的低碳水化合物高脂肪饮食方案,可降低小鼠的肿瘤生长。此外,已提出将 KD 与抗癌治疗结合起来作为辅助策略,表明增加的酮体水平不利于癌细胞的增殖。然而,其他研究提出了酮体代谢对癌细胞生长的支持作用。Lisanti 在近几年提出了一种双室代谢,其中,β- 羟基丁酸酯已显示在乳腺癌的小鼠异种移植模型中支持肿瘤生长,生酮酶在基质细胞中增加,上皮癌细胞则增加了酮利用酶的表达。这表明癌细胞可以增强酮体的降解以支持能量生成。酮在癌症生物学中的作用之争可以通过分析不同类型的癌症来解释,其中不同的环境条件和 / 或遗传背景可能有助于癌细胞对酮体的不同反应。可能的解释与酮体在线粒体代谢中的作用有关。补充 β- 羟基丁酸酯或丁二醇酮可诱导乳腺癌细胞系的线粒体生物发生,而 β- 羟基丁酸酯或乙酰乙酸酯的治疗可增加线粒体呼吸作用并减少初级神经元培养物中线粒体 ROS 的产生。该证据表明癌细胞对酮的利用可能取决于线粒体代谢的激活,在以高氧化代谢为特征的癌症类型中,酮体的降解增加,有可能控制 ROS 的产生。然而,对这种途径的进一步理解对于阐明关于酮在不同癌症类型中的作用的特定假设是必要的。

最近的荟萃分析中,在癌症患者的呼出气中发现了酮,其中 2-丁酮与肺癌有很强的联系,2-丁酮在肺癌患者的呼出气中与对照组相比升高。此外,与 I 期相比,II、III 和 IV 期肺癌患者的 2-丁酮升高。因此,在肺癌患者的呼出气中提供了疾病进展与 2-丁酮产生之间的关联。与其他酮不同,2-丁酮不是通过生酮代谢从乙酰乙酸中生成的,而被认为是由环境污染物(例如油漆和树脂)衍生而来的。尽管如此,呼出气的 2-丁酮与肺癌的密切联系可能表明该酮的内源性来源。有趣的是,可以通过乙酰乙酸甲酯的非酶促脱羧作用生成 2-丁酮,这是支链氨基酸异亮氨酸降解中的分解代谢中间体。异亮氨酸代谢的先天缺陷可以导致尿液中 2-丁酮的积累,被视为这些疾病的生物标志物。值得注意的是,最近发现支链氨基酸代谢特别支持肺中的肿瘤形成,而该代谢途径对于胰腺肿瘤的发生也是必不可少的,表明支链氨基酸的活化可能是肺癌细胞特定的代谢重组。基于这一证据,很容易做出这样的假设:肺癌患者呼出气中 2-丁酮水平的升高可能与肺肿瘤中支链氨基酸的活化有关,这个假设还需要专门的研究来证实。

最后,酮的高挥发性促进了酮的检测,导致人呼出气中酮(尤其是丙酮)与不同的病理生理条件相关联,可能是由于它们与中央碳的代谢密切相关,后者是糖尿病和癌症等疾病的核心代谢途径。尽管这突出了酮在检测代谢变化中的重要性,但酮分泌的调节可能取决于多种因素以及疾病状况,从而阻碍了这些分子作为特定疾病的生物标记物。然而,通过依赖该途径的疾病特异性代谢改变,有助于将酮用作特定的呼出气生物标记物。

总而言之,深入了解肺癌细胞中代谢途径的改变有助于阐明分子途径,特别是肺肿瘤产生呼出气 VOCs 的分子途径。研究表明,肺癌中特定代谢途径的改变可导致特定 VOCs 的产生,这为评估癌症特有的代谢改变提供了可能性。例如幽门螺杆菌感染的呼出气试验,基于对疾病特异性代谢改变的了解开发了呼出气生物标记物的特异性诊断检测方法。这种方法不仅有利于开发出早期检测肺癌的方法,而且可以推动监测疾病进展以及对治疗反应监测的技术。尽管有大量证据表明肺癌细胞中的代谢发生改变,并且众多研究表明,肺癌患者的呼出气代谢物水平也发生了变化,但这两个研究领域却很少有交集。实际上,肺癌细胞代谢变化和呼出气生物标志物仍然高度相关。将来自肺癌代谢研究的信息与强大的呼出气分析技术相结合,可能会开发出针对肺癌生物标志物的有效呼出气试验,从而改善当前诊断和管理肺癌患者的临床实践。

用于肺癌筛查的呼出气分析是一个快速发展的领域,为加快开发能够临床应用的生物标志物,需要在三个关键领域取得进展:①开发标准化且灵活的呼出气采样方案;②认真进行纵向多中心临床试验研究设计和外部验证;③了解肺癌发展和进展所涉及的生化途径,在阻断特定途径或敲除特定基因后,在体外检测 VOCs 可以直接证明 VOCs 的生化起源。我们相信,这些发现最终将有助于呼出气分析的发展,使其成为一种早期发现肺癌的技术。

四、实例介绍——单肺通气期间肺癌呼出气生物标志物

(一)实验方法

1. 受试者　该研究涉及 18 位 LC 患者,分别有 13 位男性患者和 5 位女性患者。这些患者的年龄为(58.67±6.34)岁。使用 TNM 分期方法,检查的 LC 病例包括 13 例 I 期 LC,4 例 II 期 LC 和 1 例 IV 期 LC。

2. 采样过程　气样收集:在肿瘤切除之前和之后从同侧和对侧肺收集气体样本。在收

集气体样本之前,进行纤维支气管镜检查以测量双腔管开口与气管分叉之间的距离。并根据该支气管镜检查的结果,将经过特殊设计的样品收集管(由 Teflon 制成)通过气管导管插入并置于气管分叉处(图 7-1-1)。使用气密注射器抽取 10mL 气体,并将其注入气密瓶中,为了确保收集到的气体为单侧肺泡气体。将所有气密瓶用氮气(纯度为 99.999%)彻底清理并冲洗。所有气体样品均在收集后 3 小时内处理完毕。

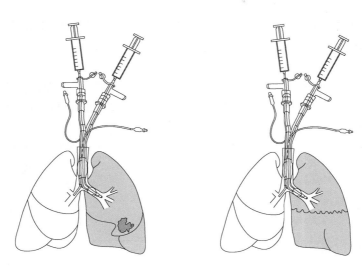

图 7-1-1　单肺通气时气体采集气示意图

出自于 Changsong Wang,Ran Dong,Xiaoyang Wang,et al. Exhaled volatile organic compounds as lung cancer biomarkers during one-lung ventilation. Sci Rep,2014,4:7312.

血样收集:开放周围静脉,在手术开始时和肿瘤切除后分别收集 2mL 静脉血。采集后,将血液样本保存在 20mL 的密封采样瓶中,立即送至实验室进行分析。

3. 固相微萃取(SPME)　带有 75μm 厚度的羧基/聚二甲基硅氧烷(carboxen/polydimethylsiloxane,CAR/PDMS)纤维的手动 SPME 支架购自 Supelco(Bellefonte,USA)。将 SPME 纤维插入小瓶并在 40℃下暴露于气态样品 20 分钟。随后,挥发物在 200℃的热 GC 进样器中解吸 2 分钟。

4. GC-MS 分析　在配备 DB-5MS(长度 30m,ID 0.250,膜厚 0.25μm,安捷伦科技,美国)的 GC-MS(Shimadzu GC-MS QP 2010,Shimadzu,Japan)上进行分析。在不分流模式下进行进样,进样器温度为 200℃,氦气(99.999%)载气的流速保持恒定为 2mL/min,柱温在 40℃保持 1 分钟以浓缩柱头的烃类,然后以 5℃/min 的速度升高至 200℃保持 1 分钟,以 15℃/min 的速度升高至 230℃。MS 分析在全扫描模式下进行,使用的扫描范围为 35~350amu,离子源保持在 230℃,每次测量使用 70eV 的电离能。

5. GC-MS 原始数据的提取和预处理　使用岛津 GC-MS 再分析软件将原始 GC-MS 数据转换为 CDF 格式文件,然后使用 XCMS 工具箱进行处理。XCMS 参数由默认设置组成,但有以下例外:xcmsSet(fwhm=8,snthresh=6,max=200);retcor(method= "linear",family= "gaussian",plottype= "mdevden");第一个分组命令带宽为 8,第二分组命令带宽为 4。

对齐质量离子的数据集从 XCMS 导出,可以在多变量分析之前使用 Microsoft Excel 进一步处理以标准化数据。

6. 统计分析 将归一化的数据导出到 SIMCA-p 11.5,以进行主成分分析(PCA)偏最小二乘判别分析(PLSDA)和正交偏最小二乘判别分析(OPLSDA)。为了防止过度拟合,应用 SIMCA-p 软件中的默认七轮交叉验证,并执行 100 次迭代的置换测试以进一步验证模型。此外,对每种代谢物均进行非参数 Kruskal-Wallis 秩和检验,并计算基于 p 值的对应的错误发现率(FDR)。根据从 OPLSDA 模型和 FDR 值计算得出的预测(VIP)值中的可变重要性,分别使用 1.0 和 0.01 的阈值选择潜在的代谢生物标志物。

(二)实验结果

在相应的 PCA 评分图中,可以将肺肿瘤切除之前从对侧和同侧肺中的呼出气样本分为两个不同的类别($R^2X=0.869$ 和 $Q^2=0.601$)。为了提供更详细的说明,执行 PLSDA。使用三个正交分量,获得预测模型($R^2X=0.56$,$R^2Y=0.9$ 和 $Q^2=0.624$)。经过 100 次迭代排列测试后,R^2 的截距为 0.458,Q^2 的截距为 −0.362(图 7-1-2)。在 PLSDA 模型中,12 种特征代谢产物在样品分类中起着决定性作用。

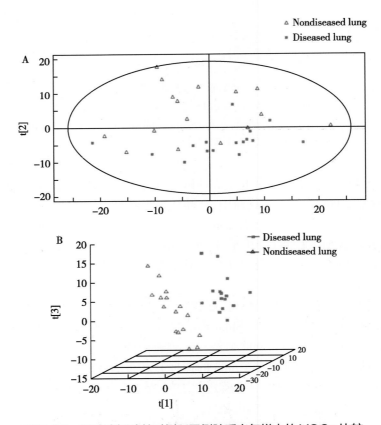

图 7-1-2 肺肿瘤切除前对侧和同侧肺呼出气样本的 VOCs 比较

A. 肺肿瘤切除前对侧和同侧肺呼出气样本的 PCA 结果(8 个主成分,$R^2X=0.869$,$Q^2=0.601$)。B. 肺肿瘤切除前对侧和同侧肺呼出气样本的 PLSDA 结果(3 个主成分,$R^2X=0.56$,$R^2Y=0.9$,$Q^2=0.624$)。

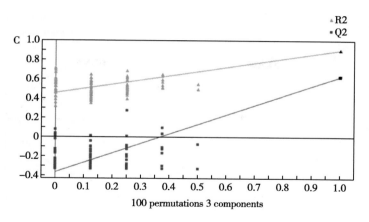

图 7-1-2（续）

C. 肺肿瘤切除前对侧和同侧肺呼出气样本的 Y 截距：$R^2=(0.0,0.458)$，$Q^2=(0.0,-0.362)$

出自于 Changsong Wang，Ran Dong，Xiaoyang Wang，et al. Exhaled volatile organic compounds as lung cancer biomarkers during one-lung ventilation. Sci Rep，2014，4：7312.

　　在相应的 PCA 评分图中，可以将手术后对侧和同侧肺的呼出气样本分为两个不同的类别（$R^2X=0.692$ 和 $Q^2=0.471$）。执行 PLSDA，并建立预测模型（$R^2X=0.486$，$R^2Y=0.952$ 和 $Q^2=0.815$）。经过 100 次迭代排列测试后，R^2 的截距为 0.486，Q^2 的截距为 −0.435（图 7-1-3）。在 PLSDA 模型中，有 19 种特征代谢产物，其 t 检验的 VIP 值为 >1 和 $p<0.05$。

　　术前和术后呼出气样本之间在 PCA 评分图中没有显著差异，PCA 得分图不能区分两类样本（$R^2X=0.729$ 和 $Q^2=0.561$）。执行 PLSDA，并建立模型（$R^2X=0.331$，$R^2Y=0.316$ 和 $Q^2=-0.21$）。PCA 和 PLSDA 检查显示，肿瘤切除后，对侧肺的呼出气 VOCs 特征未改变。

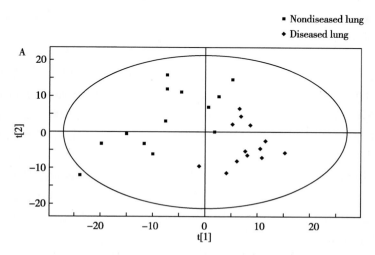

图 7-1-3　手术后对侧和同侧肺呼出气样本的 VOCs 比较

A. 手术后对侧和同侧肺呼出气样本的 PCA 结果（4 个主成分，$R^2X=0.692$，$Q^2=0.471$）。

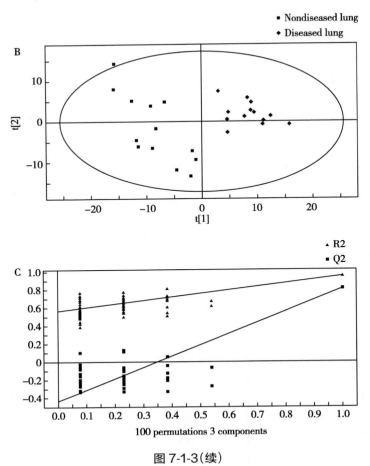

图 7-1-3（续）

B. 手术后对侧和同侧肺呼出气样本的 PLSDA 结果（3 个主成分，$R^2X=0.486$，$R^2Y=0.952$，$Q^2=0.815$）。C. 手术后对侧和同侧肺气体样本的 Y 截距：$R^2=(0.0, 0.566)$，$Q^2=(0.0, -0.435)$

出自于 Changsong Wang, Ran Dong, Xiaoyang Wang, et al. Exhaled volatile organic compounds as lung cancer biomarkers during one-lung ventilation. Sci Rep, 2014, 4:7312.

同侧肺的术前和术后呼出气样本在 PCA 评分图中可以分为两个不同的类别（$R^2=50.865$，$Q^2=0.6$）。为了提供更详细的说明，执行 PLSDA，从而建立包含两个主成分（$R^2X=0.375$，$R^2Y=0.818$ 和 $Q^2=0.544$）的预测模型（图 7-1-4）。经过 100 次迭代排列测试后，R^2 的截距为 0.334，Q^2 的截距为 -0.274。PLSDA 模型在 t 检验中鉴定出 12 种特征性代谢产物，其 VIP 值分别为 >1 和 $p<0.05$。

手术前后的血液样本在 PCA 评分图中 $R^2X=0.84$，$Q^2=0.414$；使用单个主成分进行 PLSDA，在获得的预测模型中，$R^2X=0.112$，$R^2=50.715$，$Q^2=0.426$（图 7-1-5）。此外，排列测试的 100 次迭代产生的 R^2 截距为 0.277，Q^2 截距为 -0.13。PLSDA 模型鉴定了 5 种特征代谢产物，在 t 检验中 VIP 值分别为 >1 和 $p<0.05$。

（三）结论

通过结合使用双腔管和多变量数据分析，我们可以在呼出空气中 LC 生物标志物评估中排除外源性物质和个体差异的影响。据推测，某些烷烃和支链烷烃，即 2,2- 二甲基癸烷、

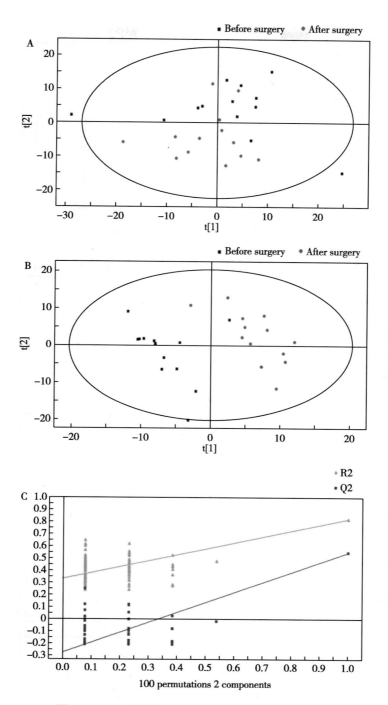

图 7-1-4　手术前后同侧肺气体样本的 VOCs 比较

A. 手术前后同侧肺气体样本的 PCA 结果（6 个主成分，$R^2X=0.865$，$Q^2=0.6$）。B. 手术前后同侧肺气体样本的 PLSDA 结果（2 个主成分，$R^2X=0.375$，$R^2Y=0.818$，$Q^2=0.544$）。C. 手术前后同侧肺气体样本的 Y 截距：$R^2=(0.0, 0.334)$，$Q^2=(0.0, -0.274)$

出自于 Changsong Wang, Ran Dong, Xiaoyang Wang, et al. Exhaled volatile organic compounds as lung cancer biomarkers during one-lung ventilation. Sci Rep, 2014, 4:7312.

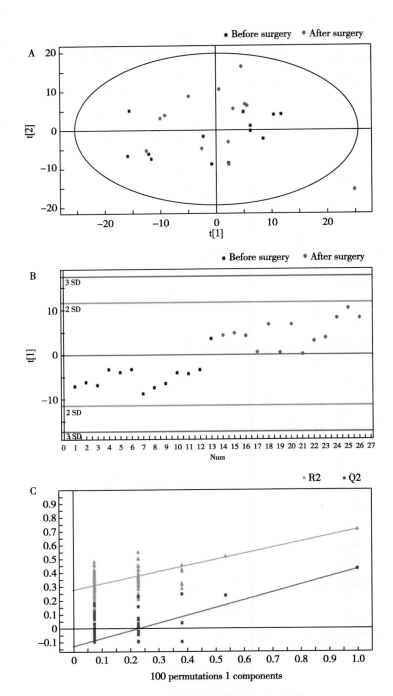

图7-1-5　手术前后血样的 VOCs 比较

A. 手术前后血样的 PCA 结果(8 个主成分,R²X=0.84,Q²=0.414)。B. 手术前后血样的 PLSDA 结果(1 个主成分,R²X=0.112,R²Y=0.715,Q²=0.426)。C. 手术前后血样的 Y 截距:R²=(0.0,0.277),Q²=(0.0,−0.13)

出自于 Changsong Wang,Ran Dong,Xiaoyang Wang,et al. Exhaled volatile organic compounds as lung cancer biomarkers during one-lung ventilation. Sci Rep,2014,4:7312.

十四烷、2，2，4，6，6- 五甲基庚烷、2，3，4- 三甲基癸烷、壬烷、3，4，5，6- 四甲基辛烷和十六烷，是由氧化应激和脂质过氧化过程产生的。尽管许多研究表明这些物质可能在 LC 患者的呼出气中用作生物标记物，并且 LC 细胞也可能表现出升高的氧自由基水平，但这项研究表明上述烷烃和支链烷烃可能是缺血再灌注的产物过程；因此，它们作为 LC 生物标志物的准确性值得商榷。相比之下，己内酰胺和丙酸可能是 LC 更有希望的呼出气生物标志物。

（李恩有　刘宜平）

第二节　呼出气分析与乳腺癌

一、概述

乳腺癌（breast cancer，BC）是全世界女性最常见的恶性肿瘤，是全世界主要的公共卫生问题，其发病率在女性癌症中排名第一，也是女性主要的死亡原因之一。每年有超过 130 万的女性被诊断为乳腺癌，约 50 万女性死于乳腺癌。如果乳腺癌能够被早期诊断及时治疗，则可以有效降低患者的死亡率。目前，触诊和乳房 X 线摄影是 BC 早期诊断的广泛使用方法。为了减少乳腺癌死亡人数，许多国家建立了乳房 X 线筛查计划，以检测和治疗早期疾病。然而，这些方法在很大程度上依赖于医生的经验和肿瘤形态，因此，可能存在误判或遗漏诊断。并且乳腺 X 线筛查可能与辐射诱导的乳腺癌风险增加以及过度诊断和过度治疗有关。除 X 线之外，最常见的乳腺癌筛查方法还有超声检查，但超声检查检测不到最微小的钙化，这是导管原位癌的典型表现，且超声检查的专业知识依赖性较强。BC 诊断通常需要进一步的活组织检查或放射性筛查，这通常是痛苦的或对患者造成辐射损伤。因此，迫切需要开发一种准确、方便且无创简便的乳腺癌筛查方法。

近年来，由于分析化学在医学领域的发展，癌症和呼出气中挥发性有机代谢物之间的关联作为一种新型的无创检测手段已经吸引国内外学者越来越多的关注。由于呼出气的组成及其浓度可以反映人体的代谢过程、疾病损伤以及环境危害等问题，同时呼出气分析具有样品容易获取、对人体无损伤、方法经济等巨大优势，近年来相关研究报道层出不穷。从早期的色谱研究开始，人们逐渐对呼出气有了深入的了解。如今众多新兴技术的迅速发展，为人们提供了更为丰富的检测手段。随着呼出气检测水平的不断提高和检测技术的标准化，其有望成为一种无创诊断乳腺癌的方法，尤其是早期乳腺癌的诊断对临床中乳腺癌的转归具有重要意义。

二、乳腺癌的病理分型及预后

传统的病理形态学分型在目前的临床实践中已逐渐显示出其不完善性。随着人类基因组计划的完成及分子生物学技术的应用，以肿瘤形态学结合基因表达特征的分子分型概念已被学者们认同。Luminal A 型是乳腺癌最常见的分子亚型，发病率 44.5%~69.0%。ER 和 / 或 PR（+），Her-2（−），预后最好。内分泌治疗效果最佳。绝经前常选择三苯氧胺、药物性去势药物诺雷德，绝经后常选择芳香化酶抑制剂如阿那曲唑、来曲唑等。Luminal B 型发病率为 7.8%，ER 和 / 或 PR（+），Her-2（+），内分泌治疗仍有效，预后较好。Luminal B 型乳腺癌由于 Her-2 基因表达阳性，对他莫昔芬的反应性低于 Luminal A 型，但改用其他作用机制的内分泌治疗仍有效。治疗常采用化疗 + 内分泌治疗 + 靶向治疗。Her-2 过表达型乳腺癌的发病率为 14.7%,ER 和 / 或 PR (−),Her-2 (+),内分泌治疗无效,化疗效果较好,并且是 Her-2 靶向治疗药赫塞汀治疗的适应证,Her-2 (+) 型乳腺癌对于蒽环类联合环磷酰胺(anthracycline and cyclophosphamide,AC) 化疗方案的疗效明显优于 Luminal 型,前者的临床缓解率可达 70%,而后者为 47%。该型虽然对化疗较为敏感,但临床预后较差。常采用化疗 + 靶向治疗,使用 1 年赫赛汀治疗能使复发相对风险降低 52%,3 年无病生存率增加 12%。Basal-like 型的发病率为 17.1%,ER 和 / 或 PR (−),Her-2 (−),内分泌治疗无效,化疗效果好,预后最差。其转移多发生于内脏及中枢神经系统,治疗选择化疗。在接受术前新辅助化疗的乳腺癌患者中,具有较高的反应率及病理缓解率,85% 的患者能够出现临床缓解,其中 27% 达到病理完全缓解,明显高于 Luminal 型乳腺癌。虽然对术前新辅助化疗敏感,病理缓解率高,但在乳腺癌的分子分型中,其预后仍最差。

三、乳腺癌的呼出气挥发性有机化合物

近年来已有众多文献证实乳腺癌患者呼出气中存在特异性的 VOCs,然而迄今为止,在乳腺癌呼出气 VOCs 的相关研究中尚无统一的候选肿瘤标志物标准,大多都是烷烃、酮类、醛类和酯类等化合物。2003 年,Phillips 等人首次报道了应用气相色谱和质谱法对呼出气进行分析可成功将乳腺癌患者与健康志愿者区分开,其敏感性为 94.1%,特异性为 73.8%。李杰等人通过 Bio-VOC® 采样器收集呼出气,并通过气相色谱 - 质谱法进行测定。Kruskal-Wallis 方差检验和二元逻辑回归的单向分析用于数据分析。通过接收器工作特性曲线评估诊断的准确性。确定了四种潜在的生物标志物(己醛、庚醛、辛酸和壬醛),均表明乳腺癌和健康对照组的浓度存在显著差异,联合使用这 4 种生物标记在乳腺癌的早期诊断中,其敏感性为 91.7%,特异性为 95.8%。Phillips 等人报道烷烃和甲基化烷烃衍生物可用作乳腺癌的特异性挥发性标记物;他们还提出产生这些化合物是因为线粒体释放的活性氧(reactive oxygen species,ROS)产生了氧化应激,导致细胞膜中多不饱和脂肪酸的脂质过氧化。我们团队在 2014 年时研究报道了不同乳腺疾病(乳腺增生、乳腺纤维腺瘤)与乳腺癌之间的差异代谢物,研究结果与 Phillips 等人的研究结果相一致。Peng 等报道,乳腺癌患者和健康对照者的呼出气表现出 5 种 VOCs 具有显著差异:3,3- 二甲基戊烷、2- 氨基 -5- 异丙基 -8- 甲基 -1- 氮杂腈、5-(2- 甲基丙基) 壬烷、2,3,4- 三甲基癸烷和 6- 乙基 -3- 辛基酯 2- 三氟甲基苯甲酸。Hietanen 等人观察到乳腺癌患者呼出气样本中戊烷浓度显著高于正常,他们推测,这种差异源自细胞膜中脂肪酸的过氧化作用。Liu 等人报道,细胞中脂质和氨基酸代谢的变化是导致 VOCs 变化最可能的原因。Lavra 等人研究报道了与乳腺癌细胞系相关的 2- 乙基 -1- 己醇,与患有不同乳腺疾病(即癌症和良性肿瘤)的患者相比,相同化合物在健康志愿者的呼出气中具有显著差异。这暗示 2- 乙基 -1- 己醇有可能是乳腺癌增殖和致癌作用的生物标志物。我们在 2020 年的一项最新研究应用 GC-MS 对乳腺癌患者和健康受试者的呼出气进行分析,结果发现乳腺癌尤其是乳腺原位癌与健康志愿者的呼出气 VOCs 具有较大差异。我们确定了 7 种差异代谢物,这 7 种联合标志物预测乳腺癌的敏感性为 93.59%,特异性为 71.62%,预测乳腺原位癌的敏感性为 80.77%,特异性为 100%,这为呼出气 VOCs 对乳腺癌的早期诊断提供了理论依据(实例介绍 2)。

乳腺癌是一种异质性疾病,不同分子类型的乳腺癌显示出不同的代谢特征。Orna

Barash 等人通过 GC-MS 和人工智能纳米阵列技术对不同分子亚型的乳腺癌患者的呼出气进行分析,结果表明,通过 GC-MS 的特定化合物鉴定或通过对人工智能纳米阵列响应的统计分析获得的挥发性标记物,可以准确检测出乳腺癌分子亚型的呼出气 VOCs 组合。在患有乳腺疾病(恶性肿瘤和良性)的患者与健康对照者之间,检测到的代谢物谱的差异大部分是碳氢化合物(尤其是甲基化碳氢化合物)。这可能是由于健康人与患乳腺疾病的人患者之间的新陈代谢和氧化应激状态发生了变化。同样重要的是,对于健康志愿者,良性状态,HER2 型,Luminal A 和 Luminal B 型,二甲基酯碳酸处于 LOD 之下。另一个重要的酶是细胞色素 P450 2E1(CYP2E1),已知在乳腺癌细胞中过表达并增强 ROS 的产生。它是由乙醇诱导的,与健康或良性疾病相比,乳腺疾病中的乙醇含量升高。然而,ROS 诱导的 VOCs 产生与其他从癌细胞释放 VOCs 的代谢途径之间的关系是复杂的,尚未针对乳腺癌的分子亚型进行广泛的研究。此外,未发现 Luminal A 或 Luminal B 亚型的特定挥发物有可检测的变化,这可能是由于其低增殖状态导致特定 VOCs 图谱的较小差异所致。Shuster 等人也得出了类似的结果,他们证实了传感器阵列具有对乳房 X 射线摄影阴性,良性疾病和乳腺癌患者高精度地进行区分的能力。乳腺癌和其他癌症类型分子表型的日益复杂性导致现在治疗选择方面的相似性。呼出气分析有望区分多种乳腺癌亚型,但是,通过一次呼出气分析就可以区分当前分子亚型的能力是否足够可靠,需要进行更大的验证性研究、更复杂的判别以建立可靠的数据模型。目前的乳腺癌分子分型鉴定的方法主要依靠病理学免疫组化分析,它们主要依靠合适的活检材料。而呼出气测试是非侵入性的,并且不依赖于活检,可以在不易获得活检的情况下使用。因此,呼出气测试更适合于快速的现场测试,这可能有助于在更广泛的医疗机构中进行筛查以及对患者进行复发性疾病的随访。目前,转移性疾病的治疗分层主要取决于原发性肿瘤状态,因为通常很难获得继发性活检。呼出气分析不取决于转移性疾病的位置。因此,它提供了在癌症转移的情况下筛查分子亚型的可能性。在这种条件下通过呼出气分析确定分子亚型的能力极具吸引力,它为更个性化的治疗提供了机会。然而,用于疾病检测的呼出气分析仍然受到某些限制,包括混杂因素对呼出气中 VOCs 的影响,呼出气中癌症相关 VOCs 的水平相对较低,以及当前分析方法检测呼出气中 VOCs 的能力有限。不同研究之间缺乏标准化,也使得通过呼出气分析进行疾病检测难以在临床实践中实施。使用挥发性标记来检测 BC 分子表型的概念可能会彻底改变筛查和靶向治疗的方法。但是,该研究应被视为概念的证明,仍需要研究更大的人口规模以获得显著的统计结果,并解决可能会从挥发物特征中获取更多信息的可能性。这些结果将对临床实践产生有益的影响,意味着有可能将常规呼出气测试作为年度乳腺 X 线检查的可能替代方案,在将来不仅为检测乳腺癌,而且为其表型诊断提供有希望的工具。

四、乳腺癌呼出气挥发性有机化合物的来源及可能机制

肿瘤组织的特征在于旺盛的生长和高能量需求。癌细胞的恶性生长过程可导致基因突变和蛋白质表达异常。结果,细胞膜中的多不饱和脂肪酸会过度氧化,可能会产生过量的 ROS。此外,其他化学物质的减少可能是由于肿瘤细胞消耗了这些物质。产生挥发性代谢物的具体生物学机制仍在研究中。

大部分实验结果都支持乳腺癌的呼出气 VOCs 来源于氧化应激。癌细胞在恶性生长过程中发生基因突变和蛋白质的表达异常,产生大量的 ROS,使细胞膜中的多不饱和脂肪

酸被过度氧化,例如乙烷和戊烷就是由脂肪酸发生过氧化生成的。Hietanen 等首先研究了 BC 患者的呼出气,发现戊烷(一种来自 ω6 脂肪酸的脂质过氧化产物)的浓度显著高于正常人。此后,呼出气分析在 BC 的早期诊断方面取得了很大进展,相继提出了许多潜在的生物标志物,如甲醛、2-丙醇,甚至是己醛、庚醛、辛醛和壬醛的组合标志物。此外,Phillips 等认为乳腺癌特异性 VOCs 与雌激素代谢机制的变化和细胞色素 P450 酶活性增加有关,雌激素可以刺激正常的和肿瘤乳腺上皮细胞的增殖,雌激素的代谢产物起着致癌的作用,其代谢机制的改变可以产生一些特异性的挥发性有机化合物。芳香酶是一种雌激素的合成酶,是 CYP450 复合体的一部分,在乳腺癌中高表达。其他的 CYP450 在乳腺癌机体内也被激活,如 CYP1A1、CYP1B1 和 CYP3A4,P450 酶可以诱导多种生物反应,包括促进烷烃、烯烃和芳香化合物的生物转化,呼出气中基于代谢组学的 VOCs 分析作为 BC 诊断的非侵入性、安全且可行的方法引起了广泛关注。Phillip 等人报道的 BC 的常见呼出气标志物包括戊烷、甲醛和支链烷烃等。通常认为醛和烃通过升高的氧化应激产生,表明氧衍生自由基的产生与生物体的抗氧化潜力之间的不平衡。氧化应激(oxidative stress,OS)可导致 ROS 的过量产生,例如超氧阴离子、羟基、过氧化氢等。ROS 是具有不成对电子的分子或离子,其具有化学活性并具有强氧化性。一旦这些 ROS 积累,细胞的蛋白质、DNA、脂质和细胞膜就很容易被攻击。通常,ROS 在细胞线粒体呼吸过程中产生,也可以通过真菌和病毒感染,或其他外部因素,如吸烟、环境污染和电离辐射产生。BC 的致癌作用始终伴随着 OS 水平增加和 CYP450 的酶活化,导致细胞膜中多不饱和脂肪酸(polyunsaturated fatty acid,PUFA)的脂质过氧化。最终可以在呼出气中形成挥发性烷烃和烷烃衍生物,导致呼出气中 VOCs 发生变化。因此,Phillips 等认为,乳腺疾病与氧化应激和升高的 CYP450 活性增加相关。

虽然这些已发现的标记物使呼出气分析成为 BC 的有前景、安全、快速且无创的早期筛查方法,但在广泛使用之前还有很长的路要走。最大的障碍是缺乏对这些标记物的生理意义进行病理学验证的理想方法。体外实验可以识别癌细胞直接产生的潜在生物标志物,从而为呼出气生物标志物提供细胞代谢的证据。研究发现,不仅细胞内代谢产物存在显著差异,而且对于癌细胞和正常细胞,VOCs 也存在显著差异。挥发性和非挥发性代谢物的组合分析可以为细胞代谢的变化提供系统和全面的理解。

综上所述,呼出气分析作为一种无创、便捷、可重复的方法,在疾病分析中的应用已经有50 年的历史。但呼出气分析应用于乳腺癌诊断仍处于起步阶段。缺乏标准化的采样收集和数据处理方法仍然构成瓶颈。因此,对于从不同平台(GC-MS、PTR-MS、电化学传感器等)生成的数据以及将这些数据存储在人类代谢组数据库中,将提高我们对人类在健康和疾病中新陈代谢的认识。在另一个层面上,传统的 VOCs 数据分析仍然相当繁琐且耗时,需要高技能的人员,如今可用的各种数据挖掘资源也非常庞大且难以理解。因此,需要进一步完善采样技术,探索有关 VOCs 的多数据的高级统计技术,以建立诊断和预测模型,并寻求 GC-MS 结合纳米电子鼻、IMS 等优势的新工具,将有助于将呼出气 VOCs 分析引入临床实践。

五、实例介绍 1——呼出气分析识别乳腺增生、乳腺纤维瘤以及乳腺癌

(一) 实验方法

1. 受试者 该研究共纳入 85 例经组织学证实为乳腺疾病的患者(包括 39 例浸润性导

管癌患者,21 例乳腺纤维瘤患者,25 例乳腺增生病患者)和 45 名健康志愿者(乳房 X 线摄影和超声检查均阴性))。乳腺癌患者的平均年龄为 54 岁,包括 2 名患者是吸烟者。21 例乳腺纤维瘤患者的平均年龄为 37 岁。乳腺增生患者的平均年龄为 42 岁,其中 2 名是吸烟者。禁食水 8 小时后收集肺泡气。在采样后 3 小时内分析所有样品。

2. 固相微萃取(SPME)、GC-MS 分析、GC-MS　原始数据的提取和预处理以及统计学分析方法与肺癌方法相同(第七章第一节)

（二）结果

1. 乳腺癌患者与健康对照者　在乳腺癌患者和正常对照组 50% 的样品中始终检测出 434 种代谢产物。二维 PCA 评分图显示出良好的分离趋势,OPLSDA 评分图显示了乳腺癌患者和正常对照组之间的分离,使用了一个预测成分和三个正交成分($R^2X=0.51$; $R^2Y=0.876$; $Q^2=0.762$)。此外,根据置换数据计算出的 R^2 和 Q^2 值均小于验证图中的原始值,证实了监督模型的有效性(图 7-2-1)。

2. 乳腺癌与乳腺增生　在 50% 的乳腺癌样本和患有乳腺增生的患者中共检测到 406 种代谢物。二维 PCA 评分图显示了良好的分离趋势,而 OPLSDA 评分图显示了使用一种预测成分和三种正交成分($R^2X=0.501$; $R^2Y=0.777$; $Q^2=0.565$)时,乳腺癌患者与乳腺增生患者之间的分离。此外,从置换数据计算出的所有 R^2 和 Q^2 值均小于验证图中的原始值,证实了监督模型的有效性(图 7-2-2)。

3. 乳腺癌与乳腺纤维瘤　在 50% 的乳腺癌和乳腺纤维瘤样品中始终检测到 408 种代谢物。二维 PCA 评分图显示了良好分离的趋势,OPLSDA 评分图显示了乳腺癌和乳腺纤维瘤之间的分离,其中使用了一种预测成分和一种正交成分($R^2X=0.225$; $R^2Y=0.686$; $Q^2=0.524$)。此外,从置换数据计算出的所有 R^2 和 Q^2 值均小于验证图中的原始值,证实了监督模型的有效性(图 7-2-3)。

（三）结论

乳腺癌、乳腺增生病和乳腺纤维瘤相对于挥发性代谢物表现出特定的代谢特征。与乳腺癌相关的三种挥发性有机代谢物(2,5,6- 三甲基辛烷,1,4- 二甲氧基 -2,3- 丁二醇和环己酮)可以作为新型的诊断生物标志物。

六、实例介绍 2——通过呼出气分析早期诊断乳腺癌

乳腺癌患者的预后主要取决于疾病的分期。导管原位癌(ductal carcinoma in situ,DCIS)是浸润性乳腺癌的早期阶段。据报道,DCIS 患者的 10 年总生存率可达 98%~99%。相比之下,腋窝淋巴结转移阴性乳腺癌患者的 10 年无瘤生存率为 70%~80%,而腋窝淋巴结转移阳性乳腺癌患者的 10 年无瘤生存率为 30%。因此,早期诊断和适当治疗可以有效降低乳腺癌的死亡率。

我们之前的研究结果表明,一组生物标志物(2,5,6- 三羟甲基乙烷、1,4- 二甲氧基 -2,3- 丁二醇和环己酮)可用于区分乳腺癌患者与健康个体、乳腺纤维瘤患者和乳腺增生病患者。本研究在之前研究的基础上扩大了样本量,目的是探索呼出气中乳腺癌早期潜在的生物标志物。

（一）实验方法

1. 受试者　我们于 2018 年 12 月 1 日至 2020 年 2 月 1 日从哈尔滨医科大学附属第一

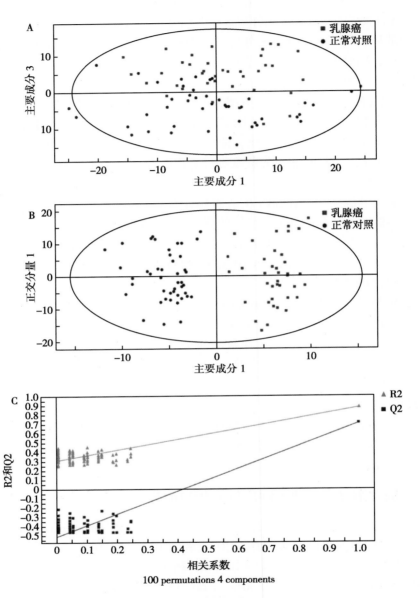

图 7-2-1　乳腺癌患者与健康对照者呼出气样本的 VOCs 比较

A. PCA 得分图。B. OPLSDA 得分图（一个预测分量和三个正交分量，$R^2X=0.51$；$R^2Y=0.876$；$Q^2=0.762$）。
C. PLSDA 验证图截距：$R^2=(0.0, 0.306)$；$Q^2=(0.0, -0.512)$

出自于 Changsong Wang，Bo Sun，Lei Guo，et al.Volatile Organic Metabolites Identify Patients with Breast Cancer，Cyclomastopathy and Mammary Gland Fibroma. Sci Rep，2014，4：5383.

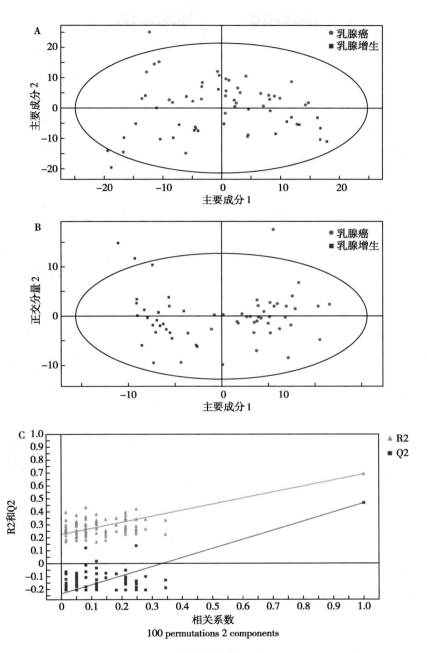

图 7-2-2　乳腺癌与乳腺增生患者呼出气样本的 VOCs 比较

A. PCA 得分图。B. OPLSDA 得分图（一个预测分量和三个正交分量，$R^2X=0.501$；$R^2Y=0.777$；$Q^2=0.565$）。
C. PLSDA 验证图截距：$R^2=(0.0, 0.226)$；$Q^2=(0.0, -0.239)$

出自于 Changsong Wang, Bo Sun, Lei Guo, et al. Volatile Organic Metabolites Identify Patients with Breast Cancer, Cyclomastopathy and Mammary Gland Fibroma. Sci Rep, 2014, 4:5383.

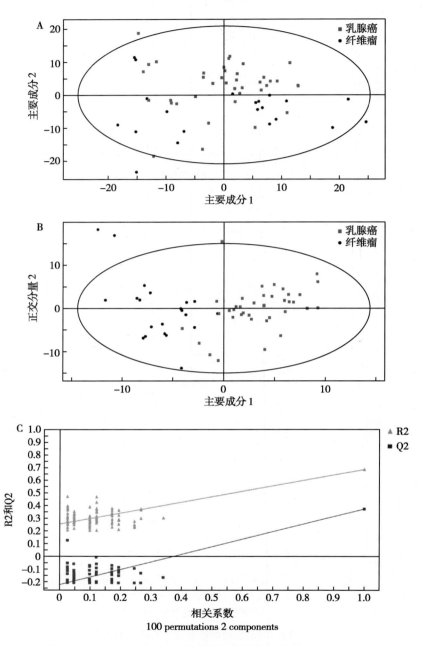

图 7-2-3　乳腺癌与乳腺纤维瘤患者呼出气样本的 VOCs 比较

A. PCA 得分图。B. OPLSDA 得分图（一个预测分量和一个正交分量；$R^2X=0.225$；$R^2Y=0.686$；$Q^2=0.524$）。

C. PLSDA 验证图截距：$R^2=(0.0, 0.26)$；$Q^2=(0.0, -0.222)$

出自于 Changsong Wang, Bo Sun, Lei Guo, et al. Volatile Organic Metabolites Identify Patients with Breast Cancer, Cyclomastopathy and Mammary Gland Fibroma. Sci Rep, 2014, 4:5383.

医院招募患者。纳入参与者的资格标准与之前的研究相似,纳入标准如下:①患者年龄介于18~80岁之间;②根据美国麻醉医师协会(ASA)身体状况分类系统将患者的身体状况定义为 ASA Ⅰ级或 ASA Ⅱ级;③组织学确诊为乳腺癌的患者均计划在 2 天内进行乳腺手术。健康女性志愿者对照组是从医疗中心招募的。健康对照的纳入标准如下:①年龄在 18~80 岁之间;②女性;③经乳房 X 线检查或超声检查证实没有患乳腺癌;④无恶性肿瘤病史;⑤目前没有传染病。我们的团队之前在 2015 年收集了另一组胃癌患者的数据,胃癌队列的纳入标准如下:①年龄在 18~80 岁之间;②没有患乳腺癌;③没有其他恶性肿瘤;④目前没有传染病。所有胃癌患者都签署了同意书,同意他们的数据在未来的研究中重复使用。所有纳入参与者的排除标准如下:①患者目前正在哺乳、怀孕或可能怀孕;②患者患有先天性疾病;③患者在检测前接受过化疗或放疗,或检测时患有其他恶性肿瘤;④患者患有阻塞性肺病、肺结核、慢性哮喘或其他肺部疾病等合并症;⑤患者在测试时有炎症;⑥患者在过去 2 周内有任何急性疾病的症状。

2. 固相微萃取(SPME)、GC-MS 分析、GC-MS　原始数据的提取和预处理以及统计学分析方法与肺癌方法相同(第七章第一节)。

(二)实验结果

1. 一般资料　本研究共纳入 203 名受试者,其中组织学确诊的乳腺癌患者 71 名(35.0%),健康志愿者 78 名(38.4%),组织学确诊的胃癌患者 54 名(26.6%)。在乳腺癌队列中,13 名患者患有 DCIS,31 名患者患有非 DCIS 的淋巴结转移阴性乳腺癌,27 名患者患有非DCIS 的淋巴结转移阳性乳腺癌。每组的平均年龄和组织学特征见表 7-2-1 中,各组的年龄无显著差异($p>0.05$)。

表 7-2-1　研究对象的人口学特征

类别	特征	例数	年龄(平均值 ± 标准差)/ 岁
健康对照	无乳腺疾病	78	51.0 ± 10.0
乳腺癌 (n=71)	导管原位癌(DCIS)	13	55.0 ± 9.1
	乳腺癌(淋巴结阴性)	31	53.6 ± 8.6
	乳腺癌(淋巴结阳性)	27	54.4 ± 8.8
胃癌	胃腺癌	54	57.1 ± 8.5

2. DCIS 乳腺癌患者与健康对照组　在来自 DCIS 患者和健康对照的样本中,一致检测到 411 种代谢物。两组间共鉴定出 13 种差异代谢物(表 7-2-2)。此外,二维 PCA 得分图显示出良好的分离趋势,并且 PLS-DA 评分图显示使用八个成分能够使 DCIS 患者和健康对照之间得到分离(R^2X=0.868;R^2Y=0.806;Q^2=0.531)。此外,在验证图中,发现 R^2 和 Q^2 值小于原始值。以上所有参数都证实了监督模型对 13 种 VOCs 的有效性(图 7-2-4)。

3. 淋巴结转移阴性乳腺癌患者与健康对照组　在来自淋巴结转移阴性乳腺癌和健康对照的样本中,一致检测到 411 种代谢物。两组间共鉴定出 12 种差异代谢物(表 7-2-2)。此外,二维 PCA 得分图表现出良好的分离趋势,PLS-DA 评分图表明,当使用七种成分时,淋巴结转移阴性乳腺癌患者和健康对照之间存在分离(R^2X=0.84;R^2Y=0.771;Q^2=0.425)。此外,在验证图中,R^2 和 Q^2 值小于原始值。以上所有参数都证实了监督模型对 12 种 VOC 的有效性(图 7-2-5)。

表 7-2-2　潜在的生物标志物

潜在的生物标志物	RT	CAS 号	DCIS 与健康对照	淋巴结转移阴性乳腺癌与健康对照	淋巴结转移阳性乳腺癌与健康对照	乳腺癌与胃癌
[a](S)-1,2-丙二醇	3.04	4254-15-3	○	○	○	○
[a]环戊酮	3.93	120-92-3	○	○	○	○
甲基丙烯酸	4.46	79-41-4	○	○		
环己酮	6.15	108-94-1	○			
2-丁氧基乙醇	6.36	111-76-2		○	○	
[a]碳酸亚乙酯	7.58	96-49-1	○			
[a]3-甲氧基-1,2-丙二醇	7.66	623-39-2			○	○
[a]3-甲基吡啶	8.04	108-99-6			○	
[a]苯酚	8.06	108-95-2	○	○	○	○
1,1,3,3-四甲基脲	8.34	632-22-4	○	○		
2-乙基己醇	9.27	104-76-7	○	○		
2,6-二甲基辛烷	10.05	2051-30-1	○			
2-苯基-2-丙醇	10.57	617-94-7	○		○	
[a]四甲基硅烷	11.64	75-76-3	○			○
2-(1-甲基乙基)-环己醇	12.51	96-07-1		○	○	
六甲基乙硅烷	15.1	1450-14-2			○	
2-甲基-1,2-双(三甲基甲硅烷氧基)-丙烷	18.23	99875-05-5	○		○	

CAS:化学文摘服务;DCIS:导管原位癌;RT:保留时间。

[a]同时出现在乳腺癌与健康对照对比、乳腺癌与胃癌对比中的生物标志物。○表示该化合物被鉴定为潜在标志物。

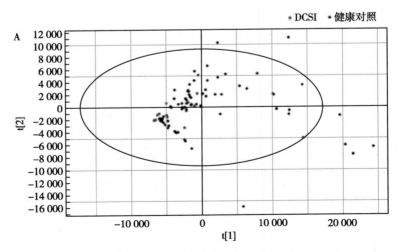

图 7-2-4　DCIS 乳腺癌患者与健康对照组呼出气样本的 VOCs 比较

A. PCA 得分图。

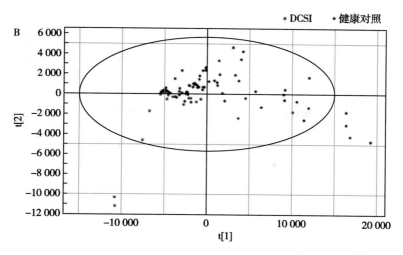

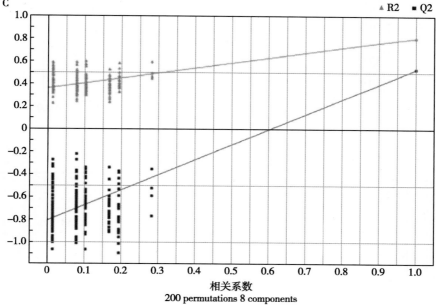

图 7-2-4(续)

B. PLS-DA 得分图(八个主成分,$R^2X=0.868$;$R^2Y=0.806$;$Q^2=0.531$)。C. PLS-DA 验证图截距:$R^2=(0.0,0.031)$;$Q^2=(0.0,-0.805)$

出自于 Yu Zhang,Lei Guo,Zhongzhi Qiu,et al.Early diagnosis of breast cancer from exhaled breath by gas chromatography-mass spectrometry(GC-MS)analysis:A prospective cohort study. J Clin Lab Anal,2020,34(12):e23526.

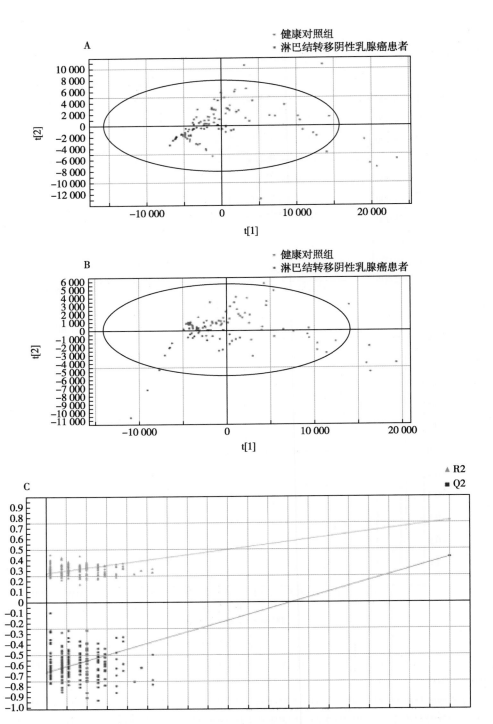

图 7-2-5　淋巴结转移阴性乳腺癌患者与健康对照组呼出气样本的 VOCs 比较

A. PCA 得分图。B. PLS-DA 得分图（七个成分，R²X=0.84；R²Y=0.771；Q²=0.425）。C. PLS-DA 验证图截距：
R²=（0.0，0.274）；Q²=（0.0，-0.664）

出自于 Yu Zhang，Lei Guo，Zhongzhi Qiu，et al.Early diagnosis of breast cancer from exhaled breath by gas chromatography-
mass spectrometry（GC-MS）analysis：A prospective cohort study. J Clin Lab Anal，2020，34（12）：e23526.

4. 淋巴结转移阳性乳腺癌患者与健康对照组　在淋巴结转移阳性乳腺癌患者和健康对照的样本中,共检测到 411 种代谢物。两组间共鉴定出 17 种差异代谢物(表 7-2-2)。此外,二维 PCA 得分图显示了良好分离的趋势,PLS-DA 评分图显示使用七个成分使淋巴结转移阳性乳腺癌患者和健康对照组之间得到分离($R^2X=0.841$;$R^2Y=0.761$;$Q^2=0.555$)。此外,在验证图中,R^2 和 Q^2 值小于原始值。以上所有参数都证实了监督模型对 17 种 VOCs 的有效性(图 7-2-6)。

5. 乳腺癌患者与胃癌患者　在乳腺癌和胃癌样本中,一致检测到 237 种代谢物。两组间共鉴定出 17 种差异代谢物,其中 7 种与乳腺癌患者和健康对照之间的差异代谢物重叠(表 7-2-2)。此外,二维 PCA 得分图显示了良好分离的趋势,PLS-DA 评分图显示使用两个成分时,使淋巴结转移阳性乳腺癌患者和胃癌患者得到分离($R^2X=0.58$;$R^2Y=0.664$;$Q^2=0.608$)。此外,在验证图中,R^2 和 Q^2 值小于原始值。以上所有参数都证实了监督模型对 17 种 VOCs 的有效性(图 7-2-7)。

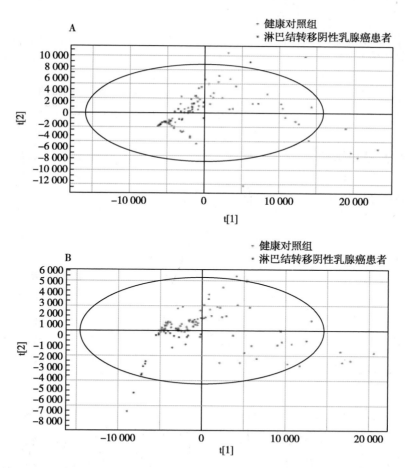

图 7-2-6　淋巴结转移阳性乳腺癌患者与健康对照组呼出气样本的 VOCs 比较

A. PCA 得分图。B. PLS-DA 得分图(七个成分,$R^2X=0.841$;$R^2Y=0.761$;$Q^2=0.555$)

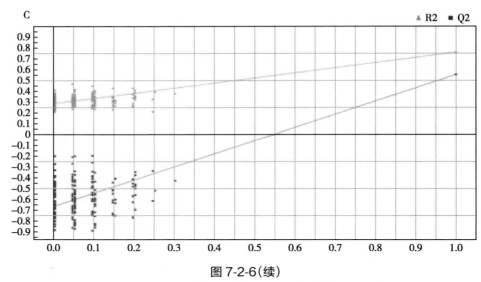

图 7-2-6（续）

C. PLS-DA 验证图截距：$R^2=(0.0, 0.275)$；$Q^2=(0.0, -0.653)$

出自于 Yu Zhang, Lei Guo, Zhongzhi Qiu, et al. Early diagnosis of breast cancer from exhaled breath by gas chromatography-mass spectrometry（GC-MS）analysis：A prospective cohort study. J Clin Lab Anal, 2020, 34（12）：e23526.

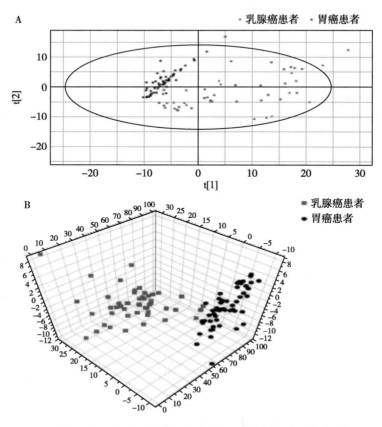

图 7-2-7　乳腺癌患者与胃癌患者呼出气样本的 VOCs 比较

A. PCA 得分图。B. PLS-DA 得分 3D 图（两个成分，$R^2X=0.58$；$R^2Y=0.664$；$Q2=0.608$）

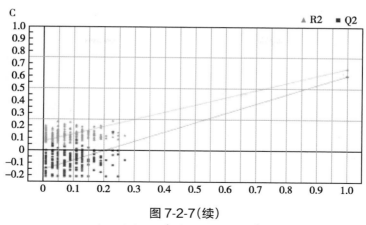

图 7-2-7(续)

C. PLS-DA 验证图截距：$R^2 = (0.0, 0.077\ 5)$；$Q^2 = (0.0, -0.155)$

出自于 Yu Zhang, Lei Guo, Zhongzhi Qiu, et al.Early diagnosis of breast cancer from exhaled breath by gas chromatography-mass spectrometry（GC-MS）analysis：A prospective cohort study. J Clin Lab Anal, 2020, 34（12）：e23526.

6. 生物标志物组合　我们使用乳腺癌与胃癌以及乳腺癌与健康对照之间重叠的差异代谢物作为潜在的乳腺癌标志物。一组重叠的七种 VOCs 在乳腺癌患者与健康人之间以及乳腺癌患者与胃癌患者之间存在显著差异。七种挥发性有机化合物是（S）-1,2-丙二醇、环戊酮、碳酸亚乙酯、3-甲氧基-1,2-丙二醇、3-甲基吡啶、苯酚和四甲基硅烷。这七种潜在生物标志物的组合用于分析它们检测各种乳腺癌组的敏感性和特异性。结果见表 7-2-3 和图 7-2-8。

表 7-2-3　四种不同比较中的 ROC 曲线下面积、敏感性和特异性

	DCIS 与健康对照	乳腺癌（淋巴结阴性）与健康对照	乳腺癌（淋巴结阳性）与健康对照	乳腺癌与健康对照
AUC	0.938 0	0.943 0	0.864 0	0.919 0
灵敏度	0.807 7	0.820 5	0.961 5	0.935 9
特异性	1.000 0	0.903 2	0.629 6	0.716 2

AUC：ROC 曲线下面积。

（三）结论

应用 HS-GCMS-SPME 检测，（S）-1,2-丙二醇、环戊酮、碳酸亚乙酯、3-甲氧基-1,2-丙二醇、3-甲基吡啶、苯酚和四甲基硅烷的组合可被视为特定的 DCIS 的呼出气标志物，这将有助于建立新的早期乳腺癌筛查方法。然而，这项研究中的患者数量相对较少，需要在更大的人群中进一步研究以证实这些发现。

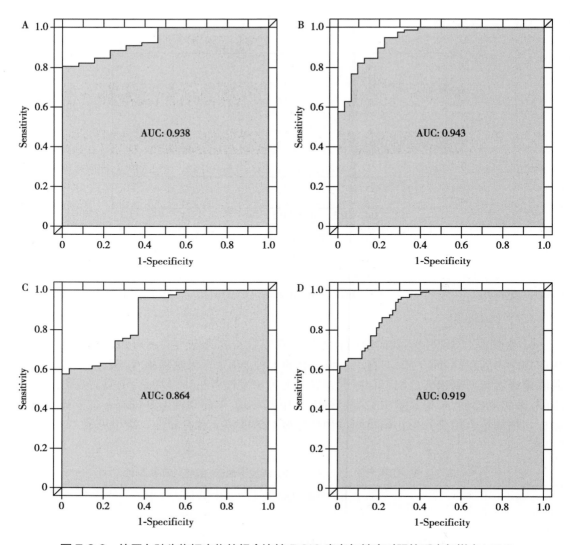

图 7-2-8 使用七种生物标志物的组合比较 DCIS 患者与健康对照的呼出气样本 VOCs

A. 通过使用七种生物标志物的组合获得的健康对照与 DCIS 患者的 ROC 曲线。B. 通过使用七种生物标志物的组合获得的健康对照与淋巴结阴性乳腺癌患者的 ROC 曲线。C. 通过使用七种生物标志物的组合获得的健康对照与淋巴结阳性乳腺癌患者的 ROC 曲线。D. 健康对照与乳腺癌患者的 ROC 曲线，使用七种生物标志物组合获得

出自于 Yu Zhang，Lei Guo，Zhongzhi Qiu，et al.Early diagnosis of breast cancer from exhaled breath by gas chromatography-mass spectrometry（GC-MS）analysis：A prospective cohort study. J Clin Lab Anal，2020，34（12）：e23526.

（张　瑜）

第三节　呼出气分析用于胃癌的诊断

根据中国 2015 年的癌症数据统计，胃癌的发病率和病死率在男性中均位居第 2 位，在女性中分别位于第 3 位和第 2 位，成为仅次于肺癌的严重威胁中国人健康的重大疾病。临

床上目前最常用的诊断胃癌的方法有 X 线钡餐、磁共振成像（magnetic resonance imaging，MRI）、纤维胃镜以及血清肿瘤标志物等，还没有相对操作简单且特异性高的筛查方法，因其发病也十分隐匿，在临床工作中许多患者对于侵入性内镜活检存在恐惧而拒绝接受检查，胃癌发现时多为中晚期，丧失了最佳治疗时机，因此寻求一种行之有效且能普遍应用的筛查技术来进行胃癌高危人群的定期普查已成为临床的迫切需求。

近年来，呼出气分析提供了一种潜在的无创性疾病诊断工具，且具有易于操作、患者依从性高等优点，可提供一个窥视人体新陈代谢的"窗口"。临床医生一直试图建立一个能够联系呼出气与重要肿瘤疾病的诊断关系，目前已经成功在乳腺癌、结直肠癌、肺癌、胃癌等疾病中发现了特异的呼出气 VOCs 肿瘤标志物，以色列科学家报道了呼出气能够诊断 17 种癌症，引起了国际科技领域的广泛关注，这其中也包括胃癌，本节我们将根据不同分析方法介绍并讨论胃癌呼出气 VOCs 的研究现状。

一、胃癌呼出气的挥发性有机化合物分析

（一）气相色谱质谱联用仪分析胃癌呼出气

GC-MS 可以全面、准确地分析呼出气 VOCs，是目前呼出气分析最常用的方法。Ligor 等使用固相微萃取 - 气质联用仪（solid phase microextraction-gas chromatograph-mass spectrometry，SPME-GC-MS）方法对 3 例胃癌组织细胞的顶空 VOCs、3 例胃癌患者和 7 例正常健康人的呼出气 VOCs 进行分析，检测到丙酮、二硫化碳、异丙醇、乙醇和乙酸乙酯，并认为这些化合物是人体内源性产物。丁等使用 SPME-GC-MS 方法对 37 例胃癌患者、32 例正常健康人进行呼出气分析，发现丙烯腈（浓度范围 14.72~594.29ng/L）和甲基环己烷（浓度范围 9.20~970.89ng/L）可以作为胃癌潜在的呼出气挥发性标志物。还有研究者使用 SPME-GC-MS 法对 30 例胃癌患者、20 例健康人进行呼出气分析，发现己醛、5- 乙基 -5 甲基 - 癸烷、壬烷仅在胃癌患者的呼出气中可检测到。同时，胃癌患者呼出气中的乙醇、丙酮、己醇、薄荷醇的相对含量明显高于健康对照组。他们发现呼出气异戊二烯的浓度低于健康对照组，这与 Xu 等使用纳米传感器分析的结果相反。

（二）传感器阵列分析胃癌呼出气挥发性有机化合物

Xu 等通过基于纳米材料的呼出气试验来鉴别胃癌和胃良性病变，他们使用 GC-MS 以及纳米传感器法对 130 例胃部疾病患者的呼出气样本进行检测并采用 DFA 模式识别建立预测模型。结果显示，呼出气可以区分各组亚群：胃癌与胃部良性病变灵敏度为 89%、特异性为 90%、准确性为 90%，早期（Ⅰ期和Ⅱ期）与晚期（Ⅲ期和Ⅳ期）胃癌的检测灵敏度为 89%、特异性为 94%、准确性为 91%，且对混杂因素不敏感。呼出气化学分析发现了 5 种 VOCs（2- 丙烯腈、2- 丁氧基乙醇、糠醛、甲基庚烯酮和异戊二烯）在胃癌以及消化性溃疡患者中明显升高，可以作为胃癌呼出气的生物标志物。随后 Amal 等进行了进一步研究，收集来自 484 例患者的 968 个呼出气样本进行检测，包括胃癌组和不同级别胃癌风险联系的胃炎评估（operative link for gastric intestinal metaplasia assessment，OLGIM）病例。他们使用 2 种分析方法，即 GC-MS、与模式识别相结合的交叉反应纳米阵列。研究结果发现，使用 GC-MS 在胃癌组和高风险胃癌组（OLGIM Ⅲ~Ⅳ级）中分别具有独特的呼出气 VOCs 组合，并且检测到 8 种差异性 VOCs，分别为 2- 丙烯腈、糠醛、乙二醇丁醚、十六烷、4- 甲基辛烷、1，2，3- 三甲基苯、α- 甲基苯乙烯、2- 丁酮。基于纳米材料的呼出气检测则可以区分胃癌与胃黏膜肠上皮

化生(OLGIM 0~Ⅳ级),其灵敏度为 73%、特异性为 98%、准确性为 92%,区分胃癌与 OLGIM 0~Ⅱ级病例的灵敏度为 97%、特异性为 84%、准确性为 87%,区分胃癌与 OLGIM Ⅲ~Ⅳ的灵敏度为 93%、特异性为 80%、准确性为 90%,区分 OLGIM Ⅰ~Ⅱ级与 OLGIM Ⅲ~Ⅳ级的灵敏度为 83%、特异性为 60%、准确度为 61%。Chen 等研制了一种基于表面增强拉曼散射(surface enhanced Raman scattering,SERS)的传感器来检测胃癌呼出气中的生物标志物。在 SERS 传感器中,还原性氧化石墨烯(reduced graphene oxide,RGO)可以选择性地吸附和富集呼出气中的生物标志物,SPME 纤维和金纳米粒子分散在 RGO 上使 SERS 传感器可有效地检测被吸附的生物标志物。他们应用该方法分析了不同的呼出气标本和 200 例临床呼出气样本:灵敏度为 83%、特异性为 92%。该方法的使用不仅可以进行胃癌诊断,还可以对早期胃癌和晚期胃癌进行区分。研究者使用金属氧化物半导体气体传感器阵列分析了 161 例志愿者的呼出气,其中包括 49 例胃癌和 30 例胃溃疡患者,发现胃癌患者呼出气以及胃组织顶空 VOCs 中的丙酮、二硫化碳、异丙醇、乙醇、乙酸乙酯可以用来诊断胃癌,并采用反向传播神经网络算法统计出准确性为 93.00%、灵敏度为 94.38%、特异性为 89.93%。

(三)选择性离子流管质谱分析胃癌呼出气

选择性离子流管质谱(selected ion flow tube mass spectrometry,SIFT-MS)结合了流动管技术、化学电离技术以及质谱来对呼出气中的 VOCs 进行定性定量分析。SIFT-MS 可快速实时在线分析,且无需对样品进行吸附解吸。Kumar 等利用 SIFT-MS 对三组受试者进行呼出气分析:18 例胃 - 食管癌、18 例非癌上消化道疾病、17 例健康受试者。他们在呼出气中检测到 17 种 VOCs,使用曼 - 惠特尼 U 检验发现了 4 种 VOCs(己酸、苯酚、甲基酚和乙基苯酚)在癌症组与其他组的差异有统计学意义。使用 ROC 曲线分析了 4 种 VOCs 组合来区分食管 - 胃癌组和对照组,结果显示 ROC 曲线下面积(area under curve,AUC)为 0.91,更加说明了这些 VOCs 可以作为食管 - 胃癌潜在的生物标志物。该团队使用 SIFT-MS 方法对另外 81 例食管胃癌患者(食管癌 48 例,胃腺癌 33 例)、129 例对照(Barrett 化生 16 例,良性上消化道疾病 62 例,正常健康人 51 例)进行呼出气分析,发现了 12 种 VOCs,并认为脂肪酸、苯酚和醛类化合物可以作为食管和胃腺癌潜在的生物标志物。

(四)胃癌呼出气的冷凝液分析

王等应用 EcoScreen 冷凝器采集了 66 例胃癌患者及 60 例健康受试者的呼出气冷凝液,并使用免疫酶法对胃癌患者呼出气冷凝液(exhaled breath condensate,EBC)中的 P53 蛋白进行检测。结果显示,胃癌组呼出气 EBC 中的 P53 蛋白水平高于正常对照组($p<0.01$),与Ⅰ期相比,Ⅱ、Ⅲ、Ⅳ期的胃癌患者 EBC 中的 P53 蛋白浓度较高($p<0.05$),胃鳞癌和胃腺癌患者 EBC 中的 P53 蛋白水平差异无统计学意义($p>0.05$),EBC 中 P53 蛋白检测的灵敏度和特异性分别为 42.4% 和 93.4%,由此得出结论:胃癌患者 EBC 中的 P53 蛋白可用于胃癌的辅助诊断及病情监测。他们还发现免疫组化链霉菌抗生物素蛋白 - 过氧化物酶连结(streptavidin-perosidase,SP)法检测胃癌组织 P53 蛋白与免疫酶法检测 EBC 中 P53 蛋白这两种检测途径的差异无统计学意义。

(五)胃癌呼出气 VOCs 的影响因素

1. 地域差异　Amal 等使用 GC-MS 对中国和拉脱维亚共和国的 260 位患者进行呼出气分析,观察到两个地区的胃癌患者呼出气 VOCs 是不同的。在两个国家中,受试者呼出气 6-甲基 -5- 庚烯 -2- 酮可以区分胃癌组和健康对照组,呼出气中芳香族化合物和醇类可以区分消化性溃疡组和健康对照组,胃癌组与消化性溃疡组没有被区分开。研究中发现挥发性有机化合物的组成可能受到地理、环境和生活方式的影响,这可能是由于不同种族之间遗传和营养差异引起个体之间细胞氧化速度不同,从而造成 VOCs 差异,因此建立一个该地区人群适用的呼出气诊断模型是必要的。

2. 肠道微生物环境对胃癌 VOCs 影响　Leja 等使用 GC-MS 和纳米传感器分析了 10 例同一个胃癌患者连续 3 天的呼出气、17 例胃癌患者幽门螺杆菌治疗前后的呼出气以及 61 例胃癌患者肠道清洗前后的呼出气,发现同一个患者 3 天内呼出气 VOCs 是稳定的,证明了呼出气 VOCs 分析的可重现性。呼出气中的 α- 蒎烯($p=0.028\ 0$)和乙酸乙酯($p=0.030\ 0$)在抗生素应用后增加,而丙酮在结肠镜检查前肠道准备后增加($p=0.000\ 1$),说明抗生素和肠道准备重建的肠道微生物环境影响了呼出气 VOCs 的结果,需要进行更多研究来验证 VOCs 分析的准确性。在这些标志物成功转化为临床实践之前仍需要克服许多挑战,样品采集和处理的标准化也是临床研究的关键因素。

二、胃癌的呼出气生物标志物及可能来源

胃癌患者呼出气中 VOCs 主要是烷烃、酚类和酯类等物质。关于这些代谢产物产生的机制仍然在不断探究,尚未得到统一标准。大部分支持源于氧化应激的结果。幽门螺杆菌感染是已知的胃癌发生发展的最主要的危险因素,其诱发的慢性炎症可能与胃癌细胞代谢途径的改变密切相关。多项研究文章报道炎症反应与氧化应激密切相关,细胞因子的释放和免疫细胞 NADPH 氧化酶的活化可能导致氧化应激反应增强。Bakan 等人的一项研究发现,在胃癌患者体内丙二醛(malondialdehyde,MDA)的水平升高,而 MDA 是脂质过氧化标记。许多研究人员认为,癌症患者呼出气中的烷烃和甲基化烷烃与氧化应激有关。氧化应激、ROS 和自由基从细胞中的线粒体中释放出来,产生了挥发性的烷烃,这些烷烃在呼出气中随着气体交换排出体外。许多致癌因素可能导致体内 ROS 水平升高。ROS 与细胞和亚细胞膜中的不饱和脂肪酸相互作用,导致脂质过氧化反应并产生烷烃和甲基化烷烃。我们前期的研究结果发现,胃癌潜在标志物中的 2,2,4,6,6- 五甲基庚烷和四甲基硅烷,可能是由此途径产生的。在人体中,葡萄糖的厌氧代谢产物 2,3- 丁二醇是其最终的厌氧代谢产物之一。在胃癌患者体内,肿瘤组织的异常增生和代谢异常活跃,葡萄糖和谷氨酸被用来为癌细胞的细胞增殖提供能量,并合成蛋白质合成所需的碳水化合物、脂肪酸、氨基酸和核苷酸。但是,由于人体的营养支持能力有限,因此正常组织通常处于慢性厌氧条件下。在肿瘤组织中,糖酵解代谢增加,这被称为 Warburg 效应。Warburg 效应可进一步增加肿瘤组织中的葡萄糖消耗并增加无氧代谢。这种增加最终将导致作为厌氧代谢终产物的 2,3- 丁二醇异常增高。与 2,3- 丁二醇相似,体内醇的来源是烷烃的代谢。细胞中的细胞色素 P450 酶可以催化脂质过氧化作用生成烷烃。

Markar 等人综述了呼出气 VOCs 分析在诊断和评估胃肠道疾病中的作用,他们纳入了包括 934 名患者的 11 项研究,每项研究均使用质量评估工具(quality assessment tool for diagnostic accuracy studies,QUADAS-2)评估了研究质量,并且使用诊断准确性报告标准(Standards for Reporting of Diagnostic Accuracy,STARD)评估诊断的准确性。虽然结果表明呼出气分析在胃肠道疾病的多个领域具有潜力,例如,与对照组相比,炎症性肠病与呼出气中烷烃的增加有关;在一些研究中,增加的程度与疾病活动度相关;根据 VOCs 分析将结直肠癌与对照区分开来等。然而这些研究均为 I 期生物标志物研究,需要通过大型队列研究进

一步验证。QUADAS 2 工具评估研究质量的结果发现，偏倚的风险很大，由于在大多数研究中缺乏对患者招募的明确描述，与患者选择相关的偏倚风险仍不清楚。因此，62% 的研究对目标人群的适用性存在不明确的风险。此外，当使用 STARD 对单个研究进行评估以报告诊断准确性的研究时，大多数研究的质量较差，只有 2 项研究的评分超过总分的 50%（大于 12.5 分）。诊断性研究倾向于只发表积极的结果，这显然是结果偏倚的一个重要因素。此外，呼出气挥发性有机化合物的分析方法存在显著的异质性。这就需要确定最佳分析方法和进一步标准化每一种胃肠疾病的挥发性有机化合物特征，从而提高这些研究的可重现性。

　　Ulanowska 等人收集了 6 名幽门螺杆菌感染的患者和 23 名健康志愿者，并利用 SPME-GC-MS 分析了他们的呼出气样本，结果发现，在 HP 感染患者的呼出气中以及 HP 顶空气中均发现了异丁烷、2- 丁酮和乙酸乙酯，而健康人的呼出气中并未发现，提示呼出气 VOCs 分析在无创识别胃癌危险因素幽门螺杆菌患者中具有潜力。Xu 等人对 130 例胃病患者的呼出气样本进行了分析：胃癌 37 例，胃溃疡 32 例，病情较轻的 61 例。采用两种独立但互补的表征方法对呼出气样本进行评价。首先，采用 GC-MS 法鉴定各组间浓度差异显著的挥发性有机化合物。其次，14 个基于纳米材料的传感器与统计模式识别算法相结合，展示了与胃癌相关的特定呼出气指纹。Kumar 等采用 SIFT-MS 对 3 组不同人群呼出气 VOCs 进行了定量分析：18 例为胃食管癌患者，18 例为非癌性上消化道疾病患者，17 例为上消化道健康人群。从呼出气的 17 种挥发性有机化合物中，作者发现 4 种挥发性有机化合物（己酸、苯酚、甲基苯酚和乙基苯酚）在癌症和阳性对照（非癌性上消化道疾病）之间存在显著差异。癌症和健康对照组之间 VOCs 含量的比较也显示出类似的差异（差异性代谢物为甲醇、己酸、苯酚和甲基苯酚）。与健康组相比，甲醇是非癌性上消化道疾病患者中唯一显著增加 VOC。通过对 4 种 VOCs（己酸、苯酚、甲基苯酚、乙基苯酚）的定量，并进行 ROC 曲线分析，得到曲线下面积为 0.91，表明该方法对癌症和非癌性上消化道疾病具有较好的诊断准确性。

　　这些研究强调了呼出气分析在非侵入性分层胃肠道疾病风险中的潜力。未来的研究应在更大的患者群体中证实这些结果的有效性和重现性，并采用更可靠的研究方法。例如，研究人员尝试在多个诊断平台上验证特定 VOCs 与特定胃肠疾病之间的关系。此外，研究人员还需致力于特定的 VOCs 在某些胃肠疾病状态下产生的机制，这将进一步提高这些结果的有效性。呼出气测试在患者诊断路径中的位置是一个重要的讨论领域，虽然呼出气中挥发性有机化合物的分析不太可能取代内镜直接观察胃肠道。然而，它可以提供一种非侵入性的诊断方法来评估具有适当症状的人群患胃肠道疾病的风险。这种初级筛选将为内镜检查带来好处，包括提高成本效益和诊断准确性、促进早期诊断和治疗，从而提高胃肠道癌症的长期生存率和炎症性肠病患者的生活质量。

　　综上所述，目前胃癌呼出气的研究主要是在 GC-MS、传感器阵列、SIFT-MS、EBC 这几个方面，国内外相关研究还相对较少。因此，关于胃癌呼出气诊断方面的研究还需要继续探索，未来的研究领域包括胃癌呼出气 VOCs 可能的生化通路研究，标准化呼出气试验和特定胃部疾病的大规模多中心人群呼出气诊断。

三、实例介绍——胃癌、胃溃疡、慢性萎缩性胃炎和健康人的呼出气分析

（一）实验方法

1. 受试者　这项研究的对象包括年龄在 25~81 岁之间的男性和年龄在 34~89 岁之间

的女性。除胃病患者组外,本研究还纳入了健康志愿者。24 例胃癌患者中,男性 14 例,女性 10 例。胃癌患者平均年龄为 63.75 岁,标准差(SD)为 11.46 岁;这些患者中有 8 人是吸烟者。24 例胃溃疡患者中,男 7 例,女 17 例。胃溃疡患者的平均年龄为 59.33 岁,这些患者中有 4 人是吸烟者。48 例胃炎患者中,男性 24 例,女性 24 例。平均年龄 54.71 岁,这些患者中有 8 人是吸烟者。正常对照组 32 例,平均年龄 39.78 岁,仅包括 1 例吸烟者。所有患者和对照受试者均在隔夜空腹 24 小时内进行呼出气采集,同时平行采集环境空气。

2. 固相微萃取(SPME)方法、GC-MS 分析方法、GC-MS　原始数据的提取和预处理以及统计分析方法同第一节肺癌实例介绍。

（二）实验结果

1. 胃癌患者与健康对照者　使用 GC-MS 分析了 24 例胃癌患者和 32 例健康对照者的呼出气样本中的代谢产物。基于所得色谱图中的离子峰,我们获得了 215 个变量。从 PCA 和 PLS-DA 评分图中看到实验组和对照组的分离趋势;PLS-DA 评分图中样本的紧密聚类证明了我们的方法是有效的(图 7-3-1)。在相应的 PCA 评分图中,胃癌患者和正常对照者的呼出气样本可分为两类(图 7-3-1A)。为了提供更详细的分析,我们进行了 PLS-DA。利用 3 个正交分量,得到预测模型($R^2X=0.507$,$R^2Y=0.676$,$Q^2=0.439$;图 7-3-1B)。经过 100 次置换测

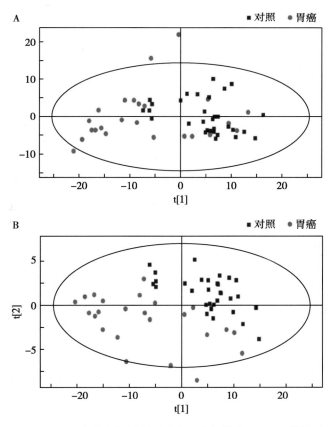

图 7-3-1　胃癌患者与健康对照者呼出气样本 VOCs 的比较

A. PCA 分析胃癌患者组和健康对照组的得分图。B. 分析胃癌患者组和健康对照组的得分图(4 个主成分,$R^2X=0.507$,$R^2Y=0.676$,$Q^2=0.439$)

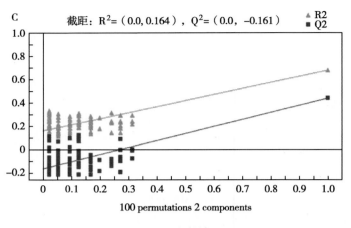

图 7-3-1(续)

C. PLS-DA 校验图 $R^2=(0.0,0.164)$；$Q^2=(0.0,-0.161)$

出自于 Hongshuang Tong, Yue Wang, Yue Li, et al. Volatile organic metabolites identify patients with gastric carcinoma, gastric ulcer, or gastritis and control patients. Cancer Cell Int, 2017, 17:108.

试迭代,发现 R^2 截距为 0.164,Q^2 截距为 0.161(图 7-3-1C)。在 PLS-DA 模型中,4 种特征性代谢产物在样本分类中起决定性作用,如 VIP 值 0.1 和 t 检验所示,其中 $p<0.05$。

2. 胃癌患者与胃溃疡患者 使用 GC-MS 分析了 24 例胃癌患者和 24 例胃溃疡患者呼出气样本中的代谢物。基于所得色谱图中的离子峰,我们获得了 216 个变量。从 PCA 和 PLS-DA 评分图中看到实验组和对照组的分离趋势;PLS-DA 评分图中样本的紧密聚类证明了我们的方法是有效的(图 7-3-2)。在相应的 PCA 评分图中,胃癌患者和胃溃疡患者的呼出气样本可分为两类(图 7-3-2A)。为了提供更详细的分析,我们进行了 PLS-DA。利用 3 个正交分量,得到预测模型($R^2X=0.535$,$R^2Y=0.616$,$Q^2=0.423$;图 7-3-2B)。经过 100 次置换测试迭代,发现 R^2 截距为 0.167,Q^2 截距为 0.163(图 7-3-2C)。在 PLS-DA 模型中,3 种特征性代谢产物在样本分类中起决定性作用,如 VIP 值 0.1 和 t 检验所示,其中 $p<0.05$。

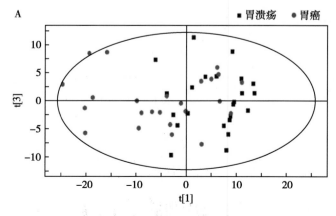

图 7-3-2 胃癌患者与胃溃疡患者呼出气样本 VOCs 的比较

A. PCA 分析胃癌患者组和胃溃疡患者组的得分图

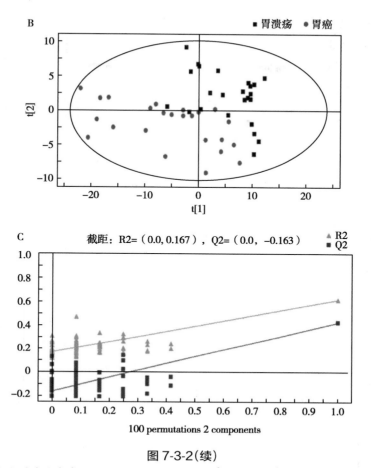

图 7-3-2(续)

B. 分析胃癌患者组和胃溃疡患者组的得分图(3 个主成分,$R^2X=0.535$,$R^2Y=0.616$,$Q^2=0.423$)。C. PLS-DA 校验图 $R^2=(0.0, 0.167)$;$Q^2=(0.0, -0.163)$

出自于 Hongshuang Tong, Yue Wang, Yue Li, et al. Volatile organic metabolites identify patients with gastric carcinoma, gastric ulcer, or gastritis and control patients. Cancer Cell Int, 2017, 17:108.

3. 胃癌患者与健康对照者　使用 GC-MS 分析了 24 例胃癌患者和 48 例胃炎患者呼出气样本中的代谢物。基于所得色谱图中的离子峰,我们获得了 342 个变量。从 PCA 和 PLS-DA 评分图中看到实验组和对照组的分离趋势;PLS-DA 评分图中样本的紧密聚类证明了我们的方法是有效的(图 7-3-3)。在相应的 PCA 评分图中,胃癌患者和胃炎患者的呼出气样本可分为两类(图 7-3-3A)。为了提供更详细的分析,我们进行了 PLS-DA。利用 3 个正交分量,得到预测模型($R^2X=0.381$,$R^2Y=0.695$,$Q^2=0.542$;图 7-3-3B)。经过 100 次置换测试迭代,发现 R^2 截距为 0.141,Q^2 截距为 0.221(图 7-3-3C)。在 PLS-DA 模型中,3 种特征性代谢产物在样本分类中起决定性作用,如 VIP 值 0.1 和 t 检验所示,其中 $p<0.05$。

结果表明,癌症患者组 3 种代谢产物的含量明显高于正常对照组($p<0.05$):[R-(R*、R*)]-2,3- 丁二醇、十六烷、3,8- 二甲基 - 十一烷。此外,与正常对照组相比,癌患者组中检测到碳酸亚乙酯的水平显著降低($p<0.05$)。

与胃溃疡患者组比较,癌症患者组两种代谢产物的水平显著升高($p<0.05$):N,N- 二甲基

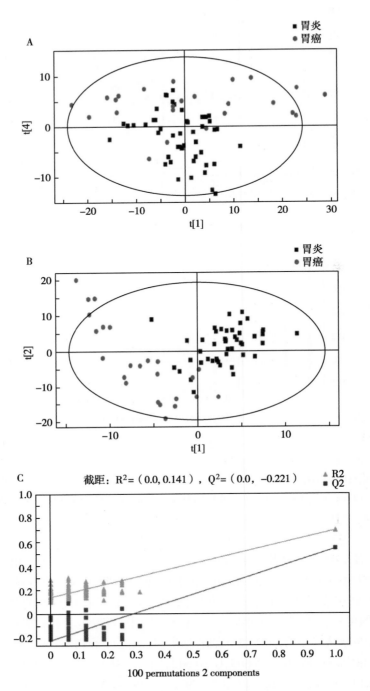

图 7-3-3　胃癌患者与健康对照者的呼出气 VOCs 比较

A. PCA 分析胃癌患者组和胃炎患者组的得分图。B. 分析胃癌患者组和胃炎患者组的得分图（4 个主成分，$R^2X=0.381$，$R^2Y=0.695$，$Q^2=0.542$）。C. PLS-DA 校验图 $R^2=(0.0, 0.141)$；$Q^2=(0.0, -0.221)$

出自于 Hongshuang Tong，Yue Wang，Yue Li，et al.Volatile organic metabolites identify patients with gastric carcinoma, gastric ulcer，or gastritis and control patients. Cancer Cell Int，2017，17：108.

乙酰胺和(对羟基苯基)-膦酸。此外,与胃溃疡患者组相比,癌患者组中 1,3-二氧戊环-2-甲醇的水平显著降低(*p*<0.05)。

与胃炎患者组相比,癌症患者组中发现 2 种代谢产物的水平升高,8 种代谢产物的水平降低。下列代谢产物增加(*p*<0.05):1,3-二氧戊环-2-甲醇和苯并噻唑。以下八种代谢产物降低(*p*<0.05):N,N-二甲基乙酰胺;膦酸,(对羟基苯基)膦酸;6-叔丁基-2,2,9,9-四甲基-3,5-癸二烯-7-炔;1,6-二氧杂环癸烷-7,12-二酮;己内酰胺;3-乙酰基-5,7-辛二烯-2-酮;壬醛;6-甲基-5-庚烯 2-酮(*p*<0.05)。

(三)结论

与正常对照组相比,胃癌患者具有独特的 VOCs 谱,特定的 VOCs 特征与癌症患者相关。此外,这些代谢产物可能有助于胃癌患者的诊断和筛查。

(李恩有 郭 雷)

第四节 呼出气代谢组学与结直肠癌诊断

一、概述

结直肠癌(colorectal cancer,CRC)是世界上第三种最常见的癌症,是癌症死亡的主要原因之一。2019 年,美国有 134 784 人被诊断为 CRC,其中 51 516 人死于该疾病。目前,有几种结直肠癌筛查模式可用,每种检测方式都有其自身的性能特征和可接受性。2008 年,美国预防服务工作组建议年龄在 50~75 岁的人使用高敏感性粪便潜血检测、乙状结肠镜或结肠镜检查进行 CRC 筛查。优选的筛查方法应该具有廉价、无创和精确的优点,以满足无症状个体的高合作率。粪便免疫化学血液测试(faecal immunochemical test,FIT)是使用最广泛的无创性筛查方式。这种基于粪便的检测相对便宜且易于实施,但是由于检测结直肠癌的灵敏度和特异性分别为 56%~89% 和 92%~97%,因此使用 FIT 进行人群筛查会导致癌症的遗漏和不必要的结肠镜检查。此外,理想的筛查试验是能够检测出可治疗的癌前病变防止癌症的发展,但是 FIT 对晚期腺瘤的灵敏度较低,仅为 39%~57%。FIT 的这些不足带来了较低的人群依从性,需要一种新的无创结直肠癌的筛查方法。

血液中的几种特异性肿瘤生物标志物,如癌胚抗原(carcinoembryonic antigen,CEA)和碳水化合物抗原 19-9(carbohydrate antigen 19-9,CA19-9),已广泛用于结直肠癌的临床诊断。然而,这两种生物标志物对结直肠癌诊断都不是特别敏感或特异,因为这两种抗原也可作为其他类型癌症的生物标志物。结肠镜检查是检测和诊断结直肠癌一种相对准确和可靠的方法。尽管如此,结肠镜检查方法也有一定的局限性。例如,很难对老年患者或患有严重全身疾病的患者进行结肠镜检查。另外,结肠镜检查费用昂贵,受资源限制,普及不方便;此外,结肠镜检查不仅会引起患者不适,还会产生意外的医源性损伤。使用粪便潜血试验(fecal occult blood test,FOBT)和软性乙状结肠镜检查(flexible sigmoidoscopy,FS)进行 CRC 筛查对降低 CRC 的死亡率和晚期疾病的发生率是有效的。尚无评价结肠镜检查和 CT 结肠镜检查对晚期癌症死亡率或发病率影响的随机对照试验。尽管关于 FOBT 对死亡率结果影响的 RCT 证据不足,但 FOBT 在更高的敏感性和类似的特异性方面具有良好的检测准确性,这就需要根据未来高质量的研究来更新和重新评估现有的证据。

呼出气试验作为结直肠癌筛查工具的想法由来已久,1977 年由海恩斯等人首次提出,他们评估了结直肠癌患者的呼出气中存在较高浓度的甲烷。然而,这一假设被后续的几项研究否认并被忽略了 30 年。近年来,呼出气 VOCs 分析又被重新唤醒,但并不专注于单一标记物的监测,而是同时识别几种化合物。随着质谱技术的不断发展,研究者发现呼出气 VOCs 分析可以区分结直肠癌患者和正常人。此外,还有研究发现,随着结直肠癌患者癌变部位的切除,其呼出气中的 VOCs 发生了变化,提示手术前的呼出气 VOCs 可能与癌症代谢有关。在这项研究中,得到了 11 种差异性 VOCs,它们代表了结直肠癌患者的核心"呼出气指纹",如果能在更大的样本量中得到证实,那么呼出气 VOCs 分析不仅可用于筛查,还可用于结直肠癌的二级预防。几项研究还表明,不同病理类型的癌症组织的异常代谢过程会产生不同的 VOCs,这些为呼出气 VOCs 用于诊断不同病理类型的癌症提供了理论依据。因此,本节通过介绍目前 VOCs 分析在呼出气、粪便、血液和尿液中的研究,讨论结直肠癌诊断的 VOCs "指纹",并对不同方法及结果进行讨论,以评价呼出气代谢组学方法作为 CRC 筛查的非侵入性生物标志物的可靠性。

二、结直肠癌的病理生理变化

遗传和环境因素被认为是 CRC 发生的主要因素,后者包括与饮食相关的疾病,如慢性炎症和肥胖。特别是富含脂肪和糖的饮食即西式饮食(western style diet,WSD)已被证明可诱导肠道多种病理生理改变,从而增加结直肠癌的风险。在这种情况下,饮食因素最近被证明在调节肠道干细胞(intestinal stem cells,ISCs)和肠道微生物群中发挥了意想不到的新作用。肠道干细胞和肠道微生物是负责肠道稳态的两个主要生物系统,而饮食在 ISCs 的肿瘤转化和结直肠癌干细胞的代谢、肠道稳态和结肠肿瘤发生的调控中发挥着重要作用。特别关注具有潜在临床意义的新研究领域,包括食物成分对 ISCs 和癌症干细胞(cancer stem cells,CSCs)的影响、CRC 特异性微生物特征的存在以及可能与早发性 CRC 有关的肠道稳态的改变。对饮食因素在肠道调节中的作用的新认识,不仅将为 CRC 的预防和早期诊断提供新工具,也将为提高现有 CRC 治疗的有效性提供新工具。

2000 多年前,现代医学之父希波克拉底曾说过,所有的疾病都起源于肠道。最近的研究支持这一理论,表明肠道稳态的改变促进了慢性疾病的发生、影响了免疫系统功能、导致癌症的发生。CRC 与肠道稳态的改变密切相关,与个人生活方式如营养、吸烟、饮酒和体育活动以及社会健康的决定因素密切相关。近年来,由于预防性筛查在 50 岁以上人群中的推广,西方国家 CRC 高发病率趋于稳定或略有下降。然而,与此同时,在欧洲和美国,50 岁以下人群的结肠癌发病率一直在上升,从而成为一个公共健康问题。大多数早发结直肠癌是散发性的,可能与环境、行为和饮食因素有关,尽管大型流行病学研究仍然缺乏。胃肠道是营养吸收和消化的主要部位,也是宿主与其环境之间对有害毒素和病原体的最大屏障。肠道也是参与维持代谢稳态的人体最大的内分泌器官,和其他与新陈代谢有关的器官一样,肠道也容易受到饮食因素的影响。然而,由于与食物直接接触,肠道主要对饮食成分敏感,这些饮食成分直接影响肠道的结构和功能。基本的肠道单位,如隐窝和绒毛,会对外界输入做出动态反应并已被证明会根据饮食的变化而改变它们的大小。

最近的研究表明,饮食因素在多个水平上影响肠道稳态、肠道细胞和肠道微生物群。哺乳动物肠道不健康的饮食习惯,如西式饮食(富含脂肪和简单碳水化合物的饮食)和营养过剩引起过多的变化从肠上皮细胞亚细胞结构改变到侵蚀整个组织。特别是 ISCs 对高脂肪饮食或营养过剩的特异适应性反应可能在整个进化过程中保持不变。事实上,果蝇 ISCs 对丰富食物的反应是通过激活一种基于加速分裂速率和对称分裂优势的生长程序,导致肠细胞总数和肠大小的净增加。同样,在哺乳动物肠道中,营养过剩已被证明通过增强 β-catenin 信号通路直接促进 ISCs 增殖活性,导致小肠绒毛长度增加。同时,高脂肪饮食增加了侵蚀肠绒毛的胆汁酸水平,使 ISCs 更多地暴露于有毒代谢物。高脂肪饮食诱导的 ISCs 激活似乎与食物的脂质含量直接相关。最近的研究表明,高脂食物可诱导 ISCs 中过氧化物酶体增殖物激活受体的激活,从而增加肠内有丝分裂活性干细胞的数量。重要的是,除了诱导 ISCs 的瞬时适应性反应外,高脂肪饮食还会增加肠前体细胞的致瘤性。这些观察结果与一些流行病学研究一致,这些研究表明,不同的饮食能够调节肠癌发展的风险。重要的是,机制研究和人口研究都表明,富含脂肪的饮食如 WSD,会导致更高的 CRC 患病率。肠道微生物群是高脂肪饮食与疾病之间的重要联系。高脂肪膳食补充剂已被证明可以改变微生物群的丰度、组成和生理性能。反过来,肠道微生物群也被证明在脂肪储存中发挥了积极作用,并对肥胖的病理生理学起到了至关重要的作用。

生物失调在不同癌症类型中影响肿瘤发生和生长的机制是多种多样的。然而,大多缺乏全面的机制报道,很多研究关注于了解肠道微生物如何影响不同器官的致癌作用。最大的证据支持生物失调和肠道炎症是 CRC 发展的关键因素。首先,肿瘤微生物群(包括腺瘤和癌相关微生物群)与健康肠道黏膜明显不同。此外,动物模型证据表明,与健康对照组的粪便相比,CRC 患者粪便移植可诱导小鼠息肉形成、激活致癌信号并改变局部免疫环境。饮食习惯的重大变化对肠道菌群有显著影响,而饮食导致菌群多样性减少的机制开始被阐明。WSD 已被证明通过多种途径降低肠道菌群的多样性,包括炎症和膳食纤维中可获得菌群碳水化合物(microbiota-accessible carbohydrates, MACs)的渐进式损失。重要的是,与 MACs 低饮食相关的变化已经被证明会在几代人之后发生。事实上,在摄入低水平 MACs 的小鼠中,重新引入膳食纤维能够在一代的时间内恢复肠道微生物群的变化。然而,在长期剥夺 MACs 后,微生物群的改变是不可恢复的,并在几代后保持稳定。高脂肪饮食诱导的炎症反应也会导致细菌多样性的减少。高脂肪饮食相关炎症导致脂肪细胞无法有效清除循环中的游离脂肪酸,是疾病进展和并发症(如胰岛素抵抗、心血管疾病、肝病、动脉粥样硬化、肠道疾病和癌症)发生的关键因素。在饮食、炎症和肠道微生物之间的联系机制中,高脂肪饮食后的人类和动物中都观察到厚壁菌门水平升高,拟杆菌门相对丰度降低。肠道微生物群的变化激活 Toll 样受体信号通路,导致肠道对内毒素的通透性增加,导致炎症状态恶化。从一些临床前模型和一些人类研究中得到的越来越多的证据表明,生态失调是结直肠癌的致癌驱动因素。事实上,导致结直肠癌发展的生态失调的特征是特定细菌类群的扩张,如核梭杆菌、大肠杆菌和脆弱拟杆菌。一些在结直肠癌中扩张的菌株已经被证明可以产生促炎毒素,促进炎症状态,从而刺激癌变。脆弱杆菌在人类受试者中产生与早期结直肠癌发生相关的肠毒素并特别负责驱动炎症表型,导致腹泻和炎症相关的肿瘤发生。其他具有直接基因毒性作用的细菌代谢物,如大肠杆菌产生的大肠杆菌素或空肠弯曲菌产生的致细胞死亡膨胀毒素,已被证明可诱导小鼠发生癌变。此外,产肠毒素菌株可通过刺激活性氧产生增加,影响应激相关和 DNA 损伤信号通路,从而促进肠道炎症。在其他菌株中,*F. nucleatum* 已被证明在结肠腺瘤和结肠癌的发生和进展中发挥核心作用,也在结直肠癌患者的淋巴结和远处转移中检测到。核状体也被证明通过抑制抗肿瘤免疫功能来促进肠道肿瘤的发生。此外，包括 FadA 黏附复合物在内的 *F. nucleatum* 成分可以激活人结肠癌细胞系中的 β-catenin-Wnt 信号通路，从而引发干细胞反应并导致致癌转录改变。慢性炎症状态本身可能会导致生态失调，研究发现，关键炎症调节基因的遗传缺陷会促进包括大肠杆菌在内的原癌性细菌的积累。

最新研究发现，微生物群改变与癌症之间具有高度相关性，这些研究共同将 CRC 定义为一种微生物疾病。在细菌中，次生胆汁酸脱氧胆酸（deoxycholic acid，DCA）起着重要作用并可介导癌变。在低级别肠道发育不良患者中发现 DCA 水平升高，将肠道微生物组的变化与 CRC 发展的非常早期阶段联系起来。DCA 和其他胆汁酸已被证明可增加 DNA 损伤，促进突变的发生。此外，富含脂肪的饮食导致的胆汁酸水平升高会增加 DNA 损伤和 CSCs 的增殖，促进 CRC"自下而上"模型进展。Wirbel 及其同事最近的一项荟萃分析研究评估了768 项关于 CRC 的粪便基因组研究，确定了环境、饮食和生活方式差异导致的疾病特异性微生物组变化。值得注意的是，这项荟萃分析在 7 个国家的人群中鉴定了 29 个存在 CRC 的物种。在不同的研究中，CRC 患者的肠道微生物组显示了参与氨基酸、黏蛋白和有机酸降解的代谢途径。在富含脂肪和肉类的饮食之后，新陈代谢开始向氨基酸代谢转变，碳水化合物代谢基因在这种条件下表达不足。此外，CRC 基因组中次级胆汁酸的产量增加、癌症相关的肠道微生物产生与富含脂肪和肉类的饮食之间也存在代谢联系。有研究显示，肠道微生物组可以由特定的疾病产生，值得注意的是，CRC 病例的肠道微生物组与对照组相比表现出更高的多样性，这可以解释为微生物从口腔进入结肠的移位。另有研究表明，糖异生、氨基酸腐败和发酵途径的富集与 CRC 相关。相反，与复合碳水化合物、水苏糖和半乳糖相关的代谢途径在对照组中富集。研究发现，CRC 相关的宏基因组中三甲胺合成相关基因表达更高。值得一提的是，某些肠道细菌能够将肉和其他食物中的胆碱降解为三甲胺，这种能力早在动脉粥样硬化中就存在。肠道微生物组与胆碱代谢的密切关系为证实潜在致癌肠道微生物组在结直肠癌发展中的作用机制提供了证据。

饮食因素主要影响肠道稳态和结直肠癌的发展，既直接通过食物成分对肠道细胞的作用，也间接通过塑造肠道微生物群的组成。饮食因素与肿瘤转化之间的机制开始被阐明，包括 ISCs（或 CSCs）、免疫系统、共生细菌以及可能具有代谢/内分泌功能的其他器官之间的相互作用。肠道内稳态的新机制为未来研究开辟了新途径，可能会显著改善 CRC 的预防和治疗，了解特定饮食在影响 CRC 对治疗、转移和复发反应中的作用，可以为改善 CRC 患者的治疗和管理提供新的工具。为了防止这种致命疾病的传播，需要更好地了解 CRC 的分子决定因素和与饮食相关的危险因素，同时还需要新的一级和二级预防策略和专门的临床试验。总之，即将进行的关于饮食因素如何协调肠道稳态的研究可能为 CRC 的早期诊断和更有效的治疗提供新的重要工具。

三、结直肠癌呼出气的生物标志物研究

近年来大量研究集中于不同人体生物样本用于检测结直肠癌区别于健康人群的 VOCs，表 7-4-1 列出了不同分析平台、生物基质分析的结直肠癌潜在性生物标志物。

（一）尿液顶部空间中的挥发性有机化合物

尿液 VOCs 分析已用于诊断结直肠癌，因为与粪便相比，尿液收集的简单性和患者的可接受性使其成为筛查测试的一个极好的潜在目标。Silva 等使用动态顶空（dynamic

表 7-4-1 结直肠癌诊断的潜在生物标志物

作者	分析平台	检测样本	病例	标志物	敏感性	特异性
Peng G (2010)	e-nose GC-MS	呼出气	26例结直肠癌;22名健康志愿者	1,1-二苯基-1-丁烯,1,3-二甲基苯,1-碘王烷,1,1-二甲基乙基硫代乙酸,4'-氰基[1,1'-联苯]-4-基,4-(4-丙基环己基)苯甲酸酯,2-氨基-5-异丙基-8-甲基-1-壬腈	<30%	—
Altomare DF (2013)	GC-MS	呼出气	37例结直肠癌;41名健康志愿者	王醛,4-甲基-2-戊酮,癸醛,2-甲基丁烷,1,2-戊二烯,2-甲基戊烷,3-甲基戊烷,甲基环戊烷,环己烷,1,3-二甲苯,4-甲基辛烷,1,4-二甲苯,十一烷,三甲基癸烷	86%	83%
Wang C (2014)	GC-MS	呼出气	20例结直肠癌;20健康志愿者	环己酮,十二烷,2,2-二甲基癸烷,4-乙基-1-辛基-3-醇,反式-2-十二碳烯-1-醇,环辛醇,乙基苯胺,3-羟基-2,4,4-三甲基戊基-2-甲基丙酸酯,6-叔丁基-2,2,9,9-四甲基十一烷,3,5-癸二烯-7-炔	—	—
Amal H (2015)	GC-MS e-nose	呼出气	65例结直肠癌;12例高分化腺瘤,10例非高分化腺瘤;122名健康志愿者	乙醇,丙酮,乙酸乙酯,4-甲基辛烷	94%	88%
Markar SR (2019)	SIFT-MS	呼出气	50例结直肠癌;50例炎症性肠病,息肉和憩室病;以及50例健康对照	丙醛	96%	76%
Altomare DF (2020)	GC-MS	呼出气	83名结直肠癌患者;90名非癌症对照者	十四烷,乙苯,甲苯,乙酸,6,10-二甲基-5,9-十一双烯-2-酮,癸烷,苯甲醛,苯甲酸,1,3-双(1-苯基乙烯基)苯,癸醛,不明化合物T22_75,十二烷,2-乙基-1-己醇,4-异丙基苯乙酮	90%	93%
Wang C (2014)	GC-MS	血液	16例结直肠癌;20名健康志愿者	苯基甲基氨基甲酸酯,乙基己醇,6-叔丁基-2,2,9,9-四甲基己二醇-3,5-癸二烯-7-炔,1,1,4,4-四甲基-2,5-二甲基-环己烷	—	—
De Meij TG (2014)	Cyranose 320	粪便	40例结直肠癌;60例高分化腺瘤;57名健康志愿者	未报道	结直肠癌85%;高分化腺瘤62%	结直肠癌87%;高分化腺瘤86%

续表

作者	分析平台	检测样本	病例	标志物	敏感性	特异性
Batty CA (2015)	SIFT-MS	粪便	62例FOBT阳性患者;31例正常人;31例来自高危人群	硫化氢,二甲基硫化物,二甲基二硫化物	72%	78%
Ishibe A (2018)	GC	粪便	30例结直肠癌,26例健康对照	甲硫醇	90%	57%
Bond A (2019)	GC-IMS	粪便	21例结直肠癌,60例健康对照	2-丙醇,2-己酮,3-甲基-丁酸乙酯,丁酸丙二酯,戊酸丙二酯,1,4-二甲苯,2-丙酸丙酯	88%	85%
Bosch S (2020)	GC-IMS	粪便	14例结直肠癌,227例健康对照	未报道	100%	100%
Silva CL (2011)	dHS-SPME/GC-MS	尿液	12例结直肠癌,21例高分化腺瘤	己醛,庚醛;2-甲基-3-苯基-2-丙烯醛;1,2,4-三甲基苯;对伞花烃;1,2-二氢-1,1,6-三甲基-萘;1,4,5-三甲基萘;茴香醛;1-辛醇;4-甲基苯酚;萜品烯;二甲基二硫化物;2-甲氧基噻吩;2,7-二甲基喹啉		
Westenrink E (2015)	e-nose	尿液	39例结直肠癌;35例炎症性肠病;18名健康志愿者	未报道	78%	79%
Arasaradnam RP (2014)	FAIMS/GCMS	尿液	83例结直肠癌;50例健康志愿者	乙醛(或环氧乙烷或草酸);丙酮;2-戊酮(或3-甲基-2-丁酮(或2,3-丁二酮);4-庚酮(或3-甲基-3-戊酮或2,3-丁二烯);二甲基二氮烯(或环丁氧杂环丁烷);乙酰肼-吡啶甲醛;异硫氰酸烯丙酯;甲氧基-苯基-肟(乙基苯酯)或氨基甲酸甲酸(甲酯);己烯-1-醇(或4-甲基-1-己烯或己醛)	88%	60%
Widlak MM (2018)	FAIMS	尿液	35例结直肠癌	未报道	63%	63%
Mozdiak E (2019)	FAIMS/GC-IMS	尿液	12例结直肠癌;12例健康人	未报道	100%	92%
McFarlane M (2019)	FAIMS-MS	尿液	56例结直肠癌,82例健康对照	未报道	69%	69%

headspace，DHS)-SPME 结合 GC-MS 评估了癌症患者和对照组的尿 VOCs 谱差异。癌症组包括 14 例白血病、12 例 CRC 患者和 7 例淋巴瘤患者。该组与 21 名健康对照者进行了比较。作者得出结论，CRC 患者的特征在于 1，4，5- 三甲基萘，2，7- 二甲基喹啉和 2- 甲基 -3- 苯基 -2- 丙烯(表 7-4-1)。这项研究是对 CRC 患者尿液样品进行 VOCs 分析的首次应用，尽管它对 CRC 没有特异性，但评估了彼此之间非常不同的其他三种类型的癌症。

在 Coventry 大学医院(Warwickshire，英国)进行了两项进一步的研究，考虑到对于接受结直肠癌筛查项目的患者，收集尿液可能比收集粪便更容易接受，从而提高依从性。第一项研究使用 FAIMS 仪器和 Combi-PAL ITEX 自动预浓缩器系统(瑞士 CTC Analytics AG)评估来自 83 名结直肠癌患者和 50 名健康对照者的尿样，研究表明，在两组之间的鉴别中灵敏度为 88%，特异性为 60%。GC-MS 鉴定的 VOCs 如表 7-4-1 所示。在第二项研究中，相同的作者开发了一个专用的电子鼻 WOLF 系统，由 13 个传感器(10 个电流型电化学传感器、2 个非色散红外光学器件和 1 个光电离检测器)组成，在 92 个尿液样本的顶部空间测试其鉴别能力，包括 39 名结直肠癌患者、35 名肠易激综合征患者和 18 名健康对照者。与其他两组相比，这种新技术在检测结直肠癌患者时显示出 78% 的敏感性和 79% 的特异性，证实了在结直肠癌患者的尿液样本中存在可识别的代谢组学紊乱，以及尿液作为潜在的良好生物样本用于筛查的效率。

Mozdiak 等使用场不对称离子迁移谱(field asymmetric ion mobility spectrometry，FAIMS)和气相色谱结合离子迁移谱(gas chromatography coupled with ion mobility spectrometry，GC-IMS)分析来自 FOBT 阳性患者的尿液，163 名患者参加了这项研究，结果区分 CRC 与对照的测试准确度很高：使用 FAIMS 和 GC-IMS 的曲线下面积(AUC)分别为 0.98(95%CI=0.93~1)和 0.82(95%CI=0.67~0.97)。来自腺瘤的 CRC 的正确分类率很高，AUC 范围为 0.83~0.92(95%CI=0.43~1.0)。使用两种分析方式，腺瘤与对照的分类较差，AUC 范围为 0.54~0.61(95%CI=0.47~0.75)。然而，在包括 562 名患者在内的更大队列中，FAIMS 检测到的尿 VOCs 的诊断准确性低于粪便免疫化学试验(faecal immunochemical test，FIT)，在高危腺瘤中观察到的结果令人不满意(特异性为 16%)，结合尿液 VOCs 和 FIT 也没有提供显著优势。

(二)粪便顶空的挥发性有机化合物

Meji 等人首次报告了粪便样本分析，他们使用 Cyranose 320(Smith Detections，Pasadena，CA，USA)检测 40 例结直肠癌患者、60 例高分化腺瘤患者和 57 名健康对照者。对来自同一队列的 35 例结直肠癌、46 例高分化腺瘤和 52 例对照组的粪便样本进行了分析。Cyranose 320 是一款基于 32 个纳米复合有机聚合物传感器阵列的商用电子鼻，在结直肠癌患者和对照组的比较中，其灵敏度和特异性分别为 85% 和 87%。将晚期腺瘤患者与对照组进行比较，灵敏度为 62%，特异性为 86%。将结直肠癌患者与晚期腺瘤患者进行比较，发现灵敏度为 75%，特异性为 73%。Batty CA 等人研究了 31 份来自正常人的粪便样本和 31 份来自高度腺瘤或腺癌患者高危组的粪便样本，这些样本在基于 FOBT 阳性进行结肠镜检查后被分开。使用三种可用的前体离子(H_3O 离子、一氧化氮离子、氧离子)中的每一种都进行质谱分析，确定了四种离子差异有统计学意义(m/z 35、m/z 90、m/z 62、m/z 94)，最有可能来自硫化氢、二甲基硫化物和二甲基二硫化物(第四种未知)，该技术显示了 78% 的特异性和 72% 的敏感性。Bosch 等报道应用 GC-IMS 检测粪便 VOCs，并可以将 CRC 患者与对照组区分开来，AUC 为 0.96。在将晚期腺瘤患者与对照组分开时也观察到类似的准确性，但在腺瘤患者和 CRC 之间没有观察到。有趣的是，在息肉切除术后 VOCs 曲线恢复正常。Ishibe 的研究中使用气相色谱与硫化学发光检测器联用，并在排便过程中收集 VOCs。尽管具有良好的灵敏度（90%），但总体准确度（75%）并不优于 Bosch 在储存粪便中观察到的准确度。

（三）血液顶空中的挥发性有机化合物

近年来，许多研究侧重于通过确定结直肠癌患者的尿代谢谱、血液中水溶性代谢物的水平和呼出气 VOCs 来分析结直肠癌。有研究者探究结直肠癌对尿液的影响并进行了代谢组学分析，相对于健康个体的对照组的尿液，结直肠癌患者的尿液表现出显著较高水平的乳酸，较低水平的组氨酸和蛋氨酸，这种乳酸和其他物质水平的增加是由癌细胞的代谢状态升高引起的，特别是这些细胞的糖酵解增加。因此，即使在有氧条件下，大量葡萄糖也会转化为乳酸，这种现象被称为"沃伯格效应"。由于组氨酸脱羧酶活性的增加，结直肠癌患者体内出现低水平的组氨酸，组氨酸脱羧酶催化组氨酸脱羧产生组胺。结直肠癌患者甲硫氨酸水平的降低反映了肿瘤发展过程中甲基化的增加，从而导致甲基供体水平的下降。Nishiumi 等人建立了结直肠癌患者血清可溶性代谢物的预测模型，并证明结直肠癌患者血清中 2- 羟基丁酸盐和尿氨酸的水平高于正常对照组。2- 羟基丁酸盐水平的增加可能与氧化应激有关。色氨酸产生尿氨酸是由吲哚胺 2,3- 双加氧酶催化的，因为在肿瘤细胞中观察到的色氨酸代谢水平高于正常细胞，所以肿瘤细胞将产生异常升高的尿氨酸水平。上述研究主要针对结直肠癌的两种病理机制，即氧化应激和甲基化的增加。目前的研究结果显示，血液中的结直肠癌特异性 VOCs 包括以下化合物：苯基甲基氨基甲酸酯、乙基己醇、6- 叔丁基 -2,2,9,9- 四甲基 -3,5- 癸二烯 -7- 炔和 1,1,4,4- 四甲基 -2,5- 二甲基环己烷。

（四）呼出气中的挥发性有机化合物

VOCs 可能作为结直肠癌潜在生物标志物的证据越来越多。如表 7-4-1 所示，多项研究评估了呼出气 VOCs 作为无创检测结直肠癌生物标志物的方法，包括应用 GC-MS、SIFT-MS 以及电子鼻的分析技术。

Peng 等人发表了第一个在结直肠癌患者中使用定制的纳米传感器阵列进行呼出气分析的研究，该阵列基于有机功能化的金纳米粒子（gold nanoparticles，GNPs）分析，以确定用于区分这些类型癌症的代表性 VOCs。从 26 名结直肠癌患者、30 名肺癌患者、22 名乳腺癌患者、18 名前列腺癌患者和 22 名健康对照者收集呼出气样本。GNP 阵列在从健康对照中识别结直肠癌患者方面显示出高鉴别能力，而通过 GC-MS 在结直肠癌患者中识别出六种差异性 VOCs（表 7-4-1）。

2013 年，Altomare 等对结直肠癌患者和健康人群进行了对照研究。利用 Tedlar 采样袋收集结直肠癌患者和健康对照（结肠镜检查阴性）的呼出气，并通过热解析 GC-MS 离线处理以评估 VOCs。在试验阶段，识别和选择感兴趣的 VOCs，并建立能够区分患者和对照组的 VOCs 模型；在验证阶段，在未知样本中测试该模型的鉴别性能。78 名连续受试者参与了该研究的试验阶段：37 名经组织学证实的结直肠癌患者和 41 名健康志愿者。结直肠癌组由 20 名男性和 17 名女性组成，年龄为（63 ± 10）岁。8 名患者的癌症位于右结肠，20 名患者位于左结肠，9 名患者位于直肠。19 例为 I/II 期，18 例为 III/IV 期。对照组包括 13 名男性和 28 名女性，平均年龄为（47 ± 12）岁，两组在年龄和性别均相匹配。研究的第二阶段包括 15 名结直肠癌患者和 10 名健康对照者。7 名男性和 8 名女性患有结直肠癌，平均年龄为（67 ± 11）岁。6 名患者的肿瘤为 I/II 期，9 名患者为 III/IV 期。对照组包括 6 名男性和 4 名女性，平均年龄(56±10)岁。在试验阶段,对两组呼出气样本进行初步分析确定了 58 种 VOCs,但没有可辨别疾病的单一标志物。为了区分健康对照和结直肠癌患者,在多变量模型中选择变量作为输入。对呼出气样本中 58 种特定化合物中的 15 种进行分析,结直肠癌患者与健康对照者相比具有不同的选择性 VOCs 模式。使用神经网络的分析统计方法可以在两组之间进行区分,在盲法评估中准确率相对较高,为 76%。此外,他们对干净的 Tedlar 袋中的 VOCs 浓度进行检测,以确定新的或清洁的袋中的基础污染水平;对装有清洁和湿润(50%)空气的袋子的分析表明,N,N- 二甲基乙酰胺和苯酚通常可作为正常的袋子排放物检测出来,这两种化合物都存在于 Tedlar 的生产过程中。

我们团队(Wang 等)在 2014 年应用 SPME-GC-MS 分析并对比了 20 名结直肠癌患者和 20 名健康对照者的呼出气 VOCs,结果发现,基于所得色谱图中的离子峰,获得了 364 个变量。从主成分分析得分图中检测实验组和对照组的分离趋势,该图中样本的紧密聚类证明了该研究方法是有效的(图 7-4-1)。PLS-DA 评分图表明 CRC 患者可以与健康个体清楚地分开(图 7-4-2)。监督 PLS-DA 模型完全支持监督模型的有效性(图 7-4-3)。

利用呼出气中的相关 VOCs 进行 CRC 筛查,理论上是合理的,结直肠癌患者发生代谢变化,不可避免地导致某些异常代谢物的产生,这些代谢物通过血液输送到肺泡,通过肺泡气体交换,挥发性代谢物将作为每次呼出气的成分释放到空气中。在目前的研究中,为了消除食物和其他因素对实验结果的影响,研究对象被严格要求在采集呼出气样本之前禁食 8 小时。用于收集呼出气的样品袋在室温下不会释放挥发性污染物;此外,这些收集袋在使用前经过标准的清洗和排空程序,以排除外部环境的气体污染。

我们的研究结果表明,在癌症组中,结直肠癌患者组的八种代谢生物标志物显著高于正常对照组:环己酮、2,2- 二甲基癸烷、4- 乙基 -1- 辛基 -3- 醇、乙基苯胺、环辛基 -1- 醇、反式 -2-十二碳烯 -1- 醇、十二烷和 3- 羟基 -2,4,4- 三甲基戊基 -2- 甲基丙酸酯。此外,6- 叔丁基 -2,2,9,9- 四甲基 -3,5- 癸二烯 -7- 炔在结直肠癌患者中的检测水平明显低于正常组。Hassanein

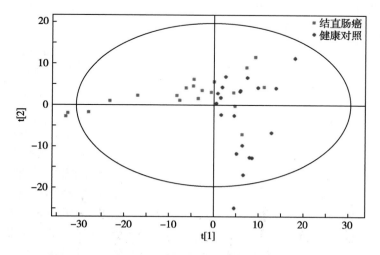

图 7-4-1　结直肠癌患者与健康人偏最小二乘法评分图

出自于 Changsong Wang,Chaofu Ke,Xiaoyang Wang,et al. Noninvasive detection of colorectal cancer by analysis of exhaled breath.Anal Bioanal Chem,2014,406(19):4757-4763.

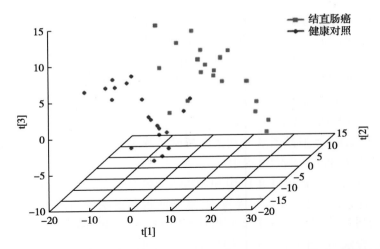

图 7-4-2　PLS-DA 得分图（具有 $R^2X =0.583$、$R^2Y=0.806$ 和 $Q^2=0.565$ 的三个分量）

出自于 Changsong Wang，Chaofu Ke，Xiaoyang Wang，et al. Noninvasive detection of colorectal cancer by analysis of exhaled breath.Anal Bioanal Chem，2014，406（19）：4757-4763.

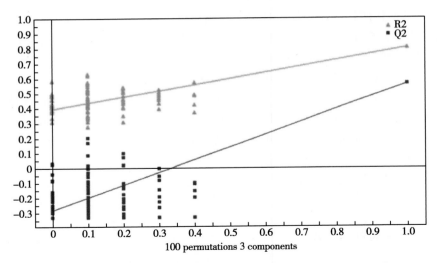

图 7-4-3　从 100 次迭代测试获得的验证图 Y 截距：$R^2=(0.0,0.395)$，$Q^2=(0.0,-0.283)$

出自于 Changsong Wang，Chaofu Ke，Xiaoyang Wang，et al. Noninvasive detection of colorectal cancer by analysis of exhaled breath.Anal Bioanal Chem，2014，406（19）：4757-4763.

等人在对肺癌的生物标志物综述中认为癌细胞的异常增殖是癌症患者代谢物成分分析的基本原理，他们提出，癌细胞增殖可能导致蛋白质表达异常，从而导致细胞膜过氧化和 VOCs 的释放。李等综述了关于乳腺癌患者呼出气中的生物标志物，这两项研究都确定了相似类型的有机化合物，包括醛、烷烃和甲基烷烃。Phillips 等认为，呼出气中挥发性烷烃及其衍生物是由过度氧化反应和细胞色素 P450 活性水平升高产生的，这一观点提供了进一步的支持。在我们的结果中，6- 叔丁基 -2,2,9,9- 四甲基 -3,5- 癸二烯 -7- 炔在结直肠癌患者组的呼出气中浓度低于正常对照组，这种现象的潜在机制是肿瘤细胞增殖过程中的消耗。研究发现，在癌细胞的生长过程中，某些 VOCs 的水平降低，如乙酸丁酯和 2- 甲基丙醛，表明这些化合物在肿瘤细胞的增殖过程中被消耗掉了。我们的实验结果中 6- 叔丁基 -2,2,9,9- 四甲基 -3,5- 癸二烯 -7- 炔在 CRC 中的减少也可以用肿瘤消耗机制来解释。

Amal 等在 2015 年公布了 65 例结直肠癌患者、22 例腺瘤患者和 122 例健康对照者的呼出气分析结果,该小组采用 GC-MS 和电子鼻结合交叉反应纳米阵列进行分析。GC-MS 显示四种化合物在结直肠癌和对照组中有显著差异。尤其是丙酮和乙酸乙酯在循环冗余校验组中较高,而乙醇和 4- 甲基辛烷在对照组中较高。传感器在鉴别结直肠癌和对照组中的灵敏度为 85%,特异性为 94%,准确性为 91%。纳米阵列技术的使用导致了结直肠癌和腺瘤组、腺瘤和对照组以及晚期和非晚期腺瘤之间的良好区分,即使少数腺瘤患者使结果不可靠。作者评估了不同混杂因素的作用,例如年龄、性别、当前吸烟、至少 12 小时的禁食,揭示了对采样和呼出气中包含信息的任何影响。

Markar 等的研究使用了一个不同的、复杂的分析平台,即 SIFT-MS,该平台允许实时测量加湿空气样本中痕量气体的浓度。尽管没有试图分离空气中的肺泡部分,但作者特别确定了一种单一的 VOCs 丙醛,作为一种重要的生物标志物,对结直肠癌的检测具有高敏感性(96%)和特异性(76%)。该研究记录了一种特定的醛分子(一种较短的挥发性醛和丙酮的结构异构体),这种分子很难用标准的 GC-MS 平台检测到。丙醛还与其他疾病的检测有关,如腹腔疾病和胆汁酸腹泻。

Altomare 招募了接受结肠或直肠腺癌(任何临床阶段)根治性手术的患者,用 ReCIVA 呼出气采样器收集了 83 名结直肠癌患者和 90 名非癌症对照者的呼出气样本(结肠镜检查结果为阴性),结果发现 14 种 VOC 在检测结直肠癌患者方面具有显著的区分能力,十四烷乙苯、甲苯、辛醛、壬醛和癸醛的 AUC 值较高。这项研究得到了特定的呼出气 VOCs 作为区分结直肠癌患者和对照组的假定候选物。此外,该方法的可靠性与疾病阶段无关,突出了其作为诊断或筛查工具的潜在价值。值得注意的是,65 岁以上年龄组的 14 种呼出气 VOCs〔十四烷、乙苯、甲苯、乙酸、6,10- 二甲基 -5,9- 十一双烯 -2- 酮、癸烷、苯甲醛、苯甲酸、1,3- 双(1- 苯基乙烯基)苯、癸醛、不明化合物 T22_75、十二烷、2- 乙基 -1- 己醇、4′- 异丙基苯乙酮〕组合能够区分结直肠癌患者和正常人。将单变量分析的结果与通过多变量逻辑回归获得的三个模型进行比较,发现三种 VOCs(乙苯、甲苯和十四烷)在检测结直肠癌患者方面具有高度显著的鉴别能力。

(五) 不同分析平台及样本研究的可比性

在以往的研究中,由同一作者使用不同的分析平台进行尿液分析,但结果不具有可比性。检测呼出气 VOCs 的研究表明,除了 1,3- 二甲苯和 4- 甲基辛烷被认为是潜在的生物标志物之外,其他潜在生物标志物的模式互不匹配,这可能是因为在样本的收集和分析中采用了不同的程序。Wang 等进行的两项研究也是如此,其中使用相同的技术检测了不同的生物样本,包括结直肠癌患者的呼出气和血液。这两种 VOCs 的模式并不完全匹配,可能是由于样品的不同特性。有趣的是,我们发现血液和呼出气中均出现差异性代谢物 6- 叔丁基 -2,2,9,9- 四甲基 -3,5- 癸二烯 -7- 炔。目前,只有一项研究侧重于检测血液样本的 VOCs 和两项粪便的研究,这两项研究的样本量都很小。因此,这些研究应被视为初步研究。此外,对粪便的两项研究是通过不同的技术(Cyranose320 和 SIFT-MS)进行的,因此结果不具有可比性。尽管一项令人鼓舞的荟萃分析报告了癌症诊断中呼出气 VOCs 的总体高准确性,但目前还没有呼出气收集或分析技术的标准化。在之前的研究中,使用了定制的呼出气取样器和不同的 GC-MS 柱,与该研究相比,仅鉴定出少数对结直肠癌具有鉴别能力的 VOCs。这些研究结果之间的差异可能是技术性的,因为在目前的研究中,仅测量了肺泡呼吸分数,排除了外来污染物。在早期的研究中,使用 Tedlar 袋进行呼出气收集也可能为外来 VOCs 污染提供了机会。造成这些结果差异的其他潜在原因可能是使用了不同的毛细管柱和烘箱,以及不同的光谱仪。自第一份报告以来,统计分析也发生了重要变化,从概率神经网络到 ROC 敏感性曲线。目前在呼出气采集、VOCs 测量和统计分析方面缺乏标准化,这很可能导致不同人群识别的 VOCs 谱图不一致,目前这限制了呼出的 VOCs 模式作为结直肠癌诊断的大规模筛查工具的价值。

代谢组学方法用于结直肠癌筛查的另一个争议是选择用于 VOCs 分析的生物样品类型。选择用于分析的生物基质对于提高患者对筛查程序的依从性至关重要,这是新筛查工具成功的关键之一。在这方面,粪便样本不是最佳选择,通过使用 FIT 获得的不充分的依从性证明了这一点。与尿液呼出气收集相比,血液收集是侵入性的。此外,尿液、粪便和血液需要经过处理,在收集后几小时内储存,然后解冻和加热,以获得用于分析的顶部空间。因此,呼出气测试是最有前途的选择,因为它是气态的,不需要在分析前进行处理,易于无创采集,成本低。

(六) 手术对呼出气挥发性有机化合物的影响

Vietro 等发现,结直肠癌患者呼出气中所含的 VOCs 与手术切除的癌症组织释放的 VOCs 之间具有相关性。他们对 7 名结直肠癌患者的呼出气进行采样,还对 20 名健康受试者 [8 名男性和 12 名女性,平均年龄 (60 ± 7) 岁] 的呼出气进行采样,健康受试者在过去 2 年内进行结肠镜检查均为阴性,并与结直肠癌患者进行比较。7 名结直肠癌患者呼出气中检测到的 VOCs(信噪比≥3)数量在 29~89 之间。只有峰面积是环境水平两倍以上的物种才被考虑,因为它们可能是内源性的。在呼出气的典型色谱图中不考虑保留时间低于 3 分钟的峰,其特征是分辨率低,因此最终确定了 29 种 VOCs(表 7-4-2)。对 7 名结直肠癌患者的呼出气分析显示,至少有 4 名患者存在以下 20 种特异性 VOCs(表 7-4-2)。其中四种 VOCs:二烯丙基二硫、十二烷酸、吲哚和十四烷,也在 20 名健康受试者(结肠镜检查阴性)的呼出气中检测到,频率非常低(<50%)。此外,Lacy 等人报告的 872 种 VOCs 中没有提到这四种分子。在健康个体的呼出气中,提示有机会探索它们在识别结直肠癌患者中的潜在作用。

表 7-4-2　结直肠癌患者呼出气中识别的 VOCs 及其检测频率

N#	化合物	检测频率	N#	化合物	检测频率
1	丙酮	4/7	11	十四烷	6/7
2	乙腈	4/7	12	己醛	5/7
3	苯甲醛	7/7	13	吲哚	4/7
4	乙基苯	4/7	14	壬醛	7/7
5	甲基苯	6/7	15	辛酸	7/7
6	丁酸	6/7	16	正戊醛	5/7
7	乙基乙草胺	4/7	17	戊酸	6/7
8	二硫化二烯丙基	6/7	18	酚	6/7
9	十二烷	4/7	19	丙酸	6/7
10	十二烷酸	5/7	20	十四烷	7/7

注:"检测频率"代表某一 VOC 在 7 名结直肠癌患者呼出气中能够被检测到的频率。

支链脂肪酸,如 2- 甲基丁酸、3- 甲基丁酸、吲哚、酚类和 2- 甲基丙酸,不是由人的酶产生的,它们是结肠细菌特有的代谢产物。例如,吲哚和酚分别在细菌降解酪氨酸和色氨酸的过程中产生,而含硫物质形成硫酸还原细菌发酵硫氨基酸。这些发现很有趣,因为目前认为肠道微生物群的作用,与人类结直肠癌的发生有很大关系。其他研究也表明了其中一些 VOCs 与人类癌症的关系。例如,已经表明细胞壁的变化会影响十四烷的作用,十四烷会破坏细胞的完整性和功能特性,促进大量等链长脂肪酸结合到细胞膜脂质中。另外,十二烷酸是一种饱和长链的脂肪酸,已被证明可通过氧化应激、促进炎症过程、激活核因子 κB 转录因子以及刺激结直肠癌细胞中环氧合酶 -2 和促炎细胞因子的表达来触发结肠癌细胞的凋亡。

在结直肠癌患者组织中鉴定出的 27 种挥发性化合物,有 11 种也存在于他们的呼出气中。在结直肠癌患者手术后 48 小时、72 小时和 7 天孵育后,对相同组织样本的重复测量证实了这些 VOCs 的持续产生,即在这些时间点检查每个患者的癌组织和正常结肠黏膜的色谱图,以发现从正常结肠黏膜到癌症组织 VOCs 峰面积的增加或减少。结果苯甲醛、乙基苯和吲哚三种化合物表现出相应的浓度差异,癌组织中苯甲醛和吲哚的产量明显高于正常结肠黏膜。相反,乙基苯在癌存在时似乎减少了,但其变化没有达到统计学显著性(p 值分别为 0.016 和 0.022)。在结果中,至少有 57% 的患者同时在呼出气和组织顶空气中检测到苯甲醛、乙基苯和吲哚。此外,苯甲醛和吲哚的浓度在病理组织中上升,并且随着疾病的进展,该代谢过程的反应速度增加,高度提示了这三种物质作为结直肠癌生物标志物的可能性。

Donato 等研究了结直肠癌根治术对患者呼出气 VOCs 的影响,纳入 48 例 CRC 患者和 55 例健康对照者。结果显示,在 48 名结直肠癌组患者中,27 名合并有高血压、2 名合并有慢性阻塞性肺疾病(COPD)、12 名合并有糖尿病、4 名合并有甲状腺疾病,而 55 名健康对照者中,4 名患者患有高血压、1 名患有糖尿病、1 名患有 COPD、1 名患有高胆固醇血症。在排除通常从袋子或取样装置中释放的 VOCs 后,该研究鉴定了 45 种 VOCs,使用 U 检验,发现 31 种 VOCs 在结直肠癌患者中的表达与健康对照者有显著差异。将这 31 个 VOCs 应用概率神经网络(probabilistic neural network,PNN)分析并且验证之后,该模型在区分结直肠癌组和对照组方面的可靠性显示出敏感性 100%,特异性 95.83%,准确性 97.50%,AUC 0.993。此外,该研究选择的 31 种 VOCs 与之前研究中确定的 15 种 VOCs,有 11 种是相同的。仅使用这 11 种 VOCs 进行 PNN 分析,区分结直肠癌患者和健康对照者能够达到 100% 的灵敏度、97.92% 的特异性、98.75% 的准确性(仅 1 名患者被错误分配)。此外,该研究首次证实,CRC 患者呼出气 VOCs 的模式在肿瘤切除术后发生了改变,提示术前 VOCs 的变化与肿瘤代谢密切相关。

对结直肠癌患者呼出气的各种研究已经确定了不同的代谢生物标志物,大多数被鉴定的化合物是相似类型的化合物,包括烷烃、醛、酮和其他挥发性生物标记物。这些差异是由于不同的研究使用了不同的分析技术和统计分析方法;此外,脂质组成和分布的种族差异可能导致肿瘤细胞代谢物的差异。这些因素导致不同实验室报告的结直肠癌相关标志物不一致。几项研究表明,不同病理类型的癌症组织的异常代谢过程产生不同的 VOCs。我们的实验仅包括经病理诊断为腺癌的结直肠癌患者。为了更准确地识别结直肠癌的挥发性生物标志物,未来的研究应涉及更大的样本量,检查结直肠癌的不同病理类型,并根据肿瘤分期对结直肠癌患者进行详细的分类。

(七)电子鼻检测结直肠癌呼出气挥发性有机化合物

Kelly 等利用电子鼻检测了结直肠癌患者呼出气中的 VOCs,在这项多中心研究中,他们对无炎症性肠病患者和恶性肿瘤患者进行了呼出气分析。结肠癌组与对照组的对比结果显示：42 名结直肠癌患者和 68 名对照组患者的呼出气用于训练人工神经网络，以识别结直肠癌的特异性 VOCs 组合。该结直肠癌训练模型的曲线下面积（AUC）为 0.76，敏感性为 83%，特异性为 60%，这与该模型能够预测患者的诊断结果相似，AUC 为 0.74。结直肠癌的最终模型的 AUC 为 0.84，敏感性为 95%，特异性为 64%。开发组和验证组的基本信息没有显著差异。高分化腺瘤与对照组比较：高分化腺瘤训练模型的 AUC 为 0.71，灵敏度为 82%，特异性为 59%。该模型的准确性在验证组略低，AUC 为 0.61。高分化腺瘤的最终模型与对照相比，其 AUC 为 0.73，灵敏度为 79%，特异性为 59%，开发组和验证组的基本信息没有显著差异。研究表明，电子鼻技术的呼出气分析可能成为一种有前途的、无创的检测结直肠癌的诊断工具。该研究使用的电子鼻技术能够区分结直肠癌患者和正常结肠镜检查患者的 VOCs 指纹谱，AUC 为 0.84。电子鼻能够检测高分化腺瘤的 AUC 为 0.73，这与 de Meij 等人的研究一致，该研究报告了使用粪便样本检测高分化腺瘤的 AUC 为 0.79。其他三项研究无法区分使用粪便和尿液样本进行 VOCs 分析的高分化腺瘤患者和对照组。

　　Meij 等人发现，能够用电子鼻（Cyranose 320）区分结直肠癌和高分化腺瘤，这可能是由于所用生物标本、传感器选择、统计方法和病理肿瘤分期的差异造成的。可能具有绒毛特征和高级别分化不良相关的 VOCs 更类似于结直肠癌相关的 VOCs。然而，这一假设仍然需要在进一步的研究中进行验证。并存疾病、生活方式因素，如吸烟、体重指数、抗生素或 PPIs 的使用在患者组之间是相同的，似乎不影响预测的准确性。此外，有息肉切除术史的对照患者被错误地归类为高分化腺瘤组的比例为 20%，但需进一步研究来评估息肉切除术对 VOCs 混合物的影响。该研究还讨论了肠道准备的影响，因为肠道准备可能会改变肠道微生物群，从而影响 VOCs 的产生。Leja 等人已经评估了肠道准备对 VOCs 的影响，并报告丙酮水平的显著增加，他们认为这可能是禁食的影响。虽然能够检测到所有患者肠道准备前后 VOCs 谱的总体差异，但准确性仅为 0.72。在对照组中，肠道准备检测的准确度最高，AUC 为 0.82。然而，电子鼻技术不允许识别具体的 VOCs，因此只能推测这些差异可能与禁食和泻药的使用相关。尽管如此，令人欣慰的是，禁食似乎并不影响疾病模型的准确性（结直肠癌模型的 $p=0.45$，晚期腺瘤模型的 $p=0.84$），因为这将使呼出气分析在临床实践中的实施更加容易。此外，在同一品牌的电子鼻之间交换疾病模型，无需对单个电子鼻进行大量实验，从而加快了电子鼻技术在临床实践中的实施。然而，在人工鼻的研究中存在一定比例的失败呼出气检测，几乎达到 10%，这引起了对电子鼻呼出气取样技术可行性的关注。在研究中，2/3 的失败测试是次优测试，即因为说话、大笑、咳嗽或不恰当地封闭接口中断了测试。对测试护士的额外培训可以进一步减少失败测试的数量。尽管如此，该研究的结果确实强调了在考虑临床实施呼出气分析之前评估呼出气样本质量的客观工具的重要性。该研究的另一个局限性是使用了不完善的参考实验，传统结肠镜检查仍有高达 25% 的息肉被遗漏，这可能导致对患者的错误分类，限制了所开发算法的辨别能力。此外，该研究没有收集药物使用的信息，仅评估了患者组之间是否存在合并症。电子鼻技术固有的其他研究局限性，如潜在的再现性问题、传感器漂移、仪器可变性和酒精存在时的灵敏度损失，需要在进一步的研究中解决，然而，该研究中使用了五种不同的电子鼻，训练模型的准确性没有随着时间的推移而改变，表明设备间的可变性和传感器漂移是最小的。

　　VOCs 分析领域的未来研究应侧重于不同气体分析技术中 VOCs 分析所有阶段的标准

化,以获得未来 VOCs 研究的可重复性,即气体分析仪器、取样标准、统计方法等的标准化。需要进行大规模研究来评估共变量对 VOCs 特征的影响(如并存疾病、药物使用、生活方式因素),并探索 VOCs 分析的全部诊断潜力,最好进行外部验证。最后,应比较使用不同生物样品和技术进行 VOCs 分析,以评估不同 VOCs 分析方法的可行性、可靠性和成本效益。在这方面,电子鼻技术的呼出气分析可能比其他生物标本和化学分析技术的使用更受欢迎,因为电子鼻设备成本相对较低,易于操作,并且具有进行现场诊断的潜力,使得它们更适合临床实践。此外,呼出气测试在提高结直肠癌患者的依从性方面具有很高的可接受性。总之,使用电子鼻技术的呼出气分析有可能成为一种易于使用的无创诊断工具,用于检测结直肠癌及其前期病变。

(八) 结直肠癌呼出气挥发性有机化合物的生化途径

目前还不完全了解呼出气中出现的一些化合物的生化途径。结直肠癌患者体内某些特定 VOCs(如 1,3- 二甲基苯、1,2- 戊二烯、环己烷、甲基环己烷和 4- 甲基辛烷)的水平高于对照组,表明结直肠癌的代谢紊乱更有可能是多种 VOCs 的模式而不是单一的。致癌过程中,VOCs 的生物学意义极难解释,需要对其背后的生化途径进行进一步研究。其中一些,如乙苯和十四烷,与结直肠癌的诊断显著相关,而与分期无关;可以推测,它们的代谢途径与致癌过程密切相关,至少在结肠中是如此。癌细胞与正常细胞具有相同的代谢途径,尽管在数量上有所不同,因此,期望结直肠癌中 VOCs 的相对数量发生变化可能比分离特定的"癌症特异性"VOCs 可能性更大。大多数关于结直肠癌检测的研究已经确定了一种模式化的 VOCs 特征,在一系列报告中,壬醛和 1,3- 二甲苯等 VOCs 被反复检测为重要成分。还预计结直肠癌患者 VOCs 谱的差异可能部分是胃肠道微生物菌群失调的结果,由于肠道微生物菌群与局部炎症反应的复杂作用,引起正常组织向肿瘤组织的转化有关。

综上所述,呼出气 VOCs 分析用于结直肠癌的筛查是一种简单、方便的方法,虽然目前为止还没有商业应用的筛查仪器应用于临床,但呼出气中已检测到的潜在生物标志物有助于下一步商业仪器的开发,在未来的研究中,VOCs 分析的标准化会支持呼出气分析在结直肠癌筛查中的下一步临床应用,有望提高检测的可重复性。

(刘德胜　陈广民)

第五节　呼出气代谢组学与甲状腺癌

一、概述

自 20 世纪 90 年代以来,甲状腺癌的发生率急剧增加,相较于其他类型癌症,无论是男性还是女性,甲状腺癌发生率的增长速度都是十分迅猛的。随着高分辨率超声的应用,在临床工作中越来越多的甲状腺结节被检测出来。尽管大多数是良性结节,但仍有 5%~10% 的结节是恶性的。如何鉴定甲状腺结节的性质及随后采取何种治疗措施,已成为临床医生和患者不得不面对的棘手问题。最常用的鉴定方法就是细针穿刺抽吸活检,其优点是可以直接定性,缺点是有创操作,并高度依赖技术发展的优势和临床医师的操作经验,且其特异性仍低于 75%。近年来甲状腺癌潜在的生物标志物,如半乳糖凝集素 -3、细胞角蛋白 -19、纤连蛋白 -1 等也正在研究中,但这些生物标志物或者缺乏特异性,或者没有良好的阳性预测值。针对这样的情况,临床上仍需要探究一种既可以直接定性又无创的诊断方法来指导临床诊断和治疗方案的制订。

代谢组学是一种可以通过测量生物体内相关内源性代谢产物来反映疾病特异性代谢特征的方法,广泛应用于各种疾病特异性生物标志物的研究。Zhenzhen Yao 等人利用液相色谱联合静电场轨道阱质谱仪技术并结合代谢组学分析方法,研究了健康受试者、结节性甲状腺肿患者、乳头状甲状腺癌患者血清中物质代谢的变化,经分析后发现,血清中主要变化的物质是游离脂肪酸,如花生四烯酸、亚麻酸等;磷脂,如溶血磷脂等;氨基酸,如色氨酸、5-羟色胺、赖氨酸等。但这种方法仍需要采集患者的血液,对于患者来说不仅是有创性的,而且会提高患者医源性感染的风险。

呼出气分析是最近发展起来的筛查和诊断疾病的方法,由于其便捷、无创、患者耐受性好、易接受等优点,越来越引起研究者和临床医师的重视。相较于正常组织,癌组织可能有着特异性的代谢,其产生的特异性挥发性代谢物会排到血液中,经肺泡随呼出气排出体外。我们可以通过收集呼出气进行分析来检测这些特异性的挥发性代谢物。已有研究证实不同癌症患者有着其特异性的挥发性代谢物,如肺癌、结直肠癌、胃癌、乳腺癌等。

在实际的临床工作中,我们要对所发现的甲状腺结节进行良恶性的诊断,多是根据患者自述的病史、临床查体结果、实验室检验报告、甲状腺超声检查、放射性核素扫描,以及细针穿刺活体检测术得出的病理类型来综合判定。尽管有些甲状腺疾病的分子生物学标志物已经在诊断恶性肿瘤中起到了一定的辅助作用,但目前甲状腺疾病的分子生物学标志物仍处于研究阶段。甲状腺细针穿刺活检术是目前国际诊断指南中认可的用于鉴定甲状腺良恶性病灶的唯一方法。在多数的临床工作中,根据甲状腺超声检查时图像中所呈现的临床征象,再配合甲状腺细针穿刺活检后病理学观察到的病灶细胞学表现,多数能够完成甲状腺病灶的临床诊断。但是,临床实际工作中仍然有近三分之一的甲状腺结节虽然进行了病灶的细针穿刺活检,但呈现出不能确定的病理学表现,病理科医生无法依据其细胞学表现判定其是良性还是恶性。即便是最有经验的病理科医生,在鉴别卵泡变异性乳头状甲状腺癌和单纯性甲状腺良性增生的病理时也有一定的难度。对于甲状腺恶性肿瘤的诊断依然没有被很好地解决,无法对甲状腺普查时所发现的病灶进行良恶性的诊断。

二、甲状腺肿瘤的病理生理变化

越来越多的人被检查出了甲状腺肿瘤,但还是有很多人对于甲状腺肿瘤疾病症状的表现并不了解。那我们就来了解一下甲状腺肿瘤的特点、病理生理变化及其临床表现。甲状腺肿瘤多为良性结节,可单发也可多发,有的有内分泌功能,临床上称结节性甲亢,有的无内分泌功能即为一般结节性甲状腺肿,有的功能减退,应考虑为甲状腺肿瘤的可能。单纯性结节性甲状腺肿一般诊断不难,病史较长,多无压迫症状,一般临床表现正常,试用甲状腺制剂治疗时其甲状腺组织可有不同程度的缩小。最后诊断应依靠病理检查明确甲状腺结节性质,仅靠一般病史、体检、化验或放射性核素检查都不能 100% 对恶性结节作出判断与诊断。

1. 患者有长期单纯性甲状腺肿的病史,发病年龄一般大于 30 岁且女性多于男性。甲状腺肿大程度不一,多不对称。结节数目及大小不等,一般为多发性结节,早期也可能只有一个结节。结节质软或稍硬,光滑,无触痛。有时结节边界不清,触摸甲状腺表面仅有不规则或分叶状的感觉。病情进展缓慢,多数患者无症状。较大的结节性甲状腺肿可引起压迫症状,出现呼吸困难、吞咽困难和声音嘶哑等。若是结节内急性出血,可致肿块突然增大及疼痛,症状可在几天内消退,增大的肿块可在数周后变小。

2. 结节性甲状腺肿患者伴发甲状腺功能亢进时,患者有乏力、体重下降、心悸、心律失常、怕热多汗、易激动等症状,但甲状腺局部无血管杂音及震颤,少见突眼和手指震颤。老年人的症状多不典型。明确患者有无接受放射线史,口服药物史及家族史,患者来自的地区是否为地方性甲状腺肿流行区等。一般结节性甲状腺肿病史较长,无压迫症状,无甲状腺功能亢进症状,患者多在无意中发现甲状腺结节而来就诊。

3. 如为热结节又称毒性结节,患者年龄多在 40 岁以上,结节性质为中等硬度,有甲亢症状,甚至发生房颤等心律失常表现,如有出血时可有痛感,甚至发热。结节较大时可发生压迫症状,如发音障碍,呼吸不畅,胸闷、气短及刺激性咳嗽等症状。

4. 如来自碘缺乏地区的结节性甲状腺肿患者,其甲状腺功能可有低下表现,临床上也可发生心率减慢、水肿、皮肤粗糙及贫血表现等。少数患者也可癌变。结节性质为温结节者比较多见,可用甲状腺制剂治疗,肿大的腺体可缩小。冷结节比较少见,有临床甲减者可用甲状腺制剂治疗,但往往需要手术治疗。

三、甲状腺癌代谢组学生物标志物研究

由于代谢产物是体内生化反应的终产物,在此基础上代谢组学可以与其他组学技术一起成为识别甲状腺癌特定代谢途径非常有用的工具。由于肿瘤会显著改变原发代谢途径,代谢组学也迅速成为鉴定癌症生物标志物的一种重要方法。代谢组学在发现各种病理状态的潜在标志物以及更好地理解与疾病发展相关的生化途径方面有着巨大的应用前景。

代谢组学包括细胞、组织和器官内代谢活动产生的整套小分子。其组成可能根据酶水平和活性、细胞调节、信号通路激活和遗传变异而变化。代谢组学可以反映转录组和蛋白质组的变化,除病理生理状态的表型改变外,这种变化是药物、营养物质和污染物等环境因素的结果。特别是代谢组学提供了细胞、组织或生物体的表型,更接近地反映了临床实际,从而增进了对生理病理机制的理解。

与蛋白质组学和转录组学相比,甲状腺癌代谢组学研究在过去 10 年中的论文相对较少。然而,随着高分辨质谱的应用及代谢产物鉴定数据库的改进,使得代谢组学成为一种分析甲状腺癌样本的独立方法。

甲状腺癌分析中引用最多的代谢产物是乳酸、酪氨酸和胆碱。比较不同的研究时,健康受试者或良性和恶性甲状腺病变患者之间这些代谢产物丰度的差异并不总是一致的。这可能是因为使用了不同的取样方法、技术和研究组。然而,有一个广泛的共识,即乳酸在甲状腺癌中上调。根据 Warburg 假说,即使在氧气充足的情况下,癌细胞也表现出高糖酵解率和高葡萄糖转化为乳酸的速率。虽然与氧化磷酸化相比,每摩尔葡萄糖通过糖酵解产生的 ATP 要少得多,但其产生速度要快得多。此外,乳酸盐产物被认为在血管生成、免疫逃逸、细胞迁移、转移和自我代谢中起作用。

酪氨酸被认为是非必需氨基酸,因为它可以由苯丙氨酸合成。尽管如此,它对信号转导过程中一部分蛋白质的产生具有重要作用,充当通过酪氨酸激酶转移的磷酸基团的受体。反过来,这些酶又与细胞增殖、存活、分化、功能和运动的调节有关。含多个酪氨酸残基的甲状腺球蛋白是由甲状腺的滤泡细胞产生的,并且其又是甲状腺激素 T_3 和 T_4 的前体。甲状腺

球蛋白调节失调与包括癌症在内的多种甲状腺疾病有关。除了酪氨酸在蛋白质生物合成中的作用外,它还作为儿茶酚胺生物合成的中间体,儿茶酚胺也与甲状腺癌有关。胆碱和胆碱衍生物的作用尚不清楚,因为一些研究表明它们被下调,而另一些研究表明它们被上调。以磷酸胆碱和含胆碱化合物增加为特征的活化胆碱代谢是不同癌症的共同标志,胆碱及其衍生化合物水平的增加不仅与增殖有关,还与恶性转化有关。

其他经常被提及的代谢产物甚至可以用相同的机制和癌症驱动的途径来解释。乳酸盐、柠檬酸盐、丙氨酸、谷氨酸、谷氨酰胺和亮氨酸就是这种情况,因为它们的失调与癌症情况下的谷氨酰胺分解一致。因此,谷氨酰胺被大量消耗以产生 ATP 和乳酸,并被用于合成其他分子,如核苷酸和蛋白质。在这些机制中产生更多的谷氨酸、丙氨酸和亮氨酸。另一方面,柠檬酸盐可能会被消耗,为脂质合成提供乙酰辅酶 A。

四、呼出气与甲状腺癌

呼出气研究虽然是新兴的研究领域,但已经比较成熟的用于幽门螺杆菌感染的检测,肺癌、乳腺癌、肝癌、结直肠癌等也已经有研究报道。从生物标志物的意义来看,这种方法既可以用于甲状腺疾病普查及术前诊断,又可以监测术后癌症是否复发,甚至评估使用抗癌药的效果。即便现在仍有着许多不足,但这也是甲状腺疾病诊断的一个新方法。虽然目前本方法仅能够起到辅助诊断的作用,但这也是让人十分欣慰的。

我们课题组在 2012 年研究了乳头状甲状腺癌患者、结节性甲状腺肿患者与甲状腺正常的受试者呼出气中挥发性有机化合物的成分区别。研究结果发表在 2015 年的 *Translational Research*(SCI 5.03)上,在 2019 年被 *JAMA Oncology*(SCI 24.799)引用。我们研究中发现的潜在标志物主要是烷类、醇类、酮类、酯类、酚类。在数据处理时,如果某种 VOC 在患者中出现的概率小于 50%,我们就会将该物质忽略,某种 VOC 在患者中出现的概率大于 50%,我们就会把这种物质纳入,如果其在某一样本中没有检测出来,那它的值就会被标记为 0,代入统计学分析。这是非目标性代谢组学分析,属于半定量研究,所区分出来的潜在标志物都是限定在 70% 出现在结果中的物质,模型是比较稳定的。

结节性甲状腺肿组和健康对照组相比较找到 7 个有意义的物质,其中环己基甲基己基亚硫酸盐、环己酮、4-羟基丁酸、2,2-二甲基癸烷在结节性甲状腺肿组中明显降低;异长叶烯-5-醇、6-叔丁基-2,2,9,9-四甲基-3,5-癸二烯-7-炔、苯酚在结节性甲状腺肿组中呈现增加的趋势(表 7-5-1)。在结节性甲状腺肿组和健康对照组对比时,可以持续地从 50% 的样品中检测出 149 个代谢产物的浓度是有差异的。在二维 PCA 得分图中,两组数据显示出了良好的分离趋势(图 7-5-1A)。在仅使用单预测分量和三个正交分量时,PLS-DA 得分图(4 个主成分,$R^2X=0.656$,$R^2Y=0.963$,$Q^2=0.92$)能显示节性甲状腺肿组和健康对照组的数据之间具有良好的分离效果(图 7-5-1B)。此外,所有经过转换数据计算得出的 R^2 值和 Q^2 值均小于其原始验证值[$R^2=(0.0,0.39)$,$Q^2=(0.0,-0.43)$],这证明了监督模型的有效性(图 7-5-1C)。

乳头状甲状腺癌组和健康对照组相比较找到 7 个有意义的物质,其中环己酮、4-羟基丁酸、2,2-二甲基癸烷、乙基己醇在乳头状甲状腺癌组中明显降低;苯酚、乙二醇单乙烯基酯、1-溴-1-(3-甲基-1-戊二烯)-2,2,3,3-四甲基环丙烷在乳头状甲状腺癌组中呈现增加的趋势(表 7-5-1)。在乳头状甲状腺癌组和健康对照组对比时,可以持续地从 50% 的样品中检测出 167 个代谢产物的浓度是有差异的。在二维 PCA 得分图中,两组数据显示出了良好的分

表 7-5-1　受试者呼出气中潜在的生物标志物

潜在标志物	结节性甲状腺肿与正常对照			PTC vs 正常对照			PTC vs 结节性甲状腺肿		
	p	FC	VIP	p	FC	VIP	p	FC	VIP
环己基甲基己基亚硫酸盐	1.14E-06	-3.77	1.205 5						
异长叶烯-5-醇	5.96E-08	3.22	1.270 3						
6-叔丁基-2,2,9,9-四甲基-3,5-癸二烯-7-炔	2.30E-10	4.76	1.558 4						
环己酮	2.43E-09	-3.78	1.446 2	1.13E-10	-3.34	1.457 7			
4-羟基丁酸	1.51E-08	-3	1.519 3	1.22E-10	-2.96	1.521 7			
苯酚	2.12E-10	1.89	1.570 1	2.72E-12	2.65	1.540 6			
2,2-二甲基癸烷	1.25E-10	-2.94	1.318 3	1.65E-12	-2.86	1.354 3			
乙基己醇				4.99E-09	-2.16	1.264 4			
乙二醇单乙烯基醚				6.94E-09	5.43	1.208 8			
1-溴-1-(3-甲基-1-戊二烯)-2,2,3,3-四甲基环丙烷				8.46E-13	3.57	1.568 9			
(3-甲基-环氧乙烷-2-基)-甲醇							0.000 314	-3.27	1.685 1
1,1,3-三甲基-3-(2-甲基-2-丙烯基)环戊烷							9.97E-09	1.28	1.403 4
Z-2-十二烯醇							1.17E-08	1.07	1.454 1

PTC:乳头状甲状腺癌。

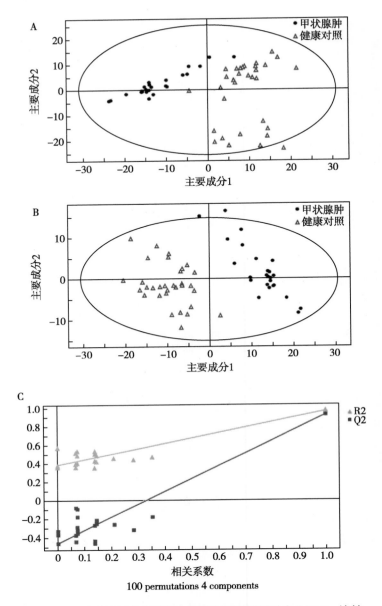

图 7-5-1　结节性甲状腺肿组和健康对照组的呼出气 VOCs 比较

A. PCA 分析结节性甲状腺肿组和健康对照组得分图（10 个主成分，$R^2X=0.878$，$Q^2=0.723$）。B. PLS-DA 分析结节性甲状腺肿组和健康对照组得分图（4 个主成分，$R^2X=0.656$，$R^2Y=0.963$，$Q^2=0.92$）。C. PLS-DA 校验图（$R^2=0.0,0.39$，$Q^2=0.0,-0.43$）

出自 Lei Guo，Changsong Wang，Chunjie Chi，et al. Exhaled breath volatile biomarker analysis for thyroid cancer. Transl Res，2015，166（2）：188-195.

离趋势（图 7-5-2A）。在仅使用单预测分量和三个正交分量时，PLS-DA 得分图（4 个主成分，$R^2X=0.648$，$R^2Y=0.963$，$Q^2=0.916$）能显示乳头状甲状腺癌组和健康对照组的数据之间具有良好的分离效果（图 7-5-2B）。此外，所有经过转换数据计算得出的 R^2 值和 Q^2 值均小于其原

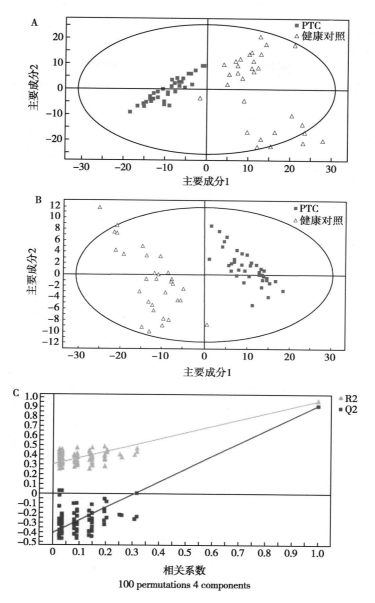

图 7-5-2　乳头状甲状腺癌组和健康对照组的呼出气 VOCs 比较

A. PCA 分析乳头状甲状腺癌组和健康对照组得分图（10 个主成分，$R^2X=0.883$，$Q^2=0.758$）。B. PLS-DA 分析乳头状甲状腺癌组和健康对照组得分图（4 个主成分，$R^2X=0.648$，$R^2Y=0.963$，$Q^2=0.916$）。C. PLS-DA 校验图 [$R^2=(0.0, 0.28)$，$Q^2=(0.0, -0.42)$]

出自于 Lei Guo, Changsong Wang, Chunjie Chi, et al. Exhaled breath volatile biomarker analysis for thyroid cancer. Transl Res, 2015, 166 (2): 188-195.

始验证值 [$R^2=(0.0, 0.28)$，$Q^2=(0.0, -0.42)$]，这证明了监督模型的有效性（图 7-5-2C）。

　　结节性甲状腺肿组和乳头状甲状腺癌组相比较找到 3 个有意义的物质，(3- 甲基 - 环氧乙烷 -2- 基)- 甲醇在乳头状甲状腺癌组中明显降低；1,1,3- 三甲基 -3-(2- 甲基 -2- 丙烯基)

环戊烷、Z-2-十二烯醇在乳头状甲状腺癌组中呈现增加的趋势（表7-5-1）。尽管PCA分析得到的结果没有将结节性甲状腺肿组和乳头状甲状腺癌组区分开（图7-5-3A），但是，经过PLS-DA分析（2个主成分，$R^2X=0.577$，$R^2Y=0.54$，$Q^2=0.458$）后我们可以看到，比较的结节性甲状腺肿组和乳头状甲状腺癌组数据有一个比较良好的区分状态（图7-5-3B）。此外，所有经过

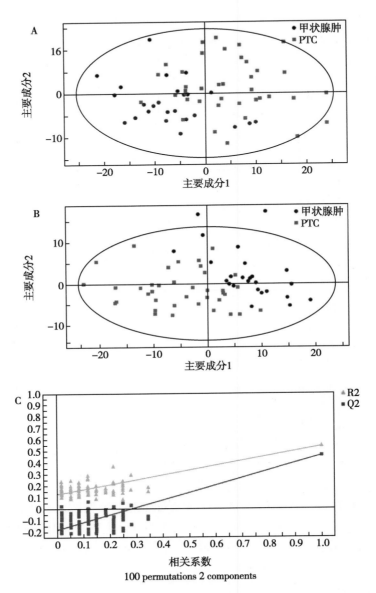

图 7-5-3　结节性甲状腺肿组和乳头状甲状腺癌组的呼出气 VOCs 比较

A. PCA分析乳头状甲状腺癌组和结节性甲状腺肿组得分图（8个主成分，$R^2X=0.897$，$Q^2=0.799$）。B. PLS-DA分析结节性甲状腺肿组和乳头状甲状腺癌组得分图（2个主成分，$R^2X=0.577$，$R^2Y=0.54$，$Q^2=0.458$）。C. PLS-DA校验图［$R^2=(0.0, 0.124)$，$Q^2=(0.0, -0.182)$］

出自于 Lei Guo, Changsong Wang, Chunjie Chi, et al. Exhaled breath volatile biomarker analysis for thyroid cancer. Transl Res, 2015, 166(2): 188-195.

转换数据计算得出的 R^2 值和 Q^2 值均小于其原始验证值[R^2=(0.0,0.124),Q^2=(0.0,-0.182)],这证明了监督模型的有效性(图 7-5-3C)。

从我们得到的结果来看:与健康受试者相比,无论是结节性甲状腺肿组,还是乳头状甲状腺癌组,许多物质的浓度都是下降的。这一结果与 Yao 等人在血液中发现的物质变化趋势相似。这可能是由于肿瘤生长时营养物质和能量代谢消耗所致。同时,Filipiak 等人通过培养肺癌细胞系 CALU-1,对其顶部空间的成分进行分析发现,在癌细胞生长过程中,乙酸丁酯、2-甲基丙醛等挥发性标志物减少,说明肿瘤细胞在增殖过程中有所消耗。我们研究中测得的代谢物亚硫酸、环己基甲基己酯、环己酮、4-羟基丁酸、2,2-二甲基癸烷、乙基己醇、(3-甲基-环氧乙烷-2-基)-甲醇浓度减少,相应也可以从肿瘤消耗机制方面进行解释,虽然和该实验产物不同,但这可能是因为癌症细胞来源不同引起的。

Barash 等人发现,与培养基相比较,在非小细胞肺癌细胞中 2-乙基-1-己醇浓度是升高的,而在小细胞肺癌中 2-乙基-1-己醇浓度是下降的。与健康受试者相比,乳头状甲状腺癌患者呼出气中 2-乙基-1-己醇浓度是明显下降的。这可能是由于甲状腺激素对于脂质代谢调节细胞色素 P450 的氧化应激所致。

人体内苯酚除了外源性来源,比如接触苯酚原液或者饮用受到苯酚污染水等,也可能来自人体内源性来源的苯代谢。通常用尿中的苯酚来监测苯接触者,它是一个较为准确的衡量苯接触者短期苯接触量的常用指标。苯进入人体除了直接接触,也可在吸烟时被吸收并储存于人体内,然后进行缓慢的代谢才能够排出体外。苯早就被 IARC 确认是致癌物。苯首先在肝中细胞色素 P450 单加氧酶作用下被氧分子氧化为环氧苯,这是苯代谢过程中产生的有毒中间体,接下来可与谷胱甘肽结合生成苯巯基尿酸,继续代谢为苯酚、邻苯二酚、对苯二酚等,以葡萄糖苷酸或硫酸盐结合物形式排出体外。在我们的研究中,由于受试者呼出气采集的背景环境和方法相同,呼出气中苯酚可能主要来源于体内苯的代谢。与健康受试者相比,无论是结节患者,还是乳头状癌症患者,他们呼出气中苯酚的浓度都是升高的。体内苯酚水平越高,是否能够理解为苯的含量越高,进而对人体的致害程度和概率越大,这有待进一步的研究。

γ-羟基丁酸,也就是 4-羟基丁酸,是人脑中枢神经系统自然产生的一种物质,在神经系统传递生理信息时有传递信息的作用,并且可以影响其他神经传导物质的作用,如 γ-氨基丁酸。γ-羟基丁酸是细胞通过琥珀酸半醛脱氢酶减少琥珀酸半醛产生的。γ-羟基丁酸具有神经保护特性,并已发现保护细胞免受缺氧。此外,诱导色氨酸的衍生物或色氨酸本身在细胞外空间的积累,可能通过增加色氨酸运输跨越血-脑屏障。γ-羟基丁酸含量的增加也会使包括色氨酸在内的某些氨基酸在血液中的含量增加。我们研究时发现,与健康对照组相比较,在结节性甲状腺肿组和乳头状甲状腺癌组的呼出气中 γ-羟基丁酸都是显著降低的,那么可以推断,当 γ-羟基丁酸减少时,在血液中由其诱导产生的色氨酸的含量也会相应减少。这一推断与 Yao 等人的研究相符合。他们的研究显示,血液中色氨酸及 5-羟色胺不论是在结节性甲状腺肿组还是乳头状甲状腺癌组,都要比健康受试者组有显著的减少。如此,血液中 γ-羟基丁酸的减少,导致色氨酸及 5-羟色胺减少,也导致 5-羟色胺能系统的功能减弱。由于 5-羟色胺能系统参与调节睡眠、焦虑、情绪等的变化,故人群中 5-羟色胺水平较低的人更容易患上抑郁症,产生冲动行为,诱发酗酒,萌生自杀动机,发生攻击及暴力行为。这就可以解释为何患有甲状腺疾病的患者中,有些人情绪不稳定,易于发怒。

现在对于呼出气的收集主要采用以下几种方法:在二氧化碳波形检测下采样,通过特定装置采集,混合呼出气的采集及实时采集等。为了排除外源性污染及肺部死腔气对检测结果的影响,肺泡气是理想的呼出气样本。在二氧化碳波形达到平台期时进行采样,采集的呼出气即为肺泡气。因此我们选用了这种采气方法。当然如果能实时采集呼出气进行在线分析,是最理想的检测方法。理论上收集越多的气体样本,越容易对其成分进行定性定量分析。呼出气量太少会影响成分的分析。固相微萃取技术是呼出气研究中常用的呼出气样品富集技术,在以往应用此技术的研究中,有的作者选用了 10mL 呼出气样本,有的选用了 20mL,结合实际情况我们选择了 20mL,并且取得良好的分析效果。

现在所有的呼出气研究都存在重复性差的问题。这主要是由以下几个方面造成的:样品采气的标准化、患者的标准化、仪器设备的标准化,包括仪器配件及检测程序的标准化。但呼出气研究现在仍处在一个先导性研究的阶段,所有的研究者都在努力探索更为稳定的检测条件。在我们的研究中,样品采集是在二氧化碳监测下进行的,这种方法是普遍认可的,因为这样可以排除无效腔气体对肺泡气的影响,避免混合气中挥发性有机化合物不够均一的问题。除此之外,患者本身的因素也会影响到实验的重复性,包括患者的饮食,吸烟与否,伴发疾病等。在我们的研究中,受试者都是禁食大于 12 小时,这样能够尽量避免进食所带来的影响,同时我们选的甲状腺疾病患者均是经过病理证实的病例。我们采用 GC-MS 对样品进行检测,这项技术是相对重复性比较好的一种方法,不仅可以通过不同的保留时间来进行物质的检测,还可以通过质子库进行物质的鉴定,这样才能够得到稳定的研究结果。

五、展望

我们的研究是使用气相色谱质谱联用仪对健康受试者、结节性甲状腺肿患者和乳头状甲状腺癌患者呼出气中挥发性有机化合物进行检测,并利用代谢组学的统计学分析方法得出了可以区分各组的不同物质。这证明了呼出气代谢组学分析对于甲状腺疾病的诊断和鉴别诊断的可行性。希望今后随着研究的深入,能够为临床诊疗甲状腺疾病提供一种无创、准确、直接定性且乐于被受试者接受的好方法。

(郭　雷)

第六节　呼出气代谢组学与胰腺癌

一、概述

根据 2021 年公布的最新全球癌症统计数据,胰腺癌是全球最致命的恶性肿瘤之一,其发病隐匿、进展迅速且预后极差。胰腺癌好发于 40 岁以上的男性。目前胰腺癌分别是我国常见癌症死因的第 6 位及美国常见癌症死因的第 4 位,5 年生存率小于 8%~10%,生存率近 40 年来几乎没有改变。患者被诊断时,病灶或是不能被切除,或已发生转移。近年来,胰腺癌的发病率和死亡率在全球范围呈持续上升趋势。根据已有数据建模后推测,到 2030 年,胰腺导管腺癌(pancreatic ductal adenocarcinoma, PDAC)预计将成为美国癌症死亡的第二大主要原因。

二、胰腺癌的病理与临床表现

胰腺肿瘤可根据其大体表现分为实性、囊性或导管内肿瘤。胰腺实体瘤包括胰腺导管腺癌、神经内分泌（胰岛细胞）肿瘤、胰泡细胞癌和胰腺母细胞瘤。胰腺囊性肿瘤的侵袭性较低，包括黏液性囊性肿瘤、浆液性囊腺瘤、导管内乳头状黏液性肿瘤和实性假乳头状肿瘤。胰母细胞瘤多见于儿童，成人诊断预后差。

胰腺的主要功能是释放有助于消化的酶，并产生有助于控制血糖的激素。胰腺可出现几种类型的生长，包括癌性和非癌性肿瘤。胰腺中最常见的癌症类型始于细胞，这些细胞将消化酶运出胰腺的导管（胰腺导管腺癌）。在可以治愈的早期阶段，很少检测到胰腺癌，这是因为它通常在扩散到其他器官后才引起症状。不能被早期诊断导致了其极低的 5 年生存率。

由于早期诊断困难和缺乏精确的预后生物标志物，早期诊断胰腺癌或术后复发时进行干预仍是巨大的挑战。目前，计算机断层扫描、磁共振成像、内镜超声、正电子发射断层扫描和其他成像方法被用于胰腺癌的诊断和预后评估。通过有效的筛查方法早期发现胰腺癌对于改善疾病的预后至关重要。尽管肿瘤生物标志物和影像学技术正在发展，但胰腺癌早期缺乏临床症状依旧导致确诊延迟。

患胰腺癌的危险因素包括家族史、肥胖、2 型糖尿病和吸烟。当癌症仍然局限于局部时，患者通常由于模糊的症状而常常被忽视。内镜超声是一种越来越常用的辅助分期方法，当与细针穿刺活检结合使用时，也可以进行确诊。

1. 胰腺癌患者常见的临床症状是上腹部疼痛、饱胀不适、黄疸、食欲降低和消瘦等。上腹不适和疼痛常为首发症状。黄疸是常见的症状。消化道症状常有食欲缺乏、腹胀、消化不良、腹泻或便秘。胰头癌胆道梗阻一般无胆道感染，若合并胆道感染，易与胆石症相混清混淆。少数患者有轻度糖尿病表现。部分患者表现有抑郁、焦虑等精神障碍，其中以抑郁最为常见。晚期偶可触及上腹肿块，质硬，固定，腹水征阳性。少数患者可发现淋巴结转移和盆腔转移。

2. 实验室检查时可以发现胰头癌导致胰管梗阻早期会有血、尿淀粉酶的一过性升高，空腹或餐后血糖升高。胆道梗阻时，血清总胆红素和直接胆红素升高，转氨酶也可轻度升高。免疫学检查诊断目前尚未找到特异性的胰腺癌标志物，有几种血清学标志物在胰腺癌患者可升高，包括 CA19-9、CEA、CA12-5、CA24-2 等，其中 CA19-9 的临床意义较大，故常用于胰腺癌的辅助诊断和术后随访。

3. 影像学检查是胰头癌定位和定性诊断以及确定有无淋巴结转移和远处转移的重要手段。胰腺动态薄层增强扫描及三维重建是目前首选的影像学检查，可为胰腺肿瘤的定性、定位诊断提供非常重要的影像学依据，尤其术前对胰腺肿瘤可切除性评估具有重要意义。单纯磁共振成像诊断并不优于计算机断层扫描。磁共振胰腺胆管成像能显示胰、胰管梗阻的部位和扩张程度。内镜超声可以作为计算机断层扫描及磁共振成像的重要补充，可发现小于 1cm 的肿瘤，必要时可行内镜超声引导下的穿刺活检，鉴别肿物的良恶性。正电子发射型计算机断层成像主要用于鉴别诊断，评估有无转移，以及判断术后肿瘤有无复发。

胰腺位于腹部的后部，被胃、小肠、肝脏和脾脏所包围，因此进行活检是一个很大的挑战。获取胰腺肿瘤标本最常见的方法是细针穿刺（FNA）。然而，使用比细针穿刺更大的针进行穿刺活检可以提供更大的样本，通常用于分子检验分析。这些活组织检查可以用超声内镜检查（EUS）进行。其他活检类型，如刷活检或钳活检，可以在内镜胰胆管造影（ERCP）期间完成。

三、胰腺癌代谢组学生物标志物研究

胰腺癌早期进行初步诊断或术后复发的诊断，并在生物标志物发现的背景下准确预测预后是一个很大的挑战。从个性化医疗的角度来看，缺乏用于患者选择的分子生物标志物限制了定制治疗选项，包括选择药物和剂量，甚至饮食。目前还没有标准化的胰腺癌分子标志物筛查策略，癌抗原 19-9（CA19-9）是最知名的胰腺癌检测标志物。近年来，高通量技术的创新使得利用基因组学、转录组学、蛋白质组学、代谢组学、糖组学和宏基因组学发现癌症的特定生物标志物成为可能。将 CA19-9 与其他来自不同"组学"水平的新生物标志物相结合，可能是胰腺癌早期检测的理想策略。系统生物学方法可能通过整合多组学方法为胰腺癌的生物标志物鉴定提供线索，这样更有利于进行个体化治疗。

代谢组学或代谢物分析是一种新的较为有希望的分析方法，可用于寻找胰腺癌的诊断、预后和治疗评估的可靠生物标志物。尽管目前没有临床验证的代谢生物标志物能够进行胰腺癌的早期诊断，但是专注于胰腺癌的代谢谱和表型的研究数量正在急剧增加。与其他组学技术相比，代谢表型是一个敏感的指标，因为新的生物标志物能够快速发现胰腺癌和更精确地判别其结果。

有的研究者进行了一项大规模的对照研究用以寻找血源性代谢生物标志物，使人们能够利用这些生物标志物进行区分 PDAC 和慢性胰腺炎（ChP）。他们分析了 914 名受试者（PDAC、ChP、肝硬化患者、健康人和非胰腺疾病对照组）的血浆和血清样本的代谢组学特征，以及肿瘤生物标志物特征（9 种代谢物，另外还有 CA19-9）的 AUC 为 0.96，可用于 PDAC 和 ChP 的鉴别诊断。在一项回顾性研究中，科学家们研究了 25 例胰腺癌患者的组织代谢组学，这些患者必须接受肿瘤切除手术和嘧啶类抗肿瘤药物吉西他滨为基础的辅助治疗。吉西他滨为嘧啶类抗肿瘤药物，作用机制和阿糖胞苷相同，其主要代谢物在细胞内掺入 DNA，主要作用于 G1/S 期。不同的是，双氟脱氧胞苷除了掺入 DNA 以外，还能抑制核苷酸还原酶，导致细胞内脱氧核苷三磷酸酯减少，并且能抑制脱氧胞嘧啶脱氨酶，减少细胞内代谢物的降解，具有自我增效的作用。在吉西他滨治疗后临床效果不佳的患者中观察到高乳酸水平。此外，hENT1 与乳酸的联合评估显示，根据患者的总体生存率来区分患者具有优越的表现。在另一项研究中，Battini 等人研究了 106 例 PDAC 切除术后患者的组织样本，利用代谢组学分析方法寻找与长期生存相关的代谢生物标志物。虽然网络分析结果显示，长期存活者的葡萄糖、抗坏血酸和牛磺酸水平较高，但长期存活者的胆碱、乙醇胺、甘油磷酸胆碱、苯丙氨酸、酪氨酸、天冬氨酸、苏氨酸、琥珀酸、甘油、乳酸、甘氨酸、谷氨酸、谷氨酰胺和肌酸水平较低。由于较高的乙醇胺水平与较差的存活率相关，所以乙醇胺对于区分长期和短期存活率具有非常高的准确性。

由于代谢变化对于检测和治疗癌症非常重要，无论疾病处于何种阶段，基因组规模的代谢网络模型（Genome-scale metabolic network models，GEMs）可能是一个非常有用的来源，有助于创建和／或检验假说，以阐明生理机制或新的生物标志物。因此，在生物标志物发现的背景下，GEMs 可以作为"自上而下"和"自下而上"方法的工具。GEMs 是研究癌症代谢通

用／个性化或肿瘤／细胞特异性的方法，这可能转化为临床相关的应用。在癌症治疗中，它们还可用于确定导致抑制癌症相关表型或耐药性的药物靶点。此外，GEMs 的强化可以通过整合基因组学、转录组学和蛋白质组学等组学数据，以及将调节分子纳入代谢。

除此之外，代谢组学研究还存在一些挑战。无论代谢物水平的显著变化是由于靶向疾病的发生，还是使用小样本量的未确认代谢物和患者参数的可变性，都会影响结果的准确性和可靠性。因此，目前可用的代谢组学技术的进一步标准化和改进是指定高度准确的生物标志物的一个前瞻性要求，这将提供显著的临床益处，并可能有助于获得新的靶信号，用于准确的诊断、成像和可能的治疗选择。

体液，如血液、囊肿液、胰液、胆汁以及尿液中富含生物标志物，这些生物标志物可作为PDAC 诊断、预测和／或预后评估的生物标志物的潜在来源。唾液作为胰腺癌生物标志物的来源也被广泛应用。在组学生物标志物研究中，血液是一种常见的首选样本来源，因为它易于获取且成本效益高。最近的研究发现，胰液是寻找生物标志物的另一个来源。胰液中含有胰腺癌特异性的标志物，如 DNA、RNA、蛋白质和癌细胞，但这种样本来源的采集过程是侵入性的，没有麻醉的患者很难耐受这样的采集。尽管尿液中的蛋白质、DNA 和 RNA 有限，但尿液依旧被认为是蛋白质组学和基因组学理想的样本来源。

四、呼出气与胰腺癌

随着质谱分析技术的飞速发展，人体呼出气检测成为可能。患有多种疾病的人呼出气具有独特的 VOCs。呼出气中挥发性有机化合物作为一种新的生物标志物已显示出其检测癌症的潜力。

英国帝国理工学院的团队通过信托基金招募了 2016 年 3 月至 2016 年 12 月期间的患者。向所有符合条件的患者介绍和解释了研究的目的和细节，并获得了每位患者的知情同意。所有患者在呼出气采集前禁食并停止吸烟至少 4 小时，最大限度地降低饮食摄入或口腔污染的混杂影响。还对采集样本收集室和分析样本实验室的背景气进行了分析，以分析背景气中挥发性有机化合物对收集样本的影响。开始时呼出气取样是使用惰性钢袋，这是一个可重复使用的系统，可以将呼出气直接收集到热解吸管中进行分析检测。使用 500mL 钢制袋收集呼出气，取样前用合成空气冲洗。患者被要求进行深吸气，然后通过口腔用力呼气。通过采集呼气末的气体收集肺泡气。所有样本在收集后 48 小时内进行分析。数据表明，挥发物在呼吸袋中或在试管中储存 48 小时后保持稳定。

进入气相色谱的挥发性有机化合物通过色谱柱，并在特定的保留时间离开色谱柱。挥发性有机化合物进入质谱仪，并被离子化，根据它们的质荷比（m/z）进行分离，并最终被检测到。与单独使用任何一种成分相比，气相色谱和质谱的结合可以提高化合物的检测与鉴定。

挥发性有机化合物在气相色谱 - 质谱分析前被浓缩，方法是将它们固定在吸附材料上，吸附材料排列在气相色谱 - 质谱管的内部。所有 TD 管在 300℃ 停留 80 分钟。将试管装载到传送带上，检查是否有泄漏，并干燥吹扫 3 分钟，以去除多余水分，从而确保挥发性有机化合物在加热时不会被氧化。使用自动传送系统在 280℃ 加热试管，将呼出气样本转移到 10℃ 冷阱上进行 10 分钟的解吸。随后，将冷阱快速加热至 290℃，将 VOCs 转移至色谱柱中。为了尽量减少背景气挥发性有机化合物在试管中的影响，从试管调节到预浓缩的时间一般不超过 1 小时。

从 NIST 数据库中发现色谱定性分析产生 66 种挥发性有机化合物。其中 22 种被排除在进一步分析之外,因为它们要么被发现在背景气中浓度很高,要么被认为不可能是内源性产生的。其余 44 种挥发性有机化合物的特性及其保留时间和特征质荷比随后被用于确定挥发性有机化合物的相对丰度。与对照组相比,腺癌中 12 种挥发性有机化合物的丰度发生了显著变化。其中,甲醛、丙酮、丙酮、十一烷、异丙醇的丰度在癌症中有所提高,戊烷、正己烷、1- 丁醇、1-(甲硫基)- 丙烷、苯甲醛、十四烷、戊烯水合物在癌症患者的呼出气中减少。区分癌症和非癌症的 AUC 是 0.736,敏感性为 81%,特异性为 58%。区分腺癌和非癌症的 AUC 是 0.744,灵敏度为 70%,特异性为 74%。在验证研究中,局部腺癌与非癌症的 AUC 为 0.855,敏感性为 79 %,特异性为 81%。

他们认为,在胰腺癌中,呼出气中显著失调的挥发性有机化合物数量最多的化学基团是醛基。其他研究也证明了癌症患者呼出气中醛的变化,包括食管胃、结肠直肠和肺部肿瘤。关于胰腺癌呼出气中醛变化的机制,呼出气中几乎没有可用的数据。目前认为是酶的活性改变,如乙醛脱氢酶 1(ALDH1)。ALDH1 导致醛不可逆地分解成相应的羧酸或醇,因此被认为对癌症干细胞的存活至关重要。有研究通过比较一系列正常和癌性上皮组织后,证明胰腺癌表现出 ALDH1 最广泛的表达和活性。胰腺癌中 ALDH1 活性和表达的增加可能解释了他们研究中观察到的苯甲醛水平降低和醇水平改变的原因。

他们研究的局限性有以下几方面。第一,不是多中心研究。第二,分析中未包括混杂因素,如体重或体重指数,可能会影响挥发性有机化合物的浓度。第三,采样方法的不稳定性,这可能影响了挥发性有机化合物的浓度和某些挥发性有机化合物的采集。第四,在验证研究中鉴别了胰腺癌的不同化合物,但没有测定出每种化合物的具体水平。第五,检测应该在早期胰腺癌中进行检查,这样才是呼出气检测的最终目标,从而提高患者的存活率。目前的研究包括晚期和已经发生转移的患者。该团队认为,可以使用呼出气检测作为区分患者的方法,以确定出现非特异性症状的患者患胰腺癌的风险,从而指导转诊进行计算机断层扫描检查。另一个应用是筛查高危人群,如遗传性胰腺炎、家族性胰腺癌、新发糖尿病和导管内乳头状黏液性肿瘤。

另外一个研究团队纳入了 2008 年至 2013 年间在维罗纳大学医院外科胰腺科住院的 219 名受试者(平均年龄 52 岁),其中 144 人为对照组(平均年龄 47 岁),75 人为 PDAC 病患者(平均年龄 62 岁)。所有患者都是经过细胞组织学诊断确认的,同时收集了每个患者的病史、吸烟史、饮酒史、肿瘤标志物 CA19-9 以及最终细胞学或组织学检查报告。经过快速简单的讲解后,所有受试者都能地配合进行呼出气样本的采样。

他们研究的特点是对诊断为 PDAC 并且未进行过任何化疗的患者进行研究,以减少患者肺泡气成分变化的可能,所有患者都不是肿瘤晚期且行择期手术。受试者呼出气的样本是在手术前 1~3 天被收集起来的,避免了手术室中使用的药物或手术干预的干扰。对照组为住院患者,并对对照组进行了一些临床检测,以确定对照组中的受试者没有任何肿瘤或其他重要疾病。许多对照组的受试者是行择期小手术的住院患者,如静脉曲张或痔疮、腹股沟疝等。其他对照组的受试者是从定期检查轻微呼吸障碍(如非过敏性鼻炎、轻度支气管哮喘)、高血压或心理障碍但总体健康状况良好的人群中选择的门诊患者。患者在早晨禁食时提供呼出气样本,以避免食物或其代谢物对呼出气中的挥发性有机化合物的影响。另外,对照组是在早晨禁食或进餐后 2 小时以上采集的呼出气样本。我们认为这样禁食的情况所采集的呼出气前期条件控制的并不严格。

样品处理过程是受试者被要求在生物挥发性有机化合物呼吸采样器的手持设备中进行一次用力呼气，该设备本质上是一个特殊的 250mL 空气注射器；它有一个阀门，以避免受试者的任何再呼吸阶段，特别是在吹气结束时，呼出气遵循单向路径。肺泡气的收集质控是由分析中记录的 CO_2 浓度来评估的。当 CO_2 含量低于 2% 时，样品被认为是存在收集错误，并被排除在统计分析之外。

最终有 10 个挥发性有机化合物是比较有意义的，用这 10 个物质建立的预测模型敏感性和特异性分别为 100% 和 84%，ROC 曲线下面积为 0.99。为了进一步验证，该模型在 50 个训练集受试者上进行了预测。24 个胰腺腺癌患者和 26 个对照组受试者中，模型正确识别了 23 个胰腺腺癌患者和 25 个对照组受试者。因此，研究者认为胰腺癌能够改变血液中某些分子的浓度，从而改变肺泡气中挥发性有机化合物的平衡浓度。肺泡气中挥发性有机化合物组成的检测和统计分析可用于胰腺肿瘤的临床诊断方法，且具有良好的敏感性和特异性。

五、展望

胰腺癌仍然是最致命的恶性肿瘤之一，在世界范围内造成了巨大的发病率和死亡率。大多数患者在诊断时患有晚期或转移性疾病，有效治疗的选择有限，因此正在努力提高早期检测。患者预后的改善将取决于影像学、外科技术、放射和系统治疗的多学科进展。尽管临床进展缓慢，但我们对胰腺导管腺癌和肿瘤微环境的分子生物学的理解仍在继续扩展，希望呼出气代谢组学的研究进展也能为临床合理的诊疗提供帮助。

（郭　雷）

第七节　肝　　癌

众所周知，肝病患者呼出的气体常伴有特殊气味，这些气味来自于特殊挥发性有机化合物。在过去，这种典型的霉味气味被称为胎儿肝味，是医生在诊断肝功能不全时最重要的临床症状之一。近年来，这种经验性的方法得到了更有力的证据支持分析，痕量物质的技术使得呼出气分析成为可能，并可大规模应用。这些挥发性有机化合物是由细胞代谢产生的化学中间体，通过肺部从组织和血液中呼出。在肝细胞癌（hepatic cell carcinoma，HCC）中，一些肝脏代谢过程可能紊乱，导致各种挥发性有机化合物的产生和积累。它们中许多是无法嗅及的，以远低于人类感官阈值的浓度存在。

通过气相色谱和质谱分析技术对这些化合物进行研究，可以确定大量挥发性有机化合物的准确浓度。因此，这些技术对于阐明疾病的生化基础非常有用。目前已经有一些研究对肝脏肿瘤患者的呼出气进行了探讨，以用于潜在的临床应用。本节我们将介绍肝癌代谢通路和肝癌患者的呼出气 VOCs。

一、肝癌代谢通路

12-羟基二十碳四烯酸（hydroxyeicosatetraenoic acids，HETE）和 15-HETE 是脂氧合酶和 CYP450 酶催化花生四烯酸的代谢产物，在癌症、糖尿病和高血压等多种疾病中扮演着重要角色,参与炎症、氧化应激等病理过程的发生发展。据报道,12-HETE 通过激活蛋白激酶 C 来增强肿瘤转移潜力。已有研究显示,12-脂肪氧化酶(lipoxygenase,LOX)在 HCC、HepG2 和 L02 细胞系中升高,并且 12-LOX 抑制剂贝卡林可减弱 HCC。在实体瘤(胃、肺结肠、黑色素瘤)中也观察到内源性产生 12-HETE,并已证明可增强肿瘤细胞转移的潜力。最近显示,15-HETE 可通过磷酸肌醇 3-激酶/蛋白激酶 B/热休克蛋白 90(PI3K/Akt/HSP90)途径促进 HCC 的生长和转移。在 Asem I. Fitian 的研究中,DC-NHC 显著下调了 12-HETE 和 15-HETE,但在 HCC 组中表达却出现了反弹,两种化合物在 DC-HCC 中均表现出明显的升高。它们在 HCC 中的重新出现表明 LOX 或细胞色素 P450 途径在 HCC 发育中的潜在作用,已知通过 ROS 物种超氧化物,H_2O_2 和羟基自由基的积累而产生的氧化应激主要通过增强 DNA 损伤来促进 HCC 的发展。与先前的 HCC 代谢组学研究表明,HCC 中的 γ-谷氨酰胺肽表达增强相一致,与病情已控制的肝硬化患者(cirrhosis disease control patient,DC)相比,HCC 中氧化应激相关代谢物黄嘌呤和几种 γ-谷氨酰胺肽显著升高。黄嘌呤是由黄嘌呤氧化酶从次黄嘌呤产生的,黄嘌呤的产生伴随过氧化氢的产生。一项研究报道了肝癌中黄嘌呤氧化酶活性的显著升高,而另一项研究发现了肝癌中 XO 活性的降低。在 Asem I. Fitian 的研究中,HCC 与 DC 相比较,次黄嘌呤的同时升高表明 HCC 中黄嘌呤氧化酶的活性过高,可以假设黄嘌呤的增加导致 H_2O_2 升高继而导致更大的氧化应激,从而促进 HCC 的发展。一项研究表明,肝癌细胞中 ROS 的升高是糖酵解加剧的先决条件,与 Warburg 癌症理论一致。HCC 与肝硬化相比,ROS 的升高可能反映了氧化应激的增加,这是 HCC 肿瘤微环境的标志,也可以协同促进生长中的肿瘤表现出糖酵解增强。与 DC 患者相比,HCC 患者中升高的 γ-谷氨酰胺肽进一步强化了氧化应激增加,促进了 HCC 发展。γ-谷氨酰胺肽是谷胱甘肽的基础,而谷胱甘肽是人体主要的抗氧化剂,主要在肝脏中产生,并充当中和 ROS 的还原剂。谷胱甘肽是 γ-谷氨酰肽酶(GGT)的副产物,一种可作为慢性肝病临床特征的酶。谷胱甘肽的 GGT 分解导致游离的 γ-谷氨酰胺肽释放,谷胱甘肽 S-转移酶 P1(glutathione S-transferase Pi 1,GSTP1)催化谷胱甘肽清除 ROS。研究表明,GSTP1 损伤可促进肝癌。与肝硬化相比,HCC 中的另一种氧化应激代谢物 2-羟基丁酸酯也明显升高。当剧烈的氧化应激使谷胱甘肽的抗氧化能力不足时,肝脏会通过紧急转硫途径生成抗氧化剂 2HB。2HB 的上调可能是 ROS 升高的标志。对黄嘌呤、2HB 和 γ-谷氨酰胺肽的 ROC 分析表明,这些氧化应激代谢产物可能作为 HCC ROS 相关代谢的标记物。

在比较 HCC 和 DC 代谢组时,丝氨酸、天冬氨酸和甘氨酸与 HCC 的存在密切相关。此外,肝硬化患者与健康对照组相比,丝氨酸、甘氨酸、天冬氨酸、谷氨酸和苯丙氨酸的强烈下调显著,与新出现的肝癌会增强合成代谢需求的观点一致。丝氨酸对肝癌发展的重要性可能与其作为丙酮酸激酶 M2(pyruvate kinase isoenzyme type M2,PKM2)的变构活化剂的第二功能有关。PKM2 是 PK 的主要癌症同工酶,参与糖酵解过程中磷酸烯醇丙酮酸向丙酮酸的限速转化。丝氨酸不仅会在结合时激活该酶,而且丝氨酸的消耗会导致 PKM2 活性减弱。甘氨酸也是正在生长的癌症的重要合成代谢产物,最近在 HCC 代谢组学研究中显示其含量升高。使用 LC/MS-MS 对 60 个癌细胞系进行大规模代谢谱分析后发现,甘氨酸的生物合成是发展多种癌症的最重要途径之一。Jain 等进一步证明,放射性标记的甘氨酸被掺入迅速增殖的癌细胞的嘌呤核苷酸中。HCC 与 DC 中几种嘌呤和嘧啶的代谢产物显著上调,包括腺嘌呤升高近两倍,而 HCC 与 DC 中尿苷和黄嘌呤的上调程度不明显,但仍显著上调。肝癌中腺嘌呤的升高与新兴病灶的新陈代谢需求增加相一致。DC 与 NHC 中尿嘧啶和黄嘌呤下调，然后在 HCC 中这些核苷酸的水平增加，支持了 HCC 发生期间代谢增强的原理。

多项 HCC 代谢组学研究发现，在 HCC 与 DC 中存在脂质代谢失调。HCC 患者中鞘氨醇相对 DC 显著升高（$p=0.001\,7$）。鞘氨醇由酸性神经酰胺酶（acid ceramidase，AC）以可逆方式由神经酰胺产生。鞘氨醇的磷酸化形式（1- 磷酸鞘氨醇）通常被认为是癌症生长的诱因。神经酰胺 / 鞘氨醇 / 鞘氨醇 -1- 磷酸反应被称为"鞘氨醇变阻剂"，这是关键的细胞周转同稳态调节途径。在肝癌中观察到的鞘氨醇升高患者与肝硬化对照可能反映了通过增强的酸性神经酰胺酶途径活性介导的增强的肝癌细胞存活能力的建立。鞘氨醇生产途径的启动涉及经由丝氨酸棕榈酰转移酶的棕榈酰辅酶 A 和丝氨酸的结合，以产生生物合成的中间体 3- 酮鞘氨醇。研究表明，抑制 AC 导致神经酰胺蓄积 / 鞘氨醇水平降低，既使 HCC 细胞对化疗敏感，又使体内 HCC 肿瘤缩小。Mas 及其同事对丙型肝炎诱导的 HCC 的基因表达谱分析表明，与正常的未累及肝组织相比，AC 在 HCC 样本中最过量表达的基因中排在前 10%。

二、肝癌呼出气中的挥发性生物标志物

肝癌目前是男性癌症死亡的第五大原因，肝细胞癌（HCC）占所有原发性肝癌的 80%，由于非酒精性类肝炎（nonalcoholic steatohepatitis，NASH）、乙型肝炎和过量饮酒，HCC 的全球发病率在过去的 40 年中增加了两倍。HCC 的 2 年生存期从 30% 到 44% 不等，早期诊断和治疗对于遏制与 HCC 和其他肝肿瘤相关的高死亡率至关重要。超声成像和测量 α- 胎儿蛋白（alpha fetoprotein，AFP）是筛查 HCC 最常用的两种方法，然而这两种方法都有重要的局限性。虽然一些 HCC 患者的 AFP 水平可能有所提高，但据估计，30%~50% 的肝癌患者没有出现 AFP 水平升高，导致过多的假阴性诊断结果；而超声成像无法将 HCC 与其他转移性肿瘤（如生殖细胞肿瘤）区分开来。肿瘤细胞肝转移是某些癌症（如结直肠癌）的常见转移部位，也是美国癌症死亡的主要原因。由于肝外病和其他复杂因素，只有 20%~30% 的结直肠癌肝转移（colorectal liver metastases，CRLM）患者可以进行手术治疗。因此，开发一种非侵入性、准确和低成本的工具用来诊断慢性肝病、检测肝脏癌症和跟踪疾病进展就显得至关重要。此外，这些工具越容易获得，就越能用于监测早期疾病发展的迹象和对治疗的反应。

代谢组学的研究，在检测可以用来诊断和预测疾病的生物标志物以及评估治疗反应方面显示出了希望，在 HCC 和其他肝脏疾病中，肝脏损伤的代谢产物变化可以在呼出气中检测出来。多项研究表明，通过对呼出气的主成分分析（PCA）、多元回归或计算机分析方法，能够将健康肝脏患者与肝病患者区别开来。例如，Fitian 等人比较了随机森林、多变量统计和其他方法，以识别和预测丙型肝炎病毒和肝硬化患者的 HCC，刘等人使用随机森林模型从血清中预测 HCC，并实现了 100% 的灵敏度，见表 7-7-1。

表 7-7-1　呼出气分析用于肝脏疾病诊断的判别能力

研究者（年）	分析方法	疾病种类和样本数量	结果
肝脏疾病诊断			
Van den Velde 等（2008）	GC-MS	52 肝硬化 vs 50 肝癌	敏感性性 100%，特异性 70%
Netzer 等（2009）	IMR-MS	37 肝硬化 vs 35 肝癌	AUC 0.84
Millonig 等（2010）	IMR-MS	37 肝硬化 vs 25 肝癌	AUC 0.88

续表

研究者(年)	分析方法	疾病种类和样本数量	结果
Dadamio 等(2012)	GC-MS	35 肝硬化 vs 49 肝癌	敏感性 82%~88%，特异性 96%~100%
Khalid 等(2013)	GC-MS	34 LC vs 7 肝癌	敏感性 100%，特异性 86%
Morisco 等(2013)	PTR-MS	12 肝硬化 vs 14 肝癌	AUC 0.88
Fernández Del Río 等(2015)	PTR-MS	31 肝硬化 vs 30 肝癌	敏感性 97%，特异性 70%，AUC 0.95
Pijls 等人(2016)	GC-MS	34 肝硬化 vs 87 慢性肝病	敏感性 83%，特异性 87%，AUC 0.90
De Vincentis 等(2016)	电子鼻	65 肝硬化 vs 39 慢性肝病	敏感性 88%，特异性 69%
Galen 等(2020)	SIFT-MS	54 健康对照 vs30 肝硬化 vs 112 肝癌 vs 51CRLM vs 49 肺动脉高压	肝癌分类准确率为 72%，敏感性和特异性分别为 73% 和 71%
肝功能			
Morisco 等(2013)	PTR-MS	6 CPC B 级 vs 6 CPC A 级	AUC 0.92
De Vincentis 等(2016)	电子鼻	6 CPC A 级 vs CPC C 级	敏感性 88%，特异性 64%
De Vincentis 等(2017)	电子鼻	89 肝硬化	死亡率 aHR 2.8,95% CI 1.1~7 住院治疗 aHR 2.2,95% CI 1.1~4.2
非酒精性脂肪性肝病			
Netzer 等(2009 年)	IMR-MS	34 脂肪肝 vs 35 非酒精性脂肪性肝病	AUC 0.90
Netzer 等(2009)	IMR-MS	34 脂肪肝 vs 20 AFLD	AUC 0.92
Millonig 等(2010)	IMR-MS	34 脂肪肝 vs 35 非酒精性脂肪性肝病	AUC 0.96
Millonig 等(2010)	IMR-MS	34 脂肪肝 vs 20 AFLD	AUC 0.95
Verdam 等(2013)	GC-MS	39 非酒精性肝硬化 vs 26 肝癌	AUC 0.77
肝性脑病			
Khalid 等(2013)	GC-MS	11 肝炎 vs 23 肝硬化	敏感性 91%，特异性 87%，AUC 88%
Arasaradnam 等(2016)	电子鼻	22 肝炎合并肝硬化 vs 20 肝癌	敏感性 88%，特异性 73%，AUC 0.84
Arasaradnam 等(2016)	电子鼻	13 肝硬化 vs 9 慢性肝病	敏感性 79%，特异性 50%，AUC 0.71

　　GC-MS:气相色谱质谱;PTR-MS:质子转移反应质谱;IMR-MS:离子分子反应质谱;AUC:曲线下面积;CPC:Child-Pugh 分级;aHR:调整后的风险比;CI:置信区间;CRLM:结直肠癌肝转移。

秦涛等人通过 ROC 曲线研究了 HCC 诊断中 VOCs 的价值,发现 3- 羟基 -2- 丁酮是 HCC 的最佳标志物,在健康志愿者之间的敏感性为 83.3%,特异性为 91.7%,肝硬化患者与 HCC 患者的敏感性为 70.0%,特异性为 70.4%。使用三种 VOCs 的诊断模型可能是更好的诊断选择,其敏感性和特异性分别为 86.7% 和 91.7%,通过交叉验证后的敏感性和特异性分别为 83.3% 和 91.7%,16 例 AFP<400µg/L 的 HCC 患者中,有 14 例被诊断为癌症阳性,表明该模型具有较高的准确性和诊断能力。

Miller-Atkins 等通过计算机对肝病患者呼出气中的代谢物进行分析后发现,此种方法在筛选肝癌患者上具有高灵敏度和特异性。该方法识别了 92 名 HCC 患者中的 67 人,总分类准确率达 72%。HCC 的灵敏度和特异性分别为 73% 和 71%,总体 BA 为 72%。大大优于目前的"金标准"——生物标志物 AFP,AFP 的灵敏度为 53%,特异性为 88%。AFP 是一种糖蛋白,是 HCC 的重要生物标志物,然而,在临床实践中用于筛查 HCC 有重要的局限性。首先,只有大约 50% 的 HCC 肿瘤中会分泌 AFP,导致太多的假阴性。其次,虽然 AFP 水平高于 400ng/mL 通常被认为是 HCC 的诊断,但 AFP 浓度的增加也与病毒性肝炎或肝纤维化有关,这可能导致误报诊断。总体而言,AFP 的均衡精度为 70%,而呼出气模型检测 HCC 的精确度为 72%。该研究检测了呼出气中 22 种 VOCs 的相对浓度,包括 2- 丙醇、乙醛、丙酮、乙腈、丙烯腈、苯、二硫化碳、二甲硫醚、乙醇、异戊二烯、戊烷、1- 葵烯、1- 庚烯、1- 壬烯、1- 辛烯、3- 甲基己烷、(E)-2- 壬烯、氨、乙烷、硫化氢、三乙胺和三甲胺。检测后发现:与健康对照相比,在 22 个已识别的代谢物中,有 18 个在 HCC 患者中显著增加。在这 18 个代谢物中,乙烷和苯显著增加,硫化氢是 HCC 患者中唯一显著减少的代谢物。健康人与肝硬化患者相比,在与 HCC 相关的 19 个代谢物中,其中 18 个有显著差异。与 HCC 患者不同,三甲胺和丙醇与健康对照相比,在肝硬化患者中显著增加。肝硬化患者与 HCC 患者相比,22 个代谢物中有 18 个显著不同,其中丙酮和二甲基硫化物的差别最为显著。

理想情况下,代谢通路分析或类似方法可用于系统地研究某些疾病组的生化代谢途径,这些途径可能指向一种潜在的机制。然而,几乎所有测试的挥发性有机化合物在不同组之间都存在显著差异,导致无法确定一组相对确定的路径。因此需要分析更广泛的挥发性有机化合物的技术,以获得这种对这些疾病的诊断能力。然而,我们依然重视挥发性有机化合物组合关系的重要性,这可能指向潜在的生物标志物或潜在的疾病机制。

虽然这些研究迈出了使用 VOCs 生物标志物筛查肝病的重要一步,但还需要进行更多的研究,以便在这些疾病的背景下更好地使用这项技术。目前尚不清楚检测到的挥发性有机化合物的浓度在整个疾病进展过程中是如何变化的,但今后的工作也将受益于这些研究预测结果的影响。

呼出气分析在肝病患者中的潜在应用似乎来自于大量现有的研究。目前 CLD 的诊断实际上是通过医生根据不同的临床、生化或超声数据进行判断,或者通过肝脏活检来实现的。前者易受精确度差的影响,而后者是侵入性的和昂贵的,因此在大规模上不可行。最近已经引入了基于临床评分或弹性成像技术的较新的非侵入性方法来克服这些限制,但是它们的诊断性能在选定疾病的情况下似乎不令人满意(例如,肥胖和非酒精性脂肪性肝病受试者)。在这种情况下,呼出气分析可以作为一种辅助工具来完善诊断。此外,挥发性有机化合物可以作为肝脏疾病患者疾病严重程度和预后的指标。事实上,已知不同程度的肝功能衰竭伴有几种炎症和代谢紊乱,这可能反映在不同的挥发性有机化合物模式中,并可解释为风险分层。挥发性有机化合物可以补充对血凝素患者的评估以便在诊断和预后阶段提供更有效的方法。同样,挥发性有机化合物在非酒精性脂肪性肝病中有助于检测非酒精性脂肪性肝病,目前这些检测只能通过进行肝脏活检来实现。因此,非侵入性的替代性检测方法将受到更多欢迎。

尽管有这些观点,但呼出气分析在肝病学中的临床意义仍然受到缺乏足够证据支持需要更多的关于肝纤维化、共存疾病(如糖尿病、肥胖症、血脂异常、慢性肾病)和更具代表性的特定人群方面的研究。这些研究预计将验证在有并存疾病患者中的辨别能力,阐明共存疾病对疾病特定呼吸模式的影响,这些疾病本身可能会影响挥发性有机化合物。除了更好地调查它们的辨别能力之外,纵向研究应该确定挥发性有机化合物是否也能可靠地预测肝脏疾病患者术后在短期内发展为明显 HE 发作的风险。这一特性显然是非常宝贵的,因为这严重影响患者及其护理者的生活质量。将那些有较高风险的患者个体化,可以使个体化的预防策略更具针对性,以提高患者的安全性以及与社会和工作相关的活动。

总之,只有对呼出气的诊断、分类和预测特性进行全面定义后,呼出气分析才能成功地用于检测和监测肝病的进程。努力的方向应该是在更大的合作和前瞻性研究中招募更具特征的患者队列,提供足够的结果随访期。我们期待对这一技术潜力的认可,以促进这一领域的发展。

(崔　林)

参 考 文 献

1. Jia Z, Patra A, Kutty VK, et al. Critical Review of Volatile Organic Compound Analysis in Breath and In Vitro Cell Culture for Detection of Lung Cancer. Metabolites, 2019, 9 (3): 52.

2. The National Lung Screening Trial Research Team, Denise R Aberle, Amanda M Adams, et al. Reduced Lung-Cancer Mortality with Low-Dose Computed Tomographic Screening. N Engl J Med, 2011, 365 (5): 395-409.

3. Gasparri R, Santonico M, Valentini C, et al. Volatile signature for the early diagnosis of lung cancer. J Breath Res, 2016, 10 (1): 016007.

4. Wang C, Dong R, Wang X, et al. Exhaled volatile organic compounds as lung cancer biomarkers during one-lung ventilation. Sci. Rep, 2014, 4: 7312.

5. Peralbo-Molina A, Calderón-Santiago M, Priego-Capote F, et al. Identification of metabolomics panels for potential lung cancer screening by analysis of exhaled breath condensate. J Breath Res, 2016, 10 (2): 26002.

6. Hakim M, Broza YY, Barash O, et al. Volatile Organic Compounds of Lung Cancer and Possible Biochemical Pathways. Chem Rev, 2012, 112 (11): 5949-5966.

7. Buszewski B, Ligor T, Jezierski T, et al. Identification of volatile lung cancer markers by gas chromatography-mass spectrometry: Comparison with discrimination by canines. Anal Bioanal Chem, 2012, 404 (1): 141-146.

8. Sakumura Y, Koyama Y, Tokutake H, et al. Diagnosis by Volatile Organic Compounds in Exhaled Breath from Lung Cancer Patients Using Support Vector Machine Algorithm. Sensors, 2017, 17 (2): 287.

9. Kort S, Brusse-Keizer M, Gerritsen JW, et al. Improving lung cancer diagnosis by combining exhaled-breath data and clinical parameters. ERJ Open Res, 2020, 6 (1): 00221-2019.

10. Kort S, Tiggeloven MM, Brusse-Keizer M, et al. Multi-centre prospective study on diagnosing subtypes of lung cancer by exhaled-breath analysis. Lung Cancer, 2018, 125: 223-229.

11. Antoniou SX, Gaude E, Ruparel M, et al. The potential of breath analysis to improve outcome for patients with

lung cancer. J Breath,2019,13(3):034002.

12. Davide Marzorati,Luca Mainardi,Giulia Sedda,et al. A review of exhaled breath:a key role in lung cancer diagnosis. J Breath Res,2019,13(3):034001.

13. Zhou J,Huang Z,Kumar U,et al. Review of recent developments in determining volatile organic compounds in exhaled breath as biomarkers for lung cancer diagnosis. Analytica Chimica Acta,2017,999:1-9.

14. Gaetano Rocco,Giorgio Pennazza,Marco Santonico,et al.Breath printing and Early Diagnosis of Lung Cancer. Journal of Thoracic Oncology,2018,13(7):883-894.

15. Lawal O,Ahmed W M,Nijsen T M E,et al. Exhaled breath analysis:a review of 'breath-taking' methods for off-line analysis. Metabolomics,2017,13(10):110.

16. Kerr E M,Gaude E,Turrell F K,et al. Mutant Kras copy number defines metabolic reprogramming and therapeutic susceptibilities. Nature,2016,531(7592):110-113.

17. Hopkins J F,Sabelnykova V Y,Weischenfeldt J,et al. Mitochondrial mutations drive prostate cancer aggression. Nature Communications,2017,8(1):656.

18. Hensley C T. Metabolic heterogeneity in human lung tumors. Cell,2016,164(4):681-694.

19. Sheng H,Ghergurovich J M,Morscher R J,et al. Glucose feeds the TCA cycle via circulating lactate. Nature, 2017,551(7678):115-118.

20. Callol-Sanchez L,Munoz-Lucas M A,Gomez-Martin O,et al. Observation of nonanoic acid and aldehydes in exhaled breath of patients with lung cancer. Journal of Breath Research,2017,11(2):026004.

21. Yin H,Xu L,Porter N A. Free radical lipid peroxidation:mechanisms and analysis. Chemical Reviews,2011, 111(10):5944.

22. Alvarez S W. NFS1 undergoes positive selection in lung tumours and protects cells from ferroptosis. Nature, 2017,551(7682):639-643.

23. Pereira J,Porto-Figueira P,Cavaco C,et al. Breath Analysis as a Potential and Non-Invasive Frontier in Disease Diagnosis:An Overview. Metabolites,2015,5(1):3.

24. Saalberg Y,Wolff M. VOC breath biomarkers in lung cancer. Clinica chimica acta,2016,459:5-9.

25. Schmidt C. Can some DCIS patients avoid adjuvant therapy? Still unknown. J Natl Cancer Inst,2011,103(7): 530-531.

26. Peng G. Detection of lung,breast,colorectal,and prostate cancers from exhaled breath using a single array of nanosensors. Br J Cancer,2010,103:542-551.

27. Liu Y,Li W,Duan Y,et al. Effect of H_2O_2 induced oxidative stress(OS) on volatile organic compounds(VOCs) and intracellular metabolism in MCF-7 breast cancer cells. J Breath Res,2019,13(3):036005.

28. Yang HY,Wang YC,Peng HY,et al. Breath biopsy of breast cancer using sensor array signals and machine learning analysis. Sci Rep,2021,11(1):103.

29. Yu Zhang,Lei Guo,Zhongzhi Qiu,et al. Early diagnosis of breast cancer from exhaled breath by gas chromatography-mass spectrometry(GC-MS) analysis:A prospective cohort study. J Clin Lab Anal,2020,34 (12):e23526.

30. Lavra L,Catini A,Ulivieri A,et al. Investigation of VOCs associated with different characteristics of breast cancer cells. Sci. Rep,2015,5(1):13246-13246.

31. Dana M Hardbower,Richard M Peek Jr,Keith T Wilson. At the bench:Helicobacter pylori,dysregulated host responses,DNA damage,and gastric cancer. J Leukoc Biol,2014,96(2):201-212.

32. Xu ZQ,Broza YY,Ionsecu R,et al. A nanomaterial-based breath test for distinguishing gastric cancer from benign gastric conditions. Br J Cancer,2013,108(4):941-950.

33. Schallschmidt K,Becker R,Jung C,et al. Comparison of volatile organic compounds from lung cancer patients

and healthy controls—Challenges and limitations of an observational study. J Breath Res,2016,10(4):046007.

34. Markar Sheraz R,MSc MRCS MA,Wiggins Tom MRCS,et al. Exhaled Breath Analysis for the Diagnosis and Assessment of Endoluminal Gastrointestinal Diseases. Journal of Clinical Gastroenterology,2015,49(1):1-8.

35. Hongshuang Tong,Yue Wang,Yue Li,et al. Volatile organic metabolites identify patients with gastric carcinoma,gastric ulcer,or gastritis and control patients. Cancer Cell Int,2017,17:108.

36. Wang C,Ke C,Wang X,et al. Noninvasive detection of colorectal cancer by analysis of exhaled breath. Anal Bioanal Chem,2014,406(19):4757-4763.

37. Wang C,Li P,Lian A,et al. Blood volatile compounds as biomarkers for colorectal cancer. Cancer Biol Ther, 2014,15(2):200-206.

38. Westenbrink E,Arasaradnam RP,O'Connell N,et al. Development and application of a new electronic nose instrument for the detection of colorectal cancer. Biosens Bioelectron,2015,67:733-738.

39. Phillips M,Cataneo RN,Cruz-Ramos JA,et al. Prediction of breast cancer risk with volatile biomarkers in breath. Breast Cancer Res Treat,2018,170(2):343-350.

40. Amal H,Leja M,Funka K,et al. Breath testing as potential colorectal cancer screening tool. Int J Cancer,2016, 138(1):229-236.

41. Bond A,Greenwood R,Lewis S,et al. Volatile organic compounds emitted from faeces as a biomarker for colorectal cancer. Aliment Pharmacol Ther,2019,49(8):1005-1012.

42. Wang X,Wang J,Rao B,et al. Gut flora profiling and fecal metabolite composition of colorectal cancer patients and healthy individuals. Exp Ther Med,2017,13(6):2848-2854.

43. Ishibe A,Ota M,Takeshita A,et al. Detection of gas components as a novel diagnostic method for colorectal cancer. Ann Gastroenterol Surg,2018,2(2):147-153.

44. Mozdiak E,Wicaksono AN,Covington JA,et al. Colorectal cancer and adenoma screening using urinary volatile organic compound(VOCs)detection:early results from a single-centre bowel screening population(UK BCSP). Tech Coloproctol,2019,23(4):343-351.

45. Widlak MM,Neal M,Daulton E,et al. Risk stratification of symptomatic patients suspected of colorectal cancer using faecal and urinary markers. Colorectal Dis,2018,20(12):335-342.

46. Alexander E K,Kennedy G C,Baloch Z W,et al. Preoperative diagnosis of benign thyroid nodules with indeterminate cytology. N Engl J Med,2012,367(8):705-715.

47. Guo L,Wang C,Chi C,et al. Exhaled breath volatile biomarker analysis for thyroid cancer. Transl Res,2015, 166(2):188-195.

48. Eszlinger M,Lau L,Ghaznavi S,et al. Molecular profiling of thyroid nodule fine-needle aspiration cytology. Nature Reviews Endocrinology,2017,13(7):415-424.

49. Lupo M A,Walts A E,Sistrunk J W,et al. Multiplatform molecular test performance in indeterminate thyroid nodules. Diagnostic Cytopathology,2020,48(12):1254-1264.

50. Margarida C,Luis R,Brian J G,et al. The Potential of Metabolomics in the Diagnosis of Thyroid Cancer. Int J Mol Sci,2020,21(15):5272.

51. Mizrahi J D,Surana R,Valle J W,et al. Pancreatic cancer. Lancet,2020,395(10242):2008-2020.

52. Xiao Q,Jones R R,James P,et al. Light at Night and Risk of Pancreatic Cancer in the NIH-AARP Diet and Health Study. Cancer Res,2021,81(6):1616-1622.

53. Vujasinovic M,Dugic A,Maisonneuve P,et al. Risk of Developing Pancreatic Cancer in Patients with Chronic Pancreatitis. J Clin Med,2020,9(11):3720.

54. Turanli B,Yildirim E,Gulfidan G,et al. Current State of "Omics" Biomarkers in Pancreatic Cancer. Journal of Personalized Medicine,2021,11(2):127.

55. S R Markar, B Brodie, S-T Chin, et al. Profile of exhaled-breath volatile organic compounds to diagnose pancreatic cancer: Breath volatile organic compounds in pancreatic cancer. British Journal of Surgery, 2018, 105 (11): 1493-1500.

56. R Fernández Del Río, M E O'Hara, A Holt, et al. Volatile Biomarkers in Breath Associated With Liver Cirrhosis-Comparisons of Pre- and Post-liver Transplant Breath Samples. EBioMedicine, 2015, 2 (9): 1243-1250.

57. Vincentis AD, Pennazza G, Santonico M, et al. Breath-print analysis by e-nose may refine risk stratification for adverse outcomes in cirrhotic patients. Liver International, 2017, 37 (2): 242-250.

58. Arasaradnam RP, Mcfarlane M, Ling K, et al. Breathomics-exhaled volatile organic compound analysis to detect hepatic encephalopathy: a pilot study. Journal of Breath Research, 2016, 10 (1): 016012.

59. Ferrandino G, Orf I, Smith R, et al. Breath Biopsy Assessment of Liver Disease Using an Exogenous Volatile Organic Compound-Toward Improved Detection of Liver Impairment. Clin Transl Gastroenterol, 2020, 11 (9): e00239.

60. Miller-Atkins G, Acevedo-Moreno LA, Grove D, et al. Breath Metabolomics Provides an Accurate and Noninvasive Approach for Screening Cirrhosis, Primary, and Secondary Liver Tumors. Hepatol Commun, 2020, 4 (7): 1041-1055.

第八章

呼出气代谢组学与心脏疾病

呼出气的成分复杂,由成千上万的分子组成,这些分子构成了"呼出气指纹",携带着关于疾病和健康状况的各种信息(类似于我们的血液或尿液),正如图 8-0-1(见文末彩图)所示。使用呼出气作为生物标志物的历史与医学本身一样古老,希波克拉底在他关于呼吸气味和疾病的论文中就描述了胎儿或肝脏疾病患者呼出的气味。在现代,临床医生也经常注意到患有某些疾病的患者,如糖尿病、肝硬化或肾衰竭,他们的呼出气中具有特殊气味。这一领域的研究逐渐揭示了这些临床现象的科学和化学基础。有了现代质谱仪器,科学家们现在能够识别成千上万种独特的呼出气物质。呼出气分析作为医学测试的新领域正在迅速发展。可以说,我们在 20 世纪末和 21 世纪初见证了对呼出气成分的理解以及呼出气分析和测试领域发展的一场革命。多种方法已经在临床上使用,或者即将进入这个领域。

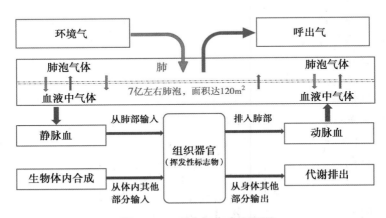

图 8-0-1　呼出气生成原理图

呼出气分析作为一种医学测试有几个潜在的优势。首先,该方法是非侵入性的(样本获取相对容易且无痛);其次,样本可能包含丰富的信息(一次测试可以扫描多种异常或疾病标记的特征);最后,其具有低成本和易于携带的潜力。鉴于这种非侵入性特征,呼出气分析也可以用于重复测试以跟踪治疗的反应。

呼出气一氧化氮通常被认为是临床开发使用的呼出气测试的榜样。正如前几章所描述的,呼出气分析领域在以下方面都取得长足的发展,包括从发现到理解呼出气的生物学意义、测试方法的标准化、优缺点分析、监管机构的批准、临床应用和实践。此外,呼出气中还含有大量挥发性有机化合物(挥发性有机物),其中一些化合物已经被确定与疾病状态相关联。呼出气还携带着被收集为"呼出气冷凝液"和微粒的雾化液滴,微粒还含有蛋白质等非挥发性化合物,这些物质的作用都在研究中。

呼出气分析领域的迅速发展使其成为肺部及其他疾病状态医学检测的新前沿。本章将集中讨论呼出气作为潜在的生物标志物在心血管疾病中的应用以及其潜在的医学价值。

第一节　心肌缺血性疾病

一、概述

冠状动脉疾病(coronary artery disease,CAD)是导致死亡率和患病率升高的主要原因。正如 2019 年欧洲心脏病学会(European Society of Cardiology,ESC)慢性冠状动脉综合征(chronic coronary syndromes,CCS)诊断和管理指南所述,及时发现受 CCS 影响的患者,对于降低固有的发病率和死亡率至关重要。在冠心病不同阶段的发病机制中发现,从动脉粥样硬化的发生到发展过程中,脂质、氨基酸和碳水化合物的代谢途径与炎症、内皮功能障碍、剪切应力和氧化应激有关。如今,有创性冠状动脉造影(invasive coronary angiography,ICA)是诊断冠心病的"金标准",然而,它是一种有创性的检查,可能有严重的并发症。此外,在少数患者中存在功能与形态学的分离,即尽管冠状动脉狭窄,但没有临床意义的缺血,反之亦然。因此,为了避免侵入性试验,应发现可用于识别新的与冠状动脉斑块生长相关的心血管危险因素和生物标志物。到目前为止,已有几项工作研究了心肌细胞标记物在诊断中的作用。代谢组学是一种可靠的方法,可以识别冠心病的各种病理生理过程中产生的生物标记物。在代谢组学技术中,呼出气分析是一种廉价、快速和无创的工具,用于表征和 / 或监测几种疾病状态。此外,全世界每年有超过 2 亿成人可能要接受非心脏手术,其中,每年大约有 800 万非心脏手术患者术后可能出现心肌损伤,这些损伤多出现在术后第 2 天,而患者此时正接受镇痛药物治疗,使大部分患者感觉不到心肌缺血症状。但是,心肌损伤术后 30 天的死亡率是没有出现心肌损伤的死亡率的 10 倍。除增加死亡率外,心肌损伤也增加了非致死性心搏骤停、充血性心力衰竭和卒中的风险。这些都要求我们尽快找到简便易行并且准确的筛查指标。目前的研究表明,呼出气可能能够胜任这一要求,解决临床上诊断缺失的困境。

二、心肌缺血的病理生理学

(一)慢性冠心病的病理生理学

以前认为心肌缺血病变是胆固醇储存疾病,但现在将动脉粥样硬化的发生理解为危险因素的复杂相互作用,包括动脉壁细胞和与它们进行交换的血液和分子信息。

体内挥发性有机化合物的产生和清除之间有一个平衡。内源性挥发性有机化合物在许多器官中产生,然后通过体循环到达肺泡毛细血管界面,最后随着呼吸排出。炎症和氧化应激的存在改变了各种疾病呼出气的化学成分,活性氧的有害影响发生在动脉粥样硬化形成的各个阶段,从斑块形成到斑块进展直至斑块破裂。心血管疾病中研究最多的挥发性有机化合物来自胆固醇代谢、氧化应激、肠道细菌代谢和丙酮代谢。而炎症在动脉粥样硬化的所有阶段都起着重要作用,并参与局部心肌动脉粥样硬化的发生和全身并发症的产生。

当动脉内皮遇到某些细菌产物或危险因素时,动脉内皮就会发生改变。白细胞黏附动脉壁,并与动脉壁的内源性细胞内皮细胞和平滑肌细胞(smooth muscle cells,SMCs)进行交流。参与动脉粥样硬化形成的细胞之间交换的主要信息取决于炎症和免疫介质,包括脂质介质(如前列腺素)和其他花生四烯酸衍生物(如白三烯)。脂质代谢产物可通过呼出气排出体外,这可能就是戊烷等呼出气在慢性冠心病中能够被检测的原因。

另外,作为早期动脉粥样硬化中炎症发酵的主要结果,平滑肌细胞从中膜迁移到内膜。这些细胞增殖并精心制作丰富复杂的细胞外基质。与内皮细胞和单核细胞一致,它们分泌基质金属蛋白酶(matrix metalloproteinases,MMPs)来响应各种氧化、血流动力学、炎症和自身免疫信号。基质金属蛋白酶与其内源性组织抑制剂平衡,调节血管细胞的多种功能,包括激活、增殖、迁移和细胞死亡,以及新血管形成、几何重塑、愈合或动脉和心肌细胞外基质的破坏。细胞外基质的某些成分(特别是蛋白聚糖)结合脂蛋白,延长它们在内膜中的停留时间,并使它们更容易氧化修饰和糖基化(与糖的非酶结合)。这些脂蛋白修饰产物,包括氧化磷脂和晚期糖基化终产物,维持和传播炎症反应。随着病变的进展,钙化可能通过类似于骨形成的机制发生。除了增殖,细胞死亡(包括凋亡)通常发生在已建立的动脉粥样硬化病变中。富含脂质的巨噬细胞的死亡可导致组织因子(tissue factor,TF)的细胞外沉积,一些以颗粒形式积聚在内膜中的细胞外脂质可聚结并形成动脉粥样硬化斑块中经典、富含脂质的"坏死"核心。

现在有确凿的实验、临床和流行病学证据表明炎症与短期和长期心血管结果之间存在密切联系。此外,数十年来,人们已经认识到感染后心肌梗死的风险增加。由于这种风险对于多种病原体和感染部位是恒定的,因此可以合理地假设全身炎症反应而不是特定的病原体或部位是这种关系的主要决定因素。可能的作用机制是粥样斑块中炎症活性的增加和系统性炎症反应诱导的血栓前状态。

尽管在介入和医疗管理方面取得了重要进展,但冠心病患者的预后仍不理想。来自大型登记处的数据显示,在急性事件后,复发不良事件的风险很大,尽管我们目前有急性治疗和冠状动脉综合征二级预防的医疗设备,但大约五分之一的急性心肌梗死患者将在相对较短的时间内(5年)经历第二次冠状动脉事件。很明显,传统心血管风险因素、生活方式和炎症之间的相关性比以前想象的更复杂、更接近,为整合提供了潜在的治疗机会,也为呼出气分析提供了可能的病理生理基础,对于动脉粥样硬化的理解更有助于临床检测和治疗。

与炎症相关的多种生物标记物可以预测急性冠脉综合征后患者短期冠状动脉事件的复发,并优于传统的风险因素。这些标记物包括急性期反应物、促炎和抗炎细胞因子、基质金属蛋白酶、脱落细胞黏附分子以及血小板和白细胞激活的其他标记物,包括可溶性 CD40 配体和白细胞髓过氧化物酶。因为这些标记物经常预示正常人群和稳定型冠心病患者的心血管事件,可能反映了疾病的基本机制。

(二)急性冠脉综合征的病理生理学

在 20 世纪 80 年代,关于急性冠状动脉综合征中血栓形成的原因还存在一些不确定性。应用于人类的体内成像技术和急性冠状动脉综合征中抗血栓形成和纤维蛋白溶解治疗的成功在实践中确立了血栓形成在其发病机制中的作用。许多显微解剖机制是急性冠状动脉血栓形成的基础。根据尸检研究（明显偏向于致命结果），斑块保护性纤维帽的彻底破裂最常导致致命的冠状动脉血栓形成，导致少数致命冠状动脉血栓形成的其他机制包括表面侵蚀、斑块内出血和钙化结节的侵蚀。因此，动脉粥样硬化斑块的物理破坏几乎导致了所有急性冠状动脉血栓的形成。

除了破裂斑块的固态外，血液的"液相"也可能导致冠状动脉血栓形成。纤溶酶原激活物抑制剂 -1（plasminogen activator inhibitor 1，PAI-1）抑制身体的天然纤溶机制，通过抑制尿激酶样和组织型纤溶酶原激活剂来对抗血栓的持续和积聚的机制。此外，破裂的斑块可以产生颗粒 TF，这可以增加血液的血栓形成性。在急性冠脉综合征的情况下，富含 TF 的碎片从突然破裂的斑块核心喷入血流的远端，可能会促进微循环的远端血栓形成。这种远端栓塞部分解释了"无复流"现象，该现象可使自发性和医源性斑块破裂复杂化，并阻止远端微循环的有效再灌注。

除了与冠状动脉内血栓形成相关的经典风险标志物（如 ST 段偏移和肌钙蛋白升高）外，新出现的 ACS 风险鉴别与潜在动脉粥样硬化的活性和代谢因素有关，而不是与罪魁祸首病变的实际血栓形成活性有关。例如，糖尿病和肾衰竭强烈预测预后不良。

（三）手术心肌损伤的机制

1960 年，Jennings 等人发现了心肌损伤中的缺血再灌注现象。缺血后再灌注 30~60 分钟的组织学改变与永久性冠脉梗阻 24 小时后的组织学改变相似。于是，关于再灌注损伤是组织损伤的独立因素还是恶化了细胞坏死的争论成为数年的争论热点。直到缺血预处理的发现，才开始揭开缺血再灌注损伤之间的相互关系。缺血再灌注损伤往往伴随着氧化应激、脂质过氧化等反应，这些反应能导致呼出气的改变。

1. 缺血再灌注损伤的机制　缺血再灌注（I/R）损伤的分子和细胞学机制非常复杂，涉及多条生物学通路。这些通路与人类疾病之间的关系仍不十分清楚，动物模型也不能完全令人信服地复制人类 I/R 损伤过程。尽管如此，研究已经证实几个临床相关的关键病理生理特征。①离子积聚：酸中毒细胞内钙超载，细胞内钠离子增多和再灌注后下降的 pH 值快速调整都可能涉及 I/R 损伤。钠离子依赖性 pH 值调节机制包括 Na^+-H^+ 交换和 Na^+-HCO_3^- 交换，这些转化蛋白的活化导致细胞内钠离子积聚，高浓度的钠离子增加肌浆网 Ca^{2+} 浓度，导致 Ca^{2+} 超载。其结果是肌原纤维过度收缩，ATP 耗尽，线粒体亚结构损伤和心肌抑顿。②线粒体膜电位消耗：心肌细胞需要大量的能量，因此心肌细胞上存在很多含高密度线粒体的能量合成颗粒。在这其中，线粒体渗透转移通道（mitochondrial permeability transition pore，mPTP）（参与蛋白质和离子转移）可能是这些能量反应的环节之一。mPTP 改变导致线粒体膜电位降低，mPTP 的激活机制包括 Ca^{2+} 超载、pH 值快速正常化和氧化应激。③自由基的形成 /活性氧：生成来源包括黄嘌呤氧化酶、活化线粒体介质、中性粒细胞浸润和活性氧（reactive oxygen species，ROS）诱导的 ROS 释放。④下调的 NO 代谢：I/R 损伤不仅涉及心肌细胞，也涉及内皮细胞。内皮细胞是 NO 的主要来源。正常条件下，NO 促使血管扩张，这种扩张对于 I/R 损伤来说是种保护性机制。这种机制可能受氧消耗、血小板聚集、白细胞黏附和自由基清除的影响。NO 扩血管作用的丧失和活化过氧硝酸盐积聚参与 I/R 损伤机制。⑤凋亡和自我吞噬。⑥内皮细胞功能不全：细胞因子和趋化因子介导，细胞黏附因子表达以及受损的血管扩张。⑦血小板积聚和微血栓形成。⑧免疫活化：内源性免疫机制如补体活化和

Toll 样受体表达,中性粒细胞积聚和细胞介导的损伤(巨噬细胞和 T 细胞)。

2. 心脏手术中缺血再灌注损伤 心脏手术缺血的原因涉及主动脉夹闭,在这个阶段可以使用心肌保护策略。高钾、低温均可以导致心肌麻痹,可以使用含糖心肌保护液。当手术结束时,主动脉夹松开,心脏突然接受全面的再灌注,此时血液为抗凝状态,由于体外循环,心肺将面临高压力氧,其结果是心脏手术后心肌受到缺血再灌注的巨大损伤。临床上,心脏手术后 I/R 损伤可诱发心律失常、心肌抑顿、低心排和围手术期心肌梗死。在冠脉搭桥手术后死亡患者的尸检中发现,25%~45% 的患者出现可见的 I/R 组织学改变。另外,也有研究表明心肌损伤的生化指标与心脏术后不良反应之间存在关联。

3. 冠脉不停跳搭桥手术 由于避免了体外循环,冠脉不停跳搭桥手术(off-pump coronary artery bypass grafting,OPCABG)避免了血液由于和非内皮细胞表面接触而导致的微血栓形成、炎症细胞活化和凝血系统改变等病理变化,因此这种术式受到外科医生的欢迎。这些炎症反应活化最终可能导致神经系统损伤,肾功能不全和呼吸功能衰竭。虽然 OPCABG 不使用体外循环,但仍面临不停跳心脏上局部的再灌注损伤。例如:一个右冠堵塞由来自左前降支的侧支供应的患者,左前降支的暂时夹闭不仅可能影响前壁血供,也会影响下壁和右心室血供,而搭桥后右冠的再灌注将导致相应供应区域心肌的损伤。

三、呼出气分析在心脏疾病中的应用

(一)呼出气分析的原理

呼出气分析可能是最古老的诊断方式。呼出气成分反映了血液中挥发性物质的成分,但是一些呼出气物质也可能来源于气道。无论来源如何,从血样中直接鉴别出大部分挥发性物质是十分困难的。呼出气主要有氮气(N_2)、氧气(O_2)、二氧化碳(CO_2)和水蒸气及其他内源性气体。O_2 和 CO_2 通过压力差在血液和呼出气中自由转运,同时转运的包括成千上万的其他低浓度挥发性有机化合物(volatile organic compounds,VOCs)。这些 VOCs 超过 3 000种,浓度小于百万分之一(ppm)量级,如丙酮、异戊二烯、丙醇等浓度较丰富,含量在 ppm 到亚 ppm 级,但是酮类、醛类和戊烷浓度较低,含量往往在 ppb 到 ppt 水平。很多 VOCs 是内源性的,由生理过程产生,但关于这些物质的代谢途径仍然不十分清楚。其他的外源性VOCs 来自外界环境,可能是污染物或背景气。每种疾病都与机体正常的生理和代谢改变有关,这些可能是基因调节、蛋白质表达和代谢产生水平上的。一定的 VOCs 可能是各种代谢通路改变的结果。这些 VOCs 主要包括非有机气体如 NO、CO、烷烃类物质(戊烷、乙烷和异戊二烯)、含氧化合物(丙酮、乙醛、甲醇、乙醇和 2- 丙醇)、含硫化合物(二甲基硫化物、甲基和乙基硫醇)、含氮化合物(氨、二甲胺 / 三甲胺)。不饱和脂肪酸的代谢脂质过氧化是一些疾病和临床状态的特点之一,这些疾病或临床状态包括癌症、炎症反应、粥样硬化和老年等。碳氢化合物如乙烷、戊烷是脂质过氧化反应的终末产物。饱和碳氢化合物如乙烷和戊烷是由 ω-3 和 ω-6 脂肪酸生成的。在体和离体实验都表明高过氧化活性和乙烷戊烷之间的关系。

(二)呼出气分析在冠状动脉疾病中的研究

大多数 CCS 患者的特征是一个独特的呼吸印记(breath print,BP),可以通过电子鼻(BIONOTE-V)识别。通过 VOCs 分析获得的分类和有创性冠状动脉造影(invasive coronary angiography,ICA)评估的解剖疾病严重程度具有良好的可重复性。实际上,BIONOTE-V 能够识别 68.4% 无心肌血运重建指征的患者和 78.3% 有心肌血运重建指征的患者。

　　心脏生物标志物是 CCS 患者的有用工具；生物标志物方法在 CCS 患者中的诊断和预后中的潜力最近已得到认可。事实上，目前已经评估了多种生物标志物在成人 CAD 中的临床应用。同时有多项研究评估了心脏生物标志物在 CCS 中的预后作用，如高敏心肌肌钙蛋白 T（high-sensitivity cardiac troponin T，hs-cTn）、B 型利钠肽原激素 N 末端（N-terminal pro brain natriuretic peptide，NTproBNP）和高敏 C 反应蛋白（high sensitivity C-reactive protein，hsCRP）。高通量分析方法用于测量大量生物标记物，扫描蛋白质组，以促进多生物标记物面板的潜在和有前景的未来应用。每种非侵入性诊断试验都有一系列梗阻性 CAD 的临床应用的可能性。正如 2019 年 ESC CCS 诊断和管理指南所述，需要更多关于各种生物标志物对梗阻性 CAD 预试验概率影响的信息，以优化医疗资源的使用。

　　CCS 患者的特征是呼出气中的 VOCs 具有独特的"指纹"。在更大样本的 CCS 患者和不同的共病患者中进行验证，发现电子鼻可以成为快速、有效和廉价地描述 CCS 患者特征的有用工具。同时应将指纹图谱与其他诊断方法进行比较，并评估其在 PCI 术后的变化，以确定其在心血管疾病患者代谢标志物分析方法中的地位和作用。

　　1. 戊烷　呼出气戊烷是一种脂质过氧化反应的副产物，性质较为稳定，血中溶解度较低，在组织损伤后可快速增多并在几分钟内弥散到呼出气中。因此，呼出气戊烷可作为一种有效的监测氧化应激损伤的指标。李恩有团队在 2009 年首次通过建立猪的肝脏缺血再灌注损伤模型，发现了呼出气戊烷是肝缺血再灌注损伤中脂质过氧化的早期和连续监测指标（见第八章第一节实例介绍），随后在 2012 年再次使用 20 头雄性猪建立肝脏缺血再灌注损伤模型，发现缺血再灌注后戊烷浓度显著升高，同时呼出气戊烷水平和生存率存在负相关，说明呼出气戊烷可反映肝缺血再灌注损伤的严重程度，并与术后生存率存在关联（图 8-1-1），因此再次确定呼出气戊烷是肝缺血再灌注损伤的潜在生物标志物，监测呼出气戊烷可能有助于评估肝缺血再灌注损伤的严重程度并有助于预测结果，此外，丙泊酚可能会改善肝缺血再灌注损伤的结果。急性心肌梗死、心脏移植急性排斥反应都有戊烷浓度的升高。有研究比较了 10 例健康对照者和 20 例急性心肌梗死的患者发现，急性心肌梗死患者呼出气戊烷水平明显增高，表明急性心肌梗死期间的脂质过氧化可能反映氧化自由基的激活以及其对组织损伤的机制。

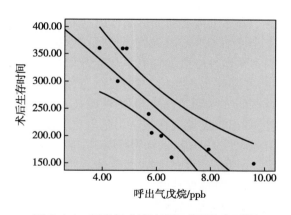

图 8-1-1　呼出气戊烷浓度和术后生存时间

　　2. 异戊二烯　异戊二烯是胆固醇合成的副产物之一，常伴随着代谢异常出现。通过使用 3- 羟基 -3- 甲基戊二酸单酰辅酶 A（3-hydroxy-3-methylglutaryl-CoA，HMGCoA）还原酶抑制剂如他汀类药物，可减低呼出气中的异戊二烯水平。在心脏病降脂治疗中测定呼出气异戊二烯的水平，可以为临床提供一个无创简便的方式来监测治疗的有效性。通过测定呼出气中异戊二烯的水平，也可能判断胆固醇代谢异常是否参与了疾病的病理机制。脂质过氧化反应或氧化应激常出现在心脏移植排斥反应、急性心肌梗死和其他几种呼吸系统疾病中。

　　3. 呼出气甲基化烷烃集合　改进的微量分析方法表明，正常人呼出气的典型样品中含有 200 多种不同的 VOCs，其中大多数的浓度为每升微微摩尔(μμmol/L)。在人的呼出气中观察到 3 000 多种不同的 VOCs，包括几种明显的氧化应激新标记。有研究确定了一套全面的氧化应激标记，即呼吸甲基化烷烃集合(breath methylated alkane contour，BMAC)，其中包括 C4~C20 烷烃及其单甲基化衍生物。随着年龄的增长、心脏移植排斥和呼吸氧气，BMAC 显示出显著的变化。Andrea Segreti 等人报告了一项试点研究，将不稳定型心绞痛患者的 BMAC 值与健康志愿者的值进行比较后发现，不稳定型心绞痛患者的氧化应激呼出气标记物比年龄匹配的健康对照受试者更丰富，采用这些呼出气标记物的统计模型准确地区分了两组。这些发现与以前关于缺血性心脏病中氧化应激增加的报道一致，如各种不同的血液和尿液标记物中的升高。这些标记物包括硫代巴比妥酸反应物，吡咯烷类(胆红素的氧化代谢物)，脂质过氧化丙二醛修饰的低密度脂蛋白、硫氧还蛋白黄嘌呤和次黄嘌呤、脂氢过氧化物、共轭二烯和捕获总自由基抗氧化能力。

4. 其他呼出气产物(乙醛、苯等)　乙醇氧化后生成乙醛，内源性乙醇是体内细菌代谢的副产物之一。呼出气中乙醛浓度升高可能是由于醛脱氢酶活性降低导致乙醇不能转化为乙醛的结果。我们的研究显示，在结肠癌患者中乙基乙醇浓度升高，可能是结肠癌的生物学指标之一。Chen FS 等人发现，乙醛可增加心肌细胞的钙内流，造成心肌细胞动作电位平台期的延长。除机体产生的呼出气产物外，外源性物质也参与呼出气成分的形成，苯就是其中之一。吸烟患者的呼出气中苯浓度升高。法国的一项调查研究显示，空气中苯含量增高与心肌梗死的发作存在高度关联。经过肝 P450 酶代谢后，苯的代谢产物一部分经肾排出，另一部分经呼出气排出，这也是呼出气分析苯含量的基础。

(三) 可能的代谢途径

临床上需要新的诊断标记物来准确地区分需要住院治疗的心脏性胸痛高危患者和可以安全评估的非心脏性胸痛低危门诊患者。呼出气测试已被提议作为心脏胸痛的候选标志，因为缺血性心脏病伴有氧化应激增加，这种情况会引起挥发性代谢物(如乙烷和戊烷)的产生，并随呼出气排出。据报道，急性心肌梗死和充血性心力衰竭患者的呼出气戊烷增加，但这些研究受到了挑战，因为测定技术可能测量了呼出气中的异戊二烯和戊烷的混合物。此外，呼出气戊烷现在被认为是氧化应激的非特异性标志，在其他情况下也可能会增加，包括类风湿性关节炎、支气管哮喘、精神分裂症和维生素 E 缺乏。

氧化应激是一种由线粒体活性氧泄漏增加引起的疾病。活性氧能强力氧化多不饱和脂肪酸、脱氧核糖核酸、蛋白质和其他重要的生物分子;这种目标分子的多样性解释了被用作氧化应激标志物的各种不同的分解产物。多不饱和脂肪酸的脂质过氧化产生挥发性烷烃和甲基化烷烃，随呼出气排出，在呼出气中提供氧化应激强度的非侵入性标志物。

缺血心肌中的氧化应激可能是由活性氧形成增加和抗氧化储备减少共同引起的。ROS 生成的增加被不同程度地归因于线粒体分子氧还原受损、白细胞分泌 ROS、内皮功能障碍、儿茶酚胺的自动氧化以及暴露于辐射或空气污染，ROS 的主要有害作用似乎是对亚细胞器的损伤，导致细胞内钙超载。这些发现为缺血性心脏病患者的抗氧化药物和饮食的治疗试验提供了合理的依据，但这种方法的有效性仍不确定。有关氧化应激在缺血性心脏病诊断和治疗的临床研究，因衰老的影响而变得复杂，衰老独立地增加了骨髓间充质干细胞的成分以及其他标志物如异前列腺素和戊烷的丰度。

未来的研究将需要大量记录有不稳定心绞痛的受试者、确认无缺血性心脏病的对照受试者,以及对潜在混杂因素(如吸烟和伴随疾病)的评估。此外,因为不稳定型心绞痛/非 ST 段抬高型心肌梗死患者存在死亡和心脏缺血事件风险,将氧化应激呼出气标志物的未来研究结果与心肌梗死溶栓(thrombolysis in myocardial infarction,TIMI)评分等风险因素联系起来是值得的。氧化应激的呼出气标记物准确地区分了不稳定型心绞痛患者和健康对照受试者。但仍需前瞻性临床试验来评估这种呼出气分析区分心脏性和非心脏性胸痛的能力。

四、实例介绍——呼出气戊烷:肝缺血再灌注损伤中脂质过氧化的早期指标

(一) 建立动物模型

1. 动物　本研究经哈尔滨医科大学动物伦理委员会批准。我们研究了 10 头雄性猪(3~3.5 个月,体重 45~55kg)。所有猪在实验前至少适应环境 7 天。动物接受 12 小时的光/暗循环、恒温(21℃),并控制食物和水的摄入。实验开始前 12 小时,动物禁食,仅随意提供水。

2. 手术准备　所有动物预先用氯胺酮 10mg/kg 肌内注射、咪达唑仑 0.2mg/kg 肌内注射以及阿托品 0.05mg/kg 肌内注射。随后用 24G 静脉导管建立静脉给药通路。对于诱导,动物接受水合氯醛 0.5g/kg 静脉注射、芬太尼 5μg/kg 静脉注射和罗库溴铵 1mg/kg 静脉注射。在直接喉镜下对每只动物进行气管内插管(6.0mm 带套囊的气管导管)。然后将动物连接到具有以下参数的麻醉机:潮气量设置为 10~15mL/kg;呼吸频率为 12~15 次/min;吸气/呼气速率为 1:2。控制通气以维持 $PaCO_2$ 和 PaO_2 分别在 30~40mmHg 和 150mmHg 以上,使用 30%~40% 的氧浓度。新鲜气体流速在前 60 分钟内保持在 3L/min,在剩余时间内保持 1L/min。

使用输液泵静脉输注水合氯醛 0.3~0.5g/(kg·min^{-1})维持麻醉。手术期间给予芬太尼 2μg/kg 和罗库溴铵 2mg/kg 以维持麻醉。在无菌颈部解剖后,用 7F 的双腔中心静脉导管经颈内静脉插管,通过该导管给予液体[10mL/(kg·h^{-1})的生理盐水]以及麻醉药物。用 20G 动脉导管插入颈动脉以监测有创动脉压并获取血液样本。血流动力学监测包括连续心电图、心率和有创动脉/静脉压。用直肠插入的热敏电阻探头测量的体温用加热毯保持在 38.0℃ ± 1.0℃。

3. 外科手术　所有外科手术均在无菌条件下进行。对猪进行 Mercedes 型切口开腹,用 Pringle 法阻断肝血流,即用非损伤夹钳夹住肝十二指肠韧带内的肝动脉、门静脉和胆总管。将一根 5F 单腔中心静脉导管插入下腔静脉(靠近二级肝门)进行静脉采血。在钳夹之前,应用肝素(1mL/kg 静脉注射)。阻断肝血流 30 分钟,再灌注 180 分钟。在手术过程中,记录以下变量:心率、收缩压、舒张压、平均动脉压、中心静脉压、血气分析和尿量。根据上述参数,给予羟乙基淀粉 130/0.4(Voluven,Fresenius Kabi,Bad Homburg,德国)和一些药物,如血管活性剂、碳酸氢盐(5%)和呋塞米,以维持稳定的血流动力学、正常的血液 pH 值和尿量。

整个实验阶段分为四个部分。第一部分是持续 60 分钟的高流量冲洗期(新鲜气体流量为 3L/min,除钳夹外所有有创操作均已完成);第二部分是持续 60 分钟的稳定期;第三部分是持续 30 分钟的缺血期;第四部分是持续 180 分钟的再灌注期。

(二) 呼出气采样方法

在开始动物实验之前,我们构建了麻醉回路。先把充满活性炭的吸收器连接到呼气阀,将 Teflon T 形件(带隔垫)插入吸收器和呼气管之间(图 8-1-2)。然后用特氟龙胶带密封每个连接器,以保持回路气密性。在呼出气采样之前采集室内空气样本(20mL)。当 $P_{ET}CO_2$ 在监

视器屏幕上达到稳定水平时收集呼出气样本(肺泡气体),将呼出气样品(20mL)从隔膜吸入气密注射器(50mL)并立即转移到抽真空的 20mL 玻璃小瓶中。在以下时间点采集呼出气样本:高流量冲洗期间的 15、30、45 和 60 分钟;稳定期的 15、30、45 和 60 分钟;缺血期的 1、15 和 30 分钟;再灌注期的 1、15、30、60、120 和 180 分钟。我们将稳定期 60 分钟的呼出气戊烷浓度作为基线。

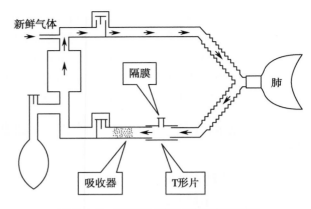

图 8-1-2　呼出气戊烷采样回路示意图

出自于 Li Peng,Li Enyou,Xu Guowang,et al. Breath pentane:an indicator for early and continuous monitoring of lipid peroxidation in hepatic ischaemia-reperfusion injury. European Journal of Anaesthesiology,2009,26(6):513-519.

(三)采血

在以下时间点从下腔静脉采集血样(5mL):稳定期的 60 分钟(作为基线);缺血期的 1、15 和 30 分钟;再灌注期的 1、15、30、60、120 和 180 分钟。立即将血样转移到抽真空的 15mL 玻璃小瓶中。血液中的戊烷浓度通过顶空法测量。

在以下时间点抽取动脉血样(9mL):15 分钟的高流量冲洗(作为基线);再灌注期的 1、60、120 和 180 分钟。收集动脉血以测量肝脏谷草转氨酶(aspartate transaminase,AST)和丙二醛(malondialdehyde,MDA)水平以及动脉血气。立即将血样离心(3 000 转/min,10min),并分离血浆。血浆储存在 -80℃直到分析。使用分析仪 Olympus AU5400 测量血浆中的 AST 活性。MDA 通过硫代巴比妥酸法测定。使用分析仪 Roche OPTI CCA 测量动脉血气。

(四)分析程序

气相色谱 - 质谱(GC-MS)配备了 GS-GasPro(60m×0.32mm)绘图气相色谱柱用于戊烷分析。通过固相微萃取(SPME)对呼出气和血液样本中的戊烷水平进行预浓缩。SPME 和 75μm 粘合的聚二甲基硅氧烷/羧基涂层纤维组件购自 Supelco。在第一次使用前,将纤维在气相色谱进样口 300℃下老化 2 小时以去除纤维污染物。在 SPME 程序之前,先将纤维在进样口 300℃下预处理 30 分钟。柱温在 40℃保持 1 分钟以浓缩柱头的烃类,然后以 20℃/min 的速度升至 160℃保持 3 分钟,然后以 20℃/min 的速度升至 200℃保持 2 分钟。氮气(99.999%)载气的流速保持恒定在 2mL/min。在不分流模式下进样,在 1 分钟后打开分流器。安装了硅烷化窄孔喷射器衬套(内径 0.75mm)。质谱仪的离子源保持在 200℃,电离能保持在 70eV,用于选定的离子监测模式。在色谱分析过程中对 m/z 为 43、42、41 和 72 的离子进行监测,并将它们的总和用于定量。将 SPME 纤维通过硅胶隔膜引入小瓶(将小瓶放入恒温控制的水浴中,加热至 38℃)并暴露 15 分钟。提取后,将纤维拉入针中,从小瓶中拉出并在 300℃下注入 GC 端口 5 分钟。这种处理保证了戊烷的完全解吸。

(五)校准和线性范围

通过外标固化法计算呼出气和血液中的戊烷浓度。通过使用气密注射器将不同体积的标准戊烷(44.64nmol/L)引入充满氮气(99.999%,不含碳氢化合物)的气体容器(1.0L)中,获得标准校准。平衡 3 分钟后,最终浓度分别为 22.32pmol/L、44.64pmol/L、89.28pmol/L、223.20pmol/L 和 446.40pmol/L。对于呼出气的校准,将戊烷(20mL)从容器中吸入气密注射器（50mL）并转移到抽真空的 20mL 玻璃小瓶中。以同样的方式，将戊烷（10mL）引入抽空的 10mL 玻璃小瓶中，用于血液标准校准。记录的峰面积与 pmol/L 的标准进行处理。校准曲线呈线性，相关系数在 22.32~446.40pmol/L 的范围内为 0.998 和 0.999。

（六）精密度、变异和检测限

为了评估和确保 GC-MS 的重现性和稳定性，每日在实验前分析 89.28pmol/L 的戊烷。在信噪比大于 3 的基础上估计检测限。该分析系统中戊烷的检测下限为 4.46pmol/L。日内和日间变异分别小于 8% 和小于 15%（相对标准偏差）。

（七）统计分析

使用 SPSS 13.0 进行统计分析。所有数据值均表示为平均值 ±SE。重复测量的数据采用单向方差分析（ANOVA），然后是最小显著性差异检验，用于比较不同时间的值。通过 Pearson 相关系数评估呼出气和血液样本戊烷水平之间的相关性。p 小于 0.05 被认为结果具有统计学意义。

（八）结果

1. 呼出气戊烷　室内空气的戊烷浓度为（93.83±7.88）pmol/L。在高流量冲洗期间，与室内空气相比，呼出的戊烷浓度保持在较低水平。因为新鲜气体流速从 3L/min 变为 1L/min，稳定期的呼出气戊烷水平高于高流量冲洗期。然而，稳定期的呼出气戊烷浓度在四个时间点之间没有统计学意义。我们将稳定期的 60 分钟设置为基线，缺血期呼出的戊烷浓度与基线相比无明显变化。在再灌注期间，再灌注 1 分钟后呼出气戊烷浓度显著升高［（244.13±33.3）pmol/L，$p<0.01$］，再灌注 60 分钟后降低至初始水平（图 8-1-3）。

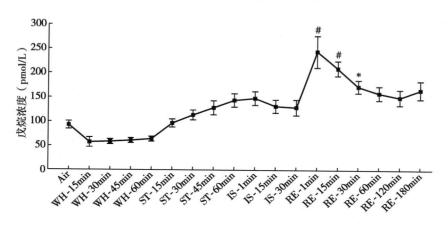

图 8-1-3　呼出气戊烷的变化趋势

数值以平均值 ± 标准差表示，IS 代表缺血期，RE 代表再灌注期，ST 代表稳定期，WH 代表高流量洗出期，ST-60min 为基础值。* 代表与基础值相比 $p<0.05$，# 代表与基础值相比 $p<0.01$

出自于 Li Peng，Li Enyou，Xu Guowang，et al. Breath pentane：an indicator for early and continuous monitoring of lipid peroxidation in hepatic ischaemia-reperfusion injury. European Journal of Anaesthesiology，2009，26（6）：513-519.

2. 血中戊烷　在再灌注期间，再灌注 1 分钟后血液中戊烷浓度显著升高［（333.46±63.05）pmol/L，$p<0.01$］，然后下降至基线水平（图 8-1-4）。

3. 呼出气与血液戊烷的相关性　呼出气和血液中的戊烷水平之间具有良好的相关性（r=0.709，$p<0.05$）。

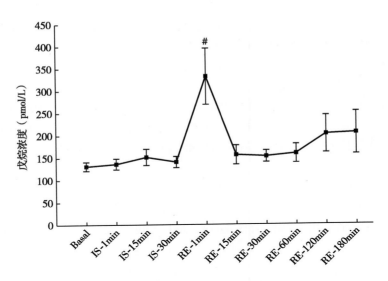

图 8-1-4　血中戊烷的变化

数值以平均值 ± 标准差表示,IS 代表缺血期,RE 代表再灌注期,稳定期 60 分钟为基础值。# 代表与基础值相比 *p*<0.01

出自于 Li Peng,Li Enyou,Xu Guo wang,et al. Breath pentane:an indicator for early and continuous monitoring of lipid peroxidation in hepatic ischaemia-reperfusion injury. European Journal of Anaesthesiology,2009,26(6):513-519.

4. 血浆天冬氨酸氨基转移酶和丙二醛的变化　肝脏缺血前血浆 AST 和 MDA 水平无明显变化。我们将 15 分钟的高流量冲洗期设置为基线。血浆 AST 和 MDA 值显示在图 8-1-5 和图 8-1-6 中。再灌注后 AST 值逐渐升高,再灌注 180 分钟后达到最大值[(454.10 ± 106.54)

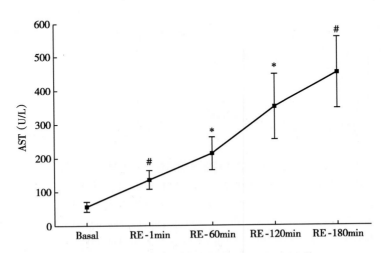

图 8-1-5　血浆中谷草转氨酶(AST)的变化

数值以平均值 ± 标准差表示,RE 代表再灌注期,高流量洗出 15 分钟被视为基础值。* 代表与基础值相比 *p*<0.05,# 代表与基础值相比 *p*<0.01

出自于 Li Peng,Li Enyou,Xu Guowang,et al. Breath pentane:an indicator for early and continuous monitoring of lipid peroxidation in hepatic ischaemia-reperfusion injury. European Journal of Anaesthesiology,2009,26(6):513-519.

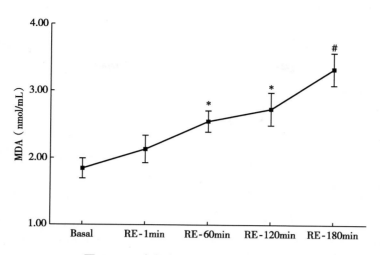

图 8-1-6　血浆中丙二醛（MDA）的变化

数值以平均值 ± 标准差表示，RE 代表再灌注期，高流量洗出 15 分钟被视为基础值。* 代表与基础值相比 *p*<0.05，# 代表与基础值相比 *p*<0.01

出自于 Li Peng,Li Enyou,Xu Guowang,et al. Breath pentane:an indicator for early and continuous monitoring of lipid peroxidation in hepatic ischaemia-reperfusion injury. European Journal of Anaesthesiology,2009,26(6):513-519.

U/L,*p*<0.01］。MDA 值在再灌注后也逐渐增加，并在再灌注 180 分钟时达到峰值［(3.35 ± 0.25)nmol/mL,*p*<0.01］。

（九）结论

呼出气戊烷分析可以对肝脏缺血再灌注损伤期间的脂质过氧化进行早期、快速、无创和连续的评估。

（董　舟）

第二节　心力衰竭

一、概述

心力衰竭（congestive heart failure,CHF）是一种发病率和死亡率都很高的临床疾病，也是全世界住院的主要原因之一。虽然心力衰竭时体内发生的生化过程是已知的，但这种综合征仍与预后不良有关。CHF 与冠状动脉粥样硬化、糖尿病、慢性阻塞性肺疾病（chronic obstructive pulmoriary disease,COPD）和慢性肾脏疾病等多种疾病相关，这可能是由于因果关系，也可能是由于年龄和吸烟等危险因素的共同作用。这些伴随疾病常常使确诊 CHF 成为问题，因此具有适当诊断、分类和预后特征的 CHF 生物标志物可能会改善慢性心力衰竭的诊断和监测。为了达到这一目标，人们做了很多努力，但到目前为止，只有脑钠肽（brain natriuretic peptide,BNP）被证明是一种有用的多用途生物标志物。然而，考虑到 BNP 的局限性，特别是在老年患者中，需要较大的成本以及测量需要采血，因此寻找一种非侵入性、廉价的生物标记物，能够改善 BNP 的性能，也适用于共病患者。

呼出气分析已成为不同临床条件下一种有前途的非侵入性工具（表 8-2-1）。最近，它也

表 8-2-1　呼出气有机物的来源及测量技术

化合物	潜在来源	疾病的含义	用于测量的技术
2-丙醇	丙酮内源还原/外源性	各种疾病	气相色谱-质谱、筛析-质谱、SPME 气相色谱-质谱
乙醛	乙醇氧化/肠道菌群	低活性酶多态性	气相色谱-质谱联用仪
丙酮	乙酰辅酶 A 代谢	糖尿病	气相色谱-质谱联用仪、筛析-质谱 激光光谱学、SPME 气相色谱-质谱联用仪
丙烯腈	外源/烟草烟雾	烟雾暴露	气相色谱-质谱联用仪
苯	外源性/烟草烟雾/汽车尾气	肺癌和乳腺癌/吸烟	气相色谱-质谱联用仪
乙烷	脂质过氧化氧化应激	各种疾病	气相色谱-质谱、质谱、激光吸收光谱
乙醇	细菌代谢	非酒精性脂肪性肝病、肥胖	固相微萃取气相色谱-质谱联用仪
硫化氢	口腔细菌	牙周病	气相色谱-质谱联用仪
异戊二烯	胆固醇合成	CVD	气相色谱-质谱联用仪
甲烷	细菌代谢	碳水化合物吸收不良	气相色谱-质谱、激光光谱、中红外技术、甲烷呼出气试验
一氧化氮	呼吸道炎症	哮喘/过敏/肺动脉高压	化学发光分析仪、激光多程池,激光腔增强技术、一氧化氮分析仪
戊烷	脂质过氧化/氧化应激	各种疾病	气相色谱-质谱、激光光谱学、筛析-质谱
三甲胺	肠道菌群	动脉粥样硬化、CVD	气相色谱-质谱联用仪

在心力衰竭患者中进行了测试。多种呼吸衰竭生物标志物能反映这种复杂综合征中发生的代谢变化。同时,呼出气化合物对心力衰竭的诊断和预后也有参考价值。尽管心血管疾病死亡率总体下降,但心力衰竭的 5 年生存率仍保持在 50% 左右。未确诊和未治疗的心力衰竭患者在围手术期有很高的急性失代偿风险。诊断和治疗必须根据经验进行(变力治疗机械辅助),以提供最佳可能的结果。

　　CHF 具有重要的代谢意义,其特征是线粒体能量产生减少,能量转移和能量利用减少,特别是肌肉,以及炎症状态,这可能反映在 VOCs 的产生。假设呼出的挥发性有机化合物可以区分 CHF 患者和对照组,也可以区分 CHF 的严重程度。据报道,通过电子鼻评估呼出气挥发性有机化合物可将肺癌患者或其他癌症患者与对照组区分开来。此外,无论是否有其他伴随疾病,在阻塞性睡眠呼吸暂停患者中都发现了不同的呼出气挥发性有机化合物模式。到目前为止,我们只知道 CHF 的特征是呼出的丙酮和戊烷增加,但 CHF 中呼出的 VOCs 模式尚未使用石英微天平(quartz microbalance,QMB)传感器进行研究。

　　在一项研究中发现挥发性有机化合物在 CHF 中的模式与慢性阻塞性肺疾病患者相似,并与心功能标志物相关。然而,挥发性有机化合物并不能确定患者对急性失代偿治疗的反应性。因此,在不久的将来,呼出气挥发性有机化合物可用于提高该人群CHF诊断的准确性,其中标准方法可能难以实施或不如年轻人群有效。此外,评估诸如全身水分变化、耗氧量和无氧代谢激活等因素,确定这些因素是否有助于判断具有独特挥发性有机化合物模式的患者特征,将有助于理解挥发性有机化合物模式的含义,并且可能阐明在CHF的总体定义下分组的异质条件。

二、心力衰竭的病理生理学

在过去的几十年里,已经提出了不同的病理生理学模型,共同描述了心力衰竭的机制。1967年的血流动力学模型将心力衰竭定义为一种病理状态,在这种状态下,心肌功能的异常导致心脏不能以与正常活动期间代谢组织所需的速率相称的速率泵血。这得到了数据的支持,数据显示心肌收缩力在血流动力学负荷期间降低。相关的心室重塑发生在两种类型的心力衰竭中,对血流动力学稳定性有很大影响。因此,HF/EF患者通常表现为左心室腔扩张,舒张末期容积比率正常或降低。细胞外基质由此决定心室结构,并为有效泵送提供基础。心肌损伤通过成纤维细胞增殖导致细胞外基质重塑,从而导致心室变薄和收缩功能受损。心肾模型是指心脏和肾脏之间的密切功能关系。肾钠和水潴留会导致呼吸困难和水肿的临床症状。这种形式的心力衰竭主要通过利尿剂和饮食钠限制来治疗。相关的神经体液激活导致交感神经激活、收缩力增加、血管收缩、血压升高和长期不适应重塑,并伴有心肌损伤的进行性恶化。这种神经体液模型的证据是通过药物介导的对肾上腺素能和肾素 - 血管紧张素 - 醛固酮系统的干预提供的,这种干预显著提高了心力衰竭患者的存活率。几项研究也强调了钙代谢在心力衰竭发展中的作用。其他方法关注由于过度肾上腺素能活性、炎症、氧化应激或有毒物质引起的坏死和凋亡导致的心肌细胞死亡。至少全基因组关联研究旨在确定心力衰竭综合征相关的候选基因,以帮助理解遗传变异影响心脏功能的机制。所有这些方法都描述了心力衰竭复杂的病理生理学图像。

三、心力衰竭的呼出气生物标志物及代谢途径

(一)丙酮

1. 临床证据　丙酮是呼出气中发现的多种化合物之一。Kupari等首次描述了心力衰竭患者呼出气中的丙酮。他们观察到心力衰竭患者的丙酮浓度高于健康人。他们还发现,颈静脉扩张超过5cm的患者呼出的丙酮水平更高,这表明呼出气丙酮可能与充血性临床状态有关。

Marcondes-Braga等人通过观察心力衰竭患者呼出气中的高浓度丙酮,证实了之前显示的结果。但更重要的是,他们发现呼出气(exhaled breath,EB)丙酮是心力衰竭诊断的良好生物标志物,并且与心力衰竭的严重程度有关,因为它的水平根据纽约心脏协会的分类而增加。EB丙酮似乎有助于区分急性失代偿性心力衰竭和慢性心力衰竭,具有良好的准确性(约84%)。此外,EB丙酮与B型BNP相关,B型BNP是一种心力衰竭生物标志物。这些发现强烈表明,EB丙酮可能在心力衰竭患者的治疗中发挥重要的临床作用,主要是因为它似乎反映了晚期心力衰竭的生理变化。最近,一项案例研究提出将EB丙酮用于治疗和随访。

这项研究有两个相关的发现。首先,它表明呼出气丙酮(exhaled breath acetone,EBA)水平反映了慢性稳定期心力衰竭患者的临床变化。特别是能够揭示呼出气丙酮和右心衰症状

之间的显著相关性。其次,它显示 EBA 是慢性稳定型心力衰竭患者心脏和总死亡率的独立预测因子。有趣的是,呼出气丙酮预测心力衰竭患者预后的能力不受糖尿病的影响。

最近,有研究显示呼出气丙酮与非缺血性心力衰竭患者肺毛细血管楔压成正相关,提示呼出气丙酮可能是血流动力学问题严重程度的标志。他们包括症状稳定的患者(NYHA Ⅱ/Ⅲ),但不包括糖尿病或严重肾功能不全的患者。考虑到所有这些发现,可以说丙酮作为 ADHF 生物标志物的作用已得到充分证实。即使考虑到患有不同共病的患者,EBA 也可以作为慢性心力衰竭的生物标志物。

强调呼出气丙酮与右心室功能障碍的临床/实验室体征(如肝颈静脉回流、颈静脉扩张和肝脏生化试验)之间的联系也很重要。这种关系以前有人提出过,但在目前的研究中,这种联系已经被证实,因为这些迹象预示着高水平的呼出气丙酮。也可以假设肝脏充血与丙酮的产生机制有关。

心力衰竭的心脏代谢是过去几十年中几项研究的焦点。事实上,人类健康的心脏需要大量的能量来维持收缩功能。心肌中 ATP 的产生是基于线粒体氧化磷酸化,这意味着能量来源主要来自脂肪酸(约 95%),而葡萄糖负责其他 5%。然而,衰竭心脏的心肌燃料利用发生变化。在晚期心力衰竭中,从游离脂肪酸到葡萄糖作为能量来源的转变越来越多。

最近的两篇文章分析了衰竭心肌中不同的代谢物、蛋白质和基因转录物,并得出结论,调节葡萄糖和脂肪酸代谢的酶下调,而调节酮体代谢的酶上调。其中一项研究表明,心力衰竭的小鼠模型使用酮体作为燃料,而不是脂肪酸。他们提出,这种代谢变化是由脂肪酸氧化能力降低引起的。第二项研究分析了患有晚期扩张型非缺血性心肌病的非糖尿病患者,显示心脏移植时,游离脂肪酸血清浓度增加,β- 羟基丁酸(beta-hydroxybutyrate,β-HB)血清浓度显著增加。高循环水平的游离脂肪酸和 β-HB 驱动肝脏合成酮。尽管血清 β-HB 升高,但他们观察到心肌 β-HB 降低,表明终末期心衰患者心肌酮体利用增加。

这些研究印证了肾上腺素能刺激诱导脂解、增加晚期心力衰竭患者的游离脂肪酸浓度和酮体产生的假设,这些酮体可以在血液或呼出气中测量。但也证实了酮体可以用作终末期心力衰竭心肌能量来源的概念。事实上,酮体代谢的变化在衰竭的心脏中明显存在,但是否是心力衰竭的原因或后果仍有待确定。

目前的研究表明,呼出气丙酮是一种非侵入性心力衰竭生物标志物,其水平反映了慢性心力衰竭的临床特征,尤其是右心衰症状。此外,呼出气丙酮被证明是慢性心力衰竭患者心脏和总死亡率的独立预测因子。以这种方式,旨在测试这种生物标记物作为心力衰竭治疗指南用途的研究应该是非常有前景的。

2. 心力衰竭的代谢变化

(1)心脏能量代谢:游离脂肪酸和葡萄糖是心肌细胞通过 β- 氧化和糖酵解产生能量的主要底物。根据疾病的不同阶段,每种底物的贡献会有所不同。早期心力衰竭时,脂肪酸利用率几乎不变,葡萄糖利用率增加。在晚期心力衰竭中,脂肪酸利用率显著降低,心肌出现胰岛素抵抗,大多数研究也显示此时葡萄糖利用率下降。此外,心力衰竭患者酮体的适度升高会抑制心肌游离脂肪酸的摄取和氧化,并可能导致心肌损伤。

(2)脂肪酸氧化:有研究表明,在心力衰竭中血液酮体的升高与心脏功能障碍和神经激素激活的严重程度成比例。EBA 是系统性酮血症的标志。心力衰竭时血浆酮体浓度增加似乎是高水平脂肪酸的次要原因。主要原因是心力衰竭患者血浆儿茶酚胺增加,刺激脂肪分解并增加血浆游离脂肪酸浓度,也可能是由于更大的β肾上腺素能刺激作用。在应激状态下,如饥饿或晚期心力衰竭,肝脏需要为包括心肌在内的机体其余部分提供大量能量。肝脏需要维持三羧酸循环以便产生肝内三磷酸腺苷和糖异生,向肝外组织提供葡萄糖。因为这两个过程需要相同的中间体,而草酰乙酸是限速的,所以三羧酸循环和糖异生开始减慢。结果,乙酰辅酶A在线粒体中积累,导致一系列缩合反应,产生三种分子形式的酮体:乙酰乙酸酯、β-羟基丁酸酯(β-hydroxybutyrate,BOH)和丙酮。由于丙酮的挥发性可以通过呼出气检测酮血症。

(二)戊烷

1. 临床证据　Sobotka等人为探讨氧化应激在慢性心力衰竭患者中的发生情况,用气相色谱-氢离子火焰检测器测定了健康人(19例)和充血性心力衰竭患者(13例)呼出气中戊烷的浓度,发现健康人和充血性心力衰竭患者呼出气中戊烷的含量有显著性差异($p<0.005$)。还测试了给予自由基清除剂对充血性心力衰竭患者的影响,发现自由基清除剂促进了呼出气中戊烷的减少,这与清除剂剂量呈线性关系。

另一项研究招募了25名心力衰竭患者和16名对照志愿者,通过选择离子流动管质谱(selected ion flow tube-mass spectrometry,SIFT-MS)证实丙酮和戊烷的水平增加。获得的数据用于呼出气校准模型,该模型可以将所有病例正确地分为两组。此外,该模型在36次连续入院的情况下进行了测试,所有病例都被正确的分组。

2. 脂质过氧化　氧化应激或脂质过氧化是指通过产生活性氧,催化多不饱和脂肪酸分解成具有碳自由基的脂质。然后通过碳自由基与分子氧结合而变成脂质过氧化自由基,分子氧可以继续分解其他多不饱和脂质自由基。这种类型的氧化应激已被证明发生在心脏移植排斥、急性心肌梗死(myocardial infarction,MI)和几种呼吸系统疾病中。

氧自由基通过攻击膜脂、核酸和蛋白质诱导细胞损伤,由ω-3至ω-6脂肪酸产生一些副产物,如乙烷和戊烷。如前所述,自由基可能参与了某些类型的急性心肌功能障碍的发生。自由基也可能与慢性心肌损伤的发生和进展有关。潜在的冠状动脉疾病中,自由基可能会导致心肌顿抑。反复发作的心肌顿抑可能会导致永久性心肌功能障碍。其他因素也可能参与CHF中的自由基生成。CHF患者的许多其他器官如肾脏和骨骼肌,在经历低灌注/再灌注周期后,特别是在运动期间,导致的乳酸酸中毒可能会增强这些组织中的血管扩张状态。

(三)异戊二烯

1. 临床证据　另一项关于氧化应激的研究是通过测量呼出气中的异戊二烯(2-甲基-1,3-丁二烯)进行的。对20名充血性心力衰竭患者和31名健康受试者的分析结果显示,充血性心力衰竭患者体内异戊二烯的水平较低。虽然最初的结果似乎与预期相反,但必须指出,异戊二烯不仅与氧化应激有关,还与胆固醇代谢有关。

2. 胆固醇代谢的挥发性有机化合物　几种挥发性有机化合物可以直接与体内的胆固醇代谢有关,呼出气异戊二烯是胆固醇代谢的特征性分子。

异戊二烯的产生和降解发生在人体内,是胆固醇合成的副产品,其水平的变化可以在呼出气中测量。通过使用3-羟基-3-甲基-戊二酰辅酶a还原酶抑制剂,可以降低人体内的呼出气异戊二烯水平,该抑制剂可以阻断胆固醇生物合成过程中产生的甲羟戊酸。通过测量呼出气中的异戊二烯,可以监测接受降脂治疗患者的疗效。呼出气分析可以潜在地提供一种简单、无创的方法来监测治疗的效果。虽然这是一个非常有前途的呼出气分析应用,但有几个因素可能会导致呼出气异戊二烯数值的改变,在用于临床之前,需要考虑这些因素,并且采样和测量方法也需要标准化。呼出气异戊二烯与年龄有关,男性通常比女性具有更高的呼出气异戊二烯水平。此外,有人认为呼出气异戊二烯的昼夜节律在凌晨 2~6 点之间达到峰值。

(四)一氧化氮和一氧化碳

呼出气一氧化氮分数(fractional exhaled nitric oxide,FeNO)被认为是肺内皮功能的标志。一些研究报告了症状性心力衰竭患者运动后呼出气 NO(exhaled nitric oxide,ENO)水平的增加。

一项假设的探索性研究表明,在稳定的慢性收缩期心力衰竭患者中,运动后(但非静止期)呼出的一氧化氮与超声心动图中增加的肺静脉高压之间存在联系。这些发现可能归因于潜在的肺静脉高压的存在。治疗后 ENO 水平降低的事实可能支持 ENO 的产生是由肺静脉充血增加导致的代偿性反应的假设。

一氧化氮在心血管疾病中得到了广泛的研究,因为它涉及多种生理过程的调节,包括血管舒张和血小板抑制。心力衰竭与内皮功能障碍导致的血管调节异常有关。心力衰竭中一氧化氮的增加可能是为了对抗血管收缩力,并与心力衰竭的严重程度相关。血浆硝酸盐,一种全身内源性一氧化氮产生的指标,在心力衰竭患者中显著增加。与对照组相比,晚期缺血性或非缺血性心肌病患者中内源性一氧化氮产生的显著失调。心肌病患者与静止对照组之间呼出的一氧化氮没有差异。然而,运动后心肌病患者呼出的一氧化氮显著增加,但健康受试者的水平保持不变。

有趣的是,虽然没有一氧化氮那样强有力的血管扩张作用,但一氧化碳及其在呼出气中的水平失调也与心脏病有关。在上述同一项研究中,与对照组相比,心肌病患者的静息和运动后呼出的一氧化碳较低。运动后,心肌病患者呼出的一氧化碳显著减少。一氧化碳是由血红素加氧酶将血红素底物转化为一氧化碳时内源性产生的。一氧化碳的生理作用不如一氧化氮清楚。在心血管系统中,一氧化碳已被证明可引起血管舒张和抑制高血压反应,并减少动脉损伤后的内膜增生。此外,一氧化碳还可抑制促炎性细胞因子,改善缺血后心肌功能障碍。还被证明可抑制啮齿动物心脏移植后的排斥反应,防止内皮细胞凋亡,抑制血小板聚集。

基于心肌病患者呼出气的这两种血管调节分子之间的调节差异可能与来源不同有关。呼出的一氧化碳主要来自全身,并释放到肺泡空间,而呼出的一氧化氮主要来自气道。这与呼出的一氧化氮不反映全身一氧化氮产生的发现一致。此外,一些报告表明两种分子之间存在负调节和交叉抑制,这可能有助于阐明心力衰竭的病理生物学,并可能提供简单的非侵入性方法来监测该疾病。

(五)非挥发性化合物

呼出气冷凝液揭示了不同疾病中的各种化合物。Pappas 等人在两个不同的时刻(急性和慢性期)收集心力衰竭患者的呼出气样本,结果显示,与慢性期相比,急性期的 IL-6、肿瘤坏死因子 -α 和前列腺素水平较高,表明心力衰竭与肺部炎症损伤有关。

(六)生物指纹标记

不同的生物指纹标记显示了辅助判断心力衰竭预后的可能性。对 35 名心力衰竭患者和 15 名对照组成员进行的 PTR-MS 初步研究发现,心力衰竭患者不仅丙酮水平较高,而且乙醇、乙酸、丙烯和二甲苯的水平也较高。另一项最近的研究建议使用电子鼻来测量呼出气。这种方法允许以高准确度区分代偿性心力衰竭受试者、失代偿性心力衰竭受试者以及健康个体。未来可以进行进一步的调查，以更好地评估这些数据。

　　基于呼出气 VOCs 的模型不能预测氨基末端脑钠肽前体（NT-proBNP），而对于射血分数（ejection fraction，EF）和收缩期肺动脉压（systolic pulmonary artery pressure，sPAP）具有相同的分类能力，可能是因为这些参数对循环和细胞代谢有影响。呼出气 VOCs 的模型无法将受试者按照美国纽约心脏病协会（New York heart association，NYHA）心功能分级那样分为不同的类别，这种差异可能是由于 NYHA 分类的可靠性较差，可能导致分类错误，从而降低了 VOCs 的识别能力。对于急性失代偿的 CHF 尤其如此，因为 NYHA 分级不能代表 CHF 通常的健康状况。另外，EF 和收缩压的降低是组织灌注不足的关键原因，然后发生上面提到的代谢变化。因此，组织灌注不足的代谢变化是 CHF 血压最可能的决定因素。为了验证这一假设，需要进行专门的定性研究。简单地说，比较血压和血流动力学的变化和 CHF 失代偿的解决方案可能会对这一假说提供见解。正如已经指出的那样，心力衰竭在体内诱发许多复杂的生化过程，通过这些过程产生许多化合物，挥发性化合物在呼出气中排出。已经证实呼出气分析是一种有用的工具，可用于获取生物体内生化过程的有价值信息，也是心力衰竭诊断和预后的一种有前途的技术。然而，必须进一步探索其更广泛的应用，对更大的人群进行研究。这些结果和对这一主题的进一步研究有望促进床旁呼出气分析仪的发展，该分析仪将能够准确和无创地评估心力衰竭患者的临床状况。

（董　舟）

第三节　肺动脉高压

一、概述

　　肺动脉高压（pulmonary arterial hypertension，PAH）是一种进行性心肺疾病，其特征是中小型肺小动脉广泛闭塞。平均肺动脉压（mean pulmonary arterial pressure，mPAP）的逐渐增加导致高阻力的发展，最终导致右心心力衰竭和死亡。PAH 定义为静息 mPAP≥25mmHg、肺动脉楔压（pulmonary artery wedge pressure，PAWP）≤15mmHg 和右心导管插入时肺血管阻力（pulmonary vascular resistance，PVR）>3wood 单位。根据《中国肺动脉高压诊断与治疗指南（2021 版）》推荐，"建议肺动脉高压起始联合治疗，尽早达标"。然而，首个《中国肺动脉高压患者生存现状白皮书》显示的情况却不容乐观，肺动脉高压是一种慢性、危及生命的疾病，被视为"心肺血管系统的癌症"。随着肺动脉压力升高，患者的心脏负荷会持续加重，最终导致右心室肥大、衰竭，甚至死亡。因其病情严重，未经治疗的患者中位生存期平均 2.8 年，5 年生存率仅为 34%。在诊断方面，由于疾病知晓率低、诊断能力不足，导致肺动脉高压患者确诊延迟的不在少数，从出现症状至确诊所需年限平均为 2.2 年，甚至有部分患者需要 5 年甚至更长的时间；而肺动脉高压患者从确诊到起始治疗所需年限平均为 2.6 年。《白皮书》强调，肺动脉高压是一个进展性疾病，延迟治疗可能会影响患者的长期预后；与此同时，"早诊早治"有助于大幅提高患者的生存质量。

　　与 PAH 相关的血管病变是复杂的，发生在血管壁的所有层。其病理机制涉及细胞肥大、增生、局部炎症、过度增殖和对凋亡的抵抗、内皮细胞向间质细胞的转化、细胞外基质成分等，但其他重要的病理机制仍不清楚。虽然已经建立了多种治疗药物来治疗 PAH，但它们不能完全改善症状和生存率。肺动脉高压仍然是一种无法治愈的疾病,肺移植仍然是严重病例的主要治疗方法。

越来越多的证据支持早期诊断肺动脉高压可以显著提高生存率和临床疗效。然而,这仍然是一个主要的临床挑战,其结果取决于侵入性右心导管插入术。

挥发性有机化合物是病理生理过程的产物,可在呼出气中检测到,被认为是 PAH 的非侵入性生物标志物。研究证实,与对照组和 / 或患有其他呼吸系统疾病的患者相比,PAH 患者呼出的挥发性有机化合物发生了显著变化。这表明呼出气分析在 PAH 领域是一种潜在的非侵入性医学应用。

在这一章节中,我们总结和讨论了呼出气组学(挥发性有机化合物组学)作为一种潜在的 PAH 无创诊断方法的研究进展,提出了一个包括重塑动脉水平上可能的生化途径的模型,其中在 PAH 的早期阶段,可以在呼出气中检测到特定的挥发性有机化合物。

二、肺动脉高压的病理生理学

PAH 诊断困难的原因之一是其复杂的病理生理变化。第五届世界肺动脉高压研讨会试图将患者分为五组来指导肺动脉高压的临床治疗。第 1 组:肺血管疾病引起的肺动脉高压;第 2 组:左心脏病导致的肺动脉高压;第 3 组:由于肺部疾病或缺氧引起的肺动脉高压;第 4 组:慢性血栓病导致的肺动脉高压;第 5 组:由各种疾病引起的肺动脉高压综合征的杂集,包括溶血性贫血和沙柯氏症。原则上,这些组的患者共享病理生理学、预后和治疗反应。实际上,每个群体都存在着巨大的异质性。

肺动脉高血压(PAH)是一种血管病变,这意味着血管壁的所有层都参与其中。PAH 还反映了基因环境相互作用,具有重要的遗传和表观遗传机制。这些异常的净效应是血管收缩、炎症、血栓形成状态,从而减少血管顺从性。这些血管变化最终增加右心室(RV)后负荷,并损害 RV-肺动脉耦合,导致房室故障。

呼出气挥发性有机化合物的光谱和 / 或浓度的变化可能是由各种异常过程引起的,反映了血液生物化学的变化。氧化应激、炎症、不平衡的酶活性、碳水化合物和脂质代谢以及其他机制是疾病相关挥发性化合物的可能来源。而这些代谢改变存在于 PAH 的病理生理改变中,这也为 PAH 呼出气诊断提供了病理生理基础。

PAH 在一定程度上是一种免疫力改变和炎症增加的疾病。更好地了解慢性炎症、纤维化和免疫介质机制的作用,为扭转不良血管重塑提供了潜在的疗法。

PAH 患者可能死于右心室衰竭。人们越来越认识到独特的病因和对右心室负荷增加的反应,以及右心室适应,在确定预后和作为治疗目标方面所起的关键作用。

(一)肺动脉高压病理机制

PAH 的机制涉及:细胞素和钙离子通道;线粒体代谢功能障碍;对 PAH 的遗传贡献;发现 PAH 中的 BMPR2 突变;表观遗传因素在 PAH 中的参与;脱氧核糖核酸甲基化;表达修改;微型 RNA 等。其中,慢性炎症和纤维化在 PAH 中起着至关重要的作用。免疫功能障碍是疾病相关性肺动脉高压(associated with pulmonary arterial hypertension,APAH)的一个中心特征,特别是在结缔组织疾病(例如全身性红斑狼疮和硬皮病)和感染(例如艾滋病毒和血吸虫病)的患者中。血吸虫病在发展中国家的流行使它成为 PAH 的最大单一原因,估计全世界有 200 万例。

在特发性肺动脉高压(idiopathic pulmonary hypertension,IPAH)中也观察到慢性炎症。对 IPAH 患者的肺组织进行组织学检查,发现存在由淋巴细胞、巨噬细胞、支气管细胞和肺血管病变中的炎症细胞组成的免疫细胞渗透。炎症细胞因子的循环浓度在 IPAH 中升高。

从 PAH 患者肺动脉中分离出的纤维细胞和肺动脉高血压的慢性缺氧模型显示一种高增殖、抗凋亡、抗炎的表型,其标志是炎症分子的产生和肌纤维细胞标记的表达。最近细胞免疫对肺高血压发病机制的贡献的研究也侧重于特定淋巴细胞群的作用,包括 T 细胞、B 细胞和自然杀伤细胞子集。

(二)肺动脉高压病变阶段

1. 内皮功能障碍和血管收缩　在这一阶段,内皮源性一氧化氮和前列腺素 I_2 减少,血栓烷 A_2 和内皮素 -1 增加,导致肺血管收缩、平滑肌增殖和血小板聚集。血小板聚集导致原位血栓形成和内皮细胞的进一步释放。

2. 血管重塑和原位血栓形成　慢性缺氧、炎症(由于急性呼吸窘迫综合征、慢性阻塞性肺疾病和脓毒症)导致内皮损伤和这些细胞无法消除引发平滑肌细胞增殖的因素:血管紧张素 2、内皮素 -1、血栓烷 A_2、超氧自由基。肌肉和非肌肉血管都有平滑肌增生。蛋白激酶 C 的活性也有所增加,它介导成纤维细胞增殖和外膜层的胶原沉积。

3. 最后一个阶段是丛状损伤的形成,这种损伤不可逆地消除了肺小动脉。

这见于晚期肺动脉高压(特发性肺动脉高压、硬皮病、艾森曼格综合征)。在急性或慢性情况下,有一些因素会加速疾病的进展。这些因素包括缺氧、酸中毒、心输出量增加(妊娠、肥胖、贫血、甲亢)。疾病的进展增加了右心室后负荷和右心室扩张,并最终导致右心室衰竭。进展速度越慢,右心室适应的机会越高,预后越好。

有报道肺样本中高水平的促炎细胞因子,以及丛状病变和肺动脉高压患者肺血管周围炎症中巨噬细胞数量的增加。炎症活性的增加可能导致活性氧过度产生,使脂质和脂肪酸的局部过氧化。例如,烷烃(环状饱和烃)是多不饱和脂肪酸过氧化的副产品。

三、肺动脉高压的呼出气标志物和可能的代谢途径

(一)呼出气作为生物标记物

由生理过程不断产生的 VOCs 在呼出气中以低浓度存在。病理生理过程影响它们的产生,并导致呼出气挥发性有机化合物分布的变化。因此,识别和量化呼出气可提供信息丰富的非侵入性生物标志物。由于它们靠近血液 - 空气屏障,在呼吸系统疾病中,预计呼出气会发生可识别且易于检测的变化。在这些情况下,挥发性有机化合物不会在外周血液系统中循环或从外周血液系统中代谢或储存在脂肪室中;相反,它们几乎伴随着病理生理改变立即在呼出气中表达。

在 PAH 中,呼出气的变化可能是由发生在小动脉水平的病理生理重塑过程引起的(图8-3-1,见文末彩图)。然而,伴随 PAH 发展的代偿机制可能是挥发性有机化合物的一个额外来源。肺和心脏的解剖和生理变化以及肺循环的波动可能会进一步改变呼出气挥发性有机化合物的分布和浓度。例如,肺动脉高压的动脉重塑以内皮细胞和平滑肌细胞过度增殖为特征。过度增殖可能导致局部缺氧,细胞的厌氧代谢。在能量产生的糖酵解途径中,酮和醇类物质过量产生,最终通过呼出气排出体外。或者,增殖的增强需要胆固醇的代谢增加,例如,在此期间,异戊二烯沿着胞质组分中胆固醇合成的甲羟戊酸途径形成。炎症是 PAH 的

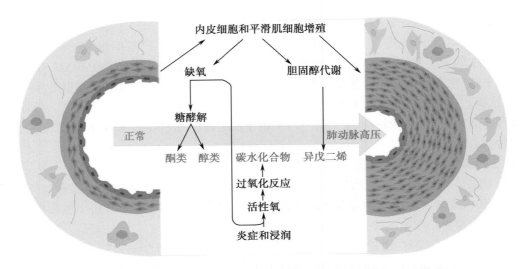

图 8-3-1　肺动脉重塑水平上挥发性有机化合物可能来源的假设模式

与局部缺氧相关的过度增殖会促进糖酵解作为能源,导致酮和醇的生产。另外,细胞增殖需要高胆固醇代谢,从而诱导更高水平的异戊二烯。炎症产生的活性氧导致蛋白质和脂肪酸氧化,并释放出来各种碳氢化合物

另一个主要标志。

(二) 呼出气挥发性化合物作为肺动脉高压的生物标志物

如前所述,PAH 的复杂病理机制可能是呼出气中多种挥发性生物标志物的来源。几项研究已经表明,在 PAH 患者中存在呼出气 VOCs 的改变;Mansoor 等人比较了 27 名 IPAH 患者和 30 名健康对照者呼出气冷凝液的成分。对照组中可唯一识别 2 种挥发性有机化合物,另外在患者样本中可唯一表达的有 10 种挥发性有机化合物。在两组共有的 4 种挥发性有机化合物中,1-甲基-4-(1-甲基乙烯基)-苯在 IPAH 患者中显著低于对照组。在一项研究中,应用模式识别算法测量挥发性有机化合物。该模型以 75.4% 的准确率区分 IPAH 病患者和对照组。虽然有一定意义,但统计学验证的挥发性有机化合物的鉴定仅基于质谱分析。这种方法是缺乏重复性的,因为几种化合物电离片段的光谱非常相似,因此结果可能不可再现。为了克服这一障碍,建议使用标准品分析进行识别,确认每种挥发性有机化合物的身份,并校准曲线,估计挥发性有机化合物的绝对浓度,而不是每个探测峰的离子。另一方面,IPAH 组由处于疾病晚期和严重阶段的患者组成(NYHA 分类 3 级和 4 级),这提出了一个关键性问题,即在疾病早期是否存在 VOCs 的差异。

Cikach 等人研究了分两个阶段(分别作为训练组和验证组)招募的 31 名 PAH 患者和 34 名对照者的呼出气样本。在研究的 21 种挥发性有机化合物中,2-壬烯、2-丙醇、乙醛、氨、乙醇和戊烷的浓度在 PAH 患者中比对照组高,而在相同的患者中 1-癸烯和 1-辛烯的浓度显著低。将数学判别分析应用于挥发性有机化合物浓度,该模型的准确率为 86.1%。此外,调整年龄和性别后,呼出气氨的浓度与右心房压力和混合静脉血氧饱和度显著相关,表明呼出气氨是 PAH 独立的生物标志物。与呼出气氨相反的是,两组之间的血氨水平相似,与呼吸浓度和任何临床特征无关。因此,在局部增加的谷氨酰胺分解导致 PAH 过度增殖的情况下,细胞可能局部产生更多的氨,然后在呼出气中表达,其浓度不足以影响全血浓度。这些

发现不仅表明了与 PAH 严重程度相关的生物标志物,而且试图将挥发性物质与 PAH 的病理机制联系起来。然而,呼出气氨作为疾病特异性生物标志物有一个主要的局限性。因为据报道,氨在患有其他疾病的患者的呼出气中升高,包括肾病、炎症性肠病和哮喘等,这使得氨作为 PAH 的独立指标不太可靠。

　　Mazzone 等人招募 20 名 PAH 患者作为对照组,以测试比色传感器阵列技术用于挥发性物质集体评估以诊断肺癌的可行性。结果表明,肺癌患者的集体呼吸特征不同于肺动脉高压、特发性肺纤维化、慢性阻塞性肺疾病和健康对照。一旦经过训练,该传感器阵列能够以73.3% 的灵敏度和 72.4% 的特异性区分疾病。结果不受性别、年龄、组织学或吸烟史的影响。尽管这种定性方法创新且易于实施,但是它无法识别 VOCs 特定的变化。

　　有研究证明,一系列基于纳米技术的传感器能够检测和分类 PAH,这类传感器主要用于呼出气 VOCs 的批量分析。所以这种不同的呼出气分析方法主要分析呼出气的整体概况,而不是呼出气中挥发性有机化合物浓度的具体变化。Cohen-Kaminsky S 等人使用金纳米粒子传感器阵列分析 22 名 PAH 患者和 23 名健康对照者的呼出气样本。试验中建立了3 个判别因子分析预测模型,结果发现第一个模型可鉴别两组样品之间的显著差异,以 92%的准确度区分样本。通过第二个模型可鉴定骨形态发生蛋白受体 2 型(bone morphogenetic protein receptors-2,BMPR2)基因突变的可遗传性 PAH 患者,该模型成功地将可遗传的 PAH(n=7)与 IPAH(n=15)进行了比较,总体准确率为 87%。第三个模型表明了从传感器阵列获得的信号与患者疾病严重程度之间的相关性,准确度为 91%,根据 NYHA 分类对样本进行评级,比较不太严重的病例(1 级和 2 级)和严重病例(≥3 级)。这项研究除了显示使用纳米传感器阵列来诊断 PAH 的定性呼出气分析的高潜力之外,还显示在疾病轻度阶段的呼出气挥发物不同于更严重阶段的呼出气挥发物;特发性和遗传性 PAH 的病理机制不同,表现为不同的呼出气物质。然而,这种情况下的样本量相对较小,需要用独立队列进行进一步验证。此后的研究对 45 个呼出气样本进行的质谱分析与补充定量气相色谱分析相联系,证实了与PAH 相关的 10 种呼出气挥发性有机化合物的浓度和包括 BMPR2 基因突变 PAH 在内的亚组之间存在显著差异。目前,正在进行一项临床验证试验(和扩大试验),目标是招募 400 名志愿者,包括 IPAH 患者、可遗传的 PAH 患者、无 PAH 的高危受试者(携带 BMPR2 突变的家族性 PAH 病例的无症状亲属)和慢性血栓栓塞性肺动脉高压患者。

　　总之,这些研究支持呼出气生物标记物可作为 PAH 检测和管理的医学应用的可能性。

(三)外源性挥发性有机化合物与肺动脉高压

　　非常出乎意料地是,当筛选已经报道的与 PAH 有关的挥发性有机化合物时,很明显发现一些已鉴定的化合物是外源性的。1-甲基-4-(1-甲基乙烯基)-苯、呋喃、四氢-2,2,4,4-四甲基、苯甲醛、N-乙基-苯甲胺、苯并噻唑和其他物质不是内源性形成的。这些化合物被认为是污染物,可能是由于接触香烟烟雾、空气污染和辐射产生的。它们的高挥发性和高反应性可能会使这些化合物泄漏到呼吸细胞的细胞质中,导致不希望的副作用,包括对酶和DNA 的过氧化损伤。目前认为长期暴露于这些化合物的累积损伤是引发和 / 或促成肺癌发病的原因。

　　PAH 的血管重塑与致癌作用具有相似的特征。肺动脉高压患者的肺血管病变具有癌样特征。对细胞死亡、过度增殖表型、细胞能量学失调、血管生成和促肿瘤炎症的抵抗是 PAH和肺癌的共同特征。因此,将吸入污染物挥发性有机化合物的不利影响与 PAH 的产生 / 发展联系起来是合理的。Montani 等人进行了一项病例对照研究,在该研究中他们测试了职业性接触有机溶剂与肺小静脉闭塞性疾病风险之间的可能联系。在 33 例肺毛细血管血管瘤病和 65 例 PAH 病例中,肺毛细血管血管瘤病与职业接触有机溶剂显著相关,特别是三氯乙烯,校正比值比为 8.2。暴露于三氯乙烯的小鼠出现肺损伤,伴有氧化应激增加,已知这与血管重塑有关。这表明来自外源的挥发性化合物可能直接导致呼吸和心血管疾病的病理生理学。

(四) 继发性肺动脉高压 / 肺动脉高压的挥发组学

公认的是,由于 IPAH 早期的临床表现不清楚和不具体,IPAH 通常在其晚期被诊断,正如文献中已经指出的,在这些情况下,无创筛查试验将非常有用。因此,呼出气测试可能是一种安全、易于执行、快速和可重复的筛查工具,医生可以在早期将其用作一种指标阶段。因此,在这种情况下,关注具有 BMPR2 突变的可遗传群体及其亲属将是确定与 PAH 相关的早期挥发物变化的简化策略。据报道,该人群中有 20%~30% 最终会患肺动脉高压,因此,一旦动脉重塑开始,该人群的定期呼出气测试可能是监测呼出气变化的关键因素,表明是否需要进行右心导管插入术。

至于更复杂的病例,如与结缔组织疾病或艾滋病病毒感染相关的 PAH,或继发于心脏病或慢性阻塞性肺疾病的肺动脉高压,基础研究方法应不同。预计由于病理生理过程和共病的复杂性,呼出气模式将更难理解。目前尚不清楚在两种疾病(例如慢性阻塞性肺疾病和肺动脉高压)存在的情况下,呼出气挥发性有机化合物的分布情况如何,因为一部分挥发性有机化合物可能受到两种疾病中每一种疾病所涉及的分子途径的影响,如与已经发表了慢性阻塞性肺疾病相关的呼出气变化,因此有必要在一组慢性阻塞性肺疾病患者中评估继发性肺动脉高压的受试者,以查明 PAH 与两种疾病组合相关的特定呼出气变化。事实上,可以合理地预计,在这些情况下,将会发现某种特定的挥发模式代表了这两种疾病共同的 PAH 病理机制,并有助于这一特定患者群体的分类。

(五) 一氧化氮

NO 是一种高度可溶的自由基气体,由 L- 精氨酸通过一氧化氮合酶转化为 L- 瓜氨酸的过程中产生。四氢生物蝶呤(tetrahydrobiopterin,BH4)是该反应的重要催化剂,缺乏 BH4 与一氧化氮合酶(nitric oxide synthase,NOS)的解偶联,NO 的产生减少。内皮型一氧化氮合酶(endothelial nitric oxide synthase,eNOS)主要在血管内皮中表达,并且是肺循环中 NO 的主要来源。但是,肺中的其他细胞,例如 II 型肺泡细胞和肺泡巨噬细胞也表达 eNOS。神经元型一氧化氮合酶(neuronal nitric oxide synthase,nNOS)由内皮、血管平滑肌细胞和胆碱能神经元表达。内皮和神经元亚型 NOS 组成型表达,其激活取决于钙 / 钙调蛋白,但是其他因素,例如切应力、缺氧、炎症、生长因子、激素和脂蛋白也可能调节其表达。在缺氧、炎性细胞因子或细菌脂多糖刺激下,诱导型一氧化氮合酶(inducible nitric oxide synthase,iNOS)可以在大多数细胞类型中表达。一氧化氮通过多种途径起作用,例如诱导可溶性鸟苷酸环化酶(soluble guanylyl cyclase,sGC),将 NO 氧化为亚硝酸盐和硝酸盐或与蛋白质硫醇反应形成 S-亚硝基硫醇。NO 通过催化由三磷酸鸟苷(guanosine triphosphate,GTP)形成环磷酸鸟苷(cyclic guanosine monophosphate,cGMP),经 sGC 发挥其平滑肌松弛作用。cGMP 通过依赖 cGMP 的蛋白激酶、离子通道和磷酸二酯酶起作用,从而导致平滑肌松弛。亚硝酸盐、硝酸盐和亚硝基硫醇是 NO 半衰期较长的代谢产物,可作为潜在的 NO 供体,但它们也可能诱导肺血管的血管舒张。NO 的作用主要取决于其浓度,因为在低水平时它会刺激 sGC,而在高水平时,氧化是主要途径。

在 PAH 中上调 eNOS 的机制包括生长因子、内皮素 -1 和血清素,其水平在 PAH 中升高。此外,肺动脉血流在 PAH 中加速,导致压力升高,这是 eNOS 的有效诱因。一氧化氮的产生也可以由血管内皮生长因子(vascular endothelial growth factor,VEGF)诱导,该因子主要在 PAH 的丛状病变中产生,并有助于血管重构。

PAH 中下调 eNOS 的因素已得到更广泛的研究。大约 70% 的遗传性和特发性 PAH 患者的 BMPR2 基因突变。BMPR2 被认为是 eNOS 磷酸化和上调的重要元素。在增殖的内皮细胞和内皮损伤后,内皮 NOS 被下调。炎症还可减少肺动脉中 eNOS 的产生。

一氧化氮是肺动脉高压的重要病理生理学介质之一。除了血管舒张作用外,一氧化氮还调节内皮细胞增殖和血管生成,维持整体血管健康。值得注意的是,PAH 患者的呼出气一氧化氮值较低。患者在支气管肺泡灌洗液中的反应产物浓度也低于正常水平,这与肺动脉高压的程度成反比。尽管这是一个复杂得多的问题。可能与增高的压力和血管周围炎症可导致 PAH 的氧化应激增强,并降低 eNOS 功能有关。

总的来说,早期 PAH 挥发性生物标志物可以被识别,并在未来作为呼出气诊断的目标。目前右心导管插入术是诊断的"金标准",肺动脉高压通常在晚期诊断,对临床结果和生存率有负面影响。呼出气是一个关于细胞和分子活动的信息数据库,代表了 PAH 涉及的病理和代谢途径的一个独特窗口。呼出气生物标记物可作为非侵入性方法用于 PAH 的早期诊断,这可能有助于找到每种挥发性有机化合物的来源,并可能提供导致每种挥发性物质变化的确切机制。因此,监测这些挥发性有机化合物有助于 PAH 患者的管理、随访和监测。然而,在开发和培训用于 PAH 早期检测的简单呼出气分析仪之前,仍需要进行主要的基础和转化研究,以确定与疾病早期阶段相关的呼出气挥发性有机化合物。

(董　舟)

第四节　心　脏　移　植

一、概述

1967 年 12 月,Dr. Christiaan 在南非进行了世界上第一例人类心脏移植。在过去了的 50 余年里,器官移植在降低心力衰竭患者的发病率和死亡率方面取得了显著进展,心脏移植仍然是终末期心力衰竭的最终治疗方法之一。在全球范围内,心脏移植的年度数量正在增加。因而,临床上发现越来越多的受者需要定期进行排斥筛选。因为心室功能通常不受影响,如不适、疲劳、呼吸困难、水肿和厌食等症状并不常见。右心室心内膜心肌活检是目前心脏移植排斥反应的"黄金"诊断标准,术后活检通常在前 6 周每周进行一次,在第 3 个月之前每 2 周进行一次,在第 6 个月之前每月进行一次,然后根据临床指征每 1~3 个月进行一次。然而,大多数活检产生正常或接近正常的结果,在治疗中不会引起任何变化。虽然认为心内膜心肌活检是安全的,但这种手术是侵入性的,仍可能会导致血肿、感染、心律失常、心室穿孔和瘘管等并发症。此外,一项由不同病理学家对活检解读进行的随机研究发现,它们的排斥反应分级之间存在差异,足以产生对治疗不利的影响。已经进行了许多尝试来开发心脏移植排斥反应的非侵入性测试。提出的几种测试程序包括磁共振成像、抗体成像、超声心动图以及使用血清标志物(如肌钙蛋白Ⅰ、肌钙蛋白Ⅱ、肌酸激酶同工酶部分和C反应蛋白)。然而,这些方法的准确性通常不足以指导单个患者的临床决策。

二、病理生理与诊断方法

(一)慢性心脏同种异体移植物血管病变

心脏移植物血管病变(cardiac allograftvasculopathy,CAV),也称为慢性排斥,仍然是心脏移植后晚期死亡的主要原因,导致1年以上死亡的有1/8。免疫介导的炎症、内皮损伤和功能障碍的复杂相互作用最终导致内膜增生和微血管/心外膜疾病。因为许多患者无症状,常规监测对CAV的诊断至关重要。侵入性冠状动脉造影术仍然是关注的标准,是一类筛查建议;然而,人们对用于诊断和治疗的新型非侵入性成像技术有着浓厚的兴趣。根据左主干、原发和分支血管狭窄的严重程度以及是否存在同种异体移植物功能障碍(LVEF<45%)和限制性生理学,冠状动脉造影的ISHLT分级分为3个阶段。无创成像的使用由于诊断准确性较低,没有取代有创血管造影术。目前可用的测试(ISHLT推荐)包括多巴酚丁胺负荷超声心动图(Ⅱa类)、单光子发射计算机断层扫描(Ⅱa类)和冠状动脉造影(Ⅱb类)。正常的多巴酚丁胺负荷超声心动图对随后的心脏事件具有中等的阴性预测值(80%~100%)。类似地,单光子发射CT成像具有中等的诊断准确性(灵敏度63%~84%,特异性70%~78%),可检测轻微至严重的狭窄,这些狭窄可能继发于检测平衡缺血的有限能力,平衡缺血通常是冠状动脉腔静脉病理的基础。由于同种异体移植排斥反应伴随着心肌中活性氧(ROS)产生增加引起的氧化应激。活性氧通过多不饱和脂肪酸的脂质过氧化作用降解细胞膜,产生烷烃,这些烷烃作为挥发性有机化合物在呼出气中排出。这些反应的病理改变为呼出气测定作为检测方法提供了可能。

(二)超急性排斥反应

超急性排斥是抗αGal抗体的结果,抗αGal抗体由多克隆糖蛋白组成,这些糖蛋白天然存在于人体内,占循环IgG的1%。猪内皮细胞表达Gal-a1、3-Gal,这导致补体级联和凝血系统的激活。反过来,内皮水肿、间质出血、免疫球蛋白的血管沉积和微血管血栓形成在几分钟到几小时内发生。有研究表明,在心脏急性排斥反应中,心脏氧化应激反应增强,氧化应激反应会降解膜多不饱和脂肪酸,生成烷烃和甲基烷烃,这些物质以挥发性有机化合物的形式排出体外,可通过气相色谱和质谱进行收集和分析,因此VOCs是组织炎症和损伤的非侵入性标记物,被测量为急性心脏排斥反应的潜在标志。

(三)诊断方法

许多非侵入性方法作为检测心脏同种异体移植排斥反应的潜在候选方法已被研究多年。然而,没有一种技术能够取代心内膜心肌活检在排异诊断中的作用。确定同种异体移植物功能的成像技术包括超声心动图(包括收缩和舒张功能评估、组织多普勒指数)和磁共振成像。虽然合理的高阴性预测值率可以显著减少需要进行的活检次数,但这些都受到低特异性的限制。最近报道的一项研究发现,受体年龄、心包积液、等容舒张时间和脉冲多普勒E/A比是急性心脏移植物排斥的重要预测因素。然而,没有一个单一的预测因子或预测因子的组合足以消除对心内膜心肌活检监测的需要。

与排斥过程相关的结构变化,如心肌水肿,也会导致电传导异常。这种现象导致心脏移植时植入装置的发展,这种装置允许对心肌内心电图进行遥测监测。心室起搏期间获得的心室诱发反应振幅的变化与排斥反应相关。在美国的一项多中心研究中,该技术与98%的阴性预测值相关,作者得出结论,该设备的使用可能导致需要进行的活检次数减少55%。奥地利格拉茨大学小组也报道了类似的结果。在一项多中心欧洲研究中,比较了44例患者心室诱发反应T-转换率与心内膜心肌活检,发现该技术的敏感性为80%,特异性为50%,阴性预测值为97%。然而,其他研究人员发现心肌内心电图监测用处不大,其阴性预测值仅为83%,限制了该技术的广泛接受。然而,一些欧洲中心现在使用心肌内心电图和超声心动图作为监测心脏同种异体移植物排斥反应的主要手段,将心内膜心肌活检的需要限制在两项研究不一致的情况下。

已经研究了多种循环标记物在心脏同种异体移植排斥中的作用。炎症过程导致心肌坏死,导致包括肌钙蛋白在内的超微结构蛋白的释放。然而,研究表明,这种蛋白质仅在严重排斥反应时可检测到,并且可能仅对某些人群有帮助。BNP是由心脏应激反应产生的。在最近的一项研究中,急性排斥反应发作(ISHLT 2级或更高)与显著的B型BNP升高有关,而在大多数患者中,显著的降低与成功的治疗有关。然而,BNP监测仅与中等诊断准确性相关。这些研究表明,BNP可能是检测同种异体移植排斥反应的有用辅助标志物,但不太可能对心内膜心肌活检的次数产生显著影响。

最近,研究了一种更复杂和新颖的确定同种异体移植物排斥反应的方法。这项技术包括筛选遗传标记,以确定可能代表排斥过程的基因表达谱。微阵列技术用于筛选通过常规心内膜心肌活检确定心脏同种异体移植物排斥反应中表达的大量候选基因。然后用聚合酶链反应从心内膜心肌活检时获得的血样中检测外周白细胞中的选定基因。该技术对急性细胞排斥反应的诊断具有很高的阴性预测价值。此外,低表达分数与低未来排斥风险相关,这表明该测试可能有助于识别低风险患者,这些患者可以安全地避免活检监测的需要。

三、心脏排斥反应呼出气标志物

(一)呼出气甲基化烷烃组合

呼出气微量分析已被提议作为心脏移植排斥反应的非侵入性测试。通过测定烷烃,这些烷烃作为挥发性有机化合物在呼出气中排出,可以提供排斥强度的标志。

尽管心脏移植排斥反应的呼出气测试有其合理的基础,但在实践中仍存在巨大的技术障碍。第一,呼出气测试必须足够灵敏,以检测微微摩尔($\mu\mu$mol/L)浓度的挥发性有机化合物。第二,呼出气中的挥发性有机化合物分析必须足够特异,以区分不同的挥发性有机化合物。以前的报告受到了批评,因为呼出气戊烷检测可能被异戊二烯污染,其是人类呼出气中最丰富的挥发性有机化合物。第三,呼出气挥发性有机化合物检测必须适当补偿环境空气中存在的挥发性有机化合物。因为室内空气中戊烷的浓度与呼吸的浓度相当,所以对戊烷的呼出气分析可能会受到环境污染的影响。第四,大多数以前对呼出气中氧化应激标志物的研究几乎只关注两种烷烃,乙烷和戊烷。这些挥发性有机化合物最受关注,因为它们最容易用气相色谱法测量,但呼出气中含有几种其他烷烃,这些烷烃也是脂质过氧化和氧化应激的合理标志。尽管它们在研究和临床诊断中具有潜在价值,但除乙烷和戊烷之外的烷烃在很大程度上被研究人员忽视,因为它们需要更先进的呼出气收集和分析技术。

呼出气测试的这些问题大部分已经被技术进步所克服。已经报道了一种便携式呼出气采集仪器(BCA)和检测方法,可检测呼出气和室内空气中微微摩尔浓度的挥发性有机化合物。这允许测定肺泡梯度,即呼出气和空气中挥发性有机化合物丰度之间的差异,该差异随挥发性有机化合物的合成和清除速率之间的差异而变化。该方法还便于收集和检测 C4~C20 烷烃,从而扩大了可以在呼出气中检测到的氧化应激标志物的范围。进一步扩大范围后,人们发现 C4~C20 烷烃的单甲基化衍生物也是氧化应激的明显标志物,且随着年龄的增长而显著增加。将所有这些挥发性有机化合物结合成氧化应激标志物,即呼出气甲基化烷烃组合(BMAC),C4~C20 呼出气烷烃及其单甲基化衍生物的肺泡梯度可构成三维表面图。这张三维图中,BMAC 是由所有的呼出气样本构成的,平均生物放大系数的表面图显示了三组:健康的正常人;0 级、1 级和 2 级排斥反应的心脏移植受体;3 级排斥反应的心脏移植受体。肺泡梯度(呼出气中的丰度减去室内空气中的丰度)显示在 C4~C20 烷烃及其单甲基化衍生物的垂直轴上,横轴表示特定的挥发性有机化合物。结果显示,通过 BMAC 可以将 3 级排斥反应和其他情况正确分组。

这项研究检验了 BMAC 能够为心脏移植受体提供新的排斥标志物的假设。表 8-4-1 列出了在 0 级、1 级和 2 级排斥反应与 3 级排斥反应之间提供最佳区分的挥发性有机化合物。

这项技术评估了呼出气甲基化烷烃组合。在预定的心内膜心肌活检之前,从 539 名心脏移植受体中收集呼出气样本。该试验对 ISHLT 3 级排斥反应的敏感性为 78.6%,特异性仅为 62.4%,BMAC 的 9 种挥发性有机化合物的子集确定了 3 级排斥的患者,具有较高的阴性预测值。现场病理学家通过呼出气试验或心内膜心肌活检筛查心脏移植受体,发现呼出气测试比现场病理学家的活检读数更敏感,特异性更低,两种试验的阴性预测值相似(分别为 97.2% 和 96.7%)。在实践中,阴性呼出气测试将传达与现场病理学家阴性活检读数基本相同的关于无 3 级排斥反应的临床信息,并减少心内膜心肌活检的次数。

表 8-4-1　用于识别 3 级排斥反应的挥发性有机化合物

	功能	
	1	2
2- 甲基丙烷	0.418	0.144
5- 甲基十八烷	9.301	−19.316
6- 甲基十八烷	−4.730	0.318
2- 甲基十七烷	6.221	14.796
辛烷	0.714	−0.010
2- 甲基庚烷	−1.193	−0.166
3- 甲基十一烷	0.121	0.239
2- 甲基十八烷	−7.237	16.031
2- 甲基十六烷	−5.637	14.908

通过正向逐步判别分析选择烷烃和甲基化烷烃,生成一个可以预测 3 级心脏移植排斥反应概率的统计模型。挥发性有机化合物根据其作为排斥反应标志的判别能力进行排序。功能 1 是除 3 级排斥反应外的其他排斥反应,功能 2 是 3 级排斥反应。

(二)一氧化氮

一氧化氮存在于人类呼出气中,其水平在心脏病中可能会降低。一项研究中评价环孢素 A 为基础的口服免疫抑制剂治疗心脏移植如何影响呼出气一氧化氮的浓度,对 17 例心脏移植术后不同时间的患者和 15 名不吸烟的健康志愿者作为对照组进行研究,发现心脏移植后的患者没有排斥反应的临床症状。结论发现,心脏移植和免疫抑制剂不影响呼出气一氧化氮的浓度。

心内膜心肌活检是目前公认的"金标准",但它有两个主要限制:第一,它伴随着高度的观察者间的变异性;第二,同种异体移植物功能障碍的严重程度不一定与心内膜心肌活检所见异常的严重程度一致,感染或全身炎症等其他因素也起着重要作用。呼出气测定与移植排斥反应的"金标准"相比较发现,氧化应激的呼出气标志物为检测同种异体移植排斥和 / 或功能障碍提供了完全不同的方法;然而,呼出气标志物不一定与心内膜心肌活检的结果密切相关。氧化应激标志物的呼出气测定提供了新的证据,表明大多数心脏移植受体的氧化应激长期增加。这些氧化应激呼出气标志物的子集确定了具有高阴性预测值的心脏移植的3 级排斥反应。该测试是非侵入性的、安全的,患者可以接受。呼出气测定可以确定大多数心脏移植受体处于 3 级排斥反应的低风险状态,并有可能减少心内膜心肌活检的次数,从而降低患者的发病率和医疗保健成本。

(董　舟)

参 考 文 献

1. Tong H, Wang Y, Li Y, et al. Volatile organic metabolites identify patients with gastric carcinoma, gastric ulcer, or gastritis and control patients. Cancer Cell Int, 2017, 17:108.

2. Wu MY, Li CJ, Hou MF, et al. New insights into the role of inflammation in the pathogenesis of atherosclerosis. Int J Mol Sci, 2017, 18(10):2034.

3. Cikach FS Jr, Dweik RA. Cardiovascular biomarkers in exhaled breath. Prog Cardiovasc Dis, 2012, 55(1):34-43.

4. McCarthy CP, McEvoy JW, Januzzi JL Jr. Biomarkers in stable coronary artery disease. Am Heart J, 2018, 196:82-96.

5. Mazzatenta A, Di Giulio C, Pokorski M. Pathologies currently identified by exhaled biomarkers. Respir Physiol Neurobiol, 2013, 187(1):128-134.

6. Azim A, Barber C, Dennison P, et al. Exhaled volatile organic compounds in adult asthma: a systematic review. Eur Respir J, 2019, 54(3):1900056.

7. Liu D, Zhao N, Wang M, et al. Urine volatile organic compounds as biomarkers for minimal change type nephrotic syndrome. Biochem Biophys Res Commun, 2018, 29, 496(1):58-63.

8. Ponikowski P, Voors AAA, Anker SD, et al. 2016 ESC Guidelines for the diagnosis and treatment of acute and chronic heart failure. Eur Heart J, 2016, 37(27):2129-2200.

9. Marcondes-Braga FG, Gutz IGR, Batista GL, et al. Exhaled acetone as a new biomaker of heart failure severity. Chest, 2012, 142(2):457-466.

10. Marcondes-Braga FG, Batista GL, Gutz IG, et al. Impact of exhaled breath acetone in the prognosis of patients with heart failure with reduced ejection fraction (HFrEF). One year of clinical follow-up. PLoS ONE, 2016, 11(12):e0168790.

11. Samara MA, Tang WH, Cikach F, et al. Single exhaled breath metabolomic analysis identifies unique breathprint in patients with acute decompensated heart failure. J Am Coll Cardiol, 2013, 61(13):1463-1464.

12. Yokokawa T, Sugano Y, Shimouchi A, et al. Exhaled acetone concentration is related to hemodynamic severity

in patients with non-ischemic chronic heart failure. Circ J, 2016, 80 (5): 1178-1186.

13. Bedi KC, Snyder NW, Brandimarto J, et al. Evidence for intramyocardial disruption of lipid metabolism and increased myocardial ketone utilization in advanced human heart failure. Circulation, 2016, 133 (8): 706-716.

14. Pereira J, Porto-Figueira P, Cavaco C, et al. Breath analysis as a potential and non-invasive frontier in disease diagnosis: an overview. Metabolites, 2015, 5 (1): 3-55.

15. Yokokawa T, Sugano Y, Shimouchi A, et al. A case of acute decompensated heart failure evaluated by series of exhaled acetone concentrations as noninvasive biomarker of heart failure severity. Int J Cardiol, 2016, 204: 112-113.

16. Bykova A, Malinovskaya LK, Kuznetsova M, et al. Exhaled breath analysis in diagnostic of heart failure. Eur J Heart Fail, 2015, 17: 218-219.

17. Awdish R, Cajigas H. Definition, epidemiology and registries of pulmonary hypertension. Heart Fail Rev, 2016, 21 (3): 223-228.

18. Bos LD, Weda H, Wang Y, et al. Exhaled breath metabolomics as a noninvasive diagnostic tool for acute respiratory distress syndrome. Eur Respir J, 2014, 44 (1): 188-197.

19. Mansoor JK, Schelegle ES, Davis CE, et al. Analysis of volatile compounds in exhaled breath condensate in patients with severe pulmonary arterial hypertension. PLoS One, 2014, 9 (4): e95331.

20. Cikach FS Jr, Tonelli AR, Barnes J, et al. Breath analysis in pulmonary arterial hypertension. Chest, 2014, 145 (3): 551-558.

21. Nakhleh MK, Humbert M, Fadel E, et al. Breath volatolome for the detection of pulmonary arterial hypertension. Am J Crit Care Med, 2016, 193: A7354.

22. Dandel M, Hetzer R. Post-transplant surveillance for acute rejection and allograft vasculopathy by echocardiography: usefulness of myocardial velocity and deformation imaging. J Heart Lung Transplant, 2017, 36 (2): 117-131.

23. Shah KS, Kittleson MM, Kobashigawa JA. Updates on Heart Transplantation. Curr Heart Fail Rep, 2019, 16 (5): 150-156.

24. Sai Kiran Bhagra, Stephen Pettit, Jayan Parameshwar. Cardiac transplantation: indications, eligibility and current outcomes. Heart, 2019, 105 (3): 252-260.

第九章

呼出气代谢组学与慢性疾病

第一节　哮　　喘

一、哮喘的概述

哮喘是由多种细胞以及细胞组分参与的慢性气道炎症性疾病,临床表现为反复发作的喘息、气急,伴或不伴胸闷或咳嗽等症状,同时伴有气道高反应性和可变的气流受限,随着病程延长可导致气道结构改变,即气道重塑。哮喘是一种异质性疾病,具有不同的临床表型。

2015 年全球疾病负担研究采用标准哮喘问卷(受调查者曾被医生诊断为哮喘,或调查前 12 个月有喘息症状即被认为是哮喘)进行的流行病学调查结果显示,全球哮喘患者达 3.58 亿,患病率较 1990 年增加了 12.6%。亚洲的成人哮喘患病率为 0.7%~11.9%(平均不超过 5%),且近年来哮喘平均患病率也呈上升趋势。

一篇发表于《柳叶刀》就中国全国范围内的哮喘流行情况、危险因素和治疗方法进行全面研究表明:在 2012—2015 年,我国 10 个省市进行的"中国肺健康研究",共纳入 57 779 名 20 岁及以上受调查者,其中 50 991 名完成了哮喘调查问卷,并有吸入支气管舒张剂后质控合格的肺功能检测结果。该调查显示,我国 20 岁及以上人群的哮喘患病率为 4.2%,其中 26.2% 的哮喘患者已经存在气流受限。按照 2015 年的全国人口普查数据推算,我国 20 岁以上人群中可能存在 4 570 万哮喘患者。并且该研究认为,哮喘在中国很普遍,且大部分患者尚未得到有效的诊断和治疗。

哮喘全球防治创议(global initiative for asthma,GINA)自 2006 年提出"哮喘控制"的概念后,2014 年又强调哮喘的治疗目标是实现"哮喘的总体控制",既要控制当前症状,又要降低未来发作的风险,2019 年再次提出这一治疗目标。哮喘的总体控制概念经过多年推广,其控制现状虽然有进步,但仍不够理想。2012 年一项研究对欧洲 11 个国家 18~50 岁的 8 000 例哮喘患者做了问卷调查,按照 GINA 拟定的控制、部分控制和未控制标准,结果显示有 20.1% 的哮喘患者达到控制,34.8% 的哮喘患者达到部分控制,45.1% 的哮喘患者未控制,其中在过去的 12 个月中有 44.0% 的哮喘患者曾口服激素治疗,23.9% 的患者因哮喘发作急诊就医,11.7% 的患者曾因哮喘发作住院治疗。

二、哮喘的类型

目前对哮喘的理解是，它是一种由不同亚型激活不同炎性通路的综合征，通常根据炎症机制分为 2 型和非 2 型。2 型哮喘以 2 型免疫应答和嗜酸性粒细胞气道炎症为特征，而非 2 型哮喘通常以非 2 型免疫应答和中性粒细胞或寡粒细胞气道炎症为特征。2 型炎症哮喘主要是 2 型辅助性 T 细胞（T helper cell，Th）和 2 型先天淋巴细胞所介导的一系列免疫炎症反应，表现为嗜酸性粒细胞或呼出气一氧化氮（fractional concentration of exhaled nitric oxide，FeNO）升高，或可能伴有特异性 IgE 升高。Th2 细胞驱动的炎症与 Th2 细胞、2 型固有淋巴细胞、T 滤泡辅助细胞、2 型 B 细胞、嗜酸性粒细胞和肥大细胞结合，导致痰、支气管肺泡液体、血清和支气管活检中白介素（interleukin，IL）-4、IL-5、IL-9、IL-13、前列腺素 D2 和 CCR8 含量增加。非 2 型炎症的特点是 Th1 和 Th17 细胞和中性粒细胞浸润，I 型干扰素的存在，NLRP3 炎症小体的激活，以及 IL-1b 和 IL-17 的增多。

三、哮喘的诊断、评估及治疗

（一）哮喘的诊断

1. 典型哮喘的临床症状和体征为：①反复发作性喘息、气促，伴或不伴胸闷或咳嗽，夜间及晨间多发，常与接触变应原、冷空气、物理、化学性刺激以及上呼吸道感染、运动等有关；②发作时及部分未控制的慢性持续性哮喘，双肺可闻及散在或弥漫性哮鸣音，呼气相延长；③上述症状和体征可经治疗缓解或自行缓解。

2. 可变的气流受限的客观检查为：①支气管舒张试验阳性。吸入支气管舒张剂后，一秒用力呼气容积（forced expiratory volume in one second，FEV1）增加 >12%，且 FEV1 绝对值增加 >200mL；或抗炎治疗 4 周后与基线值比较 FEV1 增加 >12%，且 FEV1 绝对值增加 >200mL（除外呼吸道感染）。②支气管激发试验阳性。一般使用的吸入激发剂为乙酰甲胆碱或组胺，通常以吸入激发剂后 FEV1 下降 ≥20%，判断结果为阳性，提示存在气道高反应性。③呼气流量峰值（peak expiratory flow，PEF）平均每日昼夜变异率（至少连续 7 天每日 PEF 昼夜变异率之和 / 总天数 7）>10%，或 PEF 周变异率{（2 周内最高 PEF 值 – 最低 PEF 值）/［（2 周内最高 PEF 值 + 最低 PEF）× 1/2］× 100%}>20%。

符合上述症状和体征，同时具备气流受限客观检查中的任一条，并除外其他疾病所引起的喘息、气促、胸闷及咳嗽，可以诊断为哮喘。

（二）哮喘的评估

1. 症状　了解患者有无胸闷、气促、咳嗽、夜间憋醒等哮喘症状。

2. 肺功能　肺通气功能指标 FEV1 和 PEF 反映气道阻塞的严重程度，是客观判断哮喘病情最常用的评估指标。峰流速仪携带方便、操作简单，患者可以居家自我监测 PEF，根据监测结果及时调整用药。

3. 哮喘控制测试（asthma control test，ACT）问卷　ACT 是评估哮喘患者控制水平的问卷，ACT 得分与专家评估的患者哮喘控制水平具有较好的相关性。ACT 适用于缺乏肺功能设备的基层医院推广应用。

4. 呼出气一氧化氮　哮喘未控制时 FeNO 升高，糖皮质激素治疗后降低。FeNO 测定可以作为评估气道炎症类型和哮喘控制水平的指标，可以用于预判和评估吸入激素治疗的反应。美国胸科学会推荐 FeNO 的正常参考值：健康儿童 5~20ppb（1×10^{-9}），成人 5~25ppb。FeNO>50ppb 提示激素治疗效果好，<25ppb 提示激素治疗反应性差。FeNO 主要反映 Th2 通路的气道炎症水平，未经治疗的疑似哮喘患者 FeNO 处于低水平并不能除外哮喘诊断。FeNO 测定结果受多种因素的影响，不同研究显示的敏感性和特异性差别较大。连续测定、动态观察 FeNO 的变化其临床价值更大，尽可能在开始抗炎治疗前或调整治疗方案前获得基线 FeNO 的水平更为重要。

5. 痰嗜酸性粒细胞计数　大多数哮喘患者诱导痰液中嗜酸性粒细胞计数增高（>2.5%），且与哮喘症状相关。抗炎治疗后可使痰嗜酸性粒细胞计数降低，诱导痰嗜酸性粒细胞计数可作为评价哮喘气道炎性指标之一，也是评估糖皮质激素治疗反应性的敏感指标。

6. 外周血嗜酸性粒细胞计数　部分哮喘患者外周血嗜酸性粒细胞计数增高，可作为诱导痰嗜酸性粒细胞的替代指标，但是外周血嗜酸性粒细胞计数增高的具体计数值文献报告尚不统一，多数研究界定的参考值为 ≥300/μL 为增高，也有研究界定为 ≥150/μL 为增高。外周血嗜酸性粒细胞增高可以作为判定嗜酸性粒细胞为主的哮喘临床表型，以及作为评估抗炎治疗是否有效的指标之一。

7. 血清总免疫球蛋白（immunoglobulin E，IgE）和过敏原特异性 IgE　有很多因素会影响血清总 IgE 水平，可以使血清总 IgE 水平增高，如其他过敏性疾病、寄生虫、真菌、病毒感染、肿瘤和免疫性疾病等。血清总 IgE 没有正常值，其水平增高缺乏特异性，需要结合临床判断，但可以作为使用抗 IgE 单克隆抗体治疗选择剂量的依据。过敏原特异性 IgE 增高是诊断过敏性哮喘的重要依据之一，其水平高低可以反映哮喘患者过敏状态的严重程度。

8. 过敏原检测　有体内皮肤过敏原点刺试验及体外特异性 IgE 检测，通过检测可以明确患者的过敏因素，宣教患者尽量避免接触过敏原，以及用于指导过敏原特异性免疫疗法。

（三）哮喘的治疗

治疗哮喘的药物可以分为控制药物和缓解药物，以及重度哮喘的附加治疗药物。

1. 控制药物　需要每日使用并长时间维持的药物，这些药物主要通过抗炎作用使哮喘维持临床控制，其中包括吸入性糖皮质激素（inhale corticosteroids，ICS）、全身性激素、白三烯调节剂、长效 β_2 受体激动剂（long-acting inhale bete2-agonist，LABA）、缓释茶碱、甲磺司特、色甘酸钠等。

2. 缓解药物　又称急救药物，这些药物在有症状时按需使用，通过迅速解除支气管痉挛从而缓解哮喘症状，包括速效吸入和短效口服 β_2 受体激动剂、吸入性抗胆碱能药物、短效茶碱和全身性激素等。

3. 重度哮喘的附加治疗药物　主要为生物靶向药物，如抗 IgE 单克隆抗体、抗 IL-5 单克隆抗体、抗 IL-5 受体单克隆抗体和抗 IL-4 受体单克隆抗体等，其他还有大环内酯类药物等。

四、哮喘的呼出气生物标志物

（一）呼出气一氧化氮

1. 呼出气一氧化氮用于哮喘的诊断　1991 年 Gustafsson 首次报道在人体呼出气中可以检测到 FeNO。随后 Alving 和 Kharitonov 最初发现哮喘患者的 FeNO 水平升高，这可能归因于炎症细胞和气道上皮细胞 iNOS 的上调。Smith 认为，对于哮喘患者诊断的临床实验检查来说,FeNO 比传统方法敏感性和特异性更高,FeNO 可以作为可疑哮喘患者的筛查工具。多年来,国际上已制定了多项 FeNO 测量标准化的指南,最近的建议由美国胸科学会(American thoracic society,ATS)和欧洲呼吸学会(European respiratory society,ERS)于 2005 年联合发布。

ATS 于 2011 年发布了 FeNO 临床应用及其界限值的实用指南,将 FeNO 推荐为嗜酸性粒细胞气道炎症的辅助诊断方法。FeNO 是 2 型炎症反应中 IL-4/13 诱导气道炎症的标志物,并可用于确定类固醇治疗的反应性。根据建议,FeNO 值 >50ppb(儿童 >35ppb)可提示存在症状的嗜酸性粒细胞炎症,并可能对 ICS 有反应性。通过比较,应谨慎解读 25~50ppb(儿童为 20~35ppb)范围内的 FeNO 值,在决定开始 ICS 治疗或改变 ICS 剂量时,还应考虑症状情况。如今,FeNO 正在哮喘诊断的临床指南中找到立足之地。例如,英国国家健康与卓越护理研究所和最近的苏格兰哮喘诊断和管理指南为此目的推荐了 FeNO 测量值。此外,GINA 发布的 2019 年难治性和重度哮喘管理指南将 FeNO 作为一种用于定义 2 型炎性模式或遵循或预测对生物治疗的反应标志物。FeNO 在哮喘未控制时升高,而在 ICS 治疗后降低。因此,其测定可以作为评估气道炎症类型和哮喘控制水平的指标,可以用于预判和评估吸入激素治疗的反应。FeNO 主要反映 Th2 通路的气道炎症水平,未经治疗的疑似哮喘患者,虽然 FeNO 处于较低水平,但并不能除外哮喘,这是由于 FeNO 的测定结果受多种因素影响,不同研究显示的敏感性和特异性差别较大。连续测定、动态观察 FeNO 的变化其临床价值更大,尽可能在开始抗炎治疗前或调整治疗方案前获得基线 FeNO 的水平更为重要。

嗜酸性炎症是哮喘的主要标志,无论哮喘症状或肺功能异常的严重程度,如何都可以用 FeNO 评估气道嗜酸性炎症。痰液、支气管肺泡灌洗液和组织中 FeNO 与嗜酸性粒细胞有显著的相关性。Payne 等人对激素治疗的 6~17 岁哮喘儿童进行支气管内活检后发现,有持续症状和增高的嗜酸性粒细胞计数的患者 FeNO 水平增加。同样,Warke 研究哮喘儿童发现,FeNO 与支气管肺泡灌洗液嗜酸性粒细胞水平成正相关。Van den Toorn 研究发现,哮喘患者支气管内皮细胞主要碱性蛋白浓度与 FeNO 密切相关。某些哮喘虽然没有临床症状,但是仍有持续炎症反应。无论是否口服激素,持续气道嗜酸性粒细胞炎症的患者 FeNO 都会增加,口服激素并没有降低 FeNO 至正常水平。因此,尽管没有肺功能异常和临床症状,通过监测 FeNO 仍然可以发现隐性气道炎症。

2. 呼出气一氧化氮指导吸入性皮质类固醇治疗哮喘　ICS 是哮喘控制气道炎症的主要治疗方法。在哮喘中除了发现 FeNO 升高之外,还发现使用 ICS 可以降低 FeNO 水平,并通过改变 ICS 的剂量对其水平进行调节。这一结果使 FeNO 成为气道炎症控制的潜在标志物和指导哮喘治疗的潜在监测工具,激发了研究者的兴趣。通过许多评估 FeNO 用于指导哮喘治疗的研究,目前普遍认为通过 FeNO 指导的哮喘治疗在减少疾病恶化方面优于标准治疗。研究发现,吸入过敏原致敏的受试者,通过 FeNO 指导的哮喘治疗减少了哮喘的恶化程度。Jones 等人的纵向研究首次揭示,相对于其他气道炎症标志物和临床参数,FeNO 能更好地预测和诊断那些控制不佳的哮喘患者。FeNO 对于哮喘控制不佳的阳性预测值在 80%~90% 之间。到目前为止,相比其他测试,FeNO 在预测和诊断哮喘控制不佳上敏感性、特异性和阳性预测值均最高。这些研究结果说明,当 FeNO 的绝对值增加 15ppb 或超过基线水平 60% 时,提示存在气道炎症,可能会出现哮喘症状的急性加重。哮喘患者 FeNO 水平增加时,往往说明哮喘控制不理想或即将出现哮喘的急性加重。在 ICS 治疗期间,FeNO

水平的改变出现在 FEV1 和痰嗜酸性粒细胞计数改善之前。因此,FeNO 是哮喘控制情况的敏感指标。相比其他治疗反应相关标志物,当使用激素治疗后,FeNO 水平会首先出现下降(一般在数周)。最近研究发现,当哮喘患者 FeNO 水平 >300% 预测值时,往往提示这些患者过度使用了哮喘急救药物,需要在近一年内使用口服激素治疗。同样,一项儿科研究报告证实,基线 FeNO>35ppb 的患儿与 FeNO 值较低的儿童相比,基线水平为 35ppb 的儿童患哮喘的风险更高,超过这个临界值,每增加 10ppb,哮喘的风险就会进一步增加一倍。同样,FeNO>35ppb 的患儿 FEV1 和 FVC 下降;FeNO<35ppb 时,FEV1 和 FVC 增加,提示 FeNO 值高的儿童肺发育较差。最近的一项研究分析了 FeNO 在识别非特异性呼吸道症状患者中的作用,发现这些患者将从 ICS 中获益最多,并发现表现出较高 FeNO 水平的个体对 ICS 的反应更好。Little 使用 FeNO 作为哮喘患者对口服糖皮质激素反应的标志物,发现 FeNO 增高的患者使用口服激素的临床效果最好。Smith 研究发现,吸入糖皮质激素对 FeNO>47ppb 的哮喘患者疗效最好,而 FeNO 不高的哮喘患者,吸入激素的治疗效果不佳。同样,Szefler 也发现吸入糖皮质激素对儿童 FeNO 升高的哮喘患者有较好的治疗效果。

3. 呼出气一氧化氮指导生物治疗　抗免疫球蛋白 E 治疗是第一种基于 FeNO 的指导、可用于哮喘的生物治疗。在一项探索 2 型生物标志物潜力的大型多中心纵向研究中,在 FeNO≥19ppb 的个体中观察到哮喘恶化的减少幅度最大,大约减少至原来的 1/3。抗 IL-5 治疗以嗜酸性粒细胞为目标,使用该治疗方法未观察到对 FeNO 减少的影响;相反,B-Eos 被用作这种治疗的生物标志物,具有 B-Eos 300 细胞的严重哮喘患者被确定为适合治疗的候选人。尽管如此,基线 FeNO≥50ppb 与治疗的阳性反应相关。两种抗 IL-13 药物已在哮喘中进行了试验,并证明可降低 FeNO 的水平,其中 FeNO 的增加似乎可预测对列巴昔单抗治疗的反应,尽管Ⅲ期研究结果为阴性停止了这些治疗。与抗 IL-13 药物相比,杜皮鲁单抗正在成为一种更有效的治疗方法,因为它与 IL-4 受体的 α 亚单位结合,从而阻断由 IL-4 和 IL-13 激活的信号转导途径。FeNO 似乎是一种有用的标志物,可用于预测杜皮鲁单抗对中度至重度非控制性哮喘中哮喘恶化的治疗作用。与 FeNO<25ppb 的受试者相比,在相对较低的 FeNO(<25ppb)值下观察到这种作用,在 50ppb 时观察到的程度更大。此外,FeNO 和 B-Eos 联合升高与最大程度的恶化减轻有关。目前正在试验新的哮喘治疗方法,如抗胸腺基质淋巴细胞生成素(thymic stromal lymphopoietin,TSLP)。该治疗已在多项Ⅱ期研究中进行了试验,证明在缓解病情恶化和减少 FeNO 方面是有效的,尽管基线 FeNO 无法预测抗 TSLP 的效果。

自 20 年前首次报道哮喘患者的 FeNO 升高后,大量的研究评估了 FeNO 在哮喘管理中的临床价值,并发表了 FeNO 测量的国际指南。尽管最初人们对 FeNO 作为一种新的、无创的气道炎症标志物的热情高涨,但 FeNO 用于测量哮喘控制的临床用途仍有争议。多项哮喘控制和 FeNO 之间关系的研究结果不尽一致,评估 FeNO 和其他气道炎症标志物之间关系的研究,如痰嗜酸性粒细胞或支气管标本中嗜酸性粒细胞,仍然没有定论。这可能是由哮喘症状和气道炎症不重叠引起的。此外,由于影响 FeNO 水平的各种其他因素,这种关系是复杂的,包括年龄、特异反应性、药物使用、治疗依从性和呼吸道感染。此外,根据 Petsky 等人进行的荟萃分析,根据 FeNO 测量来定制哮喘治疗并不能减少哮喘加重或更好地控制哮喘。尽管如此,结合 FeNO 仍可能是哮喘管理中一个有价值的指标。Zacharasiewicz 等人研究表明,结合 FeNO 水平升高和痰嗜酸性粒细胞百分比计数增多可作为稳定型哮喘儿童激素使用减少或增多的重要预测因素。Szefler 和 Knuffman 等的研究表明,与孟鲁司特相比,FeNO水平升高的儿童哮喘患者更有可能对糖皮质激素产生反应。尽管有建议认为较高的基线FeNO 与较好的治疗反应相关,但关于 FeNO 和治疗反应之间关系的报道仍然不一致。尽管单次 FeNO 测量的临床价值有限,但将该测量与其他气道炎症标志物结合可能导致对潜在疾病状态的更准确评估。

总之,FeNO 是一种新型、无创、方便检测的生物标志物,主要与过敏性炎症相关,而且FeNO 水平往往与哮喘的多个方面相关,如哮喘进展的风险、预测生物治疗的疗效、哮喘的诊断以及对于特定哮喘患者治疗的改善程度。FeNO 水平监测联合临床评估、肺功能测试和痰液分析,将有助于帮助临床医生诊断和治疗各种表型的哮喘。

(二)呼出气挥发性有机化合物

呼出气 VOCs 的测定是研究呼吸系统疾病分子特征的一种新的代谢组学方法。呼出气中含有数千种 VOCs 的复杂混合物。这些化合物是由呼吸道中的代谢过程而产生的,并且不同化合物的种类和浓度可能受到呼吸道炎症的影响。VOCs 的评价方法多种多样,我们可以使用电子鼻来评估呼出气中 VOCs 的轮廓,或使用气相色谱 - 质谱法(gas chromatography-mass spectrometer,GC-MS)来识别单个分子组分。哮喘患者可根据其呼吸特征与健康对照组进行鉴别,哮喘患者可与慢性阻塞性肺疾病(chronic obstructive pulmonary disease,COPD)患者进行鉴别。然而,这种方法在区分轻度哮喘和重度哮喘方面不太成功。COPD 患者的呼吸指纹确实与诱导痰中嗜酸性粒细胞和中性粒细胞的存在相关,但也与诱导痰中髓过氧化物酶的水平相关,这表明电子鼻可能能够评估不同类型的潜在气道炎症。

Dallinga 等人采用 GC-MS 对呼出气中的一组 VOCs 进行测量,结果发现该组 VOCs 可以区分哮喘儿童和对照组儿童,并具有高灵敏度(95%)和高特异性(89%)。Ibrahim 等人的一项研究表明,15 组 VOCs 可以区分哮喘患者和对照组,也可以根据炎性痰表型和哮喘控制情况(根据哮喘控制问卷)对患者进行分类。

评估呼出气中的 VOCs 似乎是一个非常有前途的方法,特别是当临床相关的 VOCs 的知识被整合到一个手持设备,如电子鼻。然而,在大量哮喘患者中验证临床相关的 VOCs 模式,以及纵向评估 VOCs 模式,评估哮喘治疗的影响,以及制订 VOCs 测量标准的国际指南都是必要的。

(三)呼出气冷凝液中的生物标志物

呼出气中的生物标志物也可以在呼出气冷凝液(exhaled breath condensate,EBC)中测量。当呼出气被冷却时,可以得到一个液相,它包含冷凝水蒸气和非挥发性物质。与健康个体相比,哮喘患者 EBC 中的各种标志物浓度均升高,包括腺苷、氧化应激标志物、细胞因子、趋化因子、一氧化氮相关产物、异前列烷、白三烯。此外,有相关研究发现,急性哮喘和控制不良的哮喘患者 EBC 的 pH 值也有所下降。

尽管有这些结果,但 EBC 中标志物的测量仍处于研究阶段,一些重要的方法学问题使EBC 的临床应用复杂化。各种因素例如冷凝器设备的类型、冷却温度、冷凝器管涂层、清洁程序、呼吸模式、环境空气污染,或相关细胞因子浓度过低都会影响测量,并危及再现性。

五、生物标志物检测的局限性

对医学生物学进步的见解导致了对疾病机制的分层研究。哮喘研究正从一个广阔的视角(症状、肺功能和药物反应)转向更聚集的焦点:细胞概况、蛋白质分析和遗传标记,并与临床结合。从生物学的角度来看,对于哮喘,几乎有无数可能的生物标志物可以检测。然而,临床的适用性(例如特异性、敏感性和侵袭性等)限制了适于临床应用的生物标志物数量。无创、可靠、易解释的生物标志物将成为日常临床常规的标准。

在生物标志物发现的过程中,虽然单一的生物标志物方法仍然很重要,但单生物标志物指导哮喘治疗的方法越来越被认为是不准确和过时的。例如,在诊断是否存在嗜酸性炎症时,FeNO 是一个非常敏感的生物标志物,但不是很特异。将 FeNO 与嗜酸性粒细胞炎症标志物(如外周血中嗜酸性粒细胞的百分比或嗜酸性粒细胞受体的表达)或其他生物标志物联合会增加特异性。然而,这需要今后结合多个已知的生物标志物进行深入的研究。

(李恩有　李　萌)

第二节　慢性阻塞性肺疾病

一、概述

COPD 目前是全球第四大致死原因,其特征为进行性气流受限、持续出现呼吸困难症状。2018 年,王辰院士牵头的"中国成人肺部健康研究"调查结果显示,我国 20 岁及以上成人 COPD 患病率为 8.6%,40 岁以上人群患病率高达 13.7%,首次明确我国 COPD 患者人数约 1 亿,提示我国慢阻肺发病仍然呈现高态势,且我国 COPD 知晓率低、肺功检查率低、诊断率低。COPD 是一种多因素疾病,由易感个体长期暴露于有害颗粒(尤其是香烟烟雾)而诱发。早产、儿童期频繁感染、哮喘或被动吸烟等其他因素也可导致肺生长受损,随后发展为固定气道阻塞和呼吸系统症状。COPD 的诊断基于三项标准,包括症状(气喘或生产性咳嗽)、提示性病史(接触有害颗粒)和固定气道阻塞(支气管扩张剂后 1 秒用力呼气量与用力肺活量之比:FEV1/FVC<0.70)。除此之外,还可应用肺功能检测对 COPD 进行分期。不同患者之间的疾病活动性存在很大差异,一般来说,约 50% 的 COPD 患者在疾病进展期 FEV1 迅速下降(每年损失 50mL),约 30% 的患者易发生急性加重,这是导致健康恶化的主要原因,并且与较高的医疗负担和死亡率相关。

COPD 包括多种疾病表型,多种机制可能会加速疾病的发展。有害颗粒,尤其是香烟烟雾,会在易感个体中诱发气道炎症,从而导致慢性支气管炎、小气道狭窄(毛细支气管炎)和肺气肿的发展。这些病变通常存在于每一位 COPD 患者中,但每种病变的程度在患者之间有很大差异。COPD 患者与健康人相比,小气道塌陷的可能性增加,近端气道关闭更为严重。

慢性支气管炎的特征为杯状细胞增生、黏液生成过多、上皮和纤毛功能障碍、支气管循环增强、微生物定植和炎性细胞浸润(主要是巨噬细胞和中性粒细胞,以及在较小程度上的淋巴细胞和潜在的嗜酸性粒细胞)。小气道疾病的特征是气道重塑导致气道狭窄、弹性回缩丧失、气道炎症加重。肺泡壁的破坏会形成肺气肿,从而导致肺的气体扩散能力受损和血管重塑。在许多受试者中,吸烟导致了气道炎症、症状和肺结构的损伤,但未达到气道阻塞的诊断标准。但如果持续吸烟,这些人很可能最终会发展为 COPD,因此,有呼吸系统症状的非 COPD 吸烟者通常被称为"早期 COPD"。

二、慢性阻塞性肺疾病呼出气检测

迄今为止,基于 COPD 患者呼出气的研究主要集中在以下几个方面:①区分基于炎症特征和恶化病因的患者表型;②对治疗反应的预测;③评价肺功能恶化程度和预后。下面我们将详细介绍 COPD 患者呼出气生物标志物及其影响因素。

(一)呼出气冷凝液

1. 吸烟者和 COPD 患者呼出气冷凝液的临床相关生物标志物　EBC 的 pH 值是研究最多的指标,在 COPD 的研究中报告了较低和相似的 EBC 的 pH 值。重要的是,尚未证明 EBC 的 pH 值与 COPD 疾病特征(包括肺功能、痰炎性特征、肺气肿表型、当前复发或频繁恶化)之间的相关性。这可以部分解释为稳定期 COPD 患者 EBC 的 pH 值在日间有较大差异,而变异程度与临床因素之间无明显关系。EBC 中过氧化氢(hydrogen peroxide,H_2O_2)和丙二醛(malondialdehyde,MDA)的测定结果反映了气道氧化应激的程度。尚未明确显示这些标志物在 COPD 中升高或与疾病的变量和活动性相关。在 EBC 的花生四烯酸代谢产物中,白三烯 B4 和半胱氨酸白三烯是研究最多的物质。EBC 的白三烯 B4 水平在 COPD 中升高,提示它可能成为监测气道炎症的标志物,尽管唾液来源是介质污染的潜在来源。

2. 呼出气冷凝液的检测方法和影响因素　EBC 的介质浓度接近市售检测的极限,这是大多数标志物可重复性差的原因之一,可通过样品富集或更好地选择检测方法来改善。例如,在 EBC 使用酶联免疫法检测 COPD 患者的细胞因子,其检测率可以通过使用冻干法富集样本来提高,并且在测量期间将高压液相色谱法与质谱分析法相结合,MDA 浓度的日间可变性显著降低。与此相同,核磁共振光谱捕获的高灵敏信号显示 COPD 在日间具有良好的稳定性。

吸烟对 EBC 生物标志物的影响尚不明确。在吸烟者中观察到 H_2O_2 和硝基酪氨酸水平升高。急性吸烟会导致 EBC 硝酸盐浓度短暂升高,但不会影响 pH 值、IL-1b、IL-8、TNF-α 或 MDA 的浓度。此外,生理变化也可以调节 EBC 生物标志物浓度,因为 H_2O_2 浓度在 COPD 患者中表现出日间变化性,并且受呼吸模式和运动的强烈影响。然而,胃食管反流病(COPD 的常见合并症)对 EBC 的 pH 值和胃蛋白酶浓度的影响尚未有定论。

为支持这一观点,ERS 最近认可的呼出气生物标志物技术标准文件详细说明了该方法的技术和患者相关的困难,并讨论了数据解释过程中出现的问题。专家组得出结论,EBC 技术应针对单个标志物进行标准化,通常需要调整测量方案的各个步骤。另外需要强调的是,目前尚未验证任何 EBC 生物标志物可用于确定临床表型或预测 COPD 的疾病复发或进展。

(二)呼出气微粒

代谢组学是一种测量代谢化合物的系统方法,可将 COPD 患者与对照组和哮喘患者区分开来,并可将 COPD 与肺气肿区分开来,但这些新技术需要进一步验证,其可再现性应予以证明。

1. 吸烟者呼出气微粒　只有一项小型研究调查了吸烟者(包括一些气道阻塞患者)的呼出气微粒。在吸烟者和不吸烟者之间未观察到呼出气微粒量的差异,但发现从吸烟者身上采集的微粒含有更多的钠盐和钾盐,以及质子化和钠化的磷酸胆碱加合物和相对较低量的磷酸胆碱和磷酸胆碱钾加合物。

2. 慢性阻塞性肺疾病患者呼出气微粒　关于 COPD,产生最高粒子量(即呼气至残气量,随后吸气至总肺容量时测量的呼气中)可能对一些患者相对困难。与健康个体相比,COPD 患者呼气期间的生理气道闭合发生在更近侧的气道水平处,因此采样的解剖区域可能稍微不同。此外,一些 COPD 患者传导气道中的黏液生成增加,黏液也可能是微粒的潜在来源。呼出气的温度会影响颗粒物的形成,因此这也可能是 COPD 中需要考虑的混杂因素。

COPD 中分析呼出气微粒量的研究数量非常少。COPD 患者的呼出气微粒量似乎低于健康受试者。分析特定分子时,观察到 COPD 中表面活性剂蛋白 A 的水平较低,而白蛋白无差异。到目前为止,尚未研究吸入药物对呼出气微粒的影响,但支气管扩张剂可能改善气道关闭,从而改变微粒水平和组成。

3. 挥发性有机化合物

(1) 慢性阻塞性肺疾病呼出气动力学改变的相关因素:内源性呼出气 VOCs 来源于气道壁或通过扩散穿过肺泡毛细血管屏障来自肺循环。在气道中,VOCs 以局部细胞代谢、炎症和氧化应激的产物形式释放,或从支气管循环中扩散。例如,呼出气乙醇的呼气流量依赖性提示其部分来源于支气管循环。由于 COPD 中支气管壁增厚,这可能导致 VOCs 水平改变。然而,在 COPD 急性加重期,当支气管循环加速时,VOCs 的释放会增加。此外,COPD 通常以酸性黏液分泌过多为特征,因此嗜酸的水溶性 VOCs 可能会截留在气道内衬液中。其次,COPD 的通气异质性和气流受限可能影响呼出气动力学,使得每次呼吸之间的 VOCs 浓度不可预测且可变。为了将这种混淆效应降至最低,在呼吸采样时,多次呼吸法优于单次呼气法。COPD 甚至在疾病的早期阶段,就可能出现肺气肿,并可能导致扩散能力受损。扩散能力的降低以及血管重塑可能会影响血液中 VOCs(即丙酮、异戊二烯)进入呼出气。

总之,COPD 患者呼出气 VOCs 的变化可能代表气道代谢、炎症和氧化应激的加速,但也可能与呼出气动力学的改变有关。

(2) 挥发性有机物定植于慢性阻塞性肺疾病中的作用:由于气道免疫异常以及频繁使用类固醇和抗生素,COPD 患者的气道常被与产生独特 VOCs 相关的不同细菌和真菌定植。更具体地说,常定植于 COPD 患者气道的肺炎链球菌释放乙醛、异戊二烯、甲醛、丁醇和异戊烷。此外,铜绿假单胞菌(可在非常严重的 COPD 患者中定植)可产生独特的 VOCs(第十一章)。尽管这会对病情稳定的患者产生混杂效应,但在急性加重期,VOCs 可能有助于诊断感染性病因并指导抗菌治疗。

(3) 慢性阻塞性肺疾病的呼出气挥发性有机化合物:在许多研究中对 COPD 中的呼出气 VOCs 进行了分析。少数研究发现了呼出气 VOCs 与疾病活动、呼吸力学(肺功能和扩散能力)或疾病特异性现象和内型相关。一些研究专门确定了呼出气 VOCs,而其他研究仅初步报告了分子,一些研究使用了非特异性方法,如电子鼻。在一些研究中,报告了呼出气有机酸、醇类、醛类和烃类水平的变化。大多数研究未能再现其他研究的结果。差异的方向也是可变的,表明呼气动力学和细菌差异对呼出气 VOCs 结果的影响大于气道炎症本身。

(4) 吸烟的影响:吸烟会增加呼出气戊烷、苯和乙腈的水平,并改变呼出气 VOCs。吸烟会影响碳聚合物电子鼻检测 COPD 的辨别能力,但基于金纳米颗粒的仪器不受这一混杂因素的影响。

(5) 药物和合并症对 COPD 患者呼出气 VOCs 的影响:一些药物由肝酶代谢,其代谢产物通过呼出气排出体外。由于 COPD 患者通常合并其他疾病并治疗,因此药物的作用不可忽视。关于 ICS,未报告 ICS 患者之间的内部差异,但没有研究纵向调查吸入性药物对

COPD 患者呼出气 VOCs 的影响。

由于常见的病因(高龄和吸烟)、COPD 的全身性炎症、低氧血症以及用于疾病恶化治疗的全身性皮质类固醇使用,COPD 通常伴有心血管疾病(高血压、冠状动脉疾病、心律失常、心力衰竭)和代谢性疾病(骨质疏松症和糖尿病),可能会对呼出气 VOCs 产生影响。此外,心力衰竭可改变肺血流量,这可能会影响血源性 VOCs 的呼出气动力学。

(三) 呼出气一氧化氮

生理状态下,少量内源性一氧化氮(nitric oxide,NO)能促进血管舒张,改善组织微循环,介导细胞免疫,有保护支气管过度收缩、调节肺血流和免疫防御的作用。但 NO 也是一种致炎因子,过量的 NO 能促进炎性细胞分泌炎性介质,从而诱导多形核白细胞聚集,生成氧自由基,损伤细胞,破坏生物膜,导致气道炎症反应和组织损伤,从而参与 COPD 的发生发展过程。研究结果表明,在吸烟的 COPD 患者中,诱导型一氧化氮合酶(inducible nitric oxide synthase,iNOS)的表达明显高于非吸烟非慢阻肺患者,且 iNOS 的表达量与肺功能分级(FEV1%)成负相关,因而有学者提出通过检测 iNOS 的表达,评估吸烟者发生 COPD 风险的高低。

1. 呼出气一氧化氮测量的影响因素　一些与患者相关的因素会影响 FeNO 的浓度。吸烟可以降低 FeNO 的水平,然而戒烟可以增加 FeNO 的水平,这可能是由于 eNOS 和 iNOS 被下调所引起。因此,有吸烟史的患者需要记录吸烟后至少 1 小时的 FeNO 浓度。吸入和口服激素以及白三烯调节剂孟鲁斯特都可以降低哮喘患者的 FeNO 浓度。其他药物通过改变气道管径的机制影响 FeNO 的水平。支气管舒张剂可以增加 FeNO,然而支气管收缩剂却降低 FeNO 的水平。肺功能运动和富含硝酸盐的饮食可改变 FeNO,并且 FeNO 存在与年龄相关的趋势(第六章)。

2. 吸烟者和慢性阻塞性肺疾病患者呼出一氧化氮参数　吸烟习惯和疾病严重程度似乎是影响 COPD 患者 FeNO 水平的最重要因素。与吸烟匹配的对照组相比,COPD 患者 FeNO 的变化不明确,但据报告其变化不大。重要的是,持续升高的 FeNO(>20ppb)与恶化风险增加有关,并且首次中度或重度复发的时间更短,但与血嗜酸性粒细胞计数无关。2020 年,一项关于稳定期 COPD 患者 FeNO 水平的荟萃分析结果表明,稳定期的 COPD 患者 FeNO 水平升高,吸烟者 FeNO 水平降低。与单纯 COPD 相比,FeNO 在 COPD 合并哮喘的患者中存在显著性差异,FeNO 作为一种生物标志物,有潜力作为一种用于区分 COPD 合并哮喘和单纯 COPD 的新指标。

FeNO 升高是在严重 COPD 恶化与稳定状态相比的情况下测得的,并且通过全身类固醇治疗后 FeNO 降低,FeNO 也预测到住院结束时 FEV1 会有更高的改善。此外,复发期间痰嗜酸性粒细胞百分比与 FeNO 之间存在显著关系。COPD 的嗜酸性粒细胞型恶化可能与病毒感染有关,病毒感染会导致 FeNO 增加。2018 年全球慢性阻塞性肺疾病倡议报告显示,痰液或血液嗜酸性粒细胞百分比可以预测突发风险。Tang 等人探讨了 COPD 急性加重期血嗜酸性粒细胞与 FeNO 和肺功能参数之间的相关性。血液嗜酸性粒细胞计数可能是预测 AECOPD 患者 FeNO 值和肺功能变量(即 FEV1% 预测、FEV1 和 FVC)成正相关的生物学指标。这一发现具有临床意义,可能有助于促进未来 AECOPD 的治疗和管理。一项研究纳入了稳定的 COPD 患者(390 例)并通过 FeNO 和血嗜酸性粒细胞计数进行分组。在稳定的 COPD 患者中,FeNO 与 COPD 严重程度和气道过敏性炎症相关,但与血嗜酸性粒细胞计数无关。

然而,FeNO 在指导 COPD 患者个体化治疗中的作用还有待进一步研究。

目前,研究最多的 NO 扩展参数是传导气道室一氧化氮通量(bronchial NO flux,JawNO)和肺泡一氧化氮浓度(CANO)中的 NO 总通量。与不吸烟者相比,吸烟者和已戒烟者的 JawNO 降低,但与吸烟匹配的对照组相比,稳定期 COPD 患者的 JawNO 保持不变。与 FeNO 相似,在恶化开始时会升高,并对一个疗程的全身性类固醇有反应。与 FeNO 和 JawNO 相比,CANO 的测量具有监测外周气道炎症的潜力,外周气道是 COPD 病理改变的主要部位。与不吸烟者、已戒烟者或当前吸烟者(无 COPD)相比,吸烟的 COPD 患者中的 CANO 增加。有趣的是,在对照吸烟者中,当前吸烟和 CANO 之间可能存在负相关。使用非线性模型时,在 CANO,稳定型 COPD 的临床表型(包括肺气肿、慢性支气管炎、频繁恶化和身体成分紊乱的患者)之间不存在差异。此外,与吸烟对照组相比,病情加重患者的 CANO 值升高,而与病情稳定患者相比则没有。在稳定期 COPD 中,短期吸入或全身类固醇不会改变 CANO,这可能与已知的 COPD 气道炎症皮质类固醇耐药性有关。与此一致,在病情恶化期间,CANO 也不受全身类固醇治疗的调节。

COPD 的当前临床指南不建议在疾病监测期间测量呼出气 NO 参数。这是因为缺乏系统研究,如评估 COPD 患者中枢和外周气道炎症 NO 参数长期稳定性的研究。

(四)呼出气一氧化碳

1. 来源和检测　一氧化碳(carbon monoxide,CO)是人体在生理和病理生理条件下内源性产生的。体内大部分 CO 是在血红蛋白降解过程中产生的,此时血红素加氧酶(heme oxygenase,HO)与血红素反应,形成胆绿素。诱导 HO-1 表达是为了响应全身炎症和氧化应激,这些都与血红素代谢增加有关。CO 与循环中的血红蛋白结合,形成羧基血红蛋白,气体分子被释放到肺泡空间并呼出。(第六章)

在哮喘和 COPD 等气道疾病中,HO-1 也在常驻肺部细胞和炎性细胞中上调,直接在呼出气中释放 CO。因此,测量呼出气一氧化碳(exhaled carbon monoxide,eCO)可提供受试者全身和肺部炎症状态的信息。

吸入低浓度的 CO 也可发挥抗炎作用,如主要在急性肺损伤、内毒素血症、缺血/再灌注损伤或移植排斥的动物模型中所显示的。CO 是可溶性鸟苷酸环化酶的配体和激活剂,但它也诱导丝裂原活化蛋白激酶和磷脂酰肌醇 3-激酶途径,以消除巨噬细胞产生炎性细胞因子,防止内皮细胞凋亡,并减轻血管平滑肌细胞的增殖。

环境来源的 CO 是呼出气测量过程中的一个主要混杂因素。在香烟烟雾中发现其浓度较高,吸一支香烟可使 eCO 增加约三倍。因此,监测 eCO 浓度是检测患者是否主动吸烟和在戒烟计划中对受试者进行随访的一种常用工具。建议临界值为 6.0~6.5ppm,以区分吸烟者和不吸烟者。有机物(如木材、煤和气体)的不完全燃烧会导致周围环境的 CO 浓度增加。因此,在高度城市化地区,不吸烟的受试者可能表现出与当前吸烟者类似高浓度的 eCO,这说明在某些环境中同时检测背景 CO 水平的重要性。

2. 吸烟者和慢性阻塞性肺疾病患者呼出的一氧化碳　现观察到,已戒烟的 COPD 患者的 eCO 浓度高于不吸烟对照组,且在当前吸烟患者中进一步升高,尽管未发现呼出 NO 与 CO 浓度之间的相关性,且患者的 eCO 与肺功能值无关。与不吸烟的恶化受试者相比,COPD 急性恶化的吸烟患者 eCO 水平升高在全身性类固醇治疗后的恢复期也可观察到这种差异,同时发现 CO 浓度在两个亚组中的开始和恢复时相似,并且没有观察到与肺功能受限严重程度的相关性。同样,在细菌病因学恶化中,eCO 未发生改变。正如预期,吸烟患者的 eCO 与血液中的 HbCO 浓度呈显著相关性。这些数据证明,尽管 COPD 恶化开始时气道炎症和氧化应激升高,但未出现相关的 eCO 浓度变化。

(五)呼出气温度

1. 来源和检测　几个世纪以来,体温测量一直是监测疾病过程的工具。由于热能从核心向体表的传递受组织界面的影响,因此体温读数也可提供有关这些器官功能的信息。在口中测量的呼出气温度(exhaled breath temperature,EBT)由热能从肺泡毛细血管传递到肺泡气而产生,但在呼气过程中也通过下气道和上气道中的热交换而改变。基于这一现象,EBT 测量可提供对肺泡和气道病理变化的有用见解。

肺泡毛细血管单元的病变可改变核心温度向肺泡空间的转移。肺泡壁和毛细血管的退化,如肺气肿中所见,导致肺泡壁和肺泡气之间的热交换减少。此外,低氧血症存在于许多呼吸系统疾病中,可改变肺和支气管血流。通气 - 血流比例失调也可影响肺泡空间的热交换。

支气管动脉起源于体循环,更具体地说,起源于主动脉和肋间动脉。支气管循环供应肺外和肺内气道,动脉在此形成支气管周围和黏膜下丛。一方面,炎性介质如缓激肽、前列腺素、神经肽、血小板活化因子等增加气道疾病局部支气管血流量及 EBT。另一方面,在包括 COPD 在内的气道病理中观察到炎症诱导的气道重塑,表现为基底膜增厚、血管床减少和黏液过度生成,阻碍了气道中的热和水交换。包括内皮素在内的炎性介质可诱导支气管血管收缩,而过度充气也可能导致支气管血流量减少。因此,支气管血管和局部病理生理过程的净效应将决定支气管树中的热交换,可通过 EBT 测量进行评估。

目前有两种主要的测量 EBT 的方法:单次呼气和多次呼吸法。这两种方法都可以区分吸烟者与不吸烟者以及 COPD 患者。在吸烟受试者或 COPD 患者中未观察到 EBT 与体温之间的关系,证明该参数是来自气道的热信号,而不是全身过程的读数。

单次呼气的基础是记录流量和压力控制的呼气期间的温升增量和平台温度。这需要对患者进行训练和笨重的仪器,结果受到多种环境条件的影响,包括室温、气压、呼气流速以及热电偶相对于吹口的位置。

通过比较,可以使用手持设备执行多次呼吸方法,其中将呼出的热能收集到包含散热器的绝缘容器中。EBT 记录受环境参数的影响较小,但测量需要持续数分钟(COPD 患者通常为 3~7 分钟)。环境温度在 20~25℃时,EBT 值不受影响,但当测量期间的环境温度较低(3~10℃)时,该值会降低。重要的是,测量时长不影响吸烟对照组和 COPD 患者的 EBT 峰值。

使用多次呼吸法时,性别会影响 EBT 读数,不吸烟男性的 EBT 较高,尽管在吸烟者或病情稳定或恶化的 COPD 患者中未观察到这种情况。在老年受试者中观察到 EBT 峰与年龄之间具有弱相关性,但在中年成年吸烟者或 COPD 患者中未观察到。值得注意的是,在对照组吸烟者中,吸一支烟会导致 EBT 峰急剧上升。

2. 吸烟者和慢性阻塞性肺疾病患者的呼出气温度　使用单次呼气技术测量,稳定期 COPD 的 EBT 上升速度慢于不吸烟对照组。EBT 增量与 COPD 的 FeNO 水平有关。值得注意的是,吸入短效 β_2 激动剂沙丁胺醇(一种已知的血管扩张剂)导致 EBT 斜率急剧上升。这些数据证明,EBT 反映了由气道炎症触发的支气管血流变化。

在不吸烟受试者和吸烟对照受试者之间,没有观察到用多次呼吸法测量的峰值 EBT 的差异,但是稳定期 COPD 患者的峰值 EBT 比吸烟者低。这可能是由病理过程引起的,包括肺泡毛细血管床减少、通气-血流比例失调、支气管血管减少和气道重塑。重要的是,已观察到 COPD 急性严重恶化与 EBT 增加有关,并且通过全身类固醇治疗可以降低复发率。该观察结果表明,血管活性介质在恶化期间于气道中积聚,从而导致支气管血流量和 EBT 的短暂升高。有趣的是,疾病恶化期间的 EBT 升高与气道中性粒细胞增多有关,但与全身炎症标志物、肺功能变量、使用的吸入药物类型、COPD 的严重程度或患者的健康状况无关。

尽管目前对 COPD 进行了大量研究,但呼出气测量未达到诊断该疾病的程度,其临床价值目前非常有限。eCO 和 FeNO 测量值是 COPD 中应用最广泛的呼吸分析。eCO 可以检测到主动吸烟,然而其特异性(由于污染导致的较高呼出水平)和敏感性(在 >6h 的戒烟中迅速降低)限制了其价值。虽然 FeNO 常用于区分哮喘和 COPD,但该常规方法未得到指南的认可。在哮喘、COPD 和健康状况中,FeNO 和气道嗜酸性粒细胞增多之间存在直接但仅中度强烈的关系。由于血液嗜酸性粒细胞评估目前是全球慢性阻塞性肺疾病倡议中制订药物治疗建议的一部分,所以 FeNO 可能是一种潜在的替代标志物,但这有待在临床试验中进行研究。EBC、呼出气微粒、呼出气 VOCs 和 EBT 有助于更好地理解 COPD 的病理生理学,但结果存在冲突,没有任何单一生物标志物被一致显示具有鉴别、诊断或预测预后的价值。这可以通过使用不同技术收集和分析呼出气样本研究的可变设计来解释。最重要的是,缺乏大型随访研究,且尚未探索呼出气生物标志物的时间变异性。

近年来,微生物群在 COPD 患者气道的定植引起了科学界和临床界的极大兴趣。它会导致持续的气道炎症,气道和肺泡的进行性破坏,并可能导致急性发作。如果能将特定 VOCs 与气道微生物相关联(第十一章),将有助于推动 COPD 特有生物标志物的检测,并更好地解释其来源。

(李恩有　李　萌)

第三节　肾　脏　疾　病

在人体中,肾脏负责消除水和新陈代谢的水溶性终产物,肾脏疾病会导致数百种溶质的逐步积累,这些化合物中的许多都是挥发性的,在肾功能不全或肾衰竭患者的呼出气中可以检测到这些挥发性物质浓度的升高。

慢性肾病(chronic kidney disease,CKD)目前已成为一个新出现的公共卫生问题,造成了较大的经济和社会负担。在一般人群中,发病率高达 11%~13%,与非 CKD 人群相比,此类患者的心血管疾病发生率和死亡率明显增高。早期发现肾功能受损和立即干预是延缓 CKD 进展到终末期肾病的关键手段。然而,CKD 在早期阶段可能是无症状的,并且大部分仍未被诊断。因此,即使在发达国家,对 CKD 缺乏认识也是常见的。只有 29.3% 的 1 期患者和 22.0% 的 3 期患者被诊断出 CKD。尿液肌酐的定量目前仍是衡量肾功能的"金标准",但该方法要求收集 24 小时的尿液肌酐量,费时费力。而实验室测定的血清肌酐水平,需要将其转换为估算的肾小球滤过率(estimated glomerular filtration rate,eGFR)和血尿素氮(blood urea nitrogen,BUN)水平,用于监测肾功能,但这同样需要采集血样,而且不是实时监测。因此,需要一种无创性、简便性、实时性的 CKD 检测方法,以早期、快速发现和预防 CKD。

近年来的研究发现,呼出气中的几种生物标记物可以用来快速检测肾功能,包括氨气、异戊二烯、环己醇、3-羟基-2-丁酮、3-甲基丁醛、一氧化氮、三甲胺(trimethylamine,TMA)等。

也有较多研究认为,定期进行血液透析治疗的终末期肾病(end-stage renal disease,ESRD)患者呼出气内VOCs会发生变化。在透析期间,肾功能不全患者之前升高的呼出气氨浓度降低,并且与血清尿素水平相关,而异戊二烯浓度升高。透析前ESRD患者的呼出气丙二醛和戊烷浓度显著升高,血液透析治疗期间丙二醛显著下降,而脂质过氧化物和髓过氧化物酶的水平升高。血液透析期间呼出气氨的有效减少及其他VOCs变化与血清尿素水平的密切相关性表明,它们有可能成为监测透析效果的无创性生物标志物。

一、呼出气氨测定

肾功能不全可导致从血液中清除废物的能力受损,尿素和肌酐等会代谢为氨,呼出气氨测定是目前研究最广的快速、简便的检测方法。长期以来,人们已经认识到CKD患者呼出的气体有氨气的味道,鉴于尿素是用于鉴定CKD并通常用于评估透析有效性的主要尿毒症代谢物之一(称为尿素动力学模型),因此可以推断出呼出气氨的增加可能反映了尿素的潴留,这是由于代谢产物中共有的尿素代谢途径(尿素是氨解毒的最终产物)是通过肠道细菌转化产生的含氮物质和肝脏中的氨循环产生的,并由于肾功能受损患者排泄量减少而升高。

呼出气氨的检测可以用多种方法进行,常规技术是采用质谱结合不同的气体电离技术,如离子迁移谱(ion mobility spectroscopy,IMS)和选择性离子流管质谱(selected ion flow tube mass spectrometry,SIFT-MS)。SIFT-MS采用化学方法对分子进行电离化,然后结合质谱法对电离物进行鉴定。激光吸收光谱法与外部光谐振器一起,也可用于高灵敏度氨的检测。常用的光腔衰荡光谱(cavity ring-down spectroscopy,CRDS)采用高分辨率激光吸收技术,结合独特的测量单元,对光路增加数千倍的光程进行量化,以达到高灵敏度。固体气体传感器,包括三氧化钼(MoO_3)纳米传感器、溴化亚铜(CuBr)化学电阻或导电聚合物化学电阻还原石墨烯氧化物传感器、聚苯胺纳米粒子化学电阻器(aniline nanoparticle chemiresistors)和垂直通道有机半导体二极管(vertical-channel organic semiconductor diode,V-OSC)传感器已成功应用于CKD患者的临床试验。

使用气相色谱-质谱法(gas chromatography-mass spectrometry,GC-MS)测定潮湿空气样本中的氨,尤其是饱和呼出气中的氨具有挑战性,这主要是因为氨极高的溶解度和易于吸附于表面的特性。因此,必须将进入分析仪器的采样管线加热到至少40℃,以使任何冷凝物(尤其是水蒸气和氨)都返回到气相中。因此,进入SIFT-MS仪器的所有采样管线都被加热了,其他仪器经常忽略的这种加热,导致氨气的测量值必然会错误地降低。IMS使用弱等离子体电离气体分子,这些不同形状、质量和电荷的电离分子周期性地通过漂移管形成时域光谱,并得到了准确识别。H_3O^+和O_2^+离子都已用作SIFT-MS中氨化学离子化的试剂离子,氨气分子量低且通过IMS时与试剂离子的水合氢离子具有极强的反应性,并且取得了一致的结果。这两种技术都可用于检测呼出气和生物体液顶空中的多种生物标志物VOCs,并且效果显著。

正常健康人群中较低的呼出气氨浓度在十亿分之一体积(parts per billion by volume,ppbv)范围内,通过在线SIFT-MS检测确定了30名健康个体后可以看出,受试者之间的浓度存在相当大的差异,可能源于个体差异,饮食也可能发挥一定的作用。一项早期的SIFT-MS研究表明,空腹过夜后食用蛋白质餐会由于蛋白质代谢而导致呼出气氨显著增加,而热量匹配的非蛋白质餐未观察到这一现象。这种变异性的另一种解释可能是口腔中氨的产生,即口腔微生物和口腔卫生的影响因素,例如漱口水(水或弱酸性溶液)会短时降低口腔中氨的浓度。透析患者的经口呼出气采集引起了越来越多的关注,为减少口腔氨的污染,研究者使用漱口水冲洗口腔内含有氨的体液后,会大大减少口腔氨的污染,提高呼出气中的氨浓度。某些袋状样品中氨的浓度高可能解释为口腔的过度采样,为了避免这种不良影响,研究人员开发了一种 SIFT-MS 程序,可以在连续呼气中在线采样鼻呼出气和嘴呼出气,此方法在采样管线中增加了一个小型泵,该泵从口腔或鼻孔闭合的鼻孔中抽取少量呼出气。采取此种方法后,在一段时间内三个健康个体的口和鼻呼出气中观察到惊人的差异,因此,为了避免口腔呼出气的污染并获得系统性 VOCs 水平,建议未来的呼出气氨研究应包括鼻呼出气分析。然而,即使在某种程度上不可避免地污染了呼出气氨,氨气的呼出气检测结果也确实显示出它与尿毒症状态和血尿素合理的相关性。这可以通过以下事实来解释:尿素是一种全身性化合物,当血液含量高时,唾液中的唾液含量也很高,为酶促氨的生产提供了更高的底物浓度。呼出气中高浓度氨的另一种解释可能是氨气转运蛋白家族将其主动转运到呼吸道中。转运蛋白在肾脏中普遍存在,在调节酸碱代谢中起着重要作用,已证实它们也存在于呼吸道的上皮细胞壁中。

另外,唾液 pH 值与 BUN 和呼出气氨浓度成正相关。CKD 晚期患者的唾液 pH 值明显高于早期阶段,这与先前的研究一致。唾液 pH 值的增加可能是因为于肾功能受损患者唾液中尿素含量增加,经口腔细菌分解后,唾液中的 NH_3 浓度更高了,导致唾液 pH 值增加。Schmidt 等人已经报道了 pH 值和呼出气氨之间的相关性。呼出气氨(NH_3)是 NH_4^+ 的挥发性部分,它是唾液中尿素水解反应的产物。唾液的 pH 值将通过遵循 Henderson-Hasselbalch 方程的基本化学反应影响 NH_3 和 NH_4^+ 之间的浓度比。该研究的局限性包括 CKD 3~5 期患者的年龄大于 CKD 1~2 期患者的年龄。但是,这可能是由 CKD 的性质引起的,而年龄因素并未影响呼出气中的氨浓度。另外,许多报告发现呼出气中的氨水平受食物或水的摄入量的影响。因此,以前的研究有些分析了禁食 4~6 小时的呼出气氨。有些研究并没有分析禁食的效果。但是,不管禁食的要求如何,研究数据仍然证明了呼出气氨在 CKD 筛查中的实用性。在结合不同研究之间的数据,并重新分析了这些数据后,重新分析的 ROC 曲线结果表明,ROC 曲线下面积(area under the curve,AUC)为 0.834,灵敏度为 83%,特异性为 56%,阳性预测值(positive predictive values,PPV)为 973ppb,PPV 为 0.82,NPV 为 0.57,因此,呼出气氨检测是筛查 eGFR 患者的较好方法。

最近的报道认为,呼出气氨与血清氨无关,主要是由唾液尿素在口腔中的水解反应产生的,并初步确定了呼出气氨与尿素氮的关系。几个以血液透析患者为研究对象的研究小组在比较透析前后的数据时,报告了呼出气氨浓度与血尿素氮水平之间的相关系数 >0.8。腹膜透析(peritoneal dialysis,PD)和血液透析(hemodialysis,HD)治疗之前的患者呼出气中氨浓度升高。随后其他研究证实,HD 患者透析之前的呼出气氨浓度比正常健康人群高出几倍,但在治疗过程中它们呈指数下降至"正常浓度"。使用光谱法测量呼出气氨并与血浆尿素和肌酐水平进行比较后发现,HD 治疗开始时的呼出气氨浓度通常在 1 500~2 000ppbv,在透析过程中迅速下降,并且在呼出气氨、血浆尿素和肌酐之间存在良好的相关性,与血浆尿素指数下降程度相符。最近一项关于尿毒症患者中呼出气氨的研究使用 IMS 和 CRDS 技术,两种方法均发现透析期间呼出气氨浓度升高,表明呼出气氨与血浆尿素水平之间存在明显的相关性。尽管正如预期的那样,该研究发现,HD 前的平均呼出气氨浓度升高到健康人的平均浓度 900ppbv 之上,但并不像大多数其他研究结果那样高,并且不会比我们发现的健康人群的口腔呼出气氨明显增加。呼出气氨下降的百分比与血浆尿素的下降有很好的相关性,表明测量呼出气氨后可以根据尿素动力学来估计透析是否足够。

之前的研究表明,在 CKD 3~5 期的患者中,呼出气氨浓度与 BUN 水平之间存在良好的相关性。该研究招募了 CKD 1~2 期的患者,并证实了呼出气氨与 BUN 之间的良好相关性。另外,呼出气氨浓度与血清肌酐水平以及 eGFR 密切相关。Bayrakli 等也报告了呼出气氨与 eGFR 之间的良好相关性。这些结果都表明,呼出气氨可能是检测肾脏功能的有用替代物。通过计算 eGFR 来测量血清肌酐是评估肾功能最常用和最容易使用的方法,但它需要抽血和实验室分析。通过 V-OSC 传感器(如手指刺入的血糖监测)实时检测呼出气中的氨气,可快速便捷地评估肾脏功能,结果表明,呼出气氨的浓度随 CKD 进程的增加而成比例增加,因为每个阶段的浓度均显著高于前一阶段,例如 CKD 阶段 1 为 63 694ppb;阶段 2 为 1 020 120ppb;阶段 3 为 1 943 326ppb;第 4 阶段为 44 211 042ppb;第 5 阶段为 127 811 807ppb。美国国家肾脏基金会肾脏疾病结果质量倡议(Kidney Disease Outcomes Quality Initiative, K/DOQI)工作组将 GFR 降低定义为 GFR<90mL/$(min \cdot 1.73m^2)$。与 eGFR 90mL/$(min \cdot 1.73m^2)$(CKD 1 期)的患者相比。eGFR<90mL/$(min \cdot 1.73m^2)$(CKD 2~5 期)的患者呼出气氨浓度更高。ROC 曲线分析表明,呼出气氨是检测 GFR 降低的良好预测指标(AUC=0.835)。在 974ppb 的临界值下,灵敏度和特异性分别为 69% 和 95%,PPV 为 0.99,而 NPV 为 0.36。其他研究也证实了呼出气氨可以区分 eGFR 为 CKD 1 期和 CKD 2、3 期的患者,AUC=0.751,特异性为 95%,PPV 为 0.97,敏感性 53%,NPV 0.38。这些结果表明,高于 974ppb 的呼出气氨浓度升高是预测 eGFR<90mL/$(min \cdot 1.73m^2)$的可靠指标,因为 99% 的呼出气氨 >974ppb 的患者 eGFR<90mL/$(min \cdot 1.73m^2)$。但是,有 64% 的呼出气氨浓度低于 974ppb 的患者仍存在 eGFR<90mL/$(min \cdot 1.73m^2)$。因此,呼出气氨监测可用于筛查无症状的 CKD 患者,但仍需要对高危人群进行 eGFR 评估。

正常的肾小球滤过率随年龄而变化,年龄较大的人可能仍具有正常的肾生理功能,即肾小球滤过率在 60~89mL/$(min \cdot 1.73m^2)$。由于 GFR<60mL/$(min \cdot 1.73m^2)$被认为可反映所有年龄段的肾功能异常,因此 K/DOQI 工作组对 CKD 进行分类,将 CKD 定义为 GFR<60mL/$(min \cdot 1.73m^2)$超过 3 个月。因此,研究人员评估了是否可以将呼出气氨用作预测因素,以区分 eGFR<60mL/$(min \cdot 1.73m^2)$和 eGFR 正常的患者。ROC 曲线分析的 AUC 为 0.831,在临界值为 1 187ppb 时,PPV 为 0.84。这些结果表明 >1 187ppb 的呼出气氨浓度对 eGFR<60mL/$(min \cdot 1.73m^2)$的患者具有良好的诊断准确性。然而,只有 71% 的 eGFR<60mL/$(min \cdot 1.73m^2)$的患者存在该浓度的呼出气氨。对于非致命性疾病的筛查,好的预测指标需要具有足够敏感性的诊断准确性。为了筛查 GFR<60mL/$(min \cdot 1.73m^2)$的患者,其结果表明,呼出气氨浓度设置为 886ppb 时灵敏度为 80%,但特异性降低为 69%。由于在常规健康检查中通常会监测血清肌酐,并且对于 CKD 检测的假阴性和阳性结果的后果是不严重的,因此 CKD 筛查的敏感性为 80% 是可以接受的。我们认为,在此临界值下进行呼出气氨测量可能是 CKD 筛查的有用工具。

另外一项研究发现,在临床中,对于轻度和中度 CKD 患者,除氨外,其他 VOCs 的呼出气浓度也明显不同。数据表明,即使肾脏功能轻度受损也会转化为明显的代谢异常。因此,认为分析 VOCs 是识别潜在的肾脏疾病(即 HUS、GD 和遗传畸形)的有效方法,氨是尿素循环中从蛋白质代谢中除去氮的关键分子。尽管患者肾脏功能得以保留,但呼出气的氨浓度已经明显高于健康对照者。这表明在 CKD 的早期肾脏代谢和含氮物质的清除已经受到损害。

临床上使用的一些药物可能会影响肾脏功能,血管紧张素转换酶抑制剂(angiotensin-converting-enzyme inhibitors, ACEI)和血管紧张素 II 受体拮抗剂(angiotensin II receptor antagonist, ARB)在某些患者中可引起高钾血症和 GFR 降低,尚无随机对照试验证实晚期 CKD 患者的安全性和有效性。但是,在 CKD 1~4 期的患者中,ACEI/ARB 组和非 ACEI/ARB 组的呼出气氨浓度没有显著差异,Obermeier 等也报道过使用 ACEI/ARB 类药物并没有影响呼出气氨。在某些 CKD 患者中,特别是在肾小球肾炎介导的 CKD 患者中,有时会使用类固醇,这会增加代谢率并导致 BUN 水平升高。在这项研究中,CKD 患者使用类固醇的情况不同,但并不影响呼出气氨和 GFR 的相关性,表明呼出气氨监测对服用类固醇的 CKD 患者同样有用。

二、呼出气三甲胺测定

在 Pauling 的开创性工作之后,Simenhoff 等人于 1977 年发现,在尿毒症患者的呼出气中,仲胺、叔胺、二甲基胺和 TMA 的浓度增加,并且在透析后消失。早期应用 SIFT-MS 对尿毒症患者呼出气的分析也证实了这一点。最近有人提出,TMA 也可用于实时监测透析的充分性。这些观察结果与 TMA 和三甲胺 -N- 氧化物浓度在两次透析之间血浆中增加 3~10 倍的结论相符。然而,被认为是肾脏疾病潜在标志物的 TMA 主要在血浆中被检测,由于与胺的性质有关分析的复杂性,很少进行呼出气中 TMA 的检测。最近通过热脱附(thermal desorption, TD)和气相色谱与质谱检测(GC/MS)结合使用可以直接检测呼出气中的 TMA,并且确定了 CKD 患者呼出的 TMA 的绝对浓度为 2~38ppbv。从 14 位 CKD 患者和 9 位健康志愿者那里分别收集了呼出气样品,结果在所有 CKD 患者的呼出气中均检测到 TMA,范围为 1.76~38.02ppb,但对照组中未检测到。丙酮和异戊二烯存在于所有受试者的呼出气中,患者组中丙酮的浓度在 26.52~329.46ppb,而对照组中丙酮的浓度在 73.11~437.14ppb。在 CKD 患者中检出的异戊二烯范围为 57.17~329.8ppb,在健康志愿者中检出的异戊二烯为 27.99~143.77ppb。此外,在呼出气中确定了脂肪族碳氢化合物和硫化合物,这些化合物在与 CKD 并存的疾病中可能是必不可少的。除 TMA 和戊烷外,其他物质没有发现统计学上的显著差异。在所有 CKD 患者的呼出气中均检测到 TMA,而对照组的呼出气样品均未检测到 TMA,证实 TMA 可能是 CKD 的有前途的标志物。

三、呼出气庚酮测定

在最近的一项研究中,使用高分辨率的质子转移反应飞行时间质谱(proton transfer reaction time of flight mass spectrometry, PTR-TOF-MS)方法分析了 96 名透析患者的呼出气情况,分析了这些患者在移植后不久即肾功能恢复正常之前和之后的呼出气,结果在鉴定出的 41 种不同化合物中,发现一种化合物的分子质量为 114.103 5Da,其分子组成为 $C_7H_{14}O$,与通常用于评估肾功能的血清肌酐明显相关。判断该化合物为挥发性的 C7 酮或 C7 醛。该化合物最有可能是庚酮的结构异构体,因为通过 SIFT-MS 使用 NO+ 试剂离子进行分析,可以清楚地发现,在尿液的顶部空间经常能够看到这些离子,这些离子可清楚地区分异丁酮和醛类化合物。尽管与 SIFT-MS 相比,PTR-MS 中升高的离子能量会抑制 NO+/ 酮加合物离子的形成,这是通过 SIFT-MS 进行酮鉴定和定量分析的基础。在 CKD 患者的尿液中检测到的 4- 庚酮,是尿毒症的可能标志物,并且已知 4- 庚酮是增塑剂邻苯二甲酸二(2- 乙基己基)酯[Bis(2-ethylhexyl) phthalate,DEHP]的代谢产物,HD 患者经过长时间的重复治疗后会暴露于这种增塑剂中,与对照组相比,HD 患者血浆中的 4- 庚酮浓度升高了 9 倍。对健康人的进一步测试证实,暴露于 DEHP 确实可以导致 24 小时内尿液中的 4- 庚酮显著增加。呼出气分析提供了一种潜在的方法,监测处于特殊风险的透析人群和处于高环境污染风险的人群,例如使用丙戊酸治疗的患者,在呼出气中使用 GC-MS 检测到了 3- 庚酮异构体,尽管其浓度低至 10~20ppbv。

四、呼出气异戊二烯测定

晚期肾功能衰竭患者的呼出气中异戊二烯浓度增加。血液透析后呼出气异戊二烯浓度较高,一项研究在透析诊室中使用 SIFT-MS 对 HD 患者的呼出气进行在线分析,最初侧重于分析呼出气氨,但发现异戊二烯的呼出气浓度发生了变化,这验证了先前的研究结果,HD 后某些患者的呼出气中异戊二烯显著升高,而烷烃乙烷、丙烷、丁烷和戊烷的浓度不受影响。异戊二烯是人类呼出气中最丰富的碳氢化合物,健康成年人的浓度范围为 20~300ppbv。异戊二烯在新生儿的呼出气中几乎无法检测到,但随着年龄的增长,到 20 岁时会稳定增加。它是胆固醇生物合成的副产物,在急性组织损伤(如心肌梗死和急性氧化应激性肺损伤)时会明显增加。对于 HD 患者,在 HD 之前的呼出气异戊二烯水平高于健康对照组(138ppbv ± 63ppbv vs 89ppbv ± 36ppbv),HD 后通常显著增加(184ppbv ± 95ppbv)。据推测,这种增加是由于透析膜的生物不相容性,导致作用在循环脂质的自由基的产生,使异戊二烯增多。此外,已经确定呼出气异戊二烯也受到运动引起的组织灌注变化的影响,考虑到 HD 期间发生的血流动力学变化会影响肌肉和脂肪组织的灌注,这也是另一个可能的原因。

另一项研究使用 GC-MS,在透析前后立即进行呼出气中异戊二烯的检测,目的是评估 HD 患者"暴露"于异戊二烯的时间(假设其起源是体外)。研究发现,异戊二烯的过量产生分为两个阶段,在透析前和透析后均明显增加。在接受腹膜透析治疗的一组患者中使用 GC-MS 检测了呼出气异戊二烯,结果未发现呼出气中异戊二烯浓度存在变化,且该浓度保持在健康志愿者的正常浓度范围,这表明 HD 期间升高的异戊二烯水平是透析程序引起,而不是 CKD 本身产生的。该小组随后的一项研究调查了每日短暂的透析对呼出气异戊二烯的影响,证实呼出气异戊二烯的增加似乎是代谢起源的,但在某种程度上与体外回路也有关。HD 后呼出气异戊二烯的增加也可以通过 PTR-MS 独立观察到。最近的一项研究调查了透析器回路和管路中碳氢化合物、卤代烃和硝酸烷基酯化合物的释放情况。HD 治疗后,这些化合物在患者的呼出气中迅速增加,这些化合物可能具有毒性作用,但没有提及异戊二烯。

五、其他与血液透析相关的呼出气潜在生物标志物

在疾病的早期对 CKD 的代谢监测具有挑战性。作为一种非侵入性技术,呼出气分析用于儿童检测尤其有吸引力。但关于该患者群中呼出气曲线的报告较少。Juliane 等人应用 PTR-TOF-MS 实时分析轻度至中度 CKD 或进行功能性肾移植(kidney transplant,KTx)患儿,以及年龄、性别相匹配的健康对照患儿呼出气中的 VOCs。结果发现,CKD/KTx 患儿和健康儿童的呼出气 VOCs 模式不同,与健康对照相比,CKD/KTx 患儿体内的氨、乙醇、异戊二烯、戊醛和庚醛含量更高,分别为:CKD/KTx 组 556ppbv、146ppbv、70.5ppbv、9.3ppbv、5.4ppbv;对

照组 284ppbv、82.4ppbv、49.6ppbv、5.30ppbv 和 2.78ppbv。CKD/KTx 组的甲胺浓度较低。这些浓度差异在溶血性尿毒症综合征（haemolytic uremic syndrome，HUS）和肾移植患者中最为明显。当根据肾功能衰竭的程度对患者进行分组时，仍然可以检测到这些差异。研究者对肾切除大鼠的呼出气和粪便 VOCs 进行了研究，使用 GC-MS 在呼出气中检测到 50 多种 VOCs，在培养的粪便中检测到 36 种 VOCs。呼出气中有 4 种 VOCs、粪便中有 4 种以上的 VOCs 浓度与对照大鼠的呼出气/粪便的浓度有显著差异。呼出气中的异戊二烯在早期呈线性上升，醛的下降较晚。肾切除大鼠的粪便释放出大量的二甲基二硫、三甲基二甲基和两种硫酯。作者得出的结论是，假设大鼠模型可以转化为人类，则呼出气和粪便 VOCs 可能提供反映肾脏疾病进展的有效指标。另一项研究从 14 位 CKD 患者和 7 位健康志愿者那里收集了呼出气样品，通过 GC-MS 分析呼出气样品，在呼出气中检测到：硫化合物包括二甲基硫（在患者和对照组的呼出气中检测到）、二硫化碳（在 4 名健康人和所有患者中检测到）以及氧化应激的潜在标志物包括丙烷、丁烷、戊烷、2- 甲基戊烷、己烷。在所有受试者的呼出气中将 VOCs 与具有正常肾功能的对照组进行比较，通过多毛细管柱离子迁移谱（multicapillary column ion mobility spectroscopy，MCC-IMS）检测到 60 种不同的 VOCs，其中 44 种可以被鉴定。在血液透析期间，34 种 VOCs 减少，而 26 种 VOCs 未受影响。与肾功能正常的对照组相比，45 种 VOCs 在急性肾损伤患者的强度更高，其中，30 种 VOCs 在血液透析期间显著下降。环己醇、3- 羟基 -2- 丁酮、3- 甲基丁醛和异戊二烯二聚体与对照组相比，在急性肾功能损害患者显著升高，经过 7 天连续静脉血液透析后显著下降。在急性肾脏损伤期间，许多呼出气 VOCs 增加，在连续血液透析期间，有一部分是可逆的。在肾脏损害期间，4 种 VOCs 增加明显，在透析过程中又恢复到对照水平，分别为环己醇、3- 羟基 -2- 丁酮、3- 甲基丁醛和异戊二烯二聚体。因此，对 VOCs 的分析可能有助于在床旁对急性肾脏损伤进行非侵入性诊断，并有助于进行肾脏替代治疗。

最近使用 SPME/GC-MS 在终末期肾病患者中对呼出气生物标志物进行了广泛研究。监测呼出气戊烷、丙酮、乙醇、苯和二甲基硫的变化。HD 开始时呼出气异戊二烯浓度开始下降（10~589ppbv），但在 HD 结束时升高，与上述的结果一致。然而，HD 时呼出气戊烷（0.3~12ppbv）增加，但随后达到基线值。戊烷的浓度低于另一项研究中 SIFT-MS 检测的健康个体的戊烷浓度（10~50ppbv），可能是由于 SPME 纤维上的损失所致。越来越多的证据表明，在 HD 期间氧化应激会增加。乙烷被认为是氧化应激的指标，使用激光光谱法研究接受 HD 治疗的晚期 CKD 患者发现，监测呼出气中该化合物的浓度是理想的方法。对结果进行的详细统计分析表明，呼出气中乙烷的浓度与透析时间显著且独立相关，但与血管通路状态无关。这些研究似乎提示了 HD 治疗引起的潜在损伤和氧化应激。

透析过程中氧化应激的另一种表现是组织过氧化氢（hydrogen peroxide，H_2O_2）活性的增加。一项研究对 29 名患有 HD 和慢性病患者对照组的呼出气研究发现，呼出气冷凝液（exhaled breath condensate，EBC）中 H_2O_2 的浓度在 HD 组比健康人显著增加，但 HD 期间没有变化。但是，由于 H_2O_2 最有可能通过透析膜扩散，因此不能排除 H_2O_2 由 HD 刺激产生。在随后的研究中，同一小组观察到暴露于铜仿（纤维素）HD 膜的患者呼出气 H_2O_2 升高，并且伴有肺功能下降。这些研究表明，EBC 分析可用于识别 HD 的生物不相容性材料。然而，EBC 数据与呼出气 VOCs 的直接比较并不总是那么简单，正如一项研究所证实的那样，该研究在 12 对患者的呼出气一氧化氮，以及 EBC 中 NOx 代谢产物、pH 值和 NH_3^+ 进行了分析。

结果表明,HD 患者和对照组中的 FeNO 相似,而 HD 患者的 EBC 中 NOx、NH_4^+ 和 pH 值明显升高,但 pH 值与 FeNO 或 NOx 代谢物之间没有关系。因此,结论是氧化应激是 HD 前患者 NOx 代谢产物增加的最可能原因。

六、呼出气分析确定全身水分及其在肾衰竭患者中的应用

晚期肾功能衰竭的患者,尤其是无尿的患者,无法排泄水分,且无法调节其体液状态,因此,水可以被认为是尿毒症毒素中最丰富、最危险的一种。特别是存在过度水潴留的风险,导致血浆容量膨胀,从而导致高血压、左心室肥大和心力衰竭,以及过多的组织水肿,包括可能危及生命的肺水肿。大多数慢性疾病,包括糖尿病和心力衰竭等合并症,都与进行性肌肉消瘦和细胞外而不是细胞内空间的液体异常分隔有关。可以使用生物电阻抗分析(bioelectrical impedance analysis,BIA)进行监测,BIA 可以很好地测量人体成分的相对纵向变化,在理想情况下,BIA 可以与人体含水量的绝对测量值结合使用,其标准方法是加水进行同位素稀释测量。口服标准化量的双氘化水 D_2O 后,在人体体液(血清和 / 或尿液)或呼出气中迅速转化为单氘化水。基于这一点,已经开发了一种用于确定全身水(whole body water,TBW)的简单方法,该方法可以通过在线实时分析确定 TBW 中单氘水浓度的变化。为确定上述分析方法的有效性而进行的一系列临床研究表明,上述测量 TBW 的方法对于健康受试者和透析的患者都是可行且可接受的。在健康受试者中,当与 BIA 结合使用时,发现在 12 个月内液体状态和身体成分非常稳定,而透析患者的身体成分则不稳定得多。根据不良合并症的数量,患者表现出体重减少和 TBW 的变化,因此,对于疾病严重的患者,尽管体重和肌肉减少,总体液含量却增加了。目前正在临床试验中进行进一步的研究,以确立这种方法在监测身体成分方面的价值,从而避免肾病患者因水过多而带来的并发症。

呼出气分析是一个正在发展的研究领域,针对肾脏疾病的呼出气研究涉及健康个体和患者共同的呼出气代谢物浓度的改变,以及透析过程中患者呼出气中其他代谢物的出现。新的呼出气分析技术的诞生,使在床旁使用呼出气分析患者肾脏情况成为可能。与医学上常用的其他一些重要分析方法相比,呼出气分析的优势包括无创性和即时产生对临床有意义的结果。无创呼出气分析的应用有可能改善肾脏患者的管理,尤其是在透析门诊以及 CKD 患者临床管理中的潜在价值巨大。

七、实例介绍——尿挥发性有机化合物识别系膜增生性肾小球肾炎、IgA 肾病

系膜增生性肾小球肾炎(mesangial proliferative glomerulonephritis,MsPGN)可以分为两类,即 IgA 肾病(IgA nephropathy,IgAN)以及非 IgA 肾病的 MsPGN 两大类。目前病理诊断的“金标准”是肾活检,然而,肾活检是侵入性的,重复性差,存在严重并发症的风险,特别是对于有出血倾向或侧腹部皮肤感染的患者。我们使用 GC-MS 方法分析尿液 VOCs,结合多变量数据分析区分 IgAN、非 IgA 肾病的 MsPGN 和正常样品,以发现尿 VOCs 中 IgAN 和 MsPGN 的潜在生物标志物。

(一) 实验方法

1. 受试者　该研究共涉及 36 名经组织学确诊的肾脏疾病患者(包括 15 名 MsPGN 患者、21 名 IgAN 患者)和 15 名健康志愿者。健康志愿者的纳入标准为:①肾脏疾病阴性;②尿路

感染阴性;③肾功能正常。MsPGN 患者的平均年龄为 37 岁,包括 4 名患者是吸烟者。21 例 IgAN 患者中男性 8 例,女性 13 例。IgAN 患者的平均年龄为 36 岁,其中 6 名是吸烟者。在分析前的早晨分别收集部分禁食患者的中段尿样。所有样品均在取样后 1 小时内进行分析。

2. 固相微萃取(SPME)　带有 75μm 厚度的羧基 / 聚二甲基硅氧烷(CAR/PDMS)纤维的手动 SPME 支架购自 Supelco(Bellefonte,USA)。将 SPME 纤维插入小瓶并在 40℃下暴露于气态样品 20 分钟。随后,挥发物在 200℃的热 GC 进样器中解析 2 分钟。

3. GC-MS 分析　在配备 DB-5MS(长度 30m,ID 0.250,膜厚 0.25μm)的 GC-MS 上进行分析。在不分流模式下进行进样,进样器温度为 200℃,载气氦气(99.999%)的流速保持恒定为 2mL/min,柱温在 40℃保持 1 分钟以浓缩柱头的烃类,然后以 5℃/min 的速度升高至 200℃保持 1 分钟,以 15℃/min 的速度升高至 230℃。MS 分析在全扫描模式下进行,使用的扫描范围质荷比为 35~350,离子阱温度保持在 230℃,每次测量使用 70eV 的电离能。

4. GC-MS 原始数据的提取和预处理　使用岛津 GC-MS 再分析软件将原始 GC-MS 数据转换为 CDF 格式文件,然后使用 XCMS 工具箱进行处理。XCMS 参数由默认设置组成,但有以下例外:xcmsSet(fwhm=8,snthresh=6,max=200);retcor(method=“linear”,family=“gaussian”,plottype=“mdevden”);第一个分组命令带宽为 8,第二分组命令带宽为 4。对齐质量离子的数据集从 XCMS 导出,可以在多变量分析之前使用 Microsoft Excel 进一步处理以标准化数据。

5. 统计分析　在统计分析之前,我们对每个样本进行了总面积归一化。然后将归一化数据导出到 SIMCA-P 11.5 平台进行主成分分析(PCA)和正交偏最小二乘判别分析(OPLSDA)。为了避免过拟合的发生,进行了 100 次迭代的置换测试来验证监督模型。此外,为了确定每种代谢物的显著性,进行了非参数 Kruskal-Wallis 秩和检验。基于从 OPLSDA 模型计算的投影(VIP)值中的变量重要性和来自非参数检验的 p 值,分别使用 1.2 和 0.05 的阈值选择了潜在的生物标志物。

(二) 实验结果

GC-MS 用于分析来自 15 名 MsPGN 患者、21 名 IgAN 患者和 15 名健康对照尿液中的代谢物。根据所得色谱图中的离子峰,获得了 251 个变量。从 PCA(图 9-3-1)和 OPLSDA(图 9-3-2)得分图中检测实验组和对照组的分离趋势;OPLSDA 得分图中样本的紧密聚类表明方法是有效的(图 9-3-2)。从 MsPGN 患者、IgAN 患者和正常对照中始终检测到 10 种代谢物。尽管二维 PCA 评分图显示出较差的分离趋势(图 9-3-1),但 OPLSDA 评分图使用一个预测组分和三个正交组分证明了 MsPGN 患者、IgAN 患者和正常对照之间的分离(R^2X=0.372;R^2Y=0.631;Q^2=0.482)。此外,由排列数据计算出的 R^2 和 Q^2 值低于验证图中的原始值,这证实了监督模型的有效性(图 9-3-3)。

图 9-3-3 显示了来自 MsPGN 和 IgAN 患者与对照组尿样的 PLSDA 验证图截距:R^2=(0.0,0.099 7);Q^2=(0.0,-0.225)。

GC-MS 用于分析 15 名 MsPGN 患者和 21 名 IgAN 患者尿液中的代谢物。根据所得色谱图中的离子峰,我们获得了 248 个变量。从 PCA(图 9-3-4)和 OPLSDA(图 9-3-5)得分图中可以看出实验组和对照组的分离趋势。尽管二维 PCA 评分图显示出较差的分离趋势(图 9-3-4),但 OPLSDA 评分图(图 9-3-5)使用一个预测组分和三个正交组分显示了两组的分离(R^2X=0.378;R^2Y=0.634;Q^2=0.127)。此外,由排列数据计算出的 R^2 和 Q^2 值低于验证图中的原始值,这证实了监督模型的有效性(图 9-3-6)。

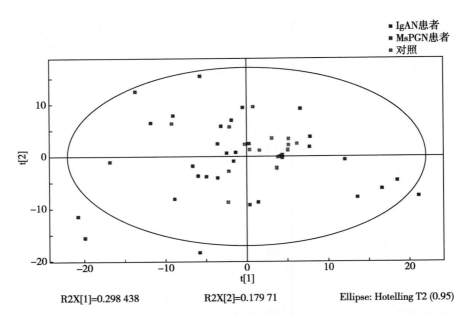

图 9-3-1　MsPGN、IgAN 患者与对照组尿液样本的 PCA 评分图（7 个成分，$R^2X=0.809$，$Q^2=0.590$）

出自于 Changsong Wang，Yue Feng，Mingao Wang，et al. Volatile Organic Metabolites Identify Patients with Mesangial Proliferative Glomerulonephritis，IgA Nephropathy and Normal Controls. Sci Rep，2015，5（1）：14744.

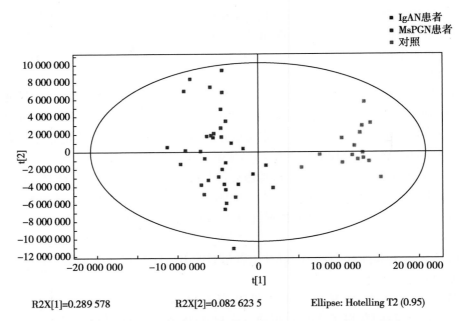

图 9-3-2　MsPGN、IgAN 患者与对照组尿液样本的 OPLSDA 评分图（4 个成分，$R^2X=0.372$，$R^2Y=0.631$，$Q^2=0.482$）

出自于 Changsong Wang，Yue Feng，Mingao Wang，et al. Volatile Organic Metabolites Identify Patients with Mesangial Proliferative Glomerulonephritis，IgA Nephropathy and Normal Controls. Sci Rep，2015，5（1）：14744.

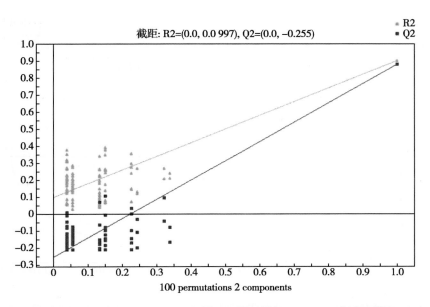

图 9-3-3　MsPGN、IgAN 患者与对照组尿样的 PLSDA 验证图截距：
$R^2=(0.0,0.099\ 7)$；$Q^2=(0.0,-0.225)$

出自于 Changsong Wang，Yue Feng，Mingao Wang，et al. Volatile Organic Metabolites Identify Patients with Mesangial Proliferative Glomerulonephritis，IgA Nephropathy and Normal Controls. Sci Rep，2015，5（1）：14744.

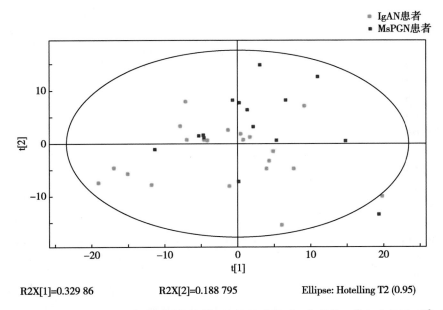

图 9-3-4　MsPGN 与 IgAN 患者尿液样本的 PCA 评分图：（2 个成分，$R^2X=0.519$，$Q^2=0.425$）

出自于 Changsong Wang，Yue Feng，Mingao Wang，et al. Volatile Organic Metabolites Identify Patients with Mesangial Proliferative Glomerulonephritis，IgA Nephropathy and Normal Controls. Sci Rep，2015，5（1）：14744.

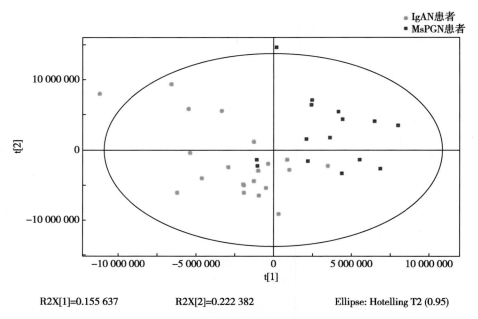

图 9-3-5　MsPGN 与 IgAN 患者尿液样本的 OPLSDA 评分图:(2 个成分,$R^2X=0.378$,$R^2Y=0.634$,$Q^2=0.127$)

出自于 Changsong Wang,Yue Feng,Mingao Wang,et al. Volatile Organic Metabolites Identify Patients with Mesangial Proliferative Glomerulonephritis,IgA Nephropathy and Normal Controls. Sci Rep,2015,5(1):14744.

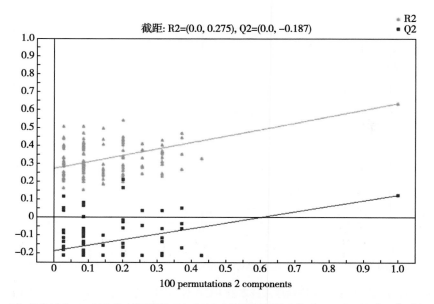

图 9-3-6　MsPGN 与 IgAN 患者尿样的 PLSDA 验证图截距:$R^2=(0.0,0.275)$;$Q^2=(0.0,0.187)$

出自于 Changsong Wang,Yue Feng,Mingao Wang,et al. Volatile Organic Metabolites Identify Patients with Mesangial Proliferative Glomerulonephritis,IgA Nephropathy and Normal Controls. Sci Rep,2015,5(1):14744.

潜在的生物标志物:在使用 OPLSDA 模型中的 VIP 值和 FDR 值确定的重要代谢物中,使用 NIST 11 数据库对 15 种差异代谢物进行了注释,相似性阈值为 72%。结果显示,在实验组中,MsPGN 患者组有 5 种代谢物显著高于正常对照组($p<0.05$):氨基甲酸铵、二硫化碳、二甲基硅烷二醇、2H-1,4-Benzodiazepin-2-one、7-chloro-1,3-dihydro-5-phenyl-1-(trimethylsilyl)、2,6-二叔丁基对甲酚。此外,与正常组相比,MsPGN 患者组中检测到硫脲、2-戊酮、吡咯和 4-庚酮水平显著降低($p<0.05$,图 9-3-7)。

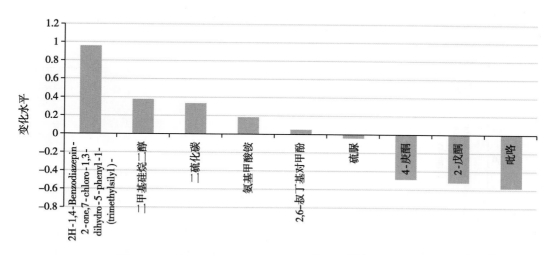

图 9-3-7　MsPGN 患者尿液中存在异常水平的相关代谢物

出自于 Changsong Wang,Yue Feng,Mingao Wang,et al. Volatile Organic Metabolites Identify Patients with Mesangial Proliferative Glomerulonephritis,IgA Nephropathy and Normal Controls. Sci Rep,2015,5(1):14744.

与正常对照组相比,IgAN 患者组中的 3 种代谢物水平升高,3 种水平降低;MsPGN 患者中发现的代谢物与对照组相同($p<0.05$)。与正常对照组相比,2-苯并呋喃甲酸、7-methoxy-(3,4,4-trimethyl-1,2-dioxetan-3-yl)methyl ester 在 IgAN 患者组中的水平显著降低($p<0.05$,图 9-3-8)。

与 MsPGN 患者相比,IgAN 患者组的 5 种代谢物显著增加($p<0.05$,图 9-3-9)。MsPGN 患者和 IgAN 患者尿样的比较表明,这 5 种代谢物可能是区分 MsPGN 和 IgAN 的特异性生物标志物。

MsPGN 患者与正常对照组相比,AUC 为 0.196~0.907。吡咯的 AUC 最大,为 0.907,最佳临界点的敏感性为 0.933,特异性为 0.867。2-戊酮具有第二大的 AUC,为 0.831,在最佳截止点的敏感性为 0.933,特异性为 0.600。

IgAN 患者与正常对照相比,AUC 为 0.295~0.889。吡咯的 AUC 最大,为 0.889,最佳截止点的敏感性为 0.933,特异性为 0.857。2-戊酮的 AUC 第二,为 0.870,最佳临界点的敏感性为 0.933,特异性为 0.667。

MsPGN 患者与 IgAN 患者相比,AUC 为 0.317~0.552。硫化物、烯丙基甲基的 AUC 最大,为 0.552,最佳截断点的敏感性为 0.933,特异性为 0.810。酒石酸的 AUC 值第二,为 0.517,最佳临界点的敏感性为 0.933,特异性为 0.762。

(三) 结论

与健康受试者相比,MsPGN 和 IgAN 分别具有独特的 VOCs 谱,这些谱可用作 MsPGN

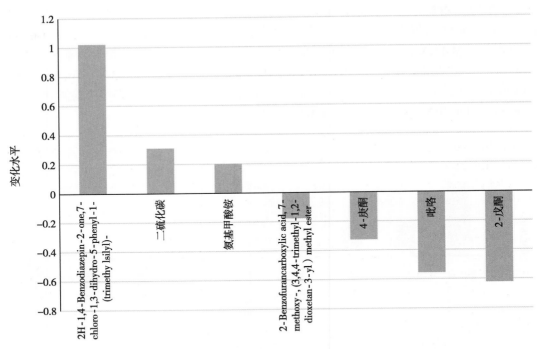

图 9-3-8　IgAN 患者尿液中存在异常水平的相关代谢物

出自于 Changsong Wang，Yue Feng，Mingao Wang，et al. Volatile Organic Metabolites Identify Patients with Mesangial Proliferative Glomerulonephritis，IgA Nephropathy and Normal Controls. Sci Rep，2015，5（1）：14744.

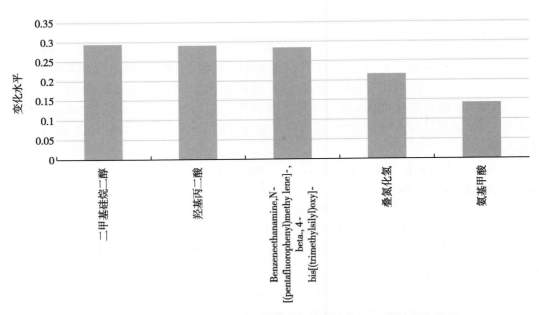

图 9-3-9　MsPGN 患者和 IgAN 患者尿液中存在异常水平的相关代谢物

出自于 Changsong Wang，Yue Feng，Mingao Wang，et al. Volatile Organic Metabolites Identify Patients with Mesangial Proliferative Glomerulonephritis，IgA Nephropathy and Normal Controls. Sci Rep，2015，5（1）：14744.

和 IgAN 的鉴别诊断。

（崔　林）

参 考 文 献

1. Elborn J S, Davies J. GBD 2015 Chronic Respiratory Disease Collaborators. Global, regional, and national deaths, prevalence, disability-adjusted life years, and years lived with disability for chronic obstructive pulmonary disease and asthma, 1990-2015: a systematic analysis for the Global Burden of Disease Study 2015. Lancet Respir Med, 2017, 5(9): 691-706.

2. Song W J, Kang M G, Chang Y S, et al. Epidemiology of adult asthma in Asia: toward a better understanding. Asia Pac Allergy, 2014, 4(2): 75-85.

3. Huang K, Yang T, Xu J, et al. Prevalence, risk factors, and management of asthma in China: a national cross-sectional study. Lancet, 2019, 394(10196): 407-418.

4. Global Initiative for Asthma. Global strategy for asthma management and prevention: update 2019.

5. Price D, Fletcher M, van der Molen T. Asthma control and management in 8,000 European patients: the REcognise Asthma and LInk to Symptoms and Experience(REALISE)survey. NPJ Prim Care Respir Med, 2014, 24: 14009.

6. Van Muylem A, Kerckx Y, Michils A. Axial distribution of nitric oxide airway production in asthma patients. Respir Physiol Neurobiol, 2013, 185(2): 313-318.

7. Haccuria A, Michils A, Michiels S, et al. Exhaled nitric oxide: a biomarker integrating both lung function and airway inflammation changes. J Allergy Clin Immunol, 2014, 134(3): 554-559.

8. Michils A, Haccuria A, Michiels S, et al. Airway calibre variation is a major determinant of exhaled nitric oxide's ability to capture asthma control. Eur Respir J, 2017, 50(2): 1700392.

9. Michils A, Malinovschi A, Haccuria A, et al. Different patterns of exhaled nitric oxide response to beta2-agonists in asthmatic patients according to the site of bronchodilation. J Allergy Clin Immunol, 2016, 137(3): 806-812.

10. Perez-Bogerd S, Michils A, Malinovschi A, et al. COPD patients with peripheral airway obstruction reversibility identified by exhaled nitric oxide. J Breath Res, 2019, 13(3): 036002.

11. Dweik R A, Boggs P B, Erzurum S C, et al. American Thoracic Society Committee on Interpretation of Exhaled Nitric Oxide Levels(FENO)for Clinical Applications. An official ATS clinical practice guideline: interpretation of exhaled nitric oxide levels(FENO)for clinical applications. Am J Respir Crit Care Med, 2011, 184(5): 602-615.

12. 中国医师协会呼吸医师分会. 无创气道炎症评估支气管哮喘的临床应用中国专家共识. 中华结核和呼吸杂志, 2015, 38(5): 329-341.

13. Petsky H L, Cates C J, Kew K M, et al. Tailoring asthma treatment on eosinophilic markers(exhaled nitric oxide or sputum eosinophils): a systematic review and meta-analysis. Thorax, 2018, 73(12): 1110-1119.

14. Zeiger R S, Schatz M, Yang S J, et al. Fractional exhaled nitric oxide-assisted management of uncontrolled persistent asthma: a real-world prospective observational study. Perm J, 2019, 23: 18-109.

15. Morphew T, Shin H W, Marchese S, et al. Phenotypes favoring fractional exhaled nitric oxide discordance vs guideline-based uncontrolled asthma. Ann Allergy Asthma Immunol, 2019, 123(2): 193e200.

16. Ibrahim B, Basanta M, Cadden P, et al. Non-invasive phenotyping using exhaled volatile organic compounds in asthma. Thorax, 2011, 66(9): 804-809.

17. Vogelmeier C F, Criner G J, Martinez F J, et al. Global strategy for the diagnosis, management, and prevention of chronic obstructive lung disease 2017 report: GOLD executive summary. Eur Respir J, 2017, 49(3): 1700214.

18. Wang C, Xu J, Yang L, et al. Prevalence and risk factors of chronic obstructive pulmonary disease in China (the China Pulmonary Health [CPH] study): a national cross-sectional study. Lancet, 2018, 391 (10131): 1706-1717.

19. Lange P, Celli B, Agusti A, et al. Lung-function trajectories leading to chronic obstructive pulmonary disease. N Engl J Med, 2015, 373 (2): 111-122.

20. Barnes P J, Burney P G, Silverman E K, et al. Chronic obstructive pulmonary disease. Nat Rev Dis Primers, 2015, 1: 15076.

21. Lázár Z, Horváth I, Vestbo J, et al. Exhaled breath condensate in chronic obstructive pulmonary disease: methodological challenges and clinical application. Minerva Pneumol, 2018, 57 (2): 42-56.

22. Horvath I, Barnes P J, Loukides S, et al. A European Respiratory Society technical standard: exhaled biomarkers in lung disease. Eur Respir J, 2017, 49 (4): 1600965.

23. Maniscalco M, Fuschillo S, Paris D, et al. Clinical metabolomics of exhaled breath condensate in chronic respiratory diseases. Adv Clin Chem, 2019, 88: 121-149.

24. Bikov A, Lazar Z, Horvath I. Established methodological issues in electronic nose research: how far are we from using these instruments in clinical settings of breath analysis. J Breath Res, 2015, 9 (3): 034001.

25. Lazar Z, Kelemen A, Galffy G, et al. Central and peripheral airway nitric oxide in patients with stable and exacerbated chronic obstructive pulmonary disease. J Breath Res, 2018, 12 (3): 036017.

26. Alcazar N B, Ruiz R O, Conde B P, et al. Persistently elevated exhaled nitric oxide fraction is associated with increased risk of exacerbation in COPD. Eur Respir J, 2018, 51 (1): 1701457.

27. Sheng L G, Yin P, Ling L X, et al. Fraction of Exhaled Nitric Oxide Is Elevated in Patients With Stable Chronic Obstructive Pulmonary Disease: A Meta-analysis. Am J Med Sci, 2020, 360 (2): 166-175.

28. Seyed M Y, Mostafavi P M, Nafiseh N, et al. Fractional Exhaled Nitric Oxide as an Inflammatory Biomarker in Chronic Obstructive Pulmonary Disease (COPD) with or without Concurrent Diagnosis of Asthma: The Canadian Cohort Obstructive Lung Disease (CanCOLD). COPD, 2020, 17 (4): 355-365.

29. Vogelmeier C F, Criner G J, Martinez F J, et al. Global Strategy for the Diagnosis, Management and Prevention of Chronic Obstructive Lung Disease 2017 Report. Respirology, 2017, 22 (3): 575-601.

30. Bin T, Dan H, Jun W, et al. Relationship of Blood Eosinophils with Fractional Exhaled Nitric Oxide and Pulmonary Function Parameters in Chronic Obstructive Pulmonary Disease (COPD) Exacerbation. Med Sci Monit, 2020, 26: e921182.

31. Liu X, Zhang H, Wang Y, et al. Fractional Exhaled Nitric Oxide is Associated with the Severity of Stable COPD. COPD, 2020, 17 (2): 121-127.

32. Antus B, Drozdovszky O, Barta I. Assessment of exhaled carbon monoxide in exacerbations of chronic obstructive pulmonary disease. Phys Int, 2016, 103 (2): 211-219.

33. Labor M, Vrbica Z, Gudelj I, et al. Exhaled breath temperature as a novel marker of future development of COPD: results of a follow-up study in smokers. COPD, 2016, 13 (6): 741-749.

34. Davies S J, Španěl P, Smith D. Breath analysis of ammonia, volatile organic compounds and deuterated water vapor in chronic kidney disease and during dialysis. Bioanalysis, 2014, 6 (6): 843-857.

35. Španěl P, Smith D. Progress in SIFT-MS: Breath analysis and other applications. Mass Spectrometry Reviews, 2015, 30 (2): 236-267.

36. Grabowska-Polanowska B, Skowron M, Miarka P, et al. The application of chromatographic breath analysis in the search of volatile biomarkers of chronic kidney disease and coexisting type 2 diabetes mellitus. J Chromatogr B Analyt Technol Biomed Life Sci, 2017, 1060: 103-110.

37. T Hüppe, Klasen R, Maurer F, et al. Volatile Organic Compounds in Patients With Acute Kidney Injury and

Changes During Dialysis. Critical Care Medicine, 2019, 47 (2): 239-246.

38. Jorge Pereira, Priscilla Porto-Figueira, Carina Cavaco, et al. Breath Analysis as a Potential and Non-Invasive Frontier in Disease Diagnosis: An Overview.Metabolites, 2014, 5 (1): 3-55.

39. Yu SY, Tung TW, Yang HY, et al. A Versatile Method to Enhance the Operational Current of Air-Stable Organic Gas Sensor for Monitoring of Breath Ammonia in Hemodialysis Patients. ACS Sens, 2019, 4 (4): 1023-1031.

40. Zeng Q, Li P, Cai Y, et al. Detection of creatinine in exhaled breath of humans with chronic kidney disease by extractive electrospray ionization mass spectrometry. Journal of Breath Research, 2016, 10 (1): 016008.

41. Chan MJ, Li YJ, Wu CC, et al. Breath Ammonia Is a Useful Biomarker Predicting Kidney Function in Chronic Kidney Disease Patients. Biomedicines, 2020, 8 (11): 468.

42. Changsong Wang, Yue Feng, Mingao Wang, et al. Volatile Organic Metabolites Identify Patients with Mesangial Proliferative Glomerulonephritis, IgA Nephropathy and Normal Controls. Sci Rep, 2015, 5 (1): 14744.

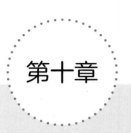

第十章

呼出气代谢组学与代谢性疾病

肥胖和相关代谢性疾病,例如糖尿病、非酒精性脂肪性肝病、代谢综合征等,是目前现代社会面临的重要挑战。全世界范围肥胖症的流行,即体重指数(body mass index,BMI)>30kg/m² 的人群,从 1975 年的 4.5% 增长到 2016 年的 13%,约增长了两倍。根据世界卫生组织(WHO)2019 年的调查,到 2025 年约有 19 亿成人和 3.4 亿儿童被归类为肥胖。尽管有越来越多的诊断工具和预防、治疗、干预措施来解决肥胖问题,但非常需要日常、个体化和方便、非侵入性的监测代谢状态的可靠工具。这种技术最好是便携的、廉价的,以提供随时的、可重复性的检测。近年来,呼出气代谢组学为代谢性疾病的诊断及治疗效果提供了一种无创、便捷的方法,得到了越来越多研究者的关注。本章介绍了呼出气生物标志物用于代谢性疾病的应用和最新进展,并讨论了呼出气分析的常用方法和挑战。

第一节 糖 尿 病

一、概述

糖尿病是严重威胁人类健康的主要疾病之一,已成为一种世界性流行病。根据 WHO 的数据,全球约有 3.5 亿人患有糖尿病,预计 2023 年糖尿病将成为第七大致死原因。糖尿病(diabetes mellitus,DM)是一组以慢性血葡萄糖(简称血糖)水平增高为特征的代谢性疾病,是由于胰岛素分泌和/或作用缺陷所引起。糖尿病还是一种可严重影响人体几乎所有器官的复杂多变的疾病。该疾病可被认为是多种疾病的组合,具有多种起源、不同的发病年龄和多样性治疗。糖尿病表现为多种症状的组合,并且可导致致死的结局。对这种致命疾病处理不当可能导致眼睛、肾脏、心脏和神经损伤。因此糖尿病患者的血糖监测及调控十分重要。

血糖升高是诊断糖尿病的主要依据。我国糖尿病诊断标准为:有糖尿病的症状,任何时间的静脉血浆葡萄糖浓度≥11.1mmol/L(200mg/dl);空腹静脉血浆葡萄糖浓度≥7.0mmol(126mg/dl);糖耐量试验(oral glucose tolerance test,OGTT)口服 75g 葡萄糖后 2 小时静脉血浆葡萄糖浓度≥11.1mmol/L。以上三项标准中,只要有一项达到标准,并在随后的一天再选择上述三项中的任一项重复检查也符合标准者,即可确诊为糖尿病。

　　监测血糖情况对糖尿病诊断以及指导用药至关重要。目前市场上常见的自我检测血糖仪产品可分为三大类：微创血糖检测仪、无创血糖检测仪和连续式血糖检测仪。微创血糖仪最为多见，即采指尖血，将血滴于试纸，血液中的葡萄糖会和试纸上的化学物质结合，显示出血糖值。此种方法必须刺破指尖，给患者带来疼痛的感觉，患者也会因为痛苦而不愿持续监测血糖，造成血糖控制不稳定，微小的创口还易感染，尤其对糖尿病患者。无创和 / 或连续血糖仪包括：①测量出皮下渗组织液中的血糖浓度（例如糖尿病手表）；②微波无创血糖检测法；③皮下植入传感器方法的无创血糖测量；④人体的射频阻抗无创测量血糖值；⑤利用唾液测量血糖；⑥超声波血糖仪。在琳琅满目的血糖检测设备中，我们希望寻找一种价格低廉、操作简便、无创的仪器，从而增加患者的依从性，更准确、方便地监测血糖。

　　早在 1798 年，英国内科医生约翰·罗洛描述了一名糖尿病患者呼出气中出现的一种苹果腐烂的气味，但是他当时没有意识到这种气味源于呼出气中的丙酮。60 年后，当佩特斯在一名糖尿病患者的尿液中发现了丙酮时，丙酮才被发现存在于人体中。随着科学技术的发展，研究者研究了长期饥饿和糖尿病患者的呼出气样本，测量出呼出气中的丙酮含量：饥饿患者的平均含量为每日 3.6g，糖尿病患者为每日 0.343g。内贝尔索通过对饥饿人群的尿液和呼出气中丙酮的研究发现，通过尿液排泄的丙酮和在呼出气中呼出的丙酮数量比例为1∶10，再次证实饥饿患者的呼出气中存在大量的丙酮。

　　虽然呼出气中丙酮的含量不足以诊断糖尿病，但由于其检测的无创性以及可重复检测，呼出气用于糖尿病诊断仍然是一种非常有吸引力的方法，大量研究集中于探索糖尿病患者的有效生物标志物，并对其产生机制进行深入的研究。本章我们将对目前糖尿病的呼出气生物标志物及可能的产生机制做一总结和讨论。

二、糖尿病相关的呼出气生物标志物

（一）丙酮

　　丙酮在第二次世界大战之前一直被认为是新陈代谢的废物。即使在 1980 年，罗宾逊和威廉姆森回顾了人类体内的酮体，并写道：“我们没有提到丙酮，它是由乙酰乙酸盐的非酶分解形成的，不太可能对活体动物的新陈代谢起到重要作用。”随着同位素的发现，^{14}C 标记的丙酮出现在胆固醇、脂肪酸、糖原、尿素的代谢途径中。1980 年，科尔曼认识到了细胞色素 P450（cytochrome P450，CYP450）在丙酮分解中的作用。自 20 世纪 90 年代以来，丙酮在呼出气领域的研究一直被广泛关注。

　　1. 丙酮的代谢途径

　　（1）丙酮的生成：在人体中，丙酮有两种主要的生理来源。第一个来源是乙酰乙酸酯的脱羧化，而第二个来源是异丙醇的氧化。然而，不能排除其他外部来源如：通过职业危害吸入的丙酮，或者是内部来源的丙酮，比如丙酮作为肠道菌群的副产品。

　　1）乙酰乙酸酯转化为丙酮：乙酰乙酸盐是哺乳动物产生丙酮的主要来源。它可能产生于致酮性氨基酸的脂解和分解，并以酶催化或非酶催化的方式解羧为丙酮。

　　2）异丙醇转化为丙酮：丙酮和异丙醇之间的氧化还原主要由醇脱氢酶（alcohol dehydrogenase，ADH）家族 Ⅰ 类同工酶催化。该反应产生丙酮的机制如下：首先，异丙醇的氢化物进入烟酰胺腺嘌呤二核苷酸（nicotinamide adenine dinucleotide，NAD），然后由组氨酸和丝氨酸残基连续两步去质酸化，从而形成丙酮。相反的反应是将丙酮还原为异丙醇，这被认为是酮的降解。

3）细菌源性丙酮：细菌可以生长在不同的碳来源上，产生各种小的有机分子，包括丙酮，各种厌氧和有氧细菌能够使用或产生丙酮。

（2）丙酮的降解

1）CYPs 的作用途径：丙酮的降解有两种主要反应途径，这两种途径的第一步是相同的：通过 CYP 同工酶 CYP2E1 将丙酮转化为乙酰乙醇。此外，丙酮不仅被认为是 CYP2E1 基因产物的内源性底物，而且也是它们的生理诱导剂。这些同工酶类酶在多种组织中表达，并可能表现出性别差异。

2）C3 和 C2 路径：在丙酮降解过程中，同时产生三碳（C3）和二碳（C2）碎片。在分离的大鼠肝细胞中，已发现两种以丙酮酸作为常见最终产物的 C3 通路；其中一种主要通过乙二草酶途径，完全是肝内途径，而另一种途径，丙二醇途径，可能与肝外途径有关。除了这些途径外，只有一个 C2 途径可以在 L-1,2- 丙二醇的水平上转移丙二醇途径的中间体。完全肝内 C3 途径的第一步是将乙酰二醇转化为甲基乙二醛，这种反应也需要 CYPs 的参与。甲基乙二醛通过两种不同的代谢途径进一步代谢为丙酮酸。或者，乙酰醇可以通过丙二醇途径经特异性的激酶磷酸化，乙酰醇磷酸随后转化为 L-1,2- 丙二醇，代谢成 L- 乳酸盐或分裂成甲酸盐和乙酸盐。

2. 丙酮与糖尿病　糖尿病的发生是人体胰岛素的绝对不足或相对不足而引起的复杂代谢紊乱。无论糖尿病发展的原因是什么（自身免疫性疾病、肥胖、服药、移植后状态、酒精中毒、胰腺损伤），它都有两种代谢变化：血糖水平升高和脂肪溶解增强。在没有胰岛素的情况下，脂肪酸会迅速进入脂肪组织并从脂肪组织中释放出来。与这一现象平行的是，脂肪酸的合成在肝脏中受到抑制。从分子水平上可以看出糖异生 / 糖酵解酶和 CYP2E1 同工酶的参与。总而言之，丙二酰辅酶 A 浓度下降，导致肉碱 - 棕榈酸转移酶活性增加，通过 β 氧化的升高，导致乙酰辅酶 A 水平升高。由于三羧酸循环（tricarboxylic acid cycle，TCA）不足以耗尽所有产生的乙酰辅酶 A，β- 酮硫醇酶催化反向反应，导致酮体的生成增加。重要的是，β 氧化速率的增加会导致肝 NADH+H$^+$ 浓度升高。NADH+H$^+$ 作为供氢体还原乙酰乙酸，促使乙酰乙酸盐还原为 β- 羟基丁酸盐。作为肝内线粒体氧化还原状态的一个指标，β- 羟基丁酸 / 乙酰乙酸的比率被增加。在外周组织中，促进了反向反应，通过这种方式，可以平衡肝内和肝外线粒体的氧化还原状态。氧化还原状态变化的另一个指标是糖尿病患者血浆中异丙醇的出现。然而，这一发现的科学价值仍然是一个值得争论的话题。最后，应该注意的是，在糖尿病患者中，大约 2.1% 的 2-C^{14}- 丙酮可能会转化为葡萄糖，这表明丙酮在这种状态下也会导致葡萄糖的形成。在糖尿病酮症患者中产生的大约 50% 的乙酰乙酸盐被转化为丙酮，并且它们的血浆浓度之间存在线性关系。

已有多项研究对呼出气中挥发性有机化合物与糖尿病的关系进行了研究，呼出气分析可为糖尿病患者提供血糖信息，例如对糖尿病患者呼出气中的丙酮分析已有大量研究。呼出气中的丙酮与酮症酸中毒有关，糖尿病患者血液和呼出气中的丙酮含量升高是导致受试者呼出水果味或甜味的主要原因。研究发现，糖尿病患者的血糖水平与呼出气中的丙酮浓度具有高度相关性。正常健康受试者的呼出气丙酮浓度在 0.044~2.744ppm 之间，2.2~21ppm 对应 1 型糖尿病患者，而 1.76~9.4ppm 对应 2 型糖尿病患者。丙酮水平的升高表明细胞中胰岛素缺乏或细胞不能有效利用可用的胰岛素，因此呼出气丙酮可以作为一种潜在的非侵入性的糖尿病生物标志物。

但是,单独的呼出气丙酮浓度不能优化糖尿病的诊断,因为这个浓度还受胰岛素抵抗、昼夜波动、脂解活性、饮食营养成分、性别、身体锻炼以及禁食状态的影响。研究表明,糖尿病患者的呼出气中也存在其他的挥发性有机化合物。

(二)乙醇、丙烷、甲醇

乙醇、丙烷和甲醇等VOCs可能反映肠道菌群的活性,因为肠道细菌的代谢对血糖波动有反应。然而,我们不能排除其他生化途径也有助于这些化合物的产生。ICU危重患者肠道菌群的数量和组成随着时间的变化而变化,产生的VOCs可能不是稳定的,因此这些标志物预测ICU患者血糖水平的可能性较低。

(三)乙苯、邻二甲苯和间/对二甲苯

乙苯、邻二甲苯和间/对二甲苯是吸入的VOCs,经肝脏部分代谢后,在浓度较低时呼出。快速起病的高血糖可能会抑制肝脏代谢,从而导致呼出空气中这些化合物的浓度达到峰值。

(四)2-戊基硝酸盐、一氧化碳

甲醇与一氧化氮反应形成硝酸甲酯的异构体,而一氧化氮又与氧化反应的副产物超氧离子(O_2^-)反应。此外,2-戊基硝酸盐是通过有机过氧自由基(RO_2)和NO或NO_2途径生成的。这可能与系统性氧化状态的急性变化有关。呼出气中CO的变化可能与氧化应激有关。当葡萄糖水平升高时,尤其是在糖尿病患者中,这会导致氧化应激。作为一种保护性反应,血红素加氧酶被激活,导致CO对胰岛素分泌的正向调节。然而,对于ICU的危重患者来说,氧化应激标志物对高血糖没有特异性,因为它们会随着任何形式的氧化应激而升高,如脓毒症、高激发氧分数和急性呼吸窘迫综合征。表10-1-1显示出与糖尿病相关的VOCs以及相关机制、通路。

表 10-1-1　与糖尿病相关的呼出气化合物

VOCs	机制	通路
2-戊基硝酸盐	通过涉及有机过氧自由基的途径产生NO或NO_2,可被系统氧化状态的急性变化所调节	
丙酮	由乙酸乙酯衍生,通过酮体的合成和降解而产生,因此与血糖水平有关	糖酵解/丙酮酸
间/对二甲苯	被肝脏吸入并部分代谢,然后以较低浓度呼出,快速起病的高血糖可能抑制肝脏代谢,导致呼出的空气高峰	
一氧化碳	可能是由于葡萄糖激活HO_1并正调节CO非胰岛素分泌	
乙醇	不是由哺乳动物细胞产生的,可能是由于肠道细菌和酵母对葡萄糖的酒精发酵	糖酵解/糖异生
乙基苯	被肝脏吸入并部分代谢,然后以较低浓度呼出,快速起病的高血糖可能抑制肝脏代谢,导致呼出的空气高峰	
甲醇	反映了肠道菌群的活动,因此对血糖的波动有反应	
硝酸甲酯	一小部分超氧离子O_2^-是化反应的副产品,它与一氧化氮反应,而一氧化氮又与甲醇反应,最终形成硝酸甲酯的异构体	
邻二甲苯	被肝脏吸入并部分代谢,然后以较低浓度呼出,快速起病的高血糖可能抑制肝脏代谢,导致呼出的空气高峰	
丙烷	反映了肠道菌群的活动,因此对血糖的波动有反应	脂肪酸过氧化

三、糖尿病生理学变化对呼出气挥发性有机化合物的影响

使用呼出气测试来诊断、筛查或监测疾病并不是一项简单的任务。为了检测疾病和测量数据的准确解释，呼出气测试的实施不仅要求在特定疾病条件下的病理生理学背景和系统代谢的细节，而且在正常健康条件下同样可被准确诠释。此外，用于此类检测的方法和技术影响有关该疾病的结论。对患者呼出气中发现的VOCs进行表征、解释、量化和分析，对于获得的数据进行重要的统计解释，对于健康人来说同样重要。

对糖尿病进行准确的呼出气测试，需要正确认识糖尿病引起的病理生理机制和全身代谢的变化。这些变化可能对糖尿病的诊断有帮助。下面的讨论强调了糖尿病患者肺部和全身代谢的变化。

(一) 肺

糖尿病不仅影响肺血管系统，也影响肺功能，使几种VOCs气体交换动力学受到影响。将挥发性有机化合物纳入糖尿病呼出气测试时，应该考虑到这一点。疾病的进一步发展会导致严重的病理变化，这将需要频繁的重新校准或阻止特定的VOCs用于呼出气测试。值得注意的是，虽然尚未完全了解其潜在的病理生理机制，但已有一些研究在糖尿病患者中研究了这些机制。

据报道，糖尿病（两种类型）与轻度限制性肺疾病和显微病理引起的扩散能力下降有关。这种微病理学起源于非酶糖基化，导致肺组织变硬。糖尿病患者尸体解剖时发现较厚的上皮和内皮毛细血管基板。糖尿病患者还表现出血浆髓过氧化物酶（产生破坏性氧化物）和a-防御素（促进动脉粥样硬化和肺损伤）水平升高，并增加了ROS生成的风险、肺动脉高压（2型患者）风险，以及增加了硬化前和纤维化前的生长因子。

(二) 全身新陈代谢

糖尿病患者的呼出气成分由于与疾病相关的代谢活动而发生改变。血糖改变会影响呼出气中的VOCs浓度。葡萄糖也可能间接影响其他VOCs水平。这可以通过与生理代偿性高胰岛素血症相关的抑制作用导致的高血糖引起的丙酮形成率的变化来证明，在高血糖阶段，2型糖尿病的特征是抑制脂解。呼出气中的异戊二烯也会由于胆固醇生物合成的改变而发生变化。因此，酮类等VOCs浓度的变化可能是葡萄糖和胰岛素代谢变化的表现。

（宋　莉）

第二节　代谢综合征

一、概述

代谢综合征（metabolic syndrome，MetS）不仅包括肥胖（特别是分布在上腹部的肥胖），还包括甘油三酯升高、高密度脂蛋白（high-density lipoprotein，HDL）水平降低、高血糖、胰岛素抵抗和高血压。与单纯肥胖患者不同，代谢综合征患者患冠心病（coronary atherosclerotic heart disease，CHD）、阻塞性睡眠呼吸暂停（obstructive sleep apnea，OSA）、高凝血症和肺功能障碍的风险更高。据调查研究显示，MetS患者发生心肌梗死的概率比没有MetS的患者增加三倍，卒中的概率增加两倍。

（一）代谢综合征的病理生理学

1. 中心性肥胖　脂肪分布异常在代谢综合征的发病机制中起着关键作用。肥胖与患糖尿病和心血管疾病的风险增加有关。此外，内脏脂肪本身是胰岛素敏感性和胰岛 B 细胞功能的一个强决定因素。脂肪组织是一种活跃的内分泌器官，分泌许多生物活性物质，包括激素、生长因子和细胞因子。中心性（内脏）肥胖是指功能失调的脂肪组织，其代谢失调会导致肝脏和肌肉中游离脂肪酸（FFA）含量的增加。内脏脂肪还分泌促炎细胞因子白介素 6 和肿瘤坏死因子，随着脂联素分泌的减少，它进一步加重了胰岛素抵抗。

2. 胰岛素抵抗　胰岛素抵抗可以被定义为"任何给定浓度胰岛素导致生物效应降低的状态"。它是代谢综合征的一个中心特征，与代谢综合征其他的病理生理特点有很强的联系。胰岛素抵抗表现为从高胰岛素血症到葡萄糖不耐受，最终变成糖尿病的广泛临床进程。随着胰岛素抵抗的发展，内皮功能障碍、炎症和动脉粥样硬化逐渐进展。遗传易感性，以及生活方式、饮食、压力和吸烟等环境因素，可能会引发胰岛素抵抗的发展。

3. 动脉粥样硬化　甘油三酯、载脂蛋白 B 和低密度脂蛋白（LDL）、胆固醇的增加，高密度脂蛋白（HDL）的减少与动脉粥样硬化的形成相关。脂质和脂蛋白代谢的变化与肝脏和外周胰岛素抵抗密切相关。LDL 是导致动脉粥样硬化的关键因素，因此已成为降脂治疗的主要靶点。

4. 高血压　高血压在代谢综合征中的发病机制是多因素的，其中可能与肥胖和高热量饮食、肾钠处理和盐敏感性的胰岛素相关改变、交感神经系统的中枢激活、血管紧张素 Ⅱ 和内皮素 1 介导的血管收缩相关。

5. 血栓形成　由于纤维蛋白原水平的升高和纤溶酶原激活剂抑制剂 1 增加所导致的纤维蛋白溶解活性降低，代谢综合征容易出现血栓前状态。血小板功能也受到干扰，导致聚集和凝血酶的产生增加。

6. 炎症和内皮性功能障碍　代谢综合征是一种促炎性状态。胰岛素抵抗和致动脉粥样硬化血脂症导致炎症性脂肪因子、肿瘤坏死因子 -α、白介素 6 和 C 反应蛋白的上调，以及脂联素的下降。

（二）胰岛素抵抗的分子机制

胰岛素的分泌取决于血糖水平。随着胰岛素抵抗的发生，胰腺 β 细胞分泌胰岛素增加，通过高胰岛素血症达到正常的血糖。这种"糖尿病前期"的状态在临床上表现为空腹血糖受损和 / 或葡萄糖耐量受损。如果增加的胰岛素仍不能达到正常血糖，就导致糖尿病。β 细胞最终发生"倦怠"，胰岛素水平下降，葡萄糖的稳态将无法维持。高胰岛素血症、葡萄糖不耐受、高血糖和糖尿病代表了异常葡萄糖稳态和胰岛素抵抗的临床连续性。以下将从骨骼肌、脂肪组织、激素、细胞因子方面解释围手术期胰岛素抵抗的分子机制。

1. 骨骼肌　现在人们越来越认识到，围手术期的胰岛素抵抗主要是一种肝外现象，主要影响骨骼肌，其特征是外周葡萄糖摄取的减少和内源性葡萄糖产生的增加。胰岛素通过增加 GLUT4 转运体的数量，促进葡萄糖进入胰岛素敏感组织，如肌肉和脂肪组织。这些受体储存在细胞内小泡中，胰岛素介导的磷酸肌醇 -3 激酶的激活会导致小泡与细胞膜的融合，从而导致转运体插入细胞膜，并增加葡萄糖进入细胞的过程。这个 GLUT4 转运体的缺陷阻止了胰岛素刺激的葡萄糖摄取和随后的糖原合成。对接受髋关节置换术患者肌肉活检的研究似乎证实了骨骼肌 GLUT4 转运蛋白在外周胰岛素抵抗的发病机制中的作用。此外，由于胰岛素抵抗,在神经元、肾细胞、红细胞和免疫细胞中发现的胰岛素独立的 GLUT1-3 转运蛋白出现上调,使它们暴露于过量的葡萄糖负荷和葡萄糖毒性中。骨骼肌肉还包含 GLUT 转运体亚群,它们根据运动转移到细胞膜,增强独立于胰岛素的葡萄糖吸收。身体运动的限制会导致这些 GLUT4 转运体下调,加重胰岛素抵抗。

2. 脂肪组织　脂质和脂蛋白调节失调与胰岛素抵抗状态密切相关。FFA 储存和代谢缺陷导致初级胰岛素敏感组织如肝脏和骨骼肌的 FFA 含量增加。FFAs 及其代谢产物降低了磷酸肌醇 -3- 激酶的活性,最终导致谷氨酸转运和胰岛素信号转导机制的失败。由此产生的胰岛素抵抗状态进一步增强了脂肪溶解,形成了一个恶性循环。

3. 激素、细胞因子　胰岛素抵抗和炎症应激反应似乎是相互关联的。血浆胰岛素水平和白介素 6 在围手术期也遵循类似的模式互相关联。虽然炎症细胞因子,如白介素 6,似乎通过对脂质过氧化、FFA 含量和 GLUT4 表达的影响来抑制胰岛素敏感性,但脂肪因子,如肿瘤坏死因子 α 通过调节脂质代谢和 GLUT4 活性来降低胰岛素敏感性。

胰岛素样生长因子(IGFs)及其结合蛋白也可能在围手术期胰岛素抵抗的病理生理学中发挥作用。IGFs 是由肝脏分泌的调节生长激素合成代谢作用的多肽。血浆中的大多数 IGF-1 与 IGF 结合蛋白 1~6 结合。游离 IGF-1 与 IGF 受体特异性结合,与胰岛素受体结合较弱,胰岛素受体都是增强葡萄糖摄取的酪氨酸激酶。IGF 结合蛋白 1 的水平升高,而 IGF-1 水平保持不变甚至降低,导致围手术期 IGF 的生物利用度改变。神经内分泌系统也有助于胰岛素抵抗的发展。应激状态下血液中皮质醇、生长激素和儿茶酚胺升高会产生抗胰岛素作用,从而增强肝葡萄糖输出。

二、代谢综合征相关的呼出气标志物

MetS 是一种由遗传倾向和环境因素引起的综合性疾,吸烟、饮酒、缺乏体育运动是与 MetS 相关的不良生活方式因素。环境中的化学物质暴露与 MetS 的发展有关,有研究表明,血液镉含量最高的男性比血镉含量最低的男性更有可能患有 MetS;其他研究表明,血液汞浓度和 MetS 之间成正相关;许多研究报告了双酚 A(bisphenol A,BPA)和 MetS、糖尿病之间的关系,但结果不一致;还有一些文章研究了邻苯二甲酸盐与肥胖、胰岛素抵抗和高血压的关系。代表性的邻苯二甲酸盐代谢物包括邻苯二甲酸单 -2- 乙基 -5- 羟基己酯(mono-2-ethyl-5-hydroxyhexyl phthalate,MEHHP)、邻苯二甲酸单 -2- 乙基 -5- 氧代己酯(mono-2-ethyl-5-oxohexyl-phthalate,MEOHP)和邻苯二甲酸单 -2- 乙基 -5- 羧基戊酯(mono-2-ethyl-5-carboxypentyl phthalate,MECPP),它们是邻苯二甲酸二 -2- 乙基己酯(di-2-ethylhexyl phthalate,DEHP)的代谢产物;邻苯二甲酸单正丁酯(mono-n-butyl phthalate,MnBP)是邻苯二甲酸二正丁酯的代谢物;邻苯二甲酸单酶(mono-benzyl phthalate,MBzP)是邻苯二甲酸苄基丁酯的代谢物。研究表明,在青少年中 MnBP 和 MetS 之间具有一定关联;在另一项研究中发现,较高的 DEHP 代谢物浓度(MEHP、MEHHP 和 MEOHP 的总和)与男性 MetS 发生的概率增加相关。挥发性有机化合物苯的心血管疾病风险表明,苯与高血压和高脂血症之间有显著的关系,而高脂血症、高血压正是 MetS 的组成部分。

(一)邻苯二甲酸单 -2- 乙基 -5- 羟基己酯与粘康酸

尿液中粘康酸(muconic acid,MuA)和 MetS 之间有显著的关系,在尿液中测量的 MuA 是苯的代谢物之一。除尿液中 s- 苯基硫酸(s-phenylmercapturic acid,s-PMA)外,MuA 可用于评估低浓度(0.1~10ppm 之间)的苯暴露。在苯低暴露水平下,苯在肝脏中会被代谢为几种代谢物:70%~85% 的苯代谢为苯酚,5%~10% 的苯代谢为儿茶酚和 MuA,不到 1% 的苯代谢为 s-PMA。室外或室内空气中含有由发动机尾气、烟草烟雾或石油产品运输产生的极低浓度的苯。长期接触苯与急性髓细胞白血病、慢性髓细胞白血病、慢性淋巴细胞白血病、急性淋巴细胞白血病、霍奇金病等有密切关系。然而,目前尚不清楚苯代谢期间产生的物质是否通过某些机制表现出苯的毒性。一种可能的机制是半醌以及对苯二酚和儿茶酚代谢物产生的氧化损伤。一项研究发现,空腹血糖、胰岛素、胰岛素抵抗指数随着尿中 MuA 的增高而显著升高。氧化损伤机制被认为是糖尿病进程中胰岛素抵抗的主要机制。

研究发现,尿液中 MEHHP 与 MetS 之间存在关联。邻苯二甲酸盐被用作各种产品的增塑剂,如塑料食品包装和化妆品(乳液、香料等)。因此,它们可以渗入到食物和水,通过摄入被污染的食物、水以及皮肤接触的形式进入人体。因此,在尿液样本中可以广泛检测到邻苯二甲酸盐代谢物。虽然研究表明 DEHP 代谢物与男性 MetS 的增加有关,然而,在另一项分析 MetS 与 MEHP、MEHHP 和 MEOHP 之间关联的研究中,发现只有 MEHHP 与 MetS 有显著的关系。由于每种 DEHP 代谢物的化学性质对健康的影响尚不清楚,因此 MEHHP 和 MetS 之间的联系尚无定论。

(二) 呼出气一氧化碳以及呼出气一氧化氮

MetS 的发生机制与氧化应激、脂质过氧化相关,呼出气一氧化碳(exhaled carbon monoxide,eCO)和呼出气一氧化氮(fractional exhaled nitric oxide,FeNO)可反映潜在的炎症和氧化应激。eCO 和 FeNO 都是人体内源性的小气体分子,内源性 eCO 是通过血红素加氧酶(heme oxygenase,HO)酶系统在细胞和组织中降解血红素的副产物。HO 是血红素降解的限速酶,它可以催化血红素氧化降解为亚铁、胆绿素 α 和 CO,虽然内源性 CO 生产的生化表征是精确的,但在发现与 NO 在生理上相似之前,长期以来 eCO 一直被视为代谢废物。

FeNO 是由三种形式的一氧化氮合成酶(NOS)中的一种合成的,在氧和几种辅助因子的存在下催化 L- 精氨酸转化为 L- 瓜氨酸和 NO。美国食品药品监督管理局(FDA)推荐它作为哮喘患者气道炎症的监测仪。此外,NO 是血管舒张的介质、内皮细胞增殖的调节因子和血管健康的维护者。

越来越多的证据表明,eCO 和 FeNO 在结构、生物学、调节血管功能和细胞稳态的能力上是相似的,并被评价为病理生理学状态的候选呼出气生物标志物。eCO 和 FeNO 均可发挥细胞保护作用,在正常生理水平上发挥抗氧化、抗炎、抗凋亡的作用。而过量 eCO 和 FeNO 可反映潜在的炎症和氧化应激。

因此,可以研究内源性 CO、NO 等反映氧化应激增加、全身炎症和内皮功能障碍的呼出气生物标志物,作为潜在的非侵入性预测 MetS 的工具。然而,目前关于 eCO、FeNO 和 MetS 之间关系的流行病学研究有限。此外,eCO 和 FeNO 的浓度也受到性别和吸烟状况的显著影响。有研究表明,eCO 和 FeNO 与 MetS 的患病率独立且成正相关,而在非吸烟者中,只有 eCO 与 MetS 的发病率成显著正相关。这可能有助于我们对 eCO 和 FeNO 在代谢综合征发病机制中重要性的新认识。需要进一步的研究来证实我们的发现并阐明潜在的机制。

(宋　莉)

第三节　非酒精性肝病

一、概述

非酒精性脂肪性肝病(nonalcoholic fatty liver disease,NAFLD)已成为全球慢性肝病的主要原因,影响全球多达 25% 的人口。它的流行程度预计将与肥胖和糖尿病不可避免的同步上升。据估计,近 35% 的脂肪变性患者将发展为非酒精性脂肪性肝炎(nonalcoholic steatohepatitis,NASH),相应地,相当大比例的 NASH 患者将继续发展为晚期肝病。肝纤维化的严重程度已被证明与 NAFLD 的全因和疾病特异性死亡率相关。

肝活检的组织学评估是目前诊断 NASH 的"金标准",但获得活检的程序与发病率和高成本有关。因此,只有高风险的受试者才会被活检,从而导致对 NASH 患病率的低估和治疗不足。由于呼出气中挥发性有机化合物的分析已经被证明可以准确地识别患有其他慢性炎症疾病的受试者,我们研究了它作为诊断 NASH 的非侵入性工具的潜力。

NAFLD 是世界上最流行的肝病,在美国,1/3 的成年人和 1/10 的青少年受其影响。NAFLD 存在于大多数有代谢危险因素的患者中,如肥胖和 2 型糖尿病(T2DM)。NAFLD 的早期脂肪变性被认为是良性和可逆的,但往往会向更晚期发展,晚期以炎症为主要特征。此外,NASH 反过来又与肝纤维化、肝硬化、肝细胞癌的发展相关,并增加肝衰竭的风险和肝相关死亡率。因此,早期区分单纯肝脂肪变性患者和 NASH 患者具有临床意义。

目前,为了准确诊断 NASH 并评估其严重程度,仍有必要进行肝活检。然而,获得肝活检的程序是侵入性的,与相当的不适、费用和发病率相关;0.5% 的病例会出现明显的并发症。为了优化风险收益比,建议对有临床危险因素的患者进行针状活检,并对所有接受腹部手术的病态肥胖患者进行术中活检。除肥胖外,公认的危险因素包括血浆谷丙转氨酶(ALT)水平升高、谷草转氨酶(AST)与 ALT 比值升高(AST/ALT 比值)、胰岛素抵抗、高血压、睡眠呼吸暂停和血浆谷丙转氨酶水平升高。目前,在临床实践中,肝活检的决定很大程度上是基于 ALT 水平升高或 AST/ALT 比值升高。有研究表明,与当前研究人群中的血浆相比,VOCs 的诊断价值远高于血浆转氨酶,误诊病例较少。

二、与非酒精性肝病相关 VOCs

VOCs 被认为是氧化应激的标志,可以表明存在活性氧,例如,来自多不饱和脂肪酸的过氧化反应。先前的研究表明,呼出气中的成分反映了影响气道和肝脏的炎症疾病的存在。因此,分析呼出气中的 VOCs 可能有助于预测 NASH 的存在。

近年来,一些研究探讨了呼出气中 VOCs 作为慢性肝病的非侵入性诊断工具。基本的概念是,紊乱的代谢途径可以改变呼出气中 VOCs 成分的模式。临床中常见的一个例子是肝恶臭,它可以发生在肝硬化的代谢紊乱。同样,NAFLD 与多种代谢变化相关,可影响 VOCs 的成分和浓度。基于这些研究结果,我们在此调查 VOCs 分析诊断 NASH 的潜力,并在相对轻至中度 NASH 的高危人群中区分患有和不患有 NASH 的受试者,强调呼出气的鉴别潜力。呼出气中的 3 种挥发性成分 n- 十三烷、3- 甲基丁腈和 1- 丙醇与 NASH 的存在有很强的相关性,并且 NASH 的缺乏比使用血浆转氨酶能更准确地预测。尽管这些化合物的确切来源仍需研究,但推测它们与炎症过程和/或脂质过氧化有关。

另一项研究中包含呼出气样本中的 19 种 VOCs,有 7 种化合物(苯乙烯、丙酮、异戊二烯、DMS、d- 柠檬烯、苯乙酮、萜烯)在组间存在显著差异。与之前的研究结果一致,VOCs 与年龄没有相关性。然而,丙酮、异戊二烯、DMS 和 d- 柠檬烯与 BMI 相关。考虑到低 BMI 与非酒精性脂肪肝对照组比,因为一些化合物,如呼出气丙酮,已被证明与体重有关,我们调整每个 BMI。每种化合物是通过 VOCs 的强度除以相应的 BMI,之前包含统计建模。肝硬化组与健康对照组在苯乙烯、丙酮、异戊二烯、DMS、d- 柠檬烯、苯乙酮和松油烯方面存在显著差异。异戊二烯是胆固醇生物合成的副产品。然而,与其他作者相似,我们发现血清胆固醇与异戊二烯之间没有相关性。

三、儿童非酒精性肝病

非酒精性脂肪性肝病是儿童肥胖最常见的并发症之一。在大多数西方国家,肥胖症已经达到了流行病的程度。它与 NAFLD 密切相关,NAFLD 是一种慢性肝病,目前被认为是儿童肥胖最常见的严重并发症。NAFLD 是代谢综合征(MetS)的肝脏表现,应怀疑所有超重或肥胖儿童和青少年。NAFLD 的范围包括单纯性脂肪变性、非酒精性脂肪性肝炎、纤维化,最终是肝硬化及其并发症,儿童 NAFLD 预后不明确;然而,在迄今为止最大的儿童研究中,高达 80% 的重复活检患者在随访期间发生了某种程度的纤维化。肝脏活检的组织学分期和分级是目前诊断 NAFLD 的“金标准”。肝活组织检查是一种有创性的手术,尤其对儿童而言,有显著的潜在并发症。不幸的是,目前还没有可靠的非侵入性方法来筛查 NAFLD,开发一种简便、无创的工具来检测脂肪肝和肝损伤患者是非常重要的。

异戊二烯、丙酮、三甲胺、乙醛和戊烷是 NAFLD 的新型生物标志物,与疾病发病机制有可能的机制联系。异戊二烯是胆固醇生物合成的副产品,可能在 NAFLD 患者中上调。

呼出气分析是一种很有前途的无创检测儿童脂肪肝的方法。异戊二烯、丙酮、三甲胺、乙醛和戊烷是新的生物标志物,它们可能有助于深入了解导致 NAFLD 发展的病理生理过程。

(宋 莉)

参 考 文 献

1. Ashraf GM,Ebada MA,Suhail M,et al. Dissecting Sex-Related Cognition between Alzheimer's Disease and Diabetes:From Molecular Mechanisms to Potential Therapeutic Strategies.Oxid Med Cell Longev,2021,2021:4572471.

2. Van der Velde LA,Kiefte-de Jong JC,Rutten GE,et al. Effectiveness of the Beyond Good Intentions Program on Improving Dietary Quality Among People With Type 2 Diabetes Mellitus:A Randomized Controlled Trial.Front Nutr,2021,8:583125.

3. Fida Bacha,Peiyao Cheng,Robin L Gal,et al. Initial Presentation of Type 2 Diabetes in Adolescents Predicts Durability of Successful Treatment with Metformin Monotherapy:Insights from the Pediatric Diabetes Consortium T2D Registry. Horm Res Paediatr,2018,89(1):47-55.

4. Shoemaker,Ashley,Cheng Peiyao,et al. Predictors of Loss to Follow-Up among Children with Type 2 Diabetes. Horm Res Paediatr,2017,87(6):377-384.

5. Alberti KG, Eckel RH, Grundy SM, et al. Harmonizing the metabolic syndrome: a joint interim statement of the International Diabetes Federation Task Force on Epidemiology and Prevention; National Heart, Lung, and Blood Institute; American Heart Association; World Heart Federation; International Atherosclerosis Society; and International Association for the Study of Obesity. Circulation, 2009, 120(16): 1640-1645.

6. Ryan MC, Itsiopoulos C, Thodis T, et al. The Mediterranean diet improves hepatic steatosis and insulin sensitivity in individuals with non-alcoholic fatty liver disease. J Hepatol, 2013, 59(1): 138-143.

7. Ahluwalia N, Andreeva VA, Kesse-Guyot E, et al. Dietary patterns, inflammation and the metabolic syndrome. Diabetes Metab, 2013, 39(2): 99-110.

8. Ryan MC, Itsiopoulos C, Thodis T, et al. The Mediterranean diet improves hepatic steatosis and insulin sensitivity in individuals with non-alcoholic fatty liver disease. J Hepatol, 2013, 59(1): 138-143.

9. Righettoni M, Amann A, Pratsinis S. E.Breath analysis by nanostructured metal oxides as chemo-resistive gas sensors. Materials Today, 2015, 18(3): 163-171.

10. Kim K H, Jahan S A, Kabir E. A review of breath analysis for diagnosis of human health. Trends in Analytical Chemistry, 2012, 33: 1-8.

11. Mazzatenta A, Giulio C D, Pokorski M. Pathologies currently identified by exhaled biomarkers. Respiratory Physiology & Neurobiology, 2013, 187(1): 128-134.

12. Agapiou A, Amann A, Mochalski P, et al. Trace detection of endogenous human volatile organic compounds for search, rescue and emergency applications. Trends in Analytical Chemistry, 2015, 66: 158-175.

13. Mochalski P, King J, Klieber M, et al. Blood and breath levels of selected volatile organic compounds in healthy volunteers. Analyst, 2013, 138(7): 2134-2145.

14. Amann A, Miekisch W, Schubert J, et al. Analysis of exhaled breath for disease detection. Annual Review of Analytical Chemistry, 2014, 7: 455-482.

15. Sarbacha C, Stevensb P, Whitingb J, et al. Evidence of endogenous volatile organic compounds as biomarkers of diseases in alveolar breath. Ann Pharm Fr, 2013, 71(4): 203-215.

16. Ross B. M, Maxwell R, Glen I. Increased breath ethane levels in medicated patients with schizophrenia and bipolar disorder are unrelated to erythrocyte omega-3 fatty acid abundance. Progress in Neuro-Psychopharmacology and Biological Psychiatry, 2011, 35(2): 446-453.

17. Jan Hendrik, Leopold, Roosmarijn TM, et al. Glucose prediction by analysis of exhaled metabolites a systematic review.BMC Anesthesiology, 2014, 14: 46.

18. Karon BS, Boyd JC, Klee GG. Glucose meter performance criteria for tight glycemic control estimated by simulation modeling. Clin Chem, 2010, 56(7): 1091-1097.

19. Hagger V, Hendrieckx C, Cameron F, et al. Diabetes distress is more strongly associated with HbA1c than depressive symptoms in adolescents with type 1 diabetes: Results from Diabetes MILES Youth-Australia.Pediatr Diabetes, 2018, 19(4): 840-847.

20. Pacaud D, Schwandt A, de Beaufort C, et al. A description of clinician reported diagnosis of type 2 diabetes and other non-type 1 diabetes included in a large international multicentered pediatric diabetes registry (SWEET). Pediatr Diabetes, 2016, 17(Suppl 23): 24-31.

21. Patterson, Christopher C, Karuranga, et al. Worldwide estimates of incidence, prevalence and mortality of type 1 diabetes in children and adolescents: Results from the International Diabetes Federation Diabetes Atlas, 9th edition. Diabetes Res Clin Pract, 2019, 157: 107842.

22. Klingensmith, Georgeanna J, Connor, et al.Presentation of youth with type 2 diabetes in the Pediatric Diabetes Consortium.Pediatr Diabetes, 2016, 17(4): 266-273.

23. Lu Jun, Hou, Xu hong. Associations between clinical characteristics and chronic complications in latent

autoimmune diabetes in adults and type 2 diabetes. Diabetes Metab Res Rev,2015,31(4):411-420.

24. Misra,Shivani,Hassanali,et al. Homozygous Hypomorphic HNF1A Alleles Are a Novel Cause of Young-Onset Diabetes and Result in Sulfonylurea-Sensitive Diabetes. Diabetes Care,2020,43(4):909-912.

25. Takahashi,Nobuyuki,Tsujimoto,et al.High risk of renal dysfunction in patients with fulminant type 1 diabetes.J Diabetes Investig,2018,9(1):146-151.

26. Zhuo Xiaohui,Zhang Ping. The lifetime cost of diabetes and its implications for diabetes prevention.Diabetes Care,2014,37(9):2557-2564.

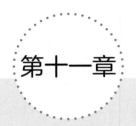

第十一章

呼出气代谢组学与感染性疾病

人类的嗅觉具有检测细菌感染中某些挥发物的能力。我们的嗅觉在古代医学中用于诊断患者的疾病。每个人的独特气味不仅由人类自身产生,而且还由一些有益和致病的微生物产生。在过去的 10 年中,有大量的文献记载,微生物能够释放出广泛的 VOCs,被称为微生物挥发性有机化合物(microbial volatile organic compounds,mVOCs)。在微生物感染过程中,人类及其微生物组之间的平衡发生了变化,随后挥发性代谢物发生了变化。几十年来,医生一直在尝试利用气味成分的变化来开发快速有效的诊断工具,特别是由于 VOCs 的检测是非侵入性和非破坏性的,这将具有很广泛的应用前景。在本章,我们将讨论病原微生物包括细菌、真菌感染及病毒感染人体的 VOCs 变化,包括胃肠道、呼吸道或肺部以及血液感染等,同时介绍了人类微生物群及其挥发组在某些疾病(如神经退行性疾病)中的潜在作用。由于病毒感染与其他微生物感染机制并不相同,因此我们分两部分介绍。

第一节　细菌和真菌感染

嗅觉是无脊椎动物和脊椎动物中最突出和最特殊的感觉系统之一,它由特定物种的嗅觉器官和中枢神经系统组成。为了优化其行为,动物和人类会不断调查和识别环境中的化学线索。许多线索是来自挥发性代谢物对嗅觉的刺激,它们对于表征周围环境是必不可少的,并有助于实现某些功能(例如,将人类的亲戚与"其他"区别开来,检测天敌,或将可食用食物与有毒或变质食物区分开)。起初,人们发现 VOCs 源于动物、人类或植物,随后研究者已经确定了微生物会释放出大量的 mVOCs。例如,森林特有的泥土气味即土臭味,是由链霉菌(streptomyces)等细菌物种释放的。其他的例子包括葡萄酒或奶酪的香气,它们是由微生物在发酵过程中产生的。mVOCs 的产生与真核生物的 VOCs 具有类似的信息和防御功能,例如细菌和真菌散发出刺鼻的气味,吸引苍蝇或阻止动物以腐烂的食物为食。mVOCs 的化学多样性源于生活在地球上的大量微生物和生物多样性,地球上估计存在 1 016 个细菌物种,目前已知 106 个细菌物种,并且到研究者们已经研究了 26 种已知细菌物种的 mVOCs 的释放。可以预见,尚未分析的大量多样的微生物组具有隐藏的代谢和生理潜能,在初级和次级代谢过程中以及各种营养条件下都可能产生大量化合物。这些特殊的微生物特征变得越来越重要,因为在人类体内以及皮肤上都含有微生物群落。假定这些与人类相关的微生物会在它们居住的地方产生低和高分子量的化合物,但它们对人类的影响尚未得到充分研究。

一、微生物的挥发性有机化合物

(一)微生物挥发性有机化合物的生物合成

细菌的微生物有机挥发物被视为主要代谢产物或次要代谢产物,这取决于它们是在指数生长期中还是在向静止生长期过渡时产生。初级代谢过程中细菌的目标是获得尽可能多的 ATP。生成 ATP 的水平很大程度上取决于电子受体的可用性。如果可以使用氧气或硝酸盐作为最终的电子受体,则葡萄糖可以完全代谢为无机挥发物 CO_2。在氧气不足的情况下,发酵过程被激活,导致乙酸盐、乙醇或甲酸的产生。除了主要的替代电子受体硝酸盐和硫酸盐外,其他几种化合物还可以在某些细菌生长期间充当电子吸收器。例如,将二甲基亚砜(dimethyl sulfoxide,DMSO)还原为二甲基硫醚(dimethyl sulfide,DMS),将三甲胺 -N- 氧化物(trimethylamine N-oxide,TMAO)还原为三甲胺。硫化合物是常见的 mVOCs,例如甲硫醇、二甲基二硫化物(dimethyl disulfide,DMDS)、二甲基三硫化物(dimethyl trisulfide,DMTS),后两种化合物衍生自甲硫醇。

代谢反应的主要碳源是葡萄糖,但脂族氨基酸(如丙氨酸、缬氨酸、亮氨酸和异亮氨酸)也是优选的代谢产物,转氨后会生成酮酸,释放出 CO_2 产生醛。这些醛可以被氧化生成 2- 和 3- 甲基丁酸或异丁酸。同时醛类还原后会产生相应的醇,醇和酸通常可以通过酰基转移酶融合成酯,形成短链酯。酸的末端氧化后闭环,形成内酯。胺与醛或酸的反应会生成亚胺和胺。碳链伸长导致伸长的短链支链酸。

脂肪酸生物合成产生各种化合物,这些化合物具有不同的链长、甲基支链的数量和位置以及官能团的氧化状态。通过脂肪酸合酶复合物的典型聚酮化合物延伸反应,由乙酰 - 辅酶 A(coenzyme A,CoA)在细菌中还原为甲基丁酰基、异丁酰基,或丙酰基 -CoA 产生脂肪酸。由于中间的脱羧作用,甲基酮的还原、水解和还原反应,可能会产生许多衍生物。聚酮化合物与脂肪酸生物合成相关,因为它们是由聚酮化合物合酶(polyketide synthase,PKS)合成的。到目前为止,这类化合物的挥发物只有很少是已知的,例如来自链霉菌属的链霉菌素。

醇、醛、酸、酯及其衍生物是 mVOCs 数据库中存在的主要化合物类别。芳香族化合物源自莽草酸酯途径,例如氨基酸苯丙氨酸或苯丙酮酸形成的 2- 苯乙醇。另一种化合物是吲哚,是由大肠杆菌产生的。此外,还有丙酮酸苯酯代谢的衍生物苯甲酸甲酯和苯乙酮。

吡嗪是由许多细菌释放的含氮芳香族化合物。吡嗪通常装饰有 1~4 个甲基或乙基,并且是通过乙酰丙酮、二酮、氨基醛或氨基酮的缩合形成的。萜烯是天然化合物,其数量多达 50 000 个,这些化合物由异戊烯焦磷酸酯(isopentenyl pyrophosphate,IPP)和焦磷酸二甲基烯丙酯(dimethylallyl pyrophosphate,DMAPP)合成。萜烯合酶在植物萜烯的生物合成中发挥重要作用,但目前仅从细菌中获知 60 种萜烯合酶,最突出的细菌萜烯是土臭素和甲基异冰片酚。

那么这些细菌为何会产生这些 mVOCs 呢? 一种可能性是在某些条件下发生的不完全代谢,例如碳源的消耗、电子受体的缺乏、酶库的缺乏,随后由于环境和 / 或生态的共居者存在吸引同源物或同分异构体,诱导和促进 mVOCs 的生物合成。阐明共居者之间的相互作用,或者阐明 mVOCs 的生物合成和调控将有助于了解生态环境中参与者的代谢反应。

（二）环境中微生物的挥发性有机化合物对人类的影响

mVOCs 是微生物代谢的产物。由于微生物普遍存在，因此没有自然栖息地可以被认为是无菌的。甚至极端的地方（温泉、pH 值极低的地方或处于低温的地方，例如冰川和冰山）也或多或少地具有复杂的微生物菌落。此外，微生物通常会利用其形成生物膜的能力来覆盖一些硬件设施，例如空调、汽车蒸发器的热交换器散热片、医疗管等。纯金属表面（硬币、钢制品等）或已消毒并保持无菌的物体除外。微生物生物膜形成的主要部位是在潮湿的室内墙壁、天花板或家具上生长的细菌和真菌。这些微生物释放出许多影响人类的 mVOCs，并且对人类健康有害。尽管缺乏关于浓度-反应关系的研究，但 mVOCs 与一般的不适感相关，例如头痛、头晕和疲劳。Korpi 等人详细评估了 15 个室内 mVOCs。尽管从实验性暴露研究中发现，出现刺激症状的 mVOCs 浓度比室内测量的浓度高出几个数量级，但"病态建筑综合征"可能是由多种因素引起的：①居住者在很长的一段时间内暴露于低质量的空气中；②mVOCs 可能来自多种来源，例如建筑材料、人类活动、交通、食品、吸烟，并且可能相互重叠并产生协同作用；③有害化合物浓度较低，用现有技术方法无法检测到。此外，还必须考虑到建筑材料生物膜（3-甲基-1-丁醇、1-戊醇）的影响，Inamdar 等人测试了包含 1-辛烯-3-醇的低蒸气浓度的 C8 化合物，结果显示出其对果蝇和果蝇幼虫的毒性。未来的主要目标是确定与人类相关的室内空气环境的可靠标记物，以期早期检测到隐藏的微生物生长，改善室内空气质量。

由于微生物的存在，很多食品例如蔬菜、水果、肉、乳制品和奶酪等的保质期有限。食物中的碳水化合物、蛋白质和脂肪酸是微生物生长的极佳营养来源。微生物代谢将这些化合物转化为微生物生物质，并且某些反应产物以代谢产物的形式释放出来，包括 mVOCs，一些可以被人的鼻子闻到。无论 mVOCs 是具有愉快的气味，还是具有刺激性的气味，都有一定的最低检测限。

松露菌释放出宝贵的香气，它们最多释放 200 个 VOCs，其中许多具有 8 个碳原子的链长（即典型的蘑菇 VOCs），其香味谱在不同块茎中是不同的。此外，松露中含有各种酵母菌和细菌，例如，环状硫挥发物（噻吩衍生物）来源于生活在白色松露伯氏疏螺旋体中的细菌。葡萄酒中的化合物，主要是酯类，例如乙酸乙酯、己酸乙酯和辛酸乙酯。酸奶和其他乳制品中存在 100 多种挥发物，这些挥发物是由乳脂的脂解以及乳糖和柠檬酸盐的微生物转化产生的，特别是乙醛、二乙酰基、酰基丙酮。典型的发酵菌是肠膜明串珠球菌、乳杆菌属、短杆菌属、丙酸杆菌属。腐烂的水果和蔬菜以及变质的肉和鱼也会释放出典型的异味 VOCs，其中一些可以被人类识别为食物变质的典型标志。例如，欧洲鲈鱼由于其白肉和低脂肪而成为流行的养殖鱼，但是微生物在鱼上生长并产生特征性的异味（例如三甲胺、二甲胺和氨水），可带来感官排斥。据报道，其他 mVOCs 是在腐败变质过程中由假单胞菌属、嗜热布鲁氏菌、腐败希瓦氏菌和肠杆菌科释放的代谢产物。真菌和细菌将果糖发酵成长链脂肪酸和相应的酯，这些酯吸引果蝇和其他无脊椎动物，但对人的鼻子来说具有刺激性气味。链霉菌属、鱼腥藻属和颤藻属是典型的土壤或水生生物，会产生人们熟知的异味。土臭味素或 2-甲基异冰片醇，人类将其识别为泥土味，具有这种泥土味的饮用水会立即被识别为"被细菌污染"。

（三）人类微生物群的挥发性有机化合物对人类的影响

植物的香气被广泛用于香薰疗法中，历史上多次报道了单次或多次接触 mVOCs 后产生的负反应，例如刺激、麻醉、中枢神经系统紊乱或死亡，因此人类目前对 mVOCs 的医学应用探索较少。通常,人类在暴露于 mVOCs 时会抱怨眼、鼻子、喉咙不适或类似哮喘的症状,但是,对于单一或混合 mVOCs 引起刺激的剂量效应关系尚缺乏研究,在不同条件下以人为研究对象进行的 mVOCs 研究缺乏可比性。在许多动物和体外研究中,确定了单次 / 多次给药的致命剂量以及单次 / 多次吸入的致命剂量。3- 甲基 -2- 丁酮和 3- 甲基 -2- 丁醇在诱变测试中呈阳性反应,而在细胞毒性条件下由于 DNA 损伤而导致的 SOS 诱导活性会产生 2- 甲基 -1- 丙醇、3- 甲基 -1- 丁醇、3- 甲基 -2- 丁醇、2- 戊醇、3- 辛醇、1- 辛烯 -3- 醇、2- 己酮、2- 庚酮、3- 辛酮。最近的研究表明,皮肤驻留的棒状杆菌和葡萄球菌能够释放出 VOCs,包括新化合物 Schleiferon A 和 B。后者由葡萄球菌释放,并有可能影响群体感应依赖的表型、蛋白酶原积累和革兰氏阴性菌的生物发光,同时抑制革兰氏阳性菌种的生长,最终差异性、特异性地调节了皮肤菌落。将来人类细胞系可能成为有前途的体外检测系统,例如丙酸、戊酸、异戊酸、丁酸、异丁酸以及乙酸会从卟啉单胞菌属、普雷沃菌属和梭菌属等抑制淋巴细胞增殖和细胞因子中产生。

二、微生物在人类感染中的挥发性有机化合物

(一) 已鉴定的细菌感染挥发性有机化合物

随着挥发物检测技术的进步,人们越来越希望在人感染的情况下将细菌及其相关的独特 VOCs 连接起来,以更好地进行诊断。环境因素和营养物质的利用是细菌产生独特 VOCs 的关键刺激因素。因此,在这里我们着重讨论某些细菌在人类感染过程中产生的独特 VOCs,包括胃肠道、呼吸道、肺部和血液感染,如表 11-1-1 所示。

(二) 胃肠道感染

多种细菌性病原体可以在胃肠系统的各个部分定居,从而导致严重程度不同的感染。粪便 VOCs 检测被建议作为一种区分胃肠道感染甚至传染性和非传染性疾病的诊断方法。

艰难梭菌(clostridioides difficile)是抗生素相关性腹泻的主要原因之一。传染性腹泻患者的艰难梭菌粪便挥发物包括呋喃代谢产物、2- 呋喃甲醛和 5- 甲基 -2- 呋喃甲醛。其他研究小组研究了艰难梭菌感染,并研究了有或没有腹泻患者的 VOCs,发现能够预测感染的 VOCs 包括 1- 丙醇、3- 甲基丁醛、丙酸乙酯、己酸、对甲酚、十二烷和吲哚。其他引起腹泻的病原体(例如霍乱弧菌和空肠弯曲菌),它们的粪便 VOCs 含量不如艰难梭菌那么高。在 Garner 等的研究中,将二甲基二硫和 α- 松油醇确定为霍乱弧菌的生物标志物。与溃疡性结肠炎或艰难梭菌感染的患者相比,辛烯醇是空肠弯曲杆菌感染患者的生物标志物。细菌在感染诊断中的另一个有趣的应用是鉴定幽门螺杆菌感染,幽门螺杆菌定植在胃中,引起慢性感染和溃疡,通过检查幽门螺杆菌感染患者的呼出气,研究人员发现硝酸氢盐和氰化氢的水平有所升高。

粪便 VOCs 分析对肠道病原体诊断的主要挑战是缺乏可对照的健康微生物 VOCs,然而,随着基因组学和代谢组学领域的不断进步,人们对粪便健康成分 VOCs 已经具有更多的了解。粪便 VOCs 分析的另一个挑战是当目标 VOCs 以最低浓度存在时,背景噪声与信号比较高。另外,在确定了特定 VOCs 身份后,研究它们对所涉及的病原体毒性是值得研究的另一个领域。

(三) 呼吸道感染

1. 结核病　结核病(tuberculosis,TB)是世界上最大的传染病杀手,也是人类免疫缺

表 11-1-1 不同病原体感染的 VOCs

病原体	感染部位	VOCs	标本	参考
艰难梭菌	胃肠道	2-呋喃甲醛;5-甲基-2-呋喃甲醛	粪便	Probert 等,2004 年
霍乱弧菌		1-丙醇;3-甲基丁醛;丙酸乙酯;己酸;对甲酚;十二烷;吲哚	呼出气	Patel 等,2019 年
空肠弯曲菌		二甲基二硫;α-松油醇		Garner 等,2009 年
幽门螺杆菌		1-辛烯-3-醇		Garner 等,2007 年
金黄色葡萄球菌		硝酸氢;氰化氢		Lechner 等,2005 年
		十一烷,1,4-戊二烯;丙酮		Neerincx 等,2016 年
铜绿假单胞菌	呼吸道	硫氰酸甲酯		Shestivska 等,2011 年
		氰化氢	痰	Gilchrist 等,2013 年;Smith 等,2013 年
		2-己酮		Goeminne 等,2012 年
		2-壬酮		Savelev 等,2011 年
		2-丁酮;3-甲基-2-丁酮	支气管肺泡灌洗液	Nasir 等,2018 年
鲍曼不动杆菌	呼吸道	1-十一碳烯;壬烯;癸醛;2,6,10-三甲基十二烷;5-甲基-5-丙基壬烷;长叶烯;十四烷;2-丁基-1-辛醇	呼出气	Gao 等,2016
结核分枝杆菌		萘;1-甲基-环己烷;1,4-二甲基环己烷		Phillips 等,2007 年
		苯基乙酸甲酯;烟酸甲酯;对茴香酸甲酯;邻苯甲醚		Syhre and Chambers,2008 年
大肠杆菌	血液	二甲基硫醚;乙醇;丙酮;硫化氢;甲硫醇;二甲基硫醚 吲哚	血液	Umber 等,2013 年
		乙醛;乙醇;丙酮;二硫化碳;乙醛;乙醇;丁酸甲酯		Zhong 等,2019 年;Chingin 等,2015 年
铜绿假单胞菌		醋酸;丙酮		Allardyce 等,2006 年
		1-乙烯基氮丙啶;三甲胺		Allardyce 等,2006 年
金黄色葡萄球菌		丁酸;异戊酸		Chingin 等,2015 年
		乙醛;乙醇;氨;甲硫醇;二甲基硫醚		Chingin 等,2015 年
鲍曼不动杆菌		三甲胺		Allardyce 等,2006 年
肺炎链球菌		乙醛;乙醇;丙酮;二甲基硫醚		Chingin 等,2015 年
脑膜炎奈瑟菌		丙酮;乙醇;二甲基二硫		Allardyce 等,2006 年

陷病毒(human immunodeficiency virus,HIV)感染和/或获得性免疫缺陷综合征(acquired immune deficiency syndrome,AIDS)患者的最大杀手。传统的 TB 检测方法速度慢,需要数周的痰培养来确认诊断和评估抗生素耐药性。核酸扩增法通常在 3 天内更快地生成有用的诊断数据,但这一时间仍存在问题,因为许多患者由于未及时收到结果而失去回访信息。另外,儿童和免疫缺陷患者一般不会产生痰。因此,呼出气诊断能够为医生提供更快速的检测时间,使患者快速接受治疗。研究者已经发现了多种 VOCs 作为检测结核病的生物标记物,包括萘、1- 甲基 - 环己烷和 1,4- 二甲基 - 环己烷。在另一项研究中,苯乙酸甲酯、烟酸甲酯、对茴香酸甲酯和邻苯基苯甲醚被认为是 TB 的潜在生物标志物。

在动物模型中也对 TB 进行了呼出气分析研究。比利时 - 坦桑尼亚小组(anti-persoonsmijnen)在这方面做了大量的基础工作,在研究结核分枝杆菌(mycobacterium tuberculosis,Mtb)引起的呼吸道细菌感染中获得了较多的认可。他们使用训练有素的冈比亚巨鼠评估了数万份痰液样本中的 VOCs。Morozov 和他的同事们进行了一项验证性研究,旨在寻找 TB 患者呼出气中潜在的生物标志物,对肺 TB 进行无创诊断。这项研究涉及了 42 名 TB 患者(包括近期发现及慢性 TB 病例)和 13 名健康志愿者,通过电纺纤维收集呼出气中的微液滴,检测呼出气样本中是否存在 Mtb 细胞、Mtb DNA 和蛋白质生物标志物。虽然未检测到 Mtb 细胞或 Mtb DNA,但他们开发了一种超灵敏的免疫测定法,在 >90% 的 TB 患者样本中检测到免疫球蛋白 A(immunoglobulin A,IgA),检出率高于健康志愿者。与健康对照样本相比,在患者样本中检测到抗原特异性 IgA 的比率较高。尽管作者对相对较低的敏感性和特异性进行了报告和评论,但他们认为,除了 TB 的特异性抗体之外,扩展该方法包括炎症特异性生物标志物的检测有望在未来提高诊断水平。

Beccaria 和他的同事们开展了两项研究,对采集并储存在热解吸管上的人类呼出气进行评估,并通过二维气相色谱飞行时间质谱联用方法(two-dimensional gas chromatography-time-of-flight mass spectrometry,GC × GC-TOFMS)进行分析,以诊断已确认 Mtb 感染受试者中的 TB 活动性。每项研究中使用的对照样本包括室内空气组、临床治疗中具有相同症状组、患有非呼吸道传染病的受试者。两项研究都提出了一种化学计量学途径,在条件不足的研究设计中,利用统计和机器学习工具,将数千个分析信号转化为一个假设的生物标志物集。

Hill 和他的同事还研究了使用小鼠模型和牛分枝杆菌卡介苗(Bacillus Calmette Guérin,BCG)以及在猕猴中进行呼出气分析以检测 Mtb 感染的可能性。这是从感染了结核分枝杆菌复合体病原体(mycobacterium tuberculosis complex,MTBC)的小鼠或非人类灵长类动物中采集呼出气的首次报告。在小鼠中进行的研究在两个时间点为 8 只小鼠滴注含有牛 BCG 的磷酸盐缓冲液(phosphate buffer saline,PBS),并使用 8 只健康小鼠作为对照组。将通气小鼠的呼出气用 Tedlar 袋采集,然后浓缩到热解吸管上,同时采集室内空气样本作为对照。应用 GC × GC-TOFMS 对呼出气样本进行分析,最后使用随机森林方法对数据进行统计。结果他们确定了 23 个特征性 VOCs,可以作为区分感染小鼠和对照组的潜在呼出气生物标志物,并通过与参考库的质谱匹配对这 23 种 VOCs 进行初步鉴定。与之前对 MTBC 感染动物的呼出气研究结果相比,有 4 种共同的标志物。这项研究表明,呼出气分析能够区分健康小鼠和感染小鼠,小鼠呼出气模型可能有助于研究 TB 的发病机制,评估临床前药物方案的疗效。

Mellors 等人公布了一项在生物安全等级为三级的实验室中采集猕猴呼出气的设计,他们提供了一个化学计量学流程,用于评估呼出气样本在化学成分方面的可重复性,并对

37 种推测生物标志物进行了试点水平测定,以应用呼出气将 Mtb 肺部感染与健康动物区分开来。在一项后续研究中,同一组研究人员在 9 只受同一毒株感染的食蟹猴呼出气中发现了 Mtb 细胞培养物中的相同 VOCs,并且培养物中发现的 37 种分子可以区分感染和健康猕猴的呼出气,接收者工作特性曲线下面积(area under the receiver operating characteristic,AUROC)为 87%。然而,在猕猴呼出气中分子的起源是未知的,因此,从培养物到呼出气中的转化被视为不稳定的,除非有在一些真菌感染中发现的独特代谢途径支持。

鸟分枝杆菌副结核病(mycobacterium avium subsp. paratuberculosis,MAP)是人类克罗恩病和类风湿性关节炎的怀疑病原体,Bergmann 等建立了 MAP 感染的山羊动物模型,并对 42 只动物(16 只对照组和 26 只 MAP 接种组)的呼出气和粪便中预浓缩 VOCs 进行了比较。应用针头捕集微萃取和固相微萃取技术取样,并通过 GC-MS 进行分析。在接种后 18、29、33、41 和 48 周的时间点进行分析,并采血确定 MAP 特异性抗体和 MAP 特异性 γ 干扰素反应。他们在呼出气和粪便的顶部空间检测到 100 多种 VOCs,在整个感染过程中,接种和未接种动物之间观察到的 VOCs 存在显著差异。他们鉴定了接种组和对照组之间的 28 种差异性代谢物,其中一些已在之前的体外研究的 MAP 培养物顶空中发现。粪便中 16 种物质反映了 MAP 细菌的存在,同时呼出气中 VOCs 曲线的差异与 γ 干扰素的宿主反应有关。

2. 肺部真菌感染　全世界超过 1.5 亿人患有严重的真菌疾病,每年有 160 多万人死于真菌感染,死亡率与结核病相似。真菌感染的风险因素包括多种疾病的合并症,如艾滋病、结核病、癌症、哮喘和 COPD,以及对慢性疾病的免疫抑制治疗,如移植排斥和类风湿性关节炎。随着这些风险因素和合并症的发生率在全球范围内上升,真菌感染的发生率也在上升。

在临床上,真菌感染的诊断通常基于真菌在选择性培养基上的生长或患者标本中真菌抗原或抗体的检测。这些检测在获得高质量样本的前提下可能是高度敏感的,例如通过活组织检查、支气管镜检查或痰吸引等取样技术,然而在许多有真菌性肺炎高风险的患者,这些采样程序是禁止使用的。因此,通过呼出气或 EBC 生物标志物检测真菌感染将有助真菌病的无创检测。

肺部真菌感染最常见的原因之一是曲霉属,它可以在免疫抑制的个体中引起侵袭性疾病。Koo 和他的同事设计了一项研究,通过在临床试验中采用"体外知情"的方法选择要分析的代谢产物类别,来识别侵袭性曲霉病(invasive aspergillosis,IA)的假定呼出气生物标志物。IA 的大多数病例是由烟曲霉引起的,因此他们将工作重点放在识别可区分 IA 的 VOCs 上。研究设计包括体外实验的两个重要步骤,以增强体外结果向临床的转化。第一,通过比较体外转录组和鼠肺感染转录组,建立有利于菌丝生长而不是分生孢子形成的氧气和温度条件,并对其进行了基准测试。第二,将曲霉属在各种不同的培养基中的 VOCs 进行表征,从通用的富真菌培养基(酵母提取物蛋白胨 - 葡萄糖肉汤)到低铁、低氮、碱胁迫培养基。结果发现这些培养基都没有诱导产生额外的烟曲霉 VOCs,铁限制条件减弱了单萜和倍半萜的产生,而氮饥饿和碱性胁迫增强了 β- 反式佛手柑的产生。几种萜烯被推测为烟曲霉 IA 的体外生物标志物,包括单萜莰烯、α- 蒎烯、β- 蒎烯、柠檬,以及倍半萜类 α- 反式佛手柑和 β-反式佛手柑。

为了验证 IA 生物标志物,Koo 等人前瞻性地从 64 例疑似 IA 患者中采集了呼出气样本,并通过 GC-MS 对样本进行了分析,重点是检测和鉴定在体外研究中观察到的萜类化合物。在不了解呼出气样本数据的情况下,两名临床医生审查了临床数据,将受试者根据体征和症状分为 IA 或非 IA 组,共采集了 34 份 IA 和 30 份非 IA 的呼出气样本。结果他们鉴定了体内样本特有的 4 种萜类化合物,以 94% 的敏感性和 93% 的特异性区分 IA 和非 IA。在一名患者中,由于其呼出气 β- 反式佛手柑和反式香叶基丙酮的增加,被归类为可能患有其他侵袭性真菌病,诊断为非 IA。该患者肺部有结节,但呼吸道培养真菌抗原检测呈阴性。然而,在尸检中,曲霉菌染色呈阳性,最终被鉴定为曲霉菌。这不仅强调了由于临床诊断中对照的敏感性差,新的生物标志物以此为基准检测较困难;还强调了在医疗设备诊断中增加呼出气试验的必要性。

3. 肺囊性纤维化　几项人体研究已将囊性纤维化(cystic fibrosis,CF)受试者中的铜绿假单胞菌(pseudomonas aeruginosa,PA)作为研究对象。CF 是一种导致多微生物肺部感染的遗传性疾病,尤其是 PA 的存在会导致较差的结果。从复杂的微生物生态和宿主合并症环境中分离出呼出气指纹是呼出气研究中最复杂的工作之一。Gilchrist 和他的同事使用 SIFT-MS 评估呼出气中的氰化氢(hydrogen cyanide,HCN)以早期检测 CF 的 PA 感染。HCN 是一种臭名昭著的 VOCs,已在 PA 感染患者的呼出气中反复报道,在 CF 患者(包括儿童和感染 PA 的成人)的口鼻呼出气中均能检测到氰化氢。因此,该 VOCs 可以用作诊断工具,以早期检测 PA 肺部感染并监测其根除。在 CF 患者的呼出气中发现的另一个标记是 2- 氨基苯乙酮。它是一种有趣的分子,因为它具有"葡萄般的"气味,并通过将 PA 转变为慢性感染表型来调节 PA 的毒力。此外,通过分析 CF 患者的痰液,还鉴定出一些挥发性生物标志物,2- 己酮是其中之一,2- 壬酮是另一种被鉴定为从 PA 感染的 CF 患者痰液中释放出的 VOC。通过检查 CF 患者的支气管肺泡灌洗液发现 2- 丁酮和 3- 甲基 -2- 丁酮为 PA 肺部感染的良好预测因子。

4. 呼吸机相关肺炎　鲍曼不动杆菌是另一种耐多药病原体,它通常被认为是呼吸机相关性肺炎的主要原因。鲍曼不动杆菌感染患者的呼出气分析中发现了特征性标志物,包括1- 十一碳烯、壬醛、癸醛、2,6,10- 三甲基十二烷、5- 甲基 -5- 丙基 - 壬烷、长叶烯、十四烷和 2- 丁基 -1- 辛醇。

尽管已经鉴定出大量的 VOCs 作为某些病原体存在的标志物,但是这些标志物的开发和在肺部感染诊断中的应用仍存在很多挑战,包括 VOCs 的非特异性、混杂因素以及体外和体内研究之间的不一致。例如,十一烷是一种被鉴定为感染患者呼出气中金黄色葡萄球菌存在的标志物,但同时也存在于肺癌和 COPD 患者的 VOCs 中。结核分枝杆菌的标志物,在肺癌患者中也似乎是标志物。由于未能识别出对某种病原体的唯一 VOC,因此越来越多的研究倾向于使用疾病的挥发性指纹图谱。在寻找指定肺病原体的呼出气 VOCs 时,已经遇到了许多混杂因素,例如饮食和吸烟。吸烟会诱发一些 VOCs,这些 VOCs 被认为是吸烟者呼出气中的结核分枝杆菌,即烟酸甲酯、水杨酸甲酯和苯乙酸甲酯。另外,在体外进行的某些病原体特异性 VOCs 研究并未在体内鉴定出相似的物质。因此,在评估病原体的 VOCs 时要考虑环境、培养条件、代谢状态、营养状态和宿主因素的影响。

5. 幽门螺杆菌感染　幽门螺杆菌是一种寄生于胃窦幽门处、对胃黏膜有损害的细菌,这种细菌跟胃炎、胃糜烂、消化性溃疡,甚至胃癌有直接关系。感染幽门螺杆菌是胃癌发展的必要条件,感染影响全球超过一半的人,这个比例在西方工业化国家正在下降,在胃癌最流行的发展中国家和新兴工业化国家中趋于稳定。尽管幽门螺杆菌感染是胃癌的主要病原体,但在人体的生长发育过程也有其有益的影响。儿童期多数是有益的影响,而有害的影响则出现在成年期。研究证明了幽门螺杆菌感染与胃腺癌和黏膜相关淋巴瘤之间密切相关。

幽门螺杆菌是一种能生长在强酸环境下的胃部疾病重要致病细菌,会通过多种途径传播,一旦感染如果不及时治疗可发展为慢性浅表性胃炎,黏膜炎症浸润现象,还会出现黏膜上皮增生、腺体萎缩和肠化生,最终可致癌变。因此,根除幽门螺杆菌可降低胃腺癌的风险。

那如何发现幽门螺杆菌呢？目前检查幽门螺杆菌有 4 种方法:①最常用的碳 13、碳 14 呼出气试验。通过吞服一颗胶囊,然后检测患者呼出来的气体是否带有碳 14、碳 13 标记的二氧化碳,判断胃里是否有幽门螺杆菌感染,其结果是比较精确的。②通过胃镜下取胃黏膜做快速尿素酶试验,这个结果也是比较准确的,但检查过程存在一定的创伤,所以临床上比较少用。③通过检查患者血液中是否有幽门螺杆菌的抗体,其结果只能反映患者是否有这个细菌,或者已经感染这个细菌。④化验患者大便里面是否有幽门螺杆菌抗体,其结果也并不精确,在临床上也使用比较少。

C-13 同位素呼出气试验检测系统已被公认为检测幽门螺杆菌的有效方法,全程诊断过程约 35 分钟,是国际上公认的幽门螺杆菌检查的"金标准",被称为"胃病检验史上的里程碑"。检查前受检者需空腹 3 小时,用温开水完整口服一粒胶囊,静坐 30 分钟后向专用的呼出气卡中吹气留取样本,再将呼出气卡放入专用的检测仪内,就可以灵敏、准确、全面地检测出患者是否有幽门螺杆菌感染。

采用 C-13 同位素呼出气试验检测的方法,患者只需要向特定的一次性专用呼出气检测卡中轻吹一口气,就能检查出引起胃肠病的病因"幽门螺杆菌"在患者体内的感染数量。通过口服 C-13 尿素胶囊,进入胃部后,如果胃部存在幽门螺杆菌,则此菌就会分泌尿素酶水解尿素,尿素被水解后形成 CO_2 随血液进入肺部并以气体排出,然后检测患者呼出的气体中有没有被标记的 C-13,如果有,则代表存在幽门螺杆菌。但需要注意的是,幽门螺杆菌正常人体内都有,但是当超过 100dpm 后易引起癌变。而且具有传染性,是世界卫生组织指定的一类致癌源。

幽门螺杆菌感染对呼出气 VOCs 的影响:通过固相微萃取(SPME)与气相色谱 - 质谱联用仪(GC-MS)对幽门螺杆菌患者的呼出气 VOCs 进行分析,发现内源性物质如异丁烷、2- 丁酮和乙酸乙酯,在胃幽门螺杆菌患者的呼出气中可检测到,但在健康志愿者的呼出气中未发现。

幽门螺杆菌感染对 EBC 的影响:有研究对 41 例有胃部症状的幽门螺杆菌血清阳性患者和 27 例健康对照者进行检测。对所有患者进行肺功能测试(PFT)、胸部 X 线片和体格检查,并测量呼出气冷凝物中的白介素 -6(IL-6)、8- 异前列腺素和硝基酪氨酸水平。幽门螺杆菌阳性患者呼出冷凝物中 IL-6 和 8- 异前列腺素水平显著高于对照组($p<0.05$)。幽门螺杆菌阳性患者的硝基酪氨酸水平也较高,但差异无统计学意义。两组白细胞计数、C 反应蛋白(CRP)水平和 PFT 参数相似。

幽门螺杆菌感染对口臭的影响:引起胃溃疡的幽门螺杆菌感染被认为是口臭的一个可能原因。幽门螺杆菌阳性患者的口腔异味强度高于阴性患者。阳性患者口腔空气中硫化氢和二甲硫水平也显著高于阴性患者。虽然阳性组和阴性组在牙周参数或舌膜方面没有显著差异,但幽门螺杆菌可能是臭味产生的常见因素,幽门螺杆菌感染中挥发性硫化合物(VSCs)水平升高的原因有待进一步的研究。

幽门螺杆菌对 NO 及代谢产物的影响:尽管存在一种诊断幽门螺杆菌感染的呼出气测试,但没有研究描述幽门螺杆菌感染患者硝酸盐的水平。对 14 例幽门螺杆菌胃炎患者和

11 例对照组呼出空气中挥发性化合物进行 PTR-MS 分析。胃活检被用来确定当前幽门螺杆菌感染的诊断。组间质谱比较发现,幽门螺杆菌感染患者的氰化氢和硝酸明显升高。

呼出气中的分子 NO 与幽门螺杆菌相关的非溃疡性消化不良(non-ulcer dyspepsia,NUD)和消化性溃疡(peptic ulcer disease,PUD)之间的潜在关系仍然不清楚。研究发现,幽门螺杆菌感染的 NUD 和 PUD 受试者呼出气中 NO 的排泄动力学发生显著改变。此外,与 NUD 相比,PUD 导致呼出气中 NO 的富集明显更高,从而揭示了呼出气 NO 与溃疡和非溃疡并发症之间的潜在联系。研究结果提示呼出气中 NO 可以作为一种潜在的生物标志物用于 NUD 和 PUD 的无创诊断和鉴别。

(四)血液感染

细菌性血液感染,又称菌血症,是急性感染,通常是致命的,需要紧急诊断和治疗。血液感染的诊断很大程度上取决于血液培养,这很耗时并且会延迟适当和必要的治疗。鉴定细菌性血液感染的 VOCs 方法可以简单地描述如下:从供体中获取血液,用靶细菌接种血液,孵育一段时间后行 VOCs 检测。然而检测血液感染的生物标记物仍然处于瓶颈状态。

大肠埃希菌是一种致病性革兰氏阴性菌,它引起了许多医院内感染,并已广泛用作模型生物,以探索在血液感染中早期检测的新方法。在健康志愿者的血液中培养大肠杆菌,发现二甲基硫醚、二硫化碳、乙醇、乙醛和丁酸甲酯是潜在的血液感染指标,吲哚作为另一种 VOC 也被提议作为大肠杆菌的特异性标记物。在另一项研究中,检测出以下较高水平的挥发物:乙醛、乙醇、丙酮、硫化氢、甲硫醇和二甲基硫。PA 的血液培养物的特征是乙酸和丙酮水平升高,此外,另一项研究检测到 1-乙烯基氮丙啶和三甲胺是 PA 血液感染中的特异性标志物。与金黄色葡萄球菌血液感染相关的 VOCs 包括丁酸和异戊酸,此外,还发现乙醛、乙醇、氨、甲硫醇和二甲基硫与金黄色葡萄球菌有关。

此外,还研究了其他病原细菌在血液中孵育时的 VOCs。对于鲍曼不动杆菌,已鉴定出三甲胺,而肺炎链球菌的血液培养导致乙醛、乙醇、丙酮和二甲基硫醚的含量较高。至于脑膜炎奈瑟氏球菌,在血液培养中观察到高水平的丙酮和二甲基二硫化物。

尽管用不同病原体培养后在分析血液挥发性方面做出了努力,但仍出现了一些值得讨论的问题。某些先前鉴定的 mVOCs 是非特异性的,因为它们是由血液培养物中的几种细菌病原体产生的,因此,建议将这些 mVOCs 视为菌血症的通用标记。同样,在未感染的血液中或在代谢紊乱条件下检测 mVOCs 使这些 mVOCs 的使用具有挑战性。另一个主要限制是,先前讨论的研究使用了健康志愿者的血液样本。但是,众所周知,免疫功能低下的患者会发生血液感染,他们的血液中也发生了广泛的代谢组学变化,病原体可能会察觉到这种变化。因此,前述研究缺乏提供用于检测血液病原体的可靠且特异性标志物。

(五)微生物挥发性有机化合物的其他应用领域

细菌的 mVOCs 分析在诊断中有许多应用,其中一些应用已经进行了广泛的研究和综述,而其他一些应用仍在探索中,但仍很有前景。在此,我们将简要介绍其中的一些应用,其中大多数是基于人体分泌物的 mVOCs。

1. 伤口感染　伤口是医疗系统的主要负担,因为伤口的治疗通常会伴有慢性感染,并可能形成生物膜,这使得消灭它们很困难。通常认为,所有急性创伤和慢性伤口都会被微生物污染,这并不一定为伤口愈合提供障碍,只有当伤口发展为感染时,才无法及时进入愈合阶段。作为伤口分类或感染诊断的方法,很少有关于从伤口或与伤口相关的临床材料的

VOCs 检测研究。早期的研究使用 GC-MS 对临床伤口样本（脓液和浆液）进行厌氧菌、革兰氏阴性菌的快速测试，发现异丁酸、丁酸和琥珀酸被为标志性化合物。一项使用相同技术分析各种浅表和深部感染的伤口脓液的研究也证实了这一点，认为它"可以提供一种快速、可靠的方法来区别厌氧性与有氧性感染"。该技术已扩展到伤口拭子的分析，并观察到了类似的诊断潜力。

研究者通过气相色谱 - 质谱 / 嗅觉法（gas chromatography-mass spectrometry/ olfactometry, GC-MS/O）进行了对从转移的乳腺和头颈癌伤口直接散发的 VOCs 分析，以分离和鉴定 VOCs，并将其与人类气味感官相关联。检测到多种 VOCs（例如乙酸、丁酸和异丁酸），但主要的伤口创面气味被鉴定为二甲基三硫。尽管未尝试鉴定其来源，但据推测可能是伤口中存在的细菌代谢产物。目前已开发出导电聚合物传感器（电子鼻）阵列，用于伤口监测。一种这样的仪器（"伤口监测器"）通过首先使用 SPME 预浓缩步骤来分析拭子材料，然后与模式识别系统一起对患者伤口进行早期和快速诊断。研究结果显示，PA 和金黄色葡萄球菌培养物之间的 VOCs 谱图通过使用主成分分析（principal components analysis，PCA）方法能够很好地鉴别。该仪器还能够通过预浓缩拭子和伤口敷料中的 VOCs 来区分感染和未感染的烧伤患者。如果将任何这样的装置用于直接的"伤口嗅探"，那么对于所有的伤口类型，将要解决的问题是鉴别皮肤 / 伤口散发出的与微生物菌落无关的人类 VOCs。因此需要进一步鉴定这些特征性生物标志物，以便检测出微生物代谢产生的 VOCs，作为诊断工具。

2. 腋臭　人类特有的腋臭是由顶泌腺中无味的前体分子相互作用形成的皮肤、腋生微生物的分泌物。通常认为，新鲜分泌的汗液是不臭的，而身体的恶臭是生活在顶泌腺周围皮肤表面上的微生物对汗液成分进行生物转化的结果，产生有气味的 VOCs。对腋臭与皮肤微生物之间关系的体外和体内研究表明，存在三个优势属（好氧棒状杆菌、微球菌科和丙酸杆菌），这几个族之间没有栖息地竞争。病例的严重程度与腋生菌群中好氧棒状杆菌的优势有关，干性棒状杆菌被确定为关键因素。有氧棒状杆菌的种群密度与腋臭强度在统计学上存在显著关联，而在腋臭与葡萄球菌、微球菌或丙酸杆菌的种群密度之间未发现此类关联。关于腋臭的产生途径，则是由于棒状杆菌种具有产生"稀有"酶以及将 16- 雄甾烯类固醇生物转化为不同产物的代谢途径，例如 5α- 雄烯醇、5α- 雄烯酮、3α(β) - 雄烯醇、4,16- 雄烷二烯 -3- 酮以及酮取代的化合物。所有这些化合物比 16- 雄甾烷类固醇更难闻，并且天然存在于新鲜的顶泌汗液分泌物中。但是，最近的研究表明，有关腋臭的其他途径可能会产生更重要的 VOCs。例如，3- 羟基 -3- 甲基己酸和 3- 甲基 -2- 己烯酸及其他相关酸，是通过微生物分泌的氨基酸活性酶作用于天然存在于轴突分泌物的前体产生的。该酶是一种锌依赖性 Nα- 酰基 - 谷氨酰胺氨酰化酶（Nα-acyl-glutamine aminoacylase，N-AGA），它由干燥的棒状杆菌、纹状体棒状杆菌和其他棒状杆菌产生，但在葡萄球菌或丙酸杆菌中不产生。其他前体可能包括载脂蛋白 D 的 N 末端氨基酸（假定与 3 羟基 -3- 甲基己酸共价键合）以及腋臭中的其他关键臭味酸。这些腋臭生物发生的替代理论仍然与大量棒状杆菌和臭味之间的关系相关。这些化合物的气味各不相同，它们的产生模式甚至可能与啮齿动物中 MHC 等位基因依赖的配偶选择现象有关，并且对人类 VOCs 也有很强的遗传影响。

另一类重要的 VOCs 是硫烷基烷醇（3- 硫烷基 -1- 己醇、2- 甲基 -3- 硫烷基 -1- 丁醇、3- 硫烷基 -1- 戊醇和 3- 甲基 -3- 硫基 -1- 己醇），具有强烈的硫化物气味，并且在腋臭中已被检测到。这些 VOCs 是由形成恶臭的棒状杆菌产生的，涉及的酶可能是与棒状杆菌相关但与葡萄球菌无关的胱硫醚-β-裂合酶。另外,葡萄球菌属和丙酸杆菌属会产生多种挥发性羧酸,包括异戊酸、异丁酸和丙酸,作为该物种主要发酵模式的主要最终产物,从而形成腋臭。

3. 口臭 口腔卫生是成千上万的人每日都关心的问题。与口腔卫生有关的关键问题之一是恶臭的呼吸。口臭是一个常见的口腔问题,人们患有难闻的呼吸异味,这通常会干扰他们的社交生活。在整个人口中可用的流行病学数据表明,口臭普遍在 30% 和 50% 的人群之中。具有年龄增长而增长的趋势。目前大多数报告都认为口臭的最常见来源存在于口腔中。这包括例如舌背、唾液和牙周袋的厌氧菌会降解含硫氨基酸,从而产生难闻的挥发性硫化合物(volatile sulfur compounds,VSC),尤其是硫化氢、甲基硫醇和二甲基硫醚。有证据表明,恶臭的呼吸与唾液微生物组中的某些物种有关。而且,最近的研究能够连接某些病原体,例如牙龈卟啉单胞菌及其挥发性硫化合物会散发出恶臭的气息。龋齿是一种复发性疾病,与口腔卫生差有关。已研究了致病菌如变形链球菌、唾液乳杆菌和酸丙酸杆菌的体外培养物中的 VOCs。然而,尚未通过体内研究确定这些 VOCs 与龋齿的关联。

4. 脚臭 马歇尔等人检查了正常的脚发现,脚菌群气味与葡萄球菌和需氧棒状杆菌的高密度相关联。具有强烈气味的脚具有显著更高的微生物密度,这些微生物产生水解性外切酶(脂肪酶、蛋白酶和愈伤组织降解酶)。Kanda 等人发现,SCFA 的异构体是脚臭的主要成分,而 Kobayashi 则发现表皮葡萄球菌是引起脚臭的主要成分。表皮是皮肤的正常组织,在脚臭的发展中起主要作用。足癣是由称为皮肤癣菌的真菌引起的足部感染,侵入皮肤的角质层。真菌在温暖、潮湿和黑暗的环境中迅速成长,在人类开始穿鞋之前,这种病被认为是罕见的。角质层剥落发生在世界各地,在热带和温带环境中都可以看到,它可能与职业或体育活动有关。在适当的条件下,例如长时间的密闭、多汗症和皮肤表面 pH 值升高时,正常菌群发生微生物的过度繁殖,这些物种增殖会产生破坏角质层的蛋白酶,形成凹坑。刚果皮肤癣菌可在适当的底物中释放角蛋白酶,而坐皮肤球菌可产生两种降解角蛋白的酶。据推测,与点状角化分解有关的恶臭是产生硫化合物的副产物,例如硫醇、硫化物和硫代酯。由于金黄色葡萄球菌的过度生长,能够产生强烈的脚臭味(但没有出现凹陷的皮肤变化)。表皮亮氨酸生成的异戊酸、枯草芽孢杆菌的过度生长和短杆菌的存在也与强烈的脚臭有关,后者可以由皮肤成分产物蛋氨酸酶水解生成甲硫醇。

5. 尿路感染 细菌 VOCs 分析的另一个潜在应用是确定尿路感染的病原体。研究者进行了大肠杆菌、普通变形杆菌、铜绿假单胞菌、金黄色葡萄球菌、表皮葡萄球菌、肺炎克雷伯菌、粪肠球菌的尿培养,并对它们产生的 VOCs 进行了研究。结果令人鼓舞,因为研究人员能够根据 VOCs 区分不同的病原体。

6. 阴道感染和异味 细菌性阴道病是阴道分泌物的最常见原因,其特征在于生殖道生物过度生长和乳酸菌枯竭。常见的外阴阴道念珠菌病是由白念珠菌(占病例的 90%)、光滑念珠菌或酿酒酵母引起。毛滴虫病是由原生动物阴道毛滴虫引起的性传播疾病。有时,在淋病奈瑟氏球菌或沙眼衣原体引起的宫颈炎中可发现白带。

细菌性阴道病的特征是阴道菌群发生复杂的变化。健康的原始菌群主要由乳杆菌属物种组成,这些细菌会产生过氧化氢并从阴道上皮中的糖原产生有机酸(主要是乳酸),足以将 pH 值维持在 4.7 以下。它们还可以合成细菌素和其他抑制性化合物。在阴道病中,这些乳酸杆菌被其他生物的浓度升高所代替,尤其是厌氧菌,如阴道加德纳菌、人型支原体、普氏杆菌、卟啉单胞菌、拟杆菌、厌氧链球菌、梭状芽孢杆菌属或阴道奇异菌。在细菌性阴道病诊断中,菌群的变化也可以用革兰氏染色从分泌物样本上进行显微镜观察。革兰氏阳性、长杆菌在健康的菌群中占主导地位,而革兰氏阴性杆菌和厌氧球菌在疾病中占主导地位。阴道病的症状可能从无症状到以下一种或多种:白带异常(有难闻的气味)、瘙痒、排尿时灼热感和性交时不适。阴道加德纳菌产生分解阴道肽的蛋白水解羧化酶,释放出各种具有鱼腥味的胺,包括腐胺、尸胺和三甲胺。这些胺会随着 pH 值的升高而越来越多地挥发,因此,随着阴道碱性的增强,患者经常会注意症状的恶化。即使是临床中正常的女性,根据其气味也会分为不同类型,例如发酵的味道或者甜味,这些气味的差异可能与女性个体所具有的细菌菌群数量的差异有关。

7. 神经退行病变　最近的文献表明,病原体参与神经退行性疾病的病理学(例如阿尔茨海默病和帕金森病)。脂溢性皮炎是由皮脂过量产生而引起的疾病,是帕金森病的非运动性症状。帕金森病患者的脂溢性皮炎与皮肤微生物组中的马拉色菌含量较高有关。最近,马拉色菌病的存在与更高的脂肪酶活性和二十烷的增加相关。二十碳烷被认为是由链霉菌产生的,因为它具有抗真菌活性,可以作为对抗马拉色菌的防御机制,因此,有人提出二十烷可以作为与帕金森病相关的皮脂生物标志物之一。牙龈、牙周炎的主要病原体,是阿尔茨海默病发病的一个关键因素。直到今天,已经提出了呼出气中的几种标志物(例如甲硫醇和丙酮),用于诊断口腔中的牙龈卟啉单胞菌。但是,尚未研究这些标记物与阿尔茨海默病的相关性,在未来研究中探索这些标志物与阿尔茨海默病的相关作用是十分重要的。多年来,肠道菌群产生挥发性短链脂肪酸(如丁酸)的能力因其在维持健康生理中的关键作用而受到了广泛关注。丁酸酯与改善的认知功能有关,并且对脑部疾病具有有益的作用。老年阿尔茨海默病患者产生丁酸盐的微生物群减少,最近发现产生丁酸盐的益生菌酪酸梭状芽胞杆菌对阿尔茨海默病具有抗神经炎作用,这种作用是通过调节肠脑轴的丁酸介导的。因此,丁酸酯和其他挥发性短链脂肪酸有望成为阿尔茨海默病的预防和治疗手段。总体而言,这些研究为神经退行性疾病与人类微生物组之间的相互作用提供了重要的参考。mVOCs 的产生可能会影响疾病的病理生理,或被疾病改变。该研究领域在开发新型治疗靶标或生物标志物方面具有广阔的应用前景。

8. 疟疾　疟疾是一种感染性疾病,全世界每年都有数亿例病例,早期诊断对预防死亡至关重要。实验室诊断仍取决于一项经典检测方法:在血液涂片中染色观察疟原虫。近年来,研究人员发现疟原虫感染可能会改变宿主的 VOCs,可能在呼出气中被检测到,这为疟疾的诊断开辟了新的无创诊断方法。Schaber 等人对有症状的疟疾感染儿童和健康个体的呼出气进行了采样。将样品收集在吸附剂管中,然后将其运送到实验室并应用热脱附 - 气相色谱 / 质谱法分析了呼出气成分。结果发现,患有疟疾的儿童的总体呼出气成分有明显的变化,包括 4- 甲基 - 十一烷、3,7- 二甲基 - 癸烷、2,3,4- 三甲基 - 己烷、壬醛、十三烷和异戊二烯。另外还发现感染与诱蚊萜烯 α- 蒎烯和 3- 蒈烯的明显升高有关。然而,另一项对受感染的恶性疟原虫志愿者的呼出气指纹研究报告了其他化合物,包括异戊二烯、丙酮、苯、环己酮、烯丙基甲基硫醚、1- 甲硫基丙烷、(Z)-1- 甲硫基 -1- 丙烯和(E)-1- 甲硫基 -1- 丙烯。病原体能够操纵宿主产生特异性 VOCs,这提示了开发基于 VOCs 的疟疾检测新方法的可能性。用于人群筛查的前提是该方法必须可靠、易于使用且价格合理。有关人的皮肤、呼出气或血液中收集 VOCs 的研究数量很多,显示出寄生虫存在的挥发性特征。研究发现,某些挥发性物质可作为疟疾寄生虫存在的指标,例如辛酸、壬醛、癸醛、异戊二烯、十三烷、α- 蒎烯和柠檬烯。但是,寄生虫感染的各种阶段,这些 VOCs 的量可能存在显著差异。此外,到目前为止,尚未鉴定出任何寄生虫特异性化合物。下一步将是确定健康个体和不同阶段疟疾携带者之间挥发物的定量差异是否足够大,这涉及个体、地理区域和饮食之间的遗传变异以及其他病原体和寄生虫存在的干扰。

三、微生物挥发性有机化合物的代谢途径

导致宿主体内 VOCs 产生的微生物生物转化可分为三大类。首先,主要的碳能量代谢途径,例如作为发酵终产物的 SCFA,其产生速率与微生物生长速率密切相关;其次,酶相关反应的完全表达取决于细胞的物理化学环境或诱导分子是否存在,例如,在含巯基的分子存在下,半胱氨酸脱氢酶会产生硫化氢,因为即使细胞中的酶被充分表达,VOCs 的产生速率也会受到限制,具体取决于存在的酶底物的浓度;最后,由酶促反应产生的 VOCs 可从哺乳动物宿主产生的特定类型前体分子中释放出来,例如,3- 羟基 -3- 甲基己酸和其他相关酸是通过微生物氨酰酶活性从存在于轴突分泌物中的氨基酸、肽或蛋白质缀合物前体产生的。

(一)短链脂肪酸代谢

SCFA(脂族尾中的碳原子数小于 6 的脂肪酸)是通过微生物细胞内的许多代谢发酵途径产生的,表 11-1-2 汇总了每种发酵途径的示例物种和产物。消化 / 解聚后,葡萄糖被代谢为丙酮酸,丙酮酸是几种代谢途径的中间产物。醋酸盐是由许多微生物通过丙酮酸代谢而产生的,它们是其他代谢产物的主要或次要成分。丁酸盐也是丙酮酸发酵的主要最终产物,在少数不同种类的厌氧菌(梭状芽孢杆菌、玫瑰花菌和真菌中)产生,通常从人和动物的口腔和胃肠道以及感染的伤口中分离出来。丙氨酸可以与 α- 酮戊二酸反应形成丙酮酸和谷氨酸,然后根据微生物的种类以及不同类型的末端电子受体的存在,通过各种途径再次被代谢。根据类型,氨基酸可以被脱氨基、脱羧或转氨基。产生的 SCFA 包括乙酸、丁酸、丙酸、丁二醇,偶尔还有丙酮和丁醇。

表 11-1-2　微生物发酵途径

发酵途径	产物	示例物种
醇类	乙醇 $+CO_2$	酵母菌和其他真菌
		运动发酵单胞菌
同型发酵乳酸	所有丙酮酸代谢为乳酸	乳酸杆菌
异型发酵乳酸	丙酮酸代谢成乳酸和其他产物(乙醇、CO_2)	链球菌
		芽孢杆菌
		明串球菌
		两歧双歧杆菌
丙酸	丙酸(较少量的乙酸盐、乳酸盐、琥珀酸盐和 CO_2)	戊糖丙酸杆菌
		蓝藻
		栖瘤胃拟杆菌

续表

发酵途径	产物	示例物种
丁酸	丁酸酯,乙酸酯 +H_2+CO_2（某些物种产生丁醇、丙酮、2- 丙酸乙醇或己酸）	酪酸梭菌
		丙酮丁酸梭菌
		克鲁维氏梭菌
混合酸	乙醇 + 脂肪酸混合物（乙酸、乳酸、甲酸和琥珀酸）	大肠杆菌
丁二醇	2,3- 丁二醇 + 乙醇（和少量有机酸）	沙雷氏菌
		肠杆菌
		欧文氏菌属
斯提柯兰氏反应	羧酸（乙酸、丙酸、丁酸、异丁酸、异戊酸）	梭菌

通过脱氨基反应的 SCFA 产物示于表 11-1-3 中,特别是环氨基酸苯丙氨酸、酪氨酸和色氨酸产生的一些令人感兴趣的 VOCs,包括:吲哚乙酸酯、3- 甲基吲哚、对羟基苯乙酸酯、苯乙酸酯和苯丙酸酯。广义的脱氨方程为:

$$R—\underset{\underset{NH_2}{|}}{CH}—COOH+H_2O \rightarrow R—COOH+NH_{3+}4H+CO_2 \qquad 公式（1）$$

表 11-1-3　氨基酸及脱氨基反应的 SCFA

氨基酸	脱氨基反应的 SCFA
丙氨酸、甘氨酸和丝氨酸	醋酸盐
谷氨酰胺、天门冬氨酸	乙酸、丙酸和丁酸
异亮氨酸	2- 甲基丁酸酯
亮氨酸	异戊酸
苯丙氨酸	苯乙酸
酪氨酸	对羟基苯乙酸酯、苯乙酸酯和苯丙酸酯
苏氨酸	丙酸
色氨酸	吲哚乙酸酯和 3- 甲基吲哚
缬氨酸	异丁酸酯

SCFA 也是通过细菌中常见的脱羧酶反应产生的（表 11-1-4）,其广义方程为:

$$R—\underset{\underset{NH_2}{|}}{CH}—COOH \rightarrow R—CH_{2+}NH_{2+}CO_{2+}H \qquad 公式（2）$$

表 11-1-4　氨基酸的微生物脱羧产物

氨基酸	脱羧产物
α- 氨基丁酸酯	丙胺
丙氨酸	乙胺
精氨酸	腐胺(某些通过闭环可形成吡咯烷)和胍丁胺
胱氨酸	牛磺酸
甘氨酸	甲胺
组氨酸	组胺
赖氨酸	尸胺(某些通过闭环作用于哌啶)
去甲缬氨酸	丁胺
鸟氨酸	腐胺(一些对环吡咯烷有闭环作用)
苯丙氨酸	苯乙胺
酪氨酸	酪胺
色氨酸	色胺

　　氨基酸的氧化和还原反应耦合产生 SCFA,被称为斯提柯兰氏反应(Stickland 反应)。除组氨酸外,所有氨基酸均可充当 Stickland 受体、Stickland 供体或供体和受体。电子供体氨基酸被氧化成比原始氨基酸短一个碳原子的挥发性羧酸,而电子受体氨基酸被还原成与原始氨基酸长度相同的挥发性羧酸。

(二)微生物胺的产生和氨

　　许多胺具有生物活性,尤其是炎性介质组胺和色胺,以及具有腐臭味的尸胺和腐胺。三甲胺是由多种细菌通过在肉、蛋、鱼和某些蔬菜中发现的胆碱或氧化三甲胺(trimethylamine N-oxide,TMAO)分解而产生的。在鱼类中,细菌(特别是革兰氏阴性杆菌)将 TMAO 还原为三甲胺(trimethylamine,TMA),从而在腐烂的初期引起了海鱼类的典型异味和气味。在人类中,TMA 是由肠细菌从 TMAO(在饮食中)或胆碱产生的。然后 TMA 从肠道吸收到血液中,并被肝酶黄素单加氧酶(flavin-containing monoxy genase,FMO)3 氧化为无味的 TMAO,并排泄到尿液中。三甲基胺尿症(trimethylaminuria,TMAU)是由于 FMO3 中常染色体隐性突变而引起的罕见疾病,其中 TMA 被排泄到体液(包括唾液和汗液)中,并在呼出气中被检测到,导致持续或偶发性口腔恶臭。肝脏中 TMAO 的水平可能因 TMAU 突变以外的原因而有所不同,包括肝病、焦虑和压力、饮食和月经。在这些病例的治疗中,建议严格饮食,避免食用富含胆碱和 TMAO 的食物。

　　铵离子是微生物细胞中许多不同类型反应的常见产物,包括脱氨反应、精氨酸二甲胺水解酶途径、色氨酸酶和蛋氨酸 γ 裂解酶、谷氨酰胺和谷氨酸的分解。铵离子可以通过酸的产生来平衡,如果可发酵的底物供应不足,pH 值会增加,从而将存在的铵离子转化为氨气。在强中性的缓冲环境中,铵离子的产生量可能不足以影响较大的 pH 值变化。但是,微生物脲酶对底物尿素的作用会产生额外的铵离子和碳酸氢根离子。碳酸氢盐是一种弱酸,容易挥发到气相特别是当碳酸酐酶的存在下。碳酸酐酶存在于许多微生物物种中,特别是大肠杆菌以及哺乳动物物种。这使环境的 pH 值增加,并导致大量氨气产生。

（三）挥发性硫化合物

尽管硫化氢（hydrogen sulfide，H_2S）不是有机物，但 VSC 与含硫氨基酸半胱氨酸、胱氨酸和蛋氨酸的脱硫反应有关，并且在维持低氧化还原度中发挥着核心作用。微生物产生硫化氢有两种不同的机制。一组被称为硫酸盐还原细菌（sulfate-reducing bacteria，SRB）的微生物通过使用细胞色素进行"厌氧呼吸"，作为末端电子受体来还原硫的含氧阴离子。在哺乳动物的口腔 SRB 中已经检测到了脱硫弧菌属，但仅占总量的一小部分，而且它们的存在与人体内 VSC 的产生和口腔恶臭成负相关。哺乳动物宿主生物体内生成硫化氢的主要微生物途径很可能是通过氨基酸的脱硫作用，以及通过谷胱甘肽或其他含硫醇的肽类以 H_2S 形式去除硫的物种或甲硫醇（methyl mercaptan，CH_3SH）。例如，核梭状芽胞杆菌是在人类口腔中发现的革兰氏阴性厌氧菌，具有很高的产生 H_2S 的倾向。已经分离和表征了 3 种或 4 种不同的产生 VSC 的酶，包括：①α、β- 消除 L- 半胱氨酸以产生 H_2S、丙酮酸和氨；②β- 消除半胱氨酸以产生 H_2S 和 L- 丝氨酸；③β 置换反应，两个半胱氨酸分子凝结产生 H_2S 和 L- 兰硫酮。第四个机制涉及酶 L- 蛋氨酸 γ- 裂合酶（通常将蛋氨酸催化成甲基硫醇）。当 L- 蛋氨酸被 L- 半胱氨酸替代时，该酶将产生 H_2S。

（四）吲哚

色氨酸产生的吲哚是许多不同微生物物种的特性，包括：大肠杆菌、变形杆菌、流感嗜血杆菌、牙龈卟啉单胞菌和细胞核镰刀菌。负责的酶是色氨酸吲哚裂解酶，它将色氨酸转化为吲哚、丙酮酸和铵离子。吲哚挥发性低，气味阈值非常低。气味被描述为具有臭味和驱避性，并且由于其挥发性低，气味可以持续数小时或数天。吲哚充当细胞间信号分子，介导携带色氨酸酶基因的各种细菌生物膜形成，并影响其他几个基因的表达，包括与氨基酸代谢、多药输出蛋白和多糖生产有关的基因。该酶由四个相同的单体组成，每个单体包含一个分子的磷酸吡哆醛（pyridoxal phosphate，PLP）。PLP 分子与赖氨酸残基形成一个亚胺键，并通过 α，β 消除机制催化 L- 色氨酸的可逆水解，生成吲哚和丙酮酸铵。甲基吲哚是由色氨酸通过肠道菌群的吲哚丙酮酸途径产生的，酚类 VOCs 的途径（苯酚、对甲酚、4- 乙基苯酚、丙酸苯酯、苯乙酸和苯甲酸）也是通过色氨酸途径产生的（图 11-1-1）。

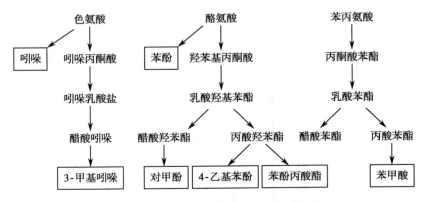

图 11-1-1　吲哚和酚挥发性化合物的形成

（五）pH 值对挥发性有机化合物相对挥发度的影响

对于有机酸（包括 SCFA），当 pH 值高于中性时，它们以离子离解（盐）形式存在且不挥发，而在 pH 值降低时,较大比例的酸处于疏水状态,因此更多可以在液相和气相之间分配。对于胺,则相反。当 pH 值高于中性时,胺会以其碱形式更多地存在,并且只有以这种形式存在时,该化合物才能分配到气相中。与 pH 值对 VOCs 相变的影响无关,pH 值也将可变地影响微生物 VOCs 的产生速率,例如细菌中 pH 值诱导的氨基脱羧酶。大肠杆菌和大肠杆菌中胺的产生及其在 pH 值稳态中的作用,Gale 和 Epps 在 70 年前对溶菌微球菌进行了描述。该机制是由于低 pH 值诱导型氨基酸脱羧酶的作用,该酶作用于氨基酸(尤其是谷氨酸、精氨酸、赖氨酸和鸟氨酸),产生二氧化碳和游离胺碱。在低 pH 值下,二氧化碳会从系统中流失(特别是在存在微生物碳酸酐酶活性的情况下),并且总体平衡是使系统的 pH 值从酸性增加到中性。最近,已经研究出肠细菌如何通过诱导提供耐酸和 pH 值稳态的基因而在酸性环境中存活下来。大肠杆菌具有三个不同的耐酸系统:葡萄糖分解代谢物抑制系统和两个氨基酸脱羧酶依赖性系统。谷氨酸脱羧酶活性被认为是大肠杆菌中最重要的途径,产物是 γ-氨基丁酸(GABA;在环境温度下不挥发),但是有趣的是,赖氨酸脱羧酶(产生挥发性尸胺)被证明是鼠伤寒沙门氏菌 pH 值稳态的关键。这些系统以多种方式重叠,可以保护正在生长的和未生长的细胞在广泛的天然酸性环境中免受酸胁迫,并可以产生依赖于 pH 值的挥发性产物。

综上所述,大量的细菌代谢过程会产生 VOCs,并且这些过程取决于局部理化条件。VOCs 分析作为一种监测细菌引起疾病进展以及治疗反应的方法,具有明显的优势,因为它可以使医生及时有效地做出治疗决定,减少对广谱抗生素的需求,并有可能减少微生物的耐药性。而且,由于它是非侵入性的,因此具有很高的患者接受度。尽管需要更多的研究来真正阐明微生物 VOCs 的产生过程,但可以预见,未来的 VOCs 分析将使微生物相关疾病的快速表征成为可能,从而为医疗从业者提供重要信息。

(刘宜平)

第二节 COVID-19 及病毒感染的呼出气代谢组学

新型冠状病毒肺炎(coronavirus disease 2019,COVID-19)的流行使人们意识到对病毒感染进行快速、经济有效、准确和非侵入性检测的重要性。数十年来,已提出应用呼出气 VOCs 检测来满足这些标准,但是,目前在尝试使用 VOCs 诊断病毒感染方面所做的工作很少。迄今为止进行的许多工作涉及细菌和病毒感染源的区分,并且常常涉及细菌和病毒共感染的检测。但是,这通常是在体外完成的,很少涉及人类受试者的研究。病毒劫持了宿主细胞的新陈代谢,并且不会产生自己的代谢产物,因此鉴定病毒特异的 VOCs 是一项艰巨的任务。但是,有些蛋白质和脂质可能会成为病毒感染的标志物,当前的理解是宿主细胞的糖酵解在病毒感染时被上调,以提供病毒复制所需的能量。有一些证据表明,病毒感染导致脂肪酸、烷烃和烷烃相关产物产量的增加。例如,2,3-丁二酮、醛、2,8-二甲基十一烷和乙酸正丙酯都与病毒感染有关。目前,文献指出了氧化应激的标志物(例如一氧化氮、醛等)在确定病毒感染中最有用。然而,问题在于还有许多其他条件可能导致氧化应激的发生。在本节中,我们将介绍用于呼出气中病毒检测的一系列方法,包括呼出气凝结物的检测,并对目前的研究结果做出总结。

一、病毒激活细胞代谢

病毒是无生命的实体,因此本身没有固有的新陈代谢。但是,病毒进入细胞后会极大地改变细胞的新陈代谢。病毒可能已经进化为诱导多末端的代谢途径。病毒穿透到靶细胞后，病毒基因组复制所需的游离核苷酸以及病毒体组装所需的氨基酸的产量大大增加。此外，在包膜病毒的情况下，还观察到用作膜材料的脂质的产量增加。另外，病毒改变了细胞的新陈代谢以产生病毒生产所需的底物，例如病毒糖蛋白以及三磷酸腺苷（adenosine triphosphate，ATP）。在许多病毒感染中，宿主细胞中的糖酵解和脂肪酸合成被上调。1961 年的一项早期研究表明，鸡胚单层细胞的 A 型流感病毒在感染后 3 小时伴随着葡萄糖的摄取而使乳酸产生增加。最近，已经发表了诸如病毒感染的细胞代谢组学和高能谱分析，揭示了鼠诺如病毒感染期间糖酵解和氧化磷酸化程度降低以及戊糖磷酸途径产物的增加。有趣的是，对于病毒感染，糖酵解可能会增加，有时会减少。登革热疱疹和单纯疱疹病毒 1，通过增加转录和磷酸果糖激酶 -1 酶的激活来激活糖酵解，两种病毒都依赖于活性糖酵解来达到最佳感染，而卡波西肉瘤相关的疱疹病毒会抑制糖酵解的发生，即与病毒复制相关的糖酵解产物减少。

Sanchez 和 Lagunoff 于 2015 年发表了有关细胞代谢的病毒激活的综述，奠定了对这些代谢改变背后机制的最新认识。他们详细叙述了多个病毒家族改变细胞的核心代谢途径，包括糖酵解、脂肪酸合成和谷氨酰胺分解等，这些代谢途径的改变为呼出气 VOCs 的变化提供了理论基础。Thacker 等人在 2019 年发表了一篇综述，讨论了当前对多种病毒生物对病毒代谢的理解，其中在病毒代谢过程中产生的许多讨论的化合物都是半挥发性的。对于像流感病毒这样的呼吸道病毒，当疾病发生在呼吸道中时，很明显，从肺中呼出的 VOCs 曲线在感染过程中发生了显著变化，因此 VOCs 曲线分析可以用作病毒感染的早期监测。本节我们将重点讨论呼吸道病毒感染的呼出气分析方法及可能的生物标志物。

（一）腺病毒

腺病毒是一种双链 DNA 病毒，完全依赖宿主细胞机制进行复制。1950—1970 年的几项早期研究描述了腺病毒感染期间糖酵解的增加，然而，最近的技术进步已经能够更详细地分析腺病毒感染期间代谢的变化，以及可能发生代谢重编程的潜在机制。人乳腺和支气管上皮细胞的野生型腺病毒（wild-type adenovirus，ADWT）5 感染导致葡萄糖消耗和乳酸的产生增加，氧气消耗率降低。葡萄糖用于在感染期间生成磷酸戊糖途径的中间体和核苷酸，可能支持病毒基因组复制。ADWT 诱导的糖酵解增加是由早期腺病毒基因产物 E4ORF1 与细胞 MYC 结合，以指导特定糖酵解酶的转录，并且在 E4ORF1 中含有 D68A 点突变的腺病毒不会复制。除了改变细胞的葡萄糖代谢外，人支气管上皮细胞的 ADWT 感染还导致谷氨酰胺消耗量增加和谷氨酰胺酶（glutaminase，GLS）活性升高。谷氨酰胺示踪研究表明，谷氨酰胺在 ADWT 感染过程中发生还原性羧化反应，可能是柠檬酸盐的来源；另外，谷氨酰胺被用来产生氨基酸和己糖胺途径的中间体。谷氨酰胺代谢的变化均取决于 E4ORF1 与细胞 MYC 的结合。CB-839 对 GLS 的药理抑制作用不仅会降低腺病毒的最佳复制，还会降低包括 HSV-1 和 A 型流感病毒在内的多种病毒的最佳复制。

尽管 MYC 腺病毒编码的 E4ORF1 激活是病毒感染期间葡萄糖和谷氨酰胺代谢变化的主要原因，但腺病毒感染细胞的呼吸减少似乎与 E4ORF1 和 MYC 无关。缺乏 E4ORF1 与 MYC 结合的 D68A 突变腺病毒会降低受感染的人类乳腺上皮细胞的呼吸作用。未来的研究将集中于确定腺病毒改变宿主细胞呼吸的分子机制，并阐明这如何有益于病毒复制。

（二）流感病毒

甲型流感病毒是正黏液病毒家族中的一种 RNA 病毒，可引起急性呼吸道疾病，是主要的公共卫生危害。甲型流感病毒能够增加糖酵解、增加耗氧率、增加葡萄糖的摄取和乳酸产生。与模拟感染相比,甲型流感病毒感染导致早期糖酵解中间产物水平升高,三磷酸核苷酸水平降低。与已清除感染并检测出流感病毒阴性的肺相比,在被甲型流感病毒感染的儿科呼吸道感染患者的肺中显示出更高的 PET 信号。用假定的 PI3K/mTOR 抑制剂 BEZ235 进行治疗可减少糖酵解作用,并减少病毒基因组复制后一个未表征步骤中的病毒复制,从而降低了流感感染小鼠模型的死亡率。

(三) 新型冠状病毒

COVID-19 在世界范围内带来了巨大的社会和经济影响,引发 COVID-19 的病毒被称作严重急性呼吸综合征新型冠状病毒 2 (severe acute respiratory syndrome coronavirus 2, SARS-CoV-2)。当前诊断 COVID-19 的方法包括流行病学、临床症状、肺 CT 检查、实验室检测、分子诊断检测(核酸检测)和血清学检测(抗体检测)。分子诊断测试(例如 RT-PCR)可检测病毒的存在,血清学检测可检测对病毒的免疫反应。但是,分子诊断仍存在一定的假阴性/阳性检测,限制了 COVID-19 的早期诊断。研究者不断探索早期快速诊断 COVID-19 的新方法,并且在前期研究中发现了 COVID-19 感染后呼出气 VOCs 的变化,因此一些学者认为呼出气分析可能提供一种无创的检测方法(图 11-2-1,见文末彩图)。

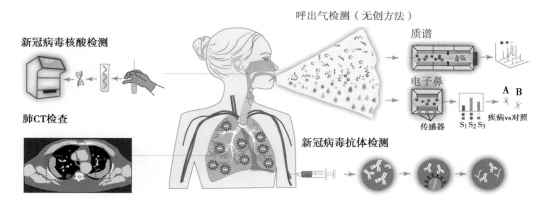

图 11-2-1　COVID-19 的辅助诊断方法

发生 COVID-19 感染后,SARS-CoV-2 可以穿透鼻子、眼睛和/或口腔的黏膜,并移至其他重要器官,例如肺部。SARS-CoV-2 的感染范围从无症状或轻度感染(仅限于上呼吸道)到严重的呼吸综合征(表现为弥散扩散至下气道),导致局部发炎和肺炎,尤其是合并症患者,例如糖尿病、高血压和心血管疾病。患有糖尿病、严重肥胖和高血压的人更容易被感染,并且因 COVID-19 引起并发症和死亡的风险更高。虽然目前为止还没有明确的病毒细胞代谢途径及治疗方法,但已经对其分子机制开展了大量基础研究。Bojkova 等人建立了一种用于感染 SARS-CoV-2 临床分离株的人类细胞培养模型。使用此细胞培养系统,他们确定了在 SARS-CoV-2 感染后不同时间的翻译组学和蛋白质组学。他们的研究表明,SARS-CoV-2 重塑了中央细胞途径,如翻译、剪接、碳代谢、蛋白质稳态和核酸代谢。靶向这些途径的小分子抑制剂可以阻止病毒在细胞中复制。有研究认为,脂质代谢在 COVID-19 病毒感染中发挥关键作用。Blasco 等人分析了 55 例 SARS-CoV-2 感染的患者和 45 例 LC-HRMS 对照的血浆代谢组，以预测独立人群中 SARS-CoV-2 的诊断（准确度 >74%，敏感性和特异性 >75%）。他们确定了胞嘧啶和色氨酸 - 烟酰胺途径在这种区分中的作用。Overmyer 等开展了一项有关 COVID-19 严重程度的大规模多组学分析，他们调查了 102 例 COVID-19 和 26 例非 COVID-19 患者血液样本中的生物分子，发现了 219 个生物分子与 COVID-19 的状态和严重程度密切相关，其中许多与补体激活、脂质转运失调和嗜中性粒细胞激活有关。人体吸入 SARS-CoV-2 后，SARS-CoV-2 进入宿主细胞，复制并释放，这导致氧化应激、细胞坏死并刺激了一系列免疫反应（图 11-2-2，见文末彩图）。

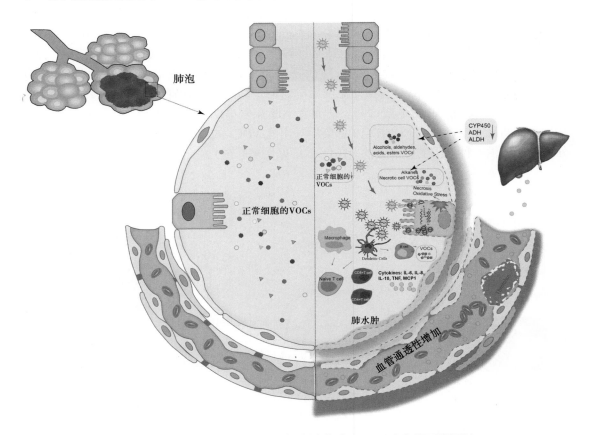

图 11-2-2 SARS-CoV-2 入侵后呼出气中 VOCs 变化的可能机制

肺泡中 VOCs 的变化可能来自以下几种方式：①氧化应激促进了 PUFA 的过氧化，产生了更多的烷烃；②SARS-CoV-2 侵袭后，坏死细胞的 VOCs 增加；③B 细胞等免疫细胞的激活可能会增加其 VOC 的释放；④炎性因子的释放导致肝脏酶（例如 CYP450、ADH 和 ALDH）减少，这可能会影响血液和呼出气中的醇、醛、酸和酯

二、呼吸道病毒感染的呼出气分析

（一）质谱法

1. 气相色谱 - 质谱 GC-MS 当前是大多数呼出气检测应用中使用的技术，此方法的优点包括能同时准确地分析呼出气的多个 VOCs。GC-MS 还可以用于发现人群之间的差异，并

快速识别特定疾病的 VOCs。早期的 GC-MS 系统仅包含一个四极杆 MS 检测器,并且扫描速度和准确性受到限制。气相色谱法结合 TOF-MS 是一种更有效的高分辨率技术,其应用极大地提高了扫描速度,并提供了更高的质量分辨率,具有低于 ppb 的检测限。因此,它适合于追踪呼出气中的 VOCs 检测。多维气相色谱仪比一维气相色谱仪具有优势,因为它使用两个毛细管气相色谱柱来分离共洗脱的挥发性有机化合物,并以数量级增加了挥发性有机化合物的覆盖范围。尽管基于 GC-MS 的方法目前在该领域占据主导地位,但它们并非没有局限性。GC 和 MS 仪器不是便携式仪器,需要频繁校准,并通过连字符技术产生大量数据。此外,样品处理、数据反卷积和分析物鉴定需要大量时间。

2. 液相色谱 - 质谱　EBC 和 EBA 样品均以液体形式提供,使其适用于液相色谱 - 质谱法(liquid chromatography-mass spectrometry,LC-MS)分析。直接或提取的样品被注入到 LC-MS 系统中,例如三重四极杆 MS(triple-quadrupole mass spectrometry,QqQ-MS)和 Q-ToF-MS/MS。Orbitrap 质量分析仪可以实现高分辨率和精确质量,为蛋白质组学和代谢组学提供了出色的平台。Muccilli 等从 9 个健康受试者中收集了 50 个 EBC 样品,并使用 Orbitrap-Elite 质谱仪分析了消化的蛋白质,并鉴定出 163 种基因产物。LC-MS 可以检测 SARS-CoV-2 病毒相关蛋白。Gouveia 等将串联质谱应用于 SARS-CoV-2 的体外研究中,在受感染的 Vero 细胞中发现了 6 种病毒蛋白的 101 个肽段。作者提出了 14 种可作为 SARS-CoV-2 诊断靶标的肽的候选列表。Gordon 和他的同事们克隆了 53 个人类细胞,并鉴定出 26 种 SARS-CoV-2 蛋白。然后,作者使用四极杆 Orbitrap 质谱仪结合了与每种人类物理蛋白质相关的蛋白质。作者鉴定了 66 种药理性人类蛋白质,并筛选了 2 种具有抗病毒活性的药物以开发出有效的 COVID-19 治疗方法。Shajahan 应用高分辨率质谱法定位了在人类细胞中表达的刺突蛋白亚基 S1 和 S2 的糖基化,其特征在于刺突蛋白上的定量 N- 糖基化谱和观察到的 S1 受体在域中结合了意外的 O- 糖基化修饰,这有利于促进疫苗的发展。

在通过 LC-MS 检测代谢物之前,必须将样品电离。电喷雾电离(electrospray ionization,ESI)被广泛用于产生正离子和负离子。Yamashita 和 Fenn 于 1984 年首次报道了 ESI 技术,该技术用于分析生物大分子,并获得了 2002 年诺贝尔化学奖。ESI 解决了电离时大分子易碎的问题,因此,它适用于大分子离子检测,并且溶液的液相信息可以保留在气相中。Sampath 等使用 PCR 结合电喷雾质谱检测了 9 种不同的冠状病毒,他们提出,该方法可以在包括人类 CoV 229E 和 OC43 在内的所有三种人类病毒的混合物中,将 SARS-CoV 与其他已知的冠状病毒区分开来。Cordey 开发了 RT-PCR/ESI 质谱检测和分类流感病毒。该方法评估了带有 A/B 型流感病毒的 201 种鼻咽拭子的类型。结果表明,RT-PCR/ESI 质谱对甲型和乙型流感样本的检出率为 91.3% 和 95.3%,在所有不可分型的甲型和乙型流感样本中显示出较低的病毒载量。随后,Mengelle 将 PLEX-ID™ 系统用于检测流感病毒及其亚型,并将结果与通过试剂盒鉴定的流感病毒进行比较。结果表明,PLEX-ID™ 系统具有更高的灵敏度和特异性。阳性和阴性预测值分别为 87.4%、96.5%、92.2% 和 94.1%。使用 Anyplex™ Ⅱ RV16 测试套件检测 13 个结果不一致的样品,其中 7 个与 RespiFinder® 一致,而 6 个与 PLEX-ID™ 一致。

3. 基质辅助激光解吸 / 电离 - 飞行时间质谱　基质辅助激光解吸 / 电离(matrix-assisted laser desorption/ionization,MALDI)的特性类似于 ESI。它的原理是使用激光能量吸收基体,以最小的碎片从大分子产生离子。MALDI 通常与 TOF 结合使用,因为它具有广泛的检测范围,并且 TOF 检测程序适用于 MALDI 电离过程。GC 检测到的挥发物类型取决于所用检测器的类型,包括等离子体电离、等离子体光度、光电离和电子捕获检测器。MALDI-TOF 技术已用于研究多种临床,例如流感病毒、肠病毒、人乳头瘤病毒、疱疹病毒和肝炎病毒。Gould 回顾了使用呼出气分析检测病毒感染的情况,并预测 MALDI-TOF 很快将成为鉴定细菌和病毒微生物的标准。肖霍姆报告了基于 MALDI-TOF-MS 用于从不同的档案生物样品中的所有人类疱疹病毒存在的多次检测的有效筛选方法。他们证实,MALDI-TOF-MS 方法对病毒的检测高度敏感。Yi 开发了一种基于 MALDI-TOF-MS 的 14 种高风险人类乳头瘤病毒基因型的新基因分型方法。他们认为该测定法具有高通量、高灵敏度和低成本的特点,可能适用于大规模流行病学研究和常规临床诊断。Calderaro 确认 MALDI-TOF-MS 是一种有效、快速且廉价的工具,可以从不同的临床样本中识别多种脊髓灰质炎病毒血清型。他们还报告,MALDI-TOF-MS 可以检测特定的病毒生物标志物,有助于区分被病毒感染的细胞与健康细胞。一些研究报告称,MALDI-TOF-MS 可用于诊断甲型流感、狂犬病病毒和克里米亚-刚果出血热病毒。Peng 使用 MALDI-TOF-MS 快速检测了 241 种样本中与手足口病有关的病毒。该技术还用于诊断 21 种呼吸道病毒。2017 年,研究团队开发了一种基于 MALDI-TOF-MS 的冠状病毒检测方法,该方法可以检测出 Alphacoronavirus 和 Betacoronavirus 中潜在的致病性 CoV,并提供令人信服的证据证明未知 CoV 的系统发育。他们建议,该方法将用于大规模筛选研究中的下一代测序技术的补充。尽管 MALDI-TOF/MS 可以高精度区分和识别微生物,但这些方法是基于已知细菌蛋白质数据库对蛋白质产生的质谱的解释。不幸的是,由于生长条件、培养基(优化和标准化)以及繁琐的采样程序可能会影响细菌种类的鉴定,因此通过 MALDI-TOF MS 从多种细菌种类中鉴定细菌种类是一项艰巨的任务。

4. 直接质谱法 直接质谱法是一种可以执行实时分析的快速方法。它的最大优点是可以在线运行,并且不需要预浓缩和分离步骤。质子转移反应质谱(proton transfer reaction mass spectrometry,PTR-MS)、选择性离子流管质谱(selected ion flow tube mass spectrometry,SIFT-MS)和二次电喷雾电离质谱(secondary electrospray ionization-mass spectrometry,SESI-MS)都是直接质谱技术。PTR-MS 可以根据质荷比监测 VOCs,但是,这种方法的使用不适用于化学鉴定。因此,PTR 电离技术可与飞行时间质谱仪(PTR-TOF)结合使用,可以实现在线呼出气分析。另一种具有临床应用潜力的方法是选择性离子流管质谱法(SIFT-MS),它可以同时提供多种 VOCs 的实时定量分析。此技术适用于在线无创呼出气分析,以进行临床诊断和治疗监测。已经开发出一种相对较小的基于 SIFT-MS 的分析仪器,用于基于 VOCs 的呼出气测试,适用于临床环境中的常规使用。SESI 是一种环境电离技术,用于分析痕量蒸气。SESI 的主要特征是它可以实时检测微量的低挥发性物质。SESI 和高分辨率质谱仪的组合可以提供时间分辨的、生物学相关的生命系统信息,而不会干扰系统。SESI-MS 已用于从细胞培养物中鉴定细菌,并从呼吸道样本中鉴定出体内感染。

5. 离子迁移谱 离子迁移谱(ion mobility spectroscopy,IMS)在线检测也广泛用于呼出气分析中。离子迁移谱仪结构紧凑,在检测浓度低于十亿分之一的醛和酮方面具有很大的优势。由于其体积小和便携,更适合于现场测试。一项研究使用 GC-IMS 监测通过皮肤和呼吸散发的人类 VOCs,并将该设备应用于便携式现场探测器、隐藏或被困人员。该分析工具无需打开集装箱门即可检测到偷渡行为。这对于打击人口贩运、跨境犯罪和毒品犯罪具有重要意义。目前,GC-IMS 在检测 SARS-CoV-2 病毒方向显示了其潜力。Steppert 等人发表的一项研究结果表明,多毛细管柱离子迁移谱仪(multicapillary column-ion mobility spectrometry,MCC-IMS)可以快速检测 SARS-CoV-2 感染。Chen 使用 GC-IMS 报告了 COVID-19 的呼出气潜在生物标志物。他们发现,与健康对照组相比,COVID-19 患者的呼出气中丁酸乙酯含量更高,丙酮含量更低。Dorota 及其团队成员在英国爱丁堡和德国多特蒙德进行的独立研究招募了可能在医院就诊时患有 COVID-19 的成年患者。85 位参与者进行了呼出气采样,以通过 GC-IMS 分析挥发性有机化合物。他们的结果表明,在爱丁堡有 6 种 VOCs:乙醛、正辛醇、丙酮、丙酮 / 丁酮混合簇和甲醇区分了 COVID-19 患者和其他诊断的患者。其中 COVID-19 参与者的呼出气甲醇浓度较低,其他 5 种化合物在 COVID-19 参与者中升高。在多特蒙德还发现了异戊二烯、丙醛、庚醛、丙醇将 COVID-19 与其他参与者分开。表 11-2-1 列出了通过不同种类的质谱仪分析的各种呼吸道病毒的生物标记。

表 11-2-1 通过质谱分析的各种呼吸道病毒的生物标志物

年份	分析方法	病毒	样本来源	化合物
2010	GC-MS	减毒活疫苗	人类呼吸	2,8- 二甲基十一烷、其他烷烃衍生物
2014	HS-SPME GC-MS	H9N2(禽)、H6N2(禽)、H1N1(人类)	体外	3,7- 二甲基辛 -3- 醇、2- 甲氧基乙醇、硫杂环丁烷、丙酸、2- 甲基丁酸、5- 甲基己 -3- 酮、3- 庚酮、2- 辛酮、1- 苯基丁 -1- 烯、4- 乙基苯甲醛、癸醛
2014	HS-SPME GC-MS	人鼻病毒	体外	丙酮、E-7- 四氢萘酚、2,3,4- 三甲基己烷、脂肪醇、支链烃、二甲基硫醚、醋酸、苯酚、2,3,4- 三甲基 -2- 戊烯
2018	HS-SPME GCxGC-ToF-MS	呼吸道合胞病毒	体外	92 种判别化合物:2- 甲基戊烷、甲基砜、2,4- 二甲基庚烷、4- 甲基辛烷、烷基化烃
2018	HS-SPME GCxGC-ToF-MS	甲型流感病毒	体外	67 种判别化合物:丙酮、烷基化烃、正己烷
2018	GC-MS	甲型流感病毒	猪的自主呼吸	乙醛、甲基丙烯酸甲酯
2019	GC-MS	甲型流感病毒和化脓性链球菌	体外	乙酸正丙酯
2019	HPLC-MS/MS	甲型流感病毒	猪的肺、脾、血浆和支气管肺泡灌洗液	羟基二十碳三烯酸(HETE)、羟基二十二碳六烯酸(HDHA)、环氧二十碳三烯酸(EET)
2020	GC-IMS	SARS-CoV-2	人类呼吸	丁酸乙酯(较高)、丙酮(较低)
2020	GC-IMS	SARS-CoV-2	人类呼吸(英国爱丁堡)	乙醇、丙酮、丙酮 /2- 丁酮簇、2- 丁酮、甲醇
2020	GC-IMS	SARS-CoV-2	人类呼吸(德国多特蒙德)	异戊二烯、丙醛、庚醛、丙醇

(二)用于病毒检测的化学和生物传感器

与传统的基于实验室的方法相比,病毒生物传感器提供了传统诊断分析的替代方法,并具有提供廉价、灵敏、快速、小型化和便携式平台的潜力。近年来传感器的研究日益增多,我们集中讨论一些用于呼吸道病毒检测的化学和生物传感器,对它们的优点和不足进行分析。

1. 基于核酸的传感器　单个病毒颗粒通常包括 RNA 或 DNA 基因组。DNA 生物传感器基于单链寡核苷酸在换能器表面的固定,以检测由于表面杂交而产生的互补 DNA 序列。然后,在电极表面上形成的混合体通过换能器转换成分析信号。电化学 DNA 生物传感器因其便携性、简单性、成本效益、快速响应时间、高灵敏度、高选择性以及与小型检测技术的兼容性等优点而备受关注。电化学 DNA 生物传感器的工作原理取决于两个步骤,包括 DNA-DNA、DNA-RNA 和蛋白质 - 配体分子之间的相互作用或杂交,或将 DNA 结构或装配体的变化转化为电化学信号。此外,还有一些间接技术可以使用电化学活性 DNA 嵌入剂、酶、氧化还原介体和颗粒来放大信号。多种电化学生物传感器 DNA 已经用于检测不同的病毒。

各种纳米材料已被用于基于核酸的生物传感器中,Tran 等人研发了基于碳纳米管的场效应晶体管 DNA 传感器,用于检测流感病毒 RNA。该传感器具有不到 1 分钟的快速响应时间,并具有很好的重复性。该传感器的选择性为 1 皮米(picometer,pm)至 10 纳米(nanometer,nm)之间,检测限(limit of detection,LOD)为 1pm。该生物传感器具有检测 A 型流感病毒 DNA 的潜力。Lee 等开发了一种基于多功能碳纳米管的电阻生物传感器,用于检测甲型流感和诺如病毒的目标 DNA。首先,合成金 / 磁性氧化铁纳米粒子(magnetic iron-oxide nanoparticle,MNP)修饰的 CNT(Au/MNP-CNT),并使用外部磁场将其沉积在商用的平面铂叉指电极的表面。然后,将此电极与针对流感病毒和诺如病毒的硫醇(-SH)修饰探针 DNA 偶联,应用线性扫描伏安法进行靶 DNA 检测。单个和完全错配的 DNA 序列用于检测传感器对 A 型流感病毒的选择性,寨卡病毒 RNA 和 A 型流感病毒 RNA 用于研究诺如病毒对 RNA 病毒的选择性。结果基于 Au/MNP-CNT 的 DNA 传感平台展示了对靶 RNA 的高度选择性,感测通道的电阻呈线性,目标 DNA 在 1pm~10nm 的范围内,对于流感病毒和诺如病毒的 LOD 分别为 8.4pm 和 8.8pm。尽管这些水平较低,但仍远高于不扩增检测所需的水平。

可以精确和灵敏地检测特定序列的新型核酸生物传感器的开发非常令人鼓舞,并且许多检测方式提供了感测 DNA 和 RNA 的潜在方法。然而,核酸生物传感器仍然存在一些挑战。首先,核酸生物传感器的有效使用要求目标核酸是生物传感器表面可及的。通常保护患者样品(血清、唾液、尿液等)中的病毒核酸免受病毒颗粒内部环境的侵害。为了使生物传感器检测核酸,需要以从病毒颗粒中释放核酸的方式破坏病毒颗粒。通过加热或化学处理破坏病毒颗粒,将额外的样品制备程序添加到检测靶核酸所需的测试范式中。尽管需要对加热过程中的溶剂条件进行严格控制,以避免碱基介导的 RNA 基因组水解,但热裂解是破坏颗粒最温和的方法。使用去污剂溶解膜和使用离液剂释放蛋白质的化学破坏可能是有效的,但会影响分析物检测的后续步骤,必须将其除去。在阴性 RNA 病毒(例如流感病毒和埃博拉病毒)中,蛋白质的去除特别重要,因为病毒颗粒中存在的基因组与核蛋白紧密结合,在序列特异性探针识别病毒 RNA 之前必须将其去除。

核酸生物传感器的另一个关键问题是病毒基因组结构。许多核酸传感器使用含有病毒序列的短寡核苷酸 DNA 测试其系统,从商业供应商处购买的短 RNA 或 DNA 序列价格便宜,易于操作且可以高浓度获得,但与纯化的病毒基因组有很大不同。较长的单链病毒基因组可以采用多种热力学稳定的二级结构(包括茎、环和假结),这些结构会强烈干扰序列特异性 DNA 探针识别目标核酸。DNA 探针与长单链核酸的杂交需要首先将靶标完全变性以去除抑制性二级结构,然后是有限数量的变性靶标基因组与表面结合的探针 DNA 相互作用的时间。在这种情况下,杂交类似于在核酸酶保护实验中进行的杂交,该实验使用长 RNA 探针(200~500 个碱基)和较短的 95℃变性步骤,然后在高温(55~65℃)下孵育 12~16 小时,在高离子强度溶液中以减少二级结构的形成并实现有效而特异性的杂交。这些条件对于短的寡核苷酸靶标不是必需的,但对于检测较长的基因组至关重要。结合快速有效的杂交条件对于核酸生物传感器是必不可少的,使用分子拥挤化学物质(例如聚乙二醇)或对生物传感器施加电泳电位来增加 DNA 探针的局部浓度和靶核酸,可能有助于缩短杂交时间并提高效率。

双链 RNA 和 DNA 基因组结构也存在类似的问题。dsRNA 和 dsDNA 病毒基因组的两条链之间的碱基配对通常会阻止生物传感器结合的探针分子以序列特异性方式结合,从而使其无法识别。传统核酸的变体,例如肽核酸和桥连核酸,具有发生链入侵并进行核酸局部变性的潜力,但它们往往相对昂贵。另外,尽管可以通过热处理或化学处理使双链核酸变性,但是长单链基因组链彼此之间的亲和力通常远高于结合在生物传感器表面上的短 DNA 探针的亲和力。

最后,临床样品中存在的病毒基因组数量通常很小,并且在许多情况下比已报道的生物传感器的检测限低。为了使核酸生物传感器可用于检测病毒基因组而不进行额外的扩增,它们需要能够检测的范围在 1.6 飞摩尔(fmol)至 1.6 仄摩尔(zmol)之间。换句话说,生物传感器的检测限应低于 100 阿摩尔(amol),以使生物传感器能够检测临床相关感染。

2. 用于病毒抗原和颗粒检测的基于抗体的传感器　电化学免疫传感器的工作原理为:在电化学换能器存在的情况下,由于抗体和抗原之间的特异性相互作用而产生的电信号。抗体通过共价键或非共价键连接到生物传感器表面。对于这些应用,生物素 - 链霉亲和素或导电聚合物(聚吡咯)是将抗体固定在电极上的常用示例。将捕获抗体固定在传感器表面后,将固定的捕获抗体、抗原和检测抗体之间的复合物用于夹心型免疫传感器。将抗体固定在固体表面上也可以提高其稳定性。由于它们的高亲和力和灵敏度,已经可以使用不同的免疫测定电化学传感平台。

Kinnamon 和同事开发了一种用于暴露点检测甲型流感病毒的丝网印刷氧化石墨烯纺织品生物传感器。Bhardwaj 等开发了一种基于垂直流分析(vertical flow assays, VFA)的新型纸质免疫传感器,用于通过电化学和比色法检测 H1N1 流感病毒。Han 等提出了一种具有三个不同传感器的纳米流电化学免疫传感器芯片,用于同时检测 H1N1、H5N1 和 H7N9 流感病毒。Hushegyi 等开发了一种基于聚糖的阻抗式生物传感器,用于检测流感病毒。各种传感器的原理和检测范围已在第三章详细介绍。

基于抗体的生物传感器存在许多挑战,这些挑战可在试剂和靶标之间进行很大划分。第一个挑战是产生稳定的高亲和力抗体,该抗体选择性靶向目标分析物。众所周知,抗体的批次之间是可变的,这意味着传感器可以处理一批,但不能处理另一批。单克隆抗体通常具有较好的再现性,但仅能结合单个位点,从而引起结合位点数目的问题。另一个与抗体有关的问题是电极表面的固定化。如果该方法不够准确,则很大一部分(高达 75%)可能被变性或固定而导致抗原无法结合。最后,抗体相对于 DNA/RNA 试剂可能缺乏稳定性,并且经常需要冷藏以保持保存期限。温度升高、离子浓度和还原剂可能会使传感器表面的抗体失活,并大大降低传感器的功效。因此,在使用基于抗体的传感器时,适当的缓冲液组成和温度控制是非常重要的因素。

关于靶标,最重大的挑战来自生物学本身。病毒既会突变以改变其外壳蛋白,又具有非常相似的外壳蛋白。对于前者,只需要考虑流感。每年都需要新的流感疫苗,因为几乎每年都会出现新的流感变种。这使得产生针对突变物种的抗体非常困难。同样,对于基于选择性抗体的传感器,外壳蛋白跨病毒血清型的相似性是一项重大挑战。例如,有四种主要的登革热病毒,创造可区分这些血清型的抗体并非易事。仔细选择和处理生物传感器上使用的抗体对于成功检测至关重要。

3. 基于适体的传感器　适体是对抗原具有高亲和力的单链寡核苷酸或肽,它们衍生自顺序指数富集(sequential exponential enrichment,SELEX)方法。与抗体相比,适体的优势包括低成本、可重复、生产简单、高特异性、稳定性和低毒性。适体能够通过分子形状互补、静电或范德华相互作用,芳环堆积和氢键结合到靶分子。适体具有良好的稳定性,并且可以反复变性。已经开发了基于适体的生物传感器,用于敏感和选择性的病毒检测。

Wang 等报道了一种用于检测 H5N1 禽流感病毒(Avian influenza virus,AIV)的无标签纳米孔石英晶体微天平适体传感器。他们使用金属腐蚀技术制备了纳米多孔金膜,并将其固定在金电极表面上。将巯基十六烷酸(mercaptohexadecanoic acid,MHDA)和 1,6-己二硫醇(hexanedithiol,HDT)的混合物施加到金电极表面上,以形成基于纳米孔的电极。随后使用 EDC 和 NHS 进行进一步处理,以通过酰胺键将 NH2-适体固定在电极表面上。与没有纳米孔的电极相比,使用基于纳米孔的电极将适体的固定提高了 5 倍。适体传感器检测到的 AIV H5N1 低至 2~4 血凝单位(hemagglutination units,HAUs)/50μL。适体传感器特异性已通过非目标 AIV 亚型 H7N2、H1N1、H5N3 和 H2N2 证明,并在鸡气管拭子样品中检测 AIV H5N1 进行了验证。与其他报道的用于检测 AIV 的 QCM 免疫传感器/适体传感器相比,使用基于纳米孔的 QCM 适体传感器的无标记测定时间从 2 小时减少到 10 分钟。

Bai 等开发了一种电化学阻抗适体传感器,用于检测 H1N1 病毒颗粒。它能够鉴定出对 H1N1 有选择性的适体,并用在修饰金电极的表面上。在探针密度较高时,检出限为 0.9pg/μL。由于所选适体的亲和力取决于探针的密度,因此该生物传感器对 H1N3 和 B 型流感病毒均有反应。因此,此仪器不适合进行病毒亚型鉴别。Bhardwaj 及其同事报告了用于甲型 H1N1 流感病毒亚型的更具体的无标记电化学适体传感器。他们研发了一种 ssDNA 适体,能够检测多种甲型 H1N1 流感亚型。用 NH_4OH,H_2O_2 和 H_2O 对涂有氧化铟锡(indium tin oxide,ITO)的玻璃条进行预处理,以在 ITO 表面生成羟基,用 1% 的聚乙烯亚胺修饰电极,然后进行适体吸附。使用 $[Fe(CN)_6]^{3-/4-}$ 作为氧化还原探针,在 –0.8V 至 +0.8V 电位之间进行差分脉冲法(differential pulse potentiometry,DPV)检测 H1N1 病毒,扫描速率为 100mV/s。H1N1 病毒适体传感器的 LOD 为 3.PFU/mL。通过将 6 种 H1N1 病毒株与 4 种不同的 A 型流感病毒亚型区分开来,确定了适体传感器的选择性。这种适体传感器检测 H1N1 病毒的方法在速度上优于标准 ELISA 和核酸检测。

适体传感器在化学稳定性和可重复合成方面具有基于 DNA/RNA 传感器的优势,使其相对于抗体具有针对性的吸引力。适体的优点是相对容易通过化学合成技术大量生产,并提供与抗体相似的合理的高特异性和结合亲和力。合成的寡核苷酸适体可以很容易地在适体的 5′ 或 3′ 末端或内部碱基上通过多种不同的连接化学(硫醇、NHS、胺、羧酸盐等)制成,从而非常精确地控制其方向适体结合到传感器表面。如果传感器表面遇到恶劣条件(离子强度溶液增加、变性试剂增加、温度升高),基于寡核苷酸的适体具有额外的优势,能够重新折叠成其活性结构。这可以允许以适体作为亲和试剂的传感器潜在地重复使用,从而增加了实用性,并降低了与测定相关的成本。因此,与基于蛋白质的亲和试剂相比,适体作为传感器偶联的亲和试剂具有显著的优势。然而,在使用适体时确实存在一些挑战。然而,适体最重要的问题是缺乏用于病毒检测相关感测的已知适体。相对于抗体的数量,高亲和力适体的数量非常有限,并且开发新的适体需要时间和专门知识来限制报道新试剂的速率。基于核酸的适体,特别是基于 RNA 的适体,应考虑的另一个问题是 RNA 酶的降解。RNA 酶相对普遍,应注意保护 RNA 适体免受 RNA 酶降解,这会降低传感器的灵敏度。这可以通过在感测期间向分析物添加 RNA 酶抑制剂来缓解。DNA 和 2′O 修饰的适体往往对核酸酶消化不太敏感,可以在不使用其他核酸酶抑制剂的情况下使用。

4. 基于抗原的免疫传感器　病毒检测的另一种策略是用抗原修饰电极以检测循环中的抗体。Mikula 等报道了一种用于敏感检测抗血凝素抗体的电化学生物传感器。用 4- 巯基 -1- 丁醇(4-mercapto-1-butanol,MBT)修饰了金电极,并合成了二吡咯亚甲基衍生物(dipyrromethene derivatives,DPM)。由于 DPM 对过渡金属离子的亲和力,Cu(Ⅱ)以 $(7.35 \pm 0.4) \times 10^{-11}$ mol/cm 的表面覆盖率附着在电极表面。来自 H1N1pdm09 流感病毒(His6-H1HA)的重组组氨酸标签血凝素(hemagglutinin,HA)被固定在 DPM-Cu(Ⅱ)氧化还原激活的电极上。通过 Osteryoung 方波伏安法测量 Cu(Ⅱ)/Cu(Ⅰ)氧化还原电流的变化,以检测接种 His6-H1HA 单体和低聚体混合物的小鼠血清中存在的猪病毒的抗血凝素 H1 单克隆抗体。结果它能够检测稀释 109 倍的血清样品中的抗体,灵敏度比 ELISA 试验高几个数量级。

基于抗原的传感器面临许多与基于抗体的传感器相关的挑战,例如试剂稳定性和固定化问题。另外,合成蛋白或肽通常用作抗原,可能没有在体内生成抗体的正确结构,因此在非生物传感器测定中仔细验证这些合成肽和抗原非常重要。这些因素可能使创建可行的传感器变得困难,但是在开发开始时考虑这些因素将显著提高成功进行检测的可能性。

在过去的 10 年里,应用于呼吸道感染和定植的呼出气分析技术取得了巨大的进展,尤其是疾病诊断和监测领域。在该领域的大多数人类研究中,受试者人数有限,在独立队列中尚未确认呼出气生物标志物。目前,对于混杂因素或其他不相关的临床状况如何影响生物标志物概况,尚无充分的了解。呼出气携带的生物标志物信号可能随时间变化,并可能随致病性和微生物载量而变化。通过动物研究有可能为人类研究提供信息,但需要对动物和人类试验进行详尽比较,以相互关联和确认两者之间的结果。

除了人 / 动物研究工作之外,还有大量正在进行的平行研究来阐明源自体外细胞培养模型的生物标志物。这种体内和体外工作的大部分已经使用各种类型的确认性分析化学方法(例如质谱)。虽然将新型传感器引入该研究领域最终将是实现临床转化的重要一步,但在生物标志物发现的非靶向探索阶段,明确的化学鉴定至关重要。迄今为止,最好的临床研究是将人 / 动物呼吸数据与体外生物细胞模型研究进行对比,尤其是那些检查涉及实际微生物临床分离株的生物标志物的研究。

辅助诊断或检测新兴传染病的大流行真正体现了呼出气研究领域的价值,即呼出气分析可以提供有意义的早期、实时、无创诊断以及将微小疾病与严重传染性病原体区分开来的机会。鉴于如此多的呼吸道感染导致非特异性临床表现(例如体温升高、不适等),区分患有特定病原体感染的危重患者将极其有价值。它能够使临床医生专注于真正患病的患者,并将他们与一些"忧郁症患者"区分开来。在不远的将来,公共卫生人员可以使用这种技术来帮助限制或防止疾病传播,并在极端情况下的检疫工作中提供信息帮助。对于流行病学家而言,在疫情暴发期间追踪接触者时,检测无症状感染的生物标志物可能非常有价值。虽然呼出气研究团体致力于实现这些目标,但在这些场景成为可能之前,还需要更多的研究。理想情况下,研究人员应立即获得高保真体内细胞培养物和动物模型,以生成候选呼出气生物标志物,而无需平行的人类发现工作。这将在传染病暴发期间或在不太可能发生有意或工程生物病原体释放的情况下节省最多的时间。虽然目前这些尚未实现,但随着体外细胞培养模型的发展和保真度的提高,这种情况终将实现。

(刘宜平)

参 考 文 献

1. Elmassry MM, Piechulla B. Volatilomes of Bacterial Infections in Humans. Front Neurosci, 2020, 14:257.

2. Lemfack MC, Gohlke BO, Toguem SMT, et al. mVOC 2.0: a database of microbial volatiles. Nucleic Acids Res, 2018, 46 (D1): D1261-D1265.

3. Pedrós-Alió C, Manrubia S. The vast unknown microbial biosphere. Proc Natl Acad Sci USA, 2016, 113 (24): 6585-6587.

4. Larsen BB, Miller EC, Rhodes MK, et al. Inordinate fondness multiplied and redistributed: the number of species on earth and the new pie of life. Q Rev Biol, 2017, 92:229-265.

5. Ryu CM, Weisskopf L, Piechulla B. Bacterial Volatile Compounds as Mediators of Airborne Interactions. Singapore: Springer Singapore, 2020.

6. Morozov VN, Nikolaev AA, Shlyapnikov YM, et al. Non-invasive approach to diagnosis of pulmonary tuberculosis using microdroplets collected from exhaled air. J Breath Res, 2018, 12 (3): 036010.

7. Beccaria M, Bobak C, Maitshotlo B, et al. Exhaled human breath analysis in active pulmonary tuberculosis diagnostics by comprehensive gas chromatography-mass spectrometry and chemometric techniques. J Breath Res, 2018, 13 (1): 016005.

8. Beccaria M, Mellors TR, Petion JS, et al. Preliminary investigation of human exhaled breath for tuberculosis diagnosis by multidimensional gas chromatography-time of flight mass spectrometry and machine learning. J Chromatogr B, 2018, 1074-1075: 46-50.

9. Franchina FA, Mellors TR, Aliyeva M, et al. Towards the use of breath for detecting mycobacterial infection: a case study in a murine model. J Breath Res, 2018, 12 (2): 026008.

10. Mellors TR, Blanchet L, Flynn JL, et al. A new method to evaluate macaque health using exhaled breath: a case study of M. tuberculosis in a BSL-3 setting. J Appl Physiol, 2017, 122 (3): 695-701.

11. Mellors TR, Nasir M, Franchina FA, et al. Identification of Mycobacterium tuberculosis using volatile biomarkers in culture and exhaled breath. J Breath Res, 2018, 13 (1): 016004.

12. Neerincx AH, Geurts BP, van Loon J, et al. Detection of Staphylococcus aureus in cystic fibrosis patients using breath VOC profiles. J Breath Res, 2016, 10 (4): 046014.

13. Zeki Yildirim, Bulent Bozkurt, Duygu Ozol, et al. Increased Exhaled 8-Isoprostane and Interleukin-6 in Patients with Helicobacter pylori Infection. Helicobacter, 2016, 21 (5): 389-394.

14. Bongomin F, Gago S, Oladele RO, et al. Global and multi-national prevalence of fungal diseases-estimate precision. Journal of Fungi, 2017, 3 (4): 57.

15. Smith WD, Bardin E, Cameron L, et al. Current and future therapies for Pseudomonas aeruginosa infection in patients with cystic fibrosis. FEMS Microbiol Lett, 2017, 364 (14).

16. Bagnall P, Rizzolo D. Bacterial vaginosis: A practical review. JAAPA, 2017, 30 (12): 15-21.

17. Ashrafi M, Novak-Frazer L, Morris J, et al. Electrical stimulation disrupts biofilms in a human wound model and reveals the potential for monitoring treatment response with volatile biomarkers. Wound Repair Regen, 2019, 27 (1): 5-18.

18. Qiao W, Wang F, Xu X, et al. Egg yolk immunoglobulin interactions with Porphyromonas gingivalis to impact periodontal inflammation and halitosis. AMB Express, 2018, 8 (1): 176.

19. Quigley EMM. Microbiota-brain-gut axis and neurodegenerative diseases. Curr Neurol Neurosci Rep, 2017, 17 (12): 94.

20. Dominy SS, Lynch C, Ermini F, et al. Porphyromonas gingivalis in Alzheimer's disease brains: evidence for disease causation and treatment with small-molecule inhibitors. Sci Adv, 2019, 5 (1): eaau3333.

21. Trivedi DK, Sinclair E, Xu Y, et al. Discovery of volatile biomarkers of Parkinson's disease from sebum. ACS Cent Sci, 2019, 5 (4): 599-606.

22. Chad LS, Nalin K, Lucy BB, et al. Breathprinting Reveals Malaria-Associated Biomarkers and Mosquito Attractants. The Journal of Infectious Diseases, 2018, 217 (10): 1553-1560.

23. Correa R, Coronado LM, Garrido AC, et al. Volatile organic compounds associated with Plasmodium falciparum infection in vitro. Parasit Vectors, 2017, 10 (1): 215.

24. Thaker SK, Ch'ng J, Christofk HR. Viral hijacking of cellular metabolism. BMC Biol, 2019, 17 (1): 59.

25. Sanchez EL, Lagunoff M. Viral activation of cellular metabolism. Virology, 2015, 479-480: 609-618.

26. Gould O, Ratcliffe N, Król E, et al. Breath analysis for detection of viral infection, the current position of the field. J Breath Res, 2020, 14 (4): 041001.

27. Thai M, Thaker SK, Feng J, et al. MYC-induced reprogramming of glutamine catabolism supports optimal virus replication. Nat Commun, 2015, 6: 8873.

28. Smallwood HS, Duan S, Morfouace M, et al. Targeting metabolic reprogramming by influenza infection for therapeutic intervention. Cell Rep, 2017, 19 (8): 1640-1653.

29. Bojkova D, Klann K, Koch B. et al. Proteomics of SARS-CoV-2-infected host cells reveals therapy targets. Nature, 2020, 583 (7816): 469-472.

30. Katherine A, Overmyer ES, Ian JM, et al. Large-Scale Multi-omic Analysis of COVID-19 Severity. Cell Systems, 2021, 12 (1): 23-40.

31. Blasco H, Bessy C, Plantier L, et al. The specific metabolome profiling of patients infected by SARS-COV-2 supports the key role of tryptophan-nicotinamide pathway and cytosine metabolism. Sci Rep, 2020, 10 (1): 16824.

32. 刘宜平, 郭雷, 李恩有. 基于质谱的呼气分析在新型冠状病毒肺炎诊断中的潜力和前景. 国际呼吸杂志, 2020, 40 (13): 1008-1013.

33. Gouveia D, Grenga L, Gaillard JC, et al. Shortlisting SARS-CoV-2 Peptides for Targeted Studies from Experimental Data-Dependent Acquisition Tandem Mass Spectrometry Data. Proteomics, 2020, 20 (14): e2000107.

34. Gordon DE, Jang GM, Bouhaddou M, et al. A SARS-CoV-2 protein interaction map reveals targets for drug repurposing. Nature, 2020, 583 (7816): 459-468.

35. Shajahan A, Supekar NT, Gleinich AS, et al. Deducing the N- and O- glycosylation profile of the spike protein of novel coronavirus SARS-CoV-2. Glycobiology, 2020, 30 (12): 981-988.

36. Udugama B, Kadhiresan P, Kozlowski HN, et al. Diagnosing COVID-19: The Disease and Tools for Detection. ACS Nano, 2020, 14 (4): 3822-3835.

37. Calderaro A, Arcangeletti MC, Rodighiero I, et al. Identification of different respiratory viruses, after a cell

culture step, by matrix assisted laser desorption/ionization time of flight mass spectrometry (MALDI-TOF MS). Sci Rep, 2016, 6:36082.

38. Schulz A, Karger A, Bettin B, et al. Molecular discrimination of Hyalomma tick species serving as reservoirs and vectors for Crimean-Congo hemorrhagic fever virus in sub-Saharan Africa. Ticks Tick Borne Dis, 2020, 11 (3): 101382.

39. Xiu L, Zhang C, Wu Z, et al. Establishment and Application of a Universal Coronavirus Screening Method Using MALDI-TOF Mass Spectrometry. Front Microbiol, 2017, 8:1510.

40. Steppert C, Steppert I, Sterlacci W, et al. Rapid detection of SARS-CoV-2 infection by multicapillary column coupled ion mobility spectrometry (MCC-IMS) of breath. A proof of concept study. J Breath Res, 2021, 18 (2).

41. Chen H, Qi X, Zhang L, et al. COVID-19 screening using breath-borne volatile organic compounds Journal of Breath Research, 15 (4):047104.

42. Dorota MR, Daniel S, Rachel O, et al. Diagnosis of COVID-19 by analysis of breath with gas chromatography-ion mobility spectrometry - a feasibility study. EClinicalMedicine, 2020, 29:100609.

43. Ozer T, Geiss BJ, Henry CS. Review-Chemical and Biological Sensors for Viral Detection. J Electrochem Soc, 2020, 167 (3):037523.

44. Vidic J, Manzano M, Chang CM, et al. Advanced biosensors for detection of pathogens related to livestock and poultry. Vet Res, 2017, 48 (1):11.

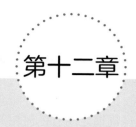

第十二章

呼出气代谢组学与其他

第一节　妊娠及月经生理周期与呼出气挥发性有机化合物

一、妊娠与呼出气挥发性有机化合物

妊娠期是指受孕后至分娩前的生理时期。自成熟卵细胞受精后至胎儿娩出,一般为266天左右。为便于计算,妊娠通常是从末次月经第一天算起,足月妊娠约为280天(40周)。在妊娠期间母体的新陈代谢、消化系统、呼吸系统、血管系统、神经系统、内分泌系统、生殖系统、骨骼、关节、韧带及乳房均发生相应的改变从而导致呼出气中VOCs发生改变。

怀孕期间代谢和氧化应激方面会产生重大变化。全身性新陈代谢的增加和氧化应激以及母体全身免疫力的改变都是怀孕的显著特征。此外,越来越多的证据表明,母体排出的挥发物不仅对动物也对人类在早期的母婴识别和交流中具有重要意义。这些变化的幅度在怀孕期间会有所不同,并在妊娠期间会出现一个峰值。而这些现象不仅可以在血液或尿液样本中观察到,还可以在呼出气中观察到。

然而,孕妇体内呼出气VOCs的研究数量很少。一项对48名孕妇和25名非孕妇进行的呼出气VOCs研究中,在进行主成分分析时,发现健康孕妇和非孕妇的呼出气指纹谱存在显著差异,应用其建立模型并对孕妇和非孕妇进行预测,得到了很理想的结果,敏感性为87%,特异性为73%,阳性预测值是76%,阴性预测值是84%。研究人员还发现,与未怀孕的对照组相比,孕妇的呼出气中过氧化氢水平降低。此外,有研究还发现,在分娩过程中呼出气中戊烷的浓度有所增加,但是孕妇和非孕妇组呼出的一氧化氮或乙烯的浓度并没有差异。

研究表明,妊娠晚期的受试者全身代谢和氧化应激的变化更为稳定。高度加速的全身代谢以及增加的氧化应激是怀孕的明显标志,这两种现象都可以改变呼出气的组成。此外,激素水平和免疫学变化也是妊娠的明显特征,其中一些可能对呼出气中的VOCs产生影响。例如,研究者在胎龄和"呼出气指纹谱"之间发现了一种微弱但重要的关系,这一事实表明,在怀孕期间VOCs会发生变化。另一验证性研究也支持了这一点,该研究表明,"呼出气指纹谱"仅在妊娠中期才显著改变。这表明,分析孕妇中的呼出气VOCs可能提供在妊娠后期发生的与复杂代谢有关的信息,可能为诊断孕期疾病或胎儿异常提供一种无创的检测方法。

怀孕的特点是性激素水平升高。这些激素是否存在于气道中或本身是否会引起呼出气VOCs的变化,目前尚无明确的数据。然而,孕酮和17β-雌二醇增强了健康女性的静息分钟通气量,导致妊娠和月经周期黄体期的过度换气。此外,在健康怀孕期间,升高的17β-雌二醇浓度与呼出的 H_2O_2 水平降低有关,这表明其水平可能会影响肺部的氧化应激。但是研究中没有发现呼出气的改变规律与月经周期之间有任何相关性。尽管两个时期的激素水平之间存在非常明显的差异,但在非妊娠受试者中,卵泡期和黄体期之间没有差异。

母体对胎儿抗原的免疫耐受性是成功妊娠的关键因素。已知主要组织相容性复合物基因会产生挥发物。这些人白细胞抗原存在于血液和尿液中的可溶性可挥发性分子,并且可以被电子鼻检测到。此外,有证据表明这些分子是小鼠性行为的驱动因素,其浓度的变化可能会改变妊娠动物的性驱动力。研究表明,妊娠改变了呼出气的成分和比例,而"呼出气指纹谱"对于处于妊娠晚期的受试者是有区别的。然而,目前研究所得还尚未完全理解观察到的妊娠引起的"呼出气指纹谱"改变的原因。除了增加代谢率和氧化应激外,观察到的变化还可能反映激素、免疫和信息素途径的情况。

人体产生的与性关联的信息素是外分泌腺分泌物中存在的类固醇。雌性激素存在于雌性动物中,即乙酸、丙酸、丁酸、异戊酸和异辛酸等脂肪酸与烯醇的混合物,雄性激素存在于雄性动物中,即雄烯醇、雄烯酮等。此外,最近有关人类汗液中VOCs的研究表明,腋旁区域产生的特征性气味是由于存在挥发性的C6~C11酸,其中最丰富的是E-3-甲基-2-己酸。在一项2009年的研究中发现,妇女可能通过怀孕和分娩而形成某些特征,可以让新生儿根据这些特征来识别母亲。过去人们低估了嗅觉的重要性,如今一些研究表明,人类似乎在使用嗅觉进行交流,甚至能够产生和感知某些信息素,这些信息素可能在人类的行为和生殖生物学中发挥重要作用。实际上嗅觉是对早期母婴互动的一种极为重要的感觉方式。已经能够确定的是,婴儿的气味对于母亲来说是一种强烈的刺激,这种刺激能够为后代个体识别提供基础,同时可识别的嗅觉特征还能够反映特定基因型的产物。

二、月经生理周期与呼出气挥发性有机化合物

年轻健康的成年女性在月经周期中自然的内分泌调节是目前临床研究关注的重要内容。我们通常把月经的第一天到下次月经来的临前一天称作一个月经生理周期,每一个月经周期平均约28天。按子宫内膜的组织学变化,月经周期分为三个阶段。①增生期(排卵前期、卵泡期):月经周期的第5~14天。卵泡分泌雌性激素,使子宫内膜逐渐修复和增厚,血管和腺体增生,卵泡发育直至成熟排卵。②分泌期:由排卵起到下次月经来临之前,即月经周期的第15~28天。黄体生长成熟,并分泌大量孕激素和雌性激素。在激素作用下,子宫内膜及腺体继续增长,并分泌黏液,为受精卵的种植和发育准备条件。③月经期:月经周期第1~4天,为子宫内膜海绵状功能层从基底层崩解脱落期,这是孕酮和雌激素撤退的最后结果。卵细胞若未受精,则黄体逐渐萎缩,激素分泌急剧减少,经前24小时,内膜螺旋动脉节律性收缩及舒张,继而出现逐渐加强的血管痉挛性收缩,导致远端血管壁及组织缺血坏死、剥脱,脱落的内膜碎片及血液一起从阴道流出。月经周期是由下丘脑-垂体-卵巢三者之间的相互作用来调节的。下丘脑调节垂体的功能,而垂体又调节卵巢的功能。子宫内膜则在卵巢激素的作用下发生周期性变化。卵巢产生的性激素反过来又作用于下丘脑和垂体,影

响促性腺激素、促卵泡激素和促黄体生成素的释放，即反馈作用。研究表明，女性月经期的生理和内分泌变化与新陈代谢和细胞生化有关。在整个月经周期中，对代谢产物进行纵向体内评估可以扩大我们对女性代谢状况的了解。由于激素水平的改变，月经期女性的呼出气 VOCs 也存在差异，目前的一些研究已经能够证实这个结论。

2018 年研究人员对 21 名健康且未生育的适龄女性进行了呼出气 VOCs 与卵巢周期相关的研究。结果证明了女性的性激素特征与呼出气生物标志物相关。通过主成分分析，在整个周期中观察到呼出气 VOCs 曲线有显著变化。特别是经期前和月经期间 PC1 值明显更高。女性在卵巢周期中性激素水平的变化可能具有相关的功能作用。比如在孕中期，当雌激素的浓度最高时，哮喘的症状能够缓解；而在孕激素占优势的月经期间，哮喘的症状更为严重。

同年，其他研究人员进行了口服避孕药对月经生理周期呼出气 VOCs 影响的研究。他们采集了 24 名年轻健康女性整个月经周期中的呼出气 VOCs。从月经开始，然后通过高分辨率的实时质谱法，对呼出的痕量 VOCs 进行鉴定并量化，同时在组内进行重复测量。研究结果显示，在整个周期内，呼出的 VOCs 浓度均发生了明显且特定的变化，且个体间差异很低。在滤泡和黄体期，某些血源性 VOCs 发生了显著变化，并在排卵期观察到内源性 VOCs 的巨大变化。在此，肺泡氨、丙酮、异戊二烯和二甲基硫的绝对中位数丰度显著变化（$p \leqslant 0.005$），分别为降低 18.22%、降低 13.41%、升高 18.02% 和降低 9.40%。在口服药物组别中，这些 VOCs 的变化趋势正好相反。例如异戊二烯显著降低了 30.25%。分析这些 VOCs 变化的原因，主要包括以下几个方面：

氨气的主要来源是蛋白质代谢，其呼出气浓度取决于血液 pH 值的变化，例如呼吸性酸中毒或碱中毒。在对照组中，呼出气中的氨气明显减少仅是由于月经引起的功能性子宫内膜上皮的丧失和血浆孕酮的连续低水平。孕酮在蛋白质代谢途径中有分解代谢作用，而雌激素介导脑和子宫内膜孕激素受体的活性。氨气浓度返回到初始范围的原因可能是由于孕酮受体的数量和敏感性增加以及血浆雌激素升高所导致。

丙酮主要通过葡萄糖和脂肪代谢产生。在卵泡中期，丙酮呼出气的总体显著增加可归因于血浆雌激素水平升高。雌激素及其受体在细胞能量代谢中起着至关重要的作用。尽管雌二醇治疗仍未影响胰岛素对葡萄糖代谢的急性作用，但观察到长期服用雌激素会增加 2 型糖尿病的风险。雌激素通过上调细胞质中的糖酵解激酶来刺激血糖向细胞的转运及其代谢。此外，雌激素被认为改善了表面活性物质的产生和肺泡的形成，因此可以增加肺泡对高水溶性化合物（如丙酮和氨）的清除作用。在对照组中，排卵时呼出气的丙酮浓度明显降低，这可能是由于体内雌激素的显著下降所致。由于持续口服雌激素，因此在避孕过程中呼出气中丙酮的浓度不同。黄体期丙酮的总体显著升高可归因于雌激素的升高。随之而来的是，增加的孕酮可以拮抗脂肪组织中的胰岛素作用，并会增加脂肪降解作用。

异戊二烯主要来自胆固醇生物合成的甲羟戊酸途径。肝脏和肠道是总胆固醇调节的中心器官，所有细胞均表达其生物合成酶来维持膜的完整性。对照人群在排卵期异戊二烯呼出量显著升高，这可能归因于血浆雌激素水平升高。雌激素及其受体的表达促进脂肪酸的线粒体 β- 氧化和丙酮酸的细胞质氧化，从而产生乙酰辅酶 A，触发甲羟戊酸途径。总体而言，脂蛋白胆固醇的丰度会随着雌激素水平的变化而变化。有证据表明，在卵泡期总胆固醇和低密度脂蛋白 C 最高，在黄体期下降，而高密度脂蛋白 C 在排卵期最高。胆固醇是合成类固醇激素的前体,因此,异戊二烯浓度的显著升高可能表明胆固醇生物合成的速率增加,这导致随后的黄体期所需的两种性激素的血浆浓度升高。在人类细胞系中,合成的孕酮会抑制胆固醇的生物合成。持续摄入合成孕酮和雌激素可能导致异戊二烯浓度降低。

二甲基硫主要是通过厌氧肠细菌菌落使甲硫氨酸甲基化产生的。活性雌激素可维持微生物菌群的增长性和多样性,从而调节二甲基硫的呼出气浓度。与对照组相比,在避孕过程整个周期中呼出气二甲基硫的显著降低可以归因于雌激素活性的降低。在寻找可能的原因时,有研究结果表明,合成孕酮可对肠道菌群产生抗菌作用,表明合成孕酮可对肠道产生抗菌作用。研究人员证明,服用抗生素可能会导致避孕失败。由于抗生素和口服避孕药之间没有一定的系统性相互作用,因此对此类病例的解释仍不清楚。避孕组中呼出气二甲基硫的抑制表明每日口服合成黄体酮可能具有抗菌作用。在避孕组的第二次月经出血期,呼出气二甲基硫不同,这很可能是由于合成孕酮的半衰期比天然激素的半衰期更长。肠道细菌通过分泌 β- 葡糖醛酸苷酶在雌激素代谢中发挥重要作用。抗生素可能导致肠道菌群失调,结合减少,从而降低血浆雌激素水平。反之亦然,雌激素的缺乏会抑制与免疫稳态有关的微生物多样性和肠道细菌的丰度。研究结果表明,应避免同时使用口服避孕药和抗生素药物。完成一个月经周期之后,大多数 VOCs 浓度就会恢复到初始水平。该实验结论可能会扩展我们对女性内分泌学和合成激素治疗效果的常规认知。

众所周知,自然的月经周期或避孕方法可能主要通过上调或下调一些途径来影响碳水化合物、葡萄糖、脂质和蛋白质的代谢。在整个月经周期中,呼出气 VOCs 浓度发生了明显变化。与对照人群相比,避孕人群中的呼出气 VOCs 有很大差异。由于已知内源性 VOCs 源自这些代谢过程或受这些代谢过程调节,因此观察到的呼出气 VOCs 变化可用于监测不同月经期或通过口服避孕药引起的全身性 / 代谢性疾病。在自然的月经周期中(从出血停止的第二天到卵泡中期到第二次月经开始),氨、丙酮、异戊二烯和二甲基硫的含量发生了显著变化。在接受每日口服避孕药的妇女中,这种变化被逆转了。这一发现表明,呼出气分析可以非侵入性地实现对妇女健康的即时监测。已知选择用于监测的 4 种物质(氨、丙酮、异戊二烯和二甲基硫)主要是内源性的。实际上,在不同月经周期中观察到所选化合物的特征变化,与不同的生活方式无关,而营养成分进一步支持了这一假设,即这些变化与代谢变化有关。实验应用先进的实时分析技术对健康成年女性因自然界的月经节律而引起的快速发生的生理和代谢变化进行了监测。在避孕的情况下,某些呼出气 VOCs 的自然经期效应消失了。

在月经周期中,存在另外两种呼出气无机化合物的变化:一氧化氮(nitric oxide,NO)和一氧化碳(carbon monoxide,CO)。它们可能以各种炎性肺疾病的形式大量产生。支气管哮喘、上呼吸道病毒感染、支气管扩张和活动性纤维化肺泡炎期间呼出气一氧化氮增加。在正常人中,哮喘、囊性纤维化、支气管扩张和呼吸道感染中呼出气中的 CO 增加。呼出的一氧化氮和一氧化碳均被认为是炎症的标志物,且可以用来监测肺部炎症。

尽管对气道 NO 和 CO 生成的调节知之甚少,但间接证据表明,它可能受女性卵巢周期相关的雌激素调节。前文中提到,当全身血液中雌激素与孕酮的比值最高时,哮喘症状就不那么严重了。已经有研究表明,NO 的产生受女性周期性激素变化的影响。在周期中期,NO 的峰值增加了 100% 以上,这可能是由于雌激素通过刺激雌激素受体和钙内流的过程增加人支气管上皮细胞系中内皮一氧化氮合酶的表达。

目前关于月经周期中 eCO 知之甚少。一氧化碳的内源性产生在月经周期的孕酮产生阶段增加，这与红细胞分解代谢增加和网织红细胞计数增加有关。服用避孕药的受试者体内一氧化碳含量的升高也可能与孕酮的活性有关。CO 的这种增加可能与几种兴奋剂对血红素加氧酶 1 的激活有关。研究人员对男性和女性的平均呼出 NO 和 CO 水平进行了测量，男女之间的 NO 或 CO 水平均无显著差异，男性重复测量之间无显著差异，女性的变异性较大。Adam 等人的研究表明，FeNO 在月经周期的中期（月经 13~19 天）与其他时期（1~12 天，20~31 天）相比，观察到的水平最高（6.8ppb ± 2.17ppb）。月经周期中 eCO 水平不同于 FeNO 变化，月经中期 eCO 水平并不是周期中最高的，而是排卵后观察到较高水平的 eCO，并且在经前期达到峰值，均明显高于在卵巢周期的其他阶段（$p<0.05$）。随后在月经期间 eCO 水平下降，在月经周期 1~6 天和 7~12 天分别下降至 3.6ppm ± 2.87ppm 和 3.1ppm ± 1.0ppm。此外，月经周期中 FeNO 和 eCO 水平之间没有相关性。这项研究显示出在月经周期中 FeNO 和 eCO 水平有所不同。在月经中期，NO 水平最高，而经期前 eCO 会有所升高。

激素介导的基础代谢率变化、气道细胞产生 NO、全身和气道产生 CO 可能是 FeNO 和 eCO 变化的基础。孕酮通过中枢神经机制增加了黄体期休息时的通气量，并通过增加化学感受器的敏感性来增强对低氧血症和高碳酸血症的通气反应。在黄体期的研究表明，呼吸的频率增加可能导致 FeNO 下降，这个可能有一些功能上的相关性。另外一项研究表明，33% 的哮喘女性在经前期、月经期或两者期间的症状评分显著恶化，在经前期呼吸困难、喘息和胸闷增加最大。当雌激素水平最高时，则哮喘症状较少。此外，在难治性哮喘的女性中，雌激素治疗可以作为一种保留类固醇的治疗方法。与 FeNO 相比，eCO 主要反映了系统产生的 CO，并且与血液中的碳氧血红蛋白水平密切相关。eCO 源于血红素加氧酶催化的血红蛋白内源性酶促降解（85%），以及肌红蛋白、过氧化氢酶和细胞色素的降解（15%）。尽管肺泡是消除 CO 的主要场所，但 eCO 也可能会被鼻窦中的 CO 污染。通过诱导 HO-1、低氧、重金属、血红素、外源性 CO、促炎性细胞因子、高血糖症、激素以及内源性产生的 NO 可以增加内源性 CO 的产生。在这项研究中，eCO 水平在分泌期较高，在经前期达到最高水平。虽然血液和血红蛋白流失增加被认为是 CO 产生增加的主要来源，但没有明确的迹象表明在经前期 eCO 浓度最高的机制，因为此时没有增加的血红蛋白流失。作者分析原因可能是由于孕酮会诱导 HO-1 和 HO-2 mRNA 的表达以及 HO-1 蛋白的合成，随后在人类子宫肌层中产生 CO。这被认为是妊娠期间子宫肌层收缩的内源性抑制机制。由于 HO-1 在气道上皮细胞和巨噬细胞中表达，黄体期呼出 CO 浓度增加也是黄体酮诱导 HO-1 的结果。

在这项研究中还发现，最低的 FeNO 浓度与最高的 CO 水平有关联。虽然两种气体之间没有负相关关系，但是在月经周期的晚期（26~31 天）同时观察到最低的 NO 水平和最高的 CO 水平。这可能由于 CO 与 HO-1 的血红素部分结合，抑制 NO 的产生，或者由于 CO 是气道 iNOS 抑制剂，因此当 CO 达到最高浓度时观察到最低的 NO。越来越多的证据表明，NO 供体和 NO 本身可诱导平滑肌细胞系中 HO-1 的表达。这对于在氧化应激中持续产生 NO 至关重要，它提供了一种内源性的防御机制。这两种现象可能反映了呼出气中 NO 和 CO 产生的生理模式。然而，最低的 CO 水平与 FeNO 的最高水平并未关联，在月经周期的第一天，当 NO 下降时，eCO 降至最低。作者认为可能存在更复杂的 NO 及 CO 产生机制。

综上所述,通过呼出气分析来评估月经周期稳态具有独特的优势,并且在定性评估口服避孕药或激素治疗方面的未来应用也非常可观。这些研究结果可以扩展月经内分泌学、代谢组学和呼出气研究的基础理论和研究现状,还可以转化为对高龄女性妊娠、绝经和绝经后并发症(如激素失衡、骨矿物质密度降低、骨质疏松和心肌病等)的无创呼吸气分析和代谢随访。同时,在应用这些呼出气 VOCs 标志物对各种疾病进行分析和预测时,应着重注意月经周期对它们的影响。

(李恩有　徐　彤)

第二节　新生儿与早产儿的呼出气挥发性有机化合物

一、新生儿呼出气挥发性有机化合物

在过去的几十年中,新生儿护理的改善提高了极低出生体重儿(very low birth weight infant,VLBWI)的存活率,而旨在改善肺部疾病的循证干预措施,例如外源性表面活性剂治疗、产前皮质类固醇、更温和的方式和有创通气的限制性使用,也极大地提高了其生存率。但是,许多 VLBWI 具有发展为支气管肺发育不良(bronchopulmonary dysplasia,BPD)的高风险。

BPD 是早产儿伴有长期后遗症的最常见并发症。BPD 的生理学特征是正常肺发育停滞,导致对呼吸支持和住院治疗的长期需求。尽管研究显示 BPD 与反复呼吸道感染(细菌和病毒)、哮喘和持续到青春期的肺功能受损风险增加有关,但并非每一个被诊断为 BPD 的婴儿都会存在肺部的后遗症。但是,人们普遍担心 BPD 早产儿在以后的生活中更容易患慢性阻塞性肺疾病。除了肺部后遗症,BPD 还与脑瘫和发育迟缓风险增加相关。BPD 被认为具有遗传易感性的同时,宫内生长受限、营养缺乏、氧中毒、肺部炎症和机械通气引起的直接机械损伤等因素也是 BPD 的重要危险因素。

在过去的几十年中,已经在大样本高质量随机对照试验中研究了几种旨在降低 BPD 发生率的干预措施,但迄今为止结果令人失望。与早产相关的其他疾病相反,BPD 的发生率并未随着时间的推移而下降。尽管大多数干预研究虽然将范围限制在胎龄小于 30 周的婴儿中,但还是采用了基于人群的方法,将 BPD 的单一危险因素(例如胎龄)作为目标人群。尽管 BPD 本质上是多因素的,但炎症和生长衰竭被认为是其发展的重要危险因素和介体。大多数与 BPD 相关的炎症和生长因子生物标志物,例如白介素 6 或 8、单核细胞趋化蛋白 1、血管内皮生长因子、角质形成细胞生长因子、血管生成素Ⅱ和 γ 干扰素,均不能作为 BPD 发生的预测因子。不论 BPD 预测的结果是否令人满意,一组生物标志物可识别一组具有相同发病机制的同质患者,可以作为治疗反应的预测工具。但必须强调的是,大多数经过评估的生物标记物都需要对尿液、血液或唾液进行采样,并且需要复杂的实验室分析技术。由于这些技术并非在每家医院都可用,因此可能会妨碍临床实践的实施。

呼出气 VOCs 分析可能是满足早产儿预后和预测性测试要求的媒介。使用这项技术时,过程是完全非侵入性的,分析时间也很短。呼出气中已描述了成百上千的 VOCs,它们代表宿主的代谢过程、细菌代谢和器官功能。鉴于 BPD 的病因是多方面的,因此使用 GC-MS 对早产儿呼出气进行分析可能使我们能够量化呼出气中 VOCs 的个体和组合的预后准确性。

由于 BPD 与成人肺部损伤有多种病理生理联系,因此 VOCs 可能也具有检测 BPD 标记物的能力。但其中一个比较重要的挑战就是早产婴儿的呼吸功能,婴儿的通气量非常低,并且用于呼吸支持的设备传递的误差也相对较高。

Rogosch 等人的一项研究表明,电子鼻可以将早产 BPD 的婴儿与非早产 BPD 的婴儿区分开。然而,这项研究仅包括机械通气婴儿,使用气管抽吸物的顶空分析。如今,越来越多的婴儿开始接受无创通气治疗。在另外一项前瞻性研究中研究了 4 名早产儿在无创呼吸支持下的呼出气,并研究了几种呼出气收集技术,但是位于面罩下方的抽吸导管是唯一能提供阳性结果的技术,该结果被定义为超出已知人类 VOCs 的检测极限。呼出气分析的另一个潜在应用可能是区分 BPD 主要的病理生理原因。与严重子宫内发育迟缓出生的早产儿相比,在严重绒毛膜羊膜炎后出生的适当成长的早产儿可能会形成不同的 BPD 表型。

二、早产儿的呼出气挥发性有机化合物

早产儿极易患疾病和感染,因为他们出生时就没有足月出生的婴儿对子宫外生活的完全适应能力。如果没有在肺部产生表面活性物质,早产儿很容易患上新生儿呼吸窘迫,从而需要进行有创通气,这使他们容易患 BPD 和慢性肺病。肠道微生物群发育不成熟且组成与健康足月婴儿不同,这会让早产婴儿有发生坏死性小肠结肠炎、肠道穿孔和胃肠道感染的风险,然后就有可能进一步发展为迟发性败血症。在某些情况下,早产儿无法通过肠内喂养,必须进行肠胃外喂养,但肠外营养会使他们易于进一步感染并阻止正常肠道微生物群的发展。显然,早产儿处于较为危险的情况,死亡率随着早产天数的增加而增加。同时还取决于出生体重,新生儿败血症的死亡率估计为 11%~19%,坏死性小肠结肠炎的死亡率为 20%~30%。早期发现和早期治疗对患儿来说都是有益的。目前尚无关于临床新生儿败血症的通用定义,其诊断可能涉及血液和尿液培养、脑脊液检查或测量全身性炎症标记物,例如 C 反应蛋白。目前对坏死性小肠结肠炎的诊断涉及使用临床和放射学结果来满足某些标准。通常在婴儿出生的 28 天后仍需继续进行氧气治疗,才可诊断为支气管肺发育不良。

(一)早产儿坏死性小肠结肠炎

研究发现,在临床诊断明确之前 3 天,患有该疾病的婴儿和健康对照组之间的 VOCs 气味有所不同。另一项病例对照研究发现,婴儿患病前 4 天,坏死性小肠结肠炎组中不存在四种特定的酯,即 2- 乙基己基乙酸酯、癸酸乙酯、十二烷酸乙酯和十六烯酸乙酯。Probert 等人的最新研究是一项阴性研究,未显示坏死性小肠结肠炎与粪便 VOCs 之间有明显的相关性。该研究得出的结论是,目前的 VOCs 研究数据不足以可靠地对患坏死性小肠结肠炎风险的婴儿进行直接诊断。

(二)早产儿呼吸系统疾病

一项研究使用 VOCs 分析进行 BPD 的诊断,而另一项研究则使用 VOCs 分析研究是否可以将先天性肺炎与先天性膈疝区分开。粪便样本和呼出气冷凝液均用于呼吸道疾病的 VOCs 分析。在出生后 14、21 和 28 天,可以应用 VOCs 分析将发育 BPD 的婴儿与健康对照区分开来,而 BPD 的诊断通常只能在对氧依赖 28 天后才能在临床上进行。根据呼出气冷凝液释放的 VOCs,可以将先天性肺炎的插管婴儿与左侧先天性膈疝的对照人群区分开,表

明 VOCs 分析具有区分这两种疾病的能力。

(三) 早产儿迟发性败血症

两项调查迟发性败血症诊断的研究均分析了从妊娠 30 周开始至出生后第 3 天出生的新生儿每日粪便样品的 VOCs。他们发现,使用 VOCs 分析粪便样本可以在临床诊断前 3 天做出诊断。对于由大肠杆菌或金黄色葡萄球菌引起的败血症,诊断非常容易和准确。

由于早产婴儿的发育不成熟,在某种程度上这种不成熟会不可避免地威胁婴儿的生命。但我们可以通过改进诊断方法,尽快给予治疗等手段来预防某些并发症。目前大多数诊断措施都是侵入性的,例如采取血液培养和腰椎穿刺术以检测败血症。这些方法不仅是潜在的感染源,还可能给新生儿带来疼痛和心理阴影,从长远来看可能具有影响认知和行为发展的潜力。即使是最近使用超声扫描诊断坏死性小肠结肠炎的建议,也可能对发育中的新生儿造成更大的压力,因为这将涉及直接接触皮肤。早期干预对于防止进一步的并发症(例如坏死性小肠结肠炎中的多器官损伤和死亡)至关重要。因此新的和改进的诊断措施,既要避免侵入性测试,又需要早期诊断以实现早期干预。VOCs 分析是诊断学的发展领域,研究基础也在不断增加。为了将该措施作为临床实践,需要更加深入的进一步开展工作。

(李恩有　徐 彤)

第三节　年龄与呼出气挥发性有机化合物

活性氧(reactive oxygen species,ROS)是线粒体能量产生的有毒副产物,会产生氧化应激,不断破坏 DNA、蛋白质、脂质和其他生物学上重要的分子。氧化应激被认为是衰老和几种疾病的病理机制。氧气的毒性作用最早是在 1878 年在实验动物中描述的,在 1950 年代,提出了衰老的氧化应激理论,衰老的分子基础可能是 ROS 对几乎所有生物分子(包括多不饱和脂肪酸、蛋白质和 DNA)造成的累积氧化损伤。最初,这种理论没有引起人们的关注和信任,因为多数人认为自由基不可能在生物系统中发生。但 1969 年发现超氧化物歧化酶(一种清除超氧化物自由基的酶)后,这种情况发生了变化。氧化应激已被认为是衰老和多种疾病的病理机制,但在体内测量其强度一直很困难。已经提出了各种氧化应激指标,包括血液中的丙二醛和共轭二烯、呼出气中的碳氢化合物和过氧化氢。

呼出气中的烷烃是氧化应激的标志物。在其他报告中已对此进行了广泛记录,其中大多数报告都集中在乙烷和戊烷上。在氧化过程中,呼出气中的烷烃(特别是乙烷和戊烷)的含量升高,但乙烷和戊烷对类风湿性关节炎、心脏移植排斥反应、急性心肌梗死、精神分裂症和支气管哮喘的筛查价值有限,因为它们的敏感性和特异性很差。还有研究已经表明氧化应激引起除乙烷和戊烷之外的其他烷烃的产生。总之,ROS 将具有 n 个碳原子的多不饱和脂肪酸过氧化为脂质烷氧基自由基,然后通过 β 断裂将其转变为具有 $n-1$ 个碳原子的烷烃。由 3 个碳和 6 个碳组成的多不饱和脂肪酸分别转化为乙烷和戊烷,但相同的机制会产生其他烷烃,包括丙烷、丁烷、己烷、庚烷和辛烷。

但是,氧化应激似乎会产生其他降解产物,这些降解产物会以 VOCs 的形式在呼出气中排出。曾有报道,正常人的呼出气和肺癌患者的呼出气中含有长链烷烃,并且 C4~C20 烷烃的浓度会随着年龄的增长而增加。

研究表明,正常人的呼出气中,包括戊烷在内的 C4~C20 烷烃和单甲基化烷烃的肺泡梯度会随着年龄的增长而显著增加。在老年受试者中,4 种烷烃(C5~C8)的平均浓度明显更高。Sagai 和 Ichinose 的实验表明,大鼠脂质过氧化的年龄相关性增加,比如乙烷、丁烷、戊烷的呼出气浓度会增加。Sohal 等人观察到雄性家蝇中戊烷的呼出气浓度随年龄的增长而增加。在所有这些研究中,发现均归因于与年龄相关的氧化应激增加,导致烷烃合成速率相应增加。但是,这些变化可能也受到与年龄相关的肝细胞色素 P450 活性下降引起的清除率降低的影响,已知该作用会导致某些药物的清除率相应下降。但是否会显著影响呼出气中烷烃浓度还尚未可知。因为并非所有羟化酶都受到类似影响,例如,皮肤芳基烃羟化酶的活性或阿普唑仑的肝微粒体羟化没有年龄相关性下降。

(李恩有　徐　彤)

第四节　昼夜节律与呼出气挥发性有机化合物

生物钟是生物生命活动的周期性节律。这种节律,经过长时期的适应,一般与自然界的节律如昼夜变化、四季变化等相一致。生物钟可以帮助大多数生物预测内外环境的每日变化,而这些变化最终归因于地球的自转。在哺乳动物中,大脑中的主时钟(即视交叉上核)使身体与环境同步,与此同时,交叉上核中的主时钟与其他部位的周围组织时钟形成复杂网络并控制其与外部时间同步。

昼夜节律器根据一天中的时间来调节人类的大多数生理活动。这对人类健康和疾病具有深远的影响。不光疾病会损害人们的健康,昼夜节律的破坏也会对健康产生负面影响。与生物钟异常相关的病理学范围从精神疾病到代谢综合征和癌症。例如,精神分裂症患者通常会出现睡眠/觉醒周期紊乱的情况,而夜班工作者的睡眠干扰和昼夜节律紊乱已被证明会导致肥胖和糖尿病,并增加患癌的风险。这些流行病学观察得到了小鼠模型结果的支持,这些模型一方面显示出节律迟钝的各种疾病,另一方面显示时差引起的昼夜节律紊乱,导致多种疾病。

研究人员通常使用液相或气相色谱法对唾液和血浆中的物质进行质谱分析。近些年,有人应用实时呼出气分析来研究人类代谢物中的昼夜节律调节。后续的一些实验证明了该方法的可行性。无创采样下的实时呼出气分析,具有追踪一天中跟随时间变化的生物节律变化的巨大潜力。呼出气 VOCs 分析能够成为追踪和了解生物钟对新陈代谢的影响的有用工具。实际上,替代性实时气体分析技术(如选定的离子流管质谱法和质子转移反应质量质谱法)先前已显示出作为跟踪延长的生理变化的希望。同样,使用大气压化学电离质谱法进行的开创性实时呼出气分析研究,发现了呼出气中氨的个体特异性日常模式。使用这些技术,不仅能在呼出气中鉴定出数百种化合物,还能通过呼出气组分的不同来推断出采集呼出气的时间段。一项实验表明,通过监测 9 天中 12 个人的呼出气组成的昼夜变化,发现了一组化合物,它们的呼出气浓度明显不同。该项实验中,84% 的病例可以正确预测分析呼出气样本的时间段。呼出气 VOCs 分析确实可以成为一种有用的分析方法,是对传统生物学的补充,来研究生物学领域的未解决问题。未来还可在呼出气的基础上,进行进一步的研究。

(李恩有　徐　彤)

第五节　情绪与呼出气挥发性有机化合物

情绪是对一系列主观认知经验的通称，是多种感觉、思想和行为综合产生的心理和生理状态。最普遍、通俗的情绪有喜、怒、哀、乐、爱、恨等，也有一些细腻微妙的情绪如嫉妒、自豪、羞耻、惭愧等。情绪常和心情、性格、脾气、目的等因素互相作用，也受到激素和神经递质的影响。

参与情绪发生的结构众多，有大脑边缘叶的扣带回、海马结构、梨状叶和隔区，有丘脑前核、背内侧核，以及下丘脑的众多核群以及杏仁核等。下丘脑除具有信号分析产出功能，还具有分泌激素的功能。来自大脑边缘叶的信号激活下丘脑或杏仁核，下丘脑分析产出情绪样本，发放到丘脑前核产生情绪，还可以通过分泌激素影响意识以及靶器官。不是所有的信号都能激活下丘脑产生情绪，能够激活下丘脑的信号是具有一定倾向性的信号。当大脑分析产出具有一定倾向性的信号后，通过大脑边缘叶的传出纤维发放到下丘脑，下丘脑分析产出情绪信号，通过乳头丘脑束发送到丘脑前核，激活丘脑前核合成丘觉，再通过丘脑间的纤维联系发放到背内侧核，产生情绪，产生对人和事物的喜好、嗜好、偏爱、欲望、美感、动机以及愉悦和恐惧、兴奋与沮丧等。

自 19 世纪 Paul Broca 进行神经解剖学研究以来，已经有一些研究能够表明，人类可能会受到体内气味化学信号发送的无意识信息的影响。比如尿液、粪便或血液中的 VOCs 可能作为遇到危险时的预警信号，它们能够激活许多行为反应。动物也有类似的情况。例如，老鼠闻到了狼尿中吡嗪混合物的气味后，就提高了警惕性，并提高了辅助嗅觉系统中神经元的活性。同时，与其他感觉刺激相比，嗅觉提示使记忆更具有情感和唤起力。功能磁共振成像研究也表明，与其他感觉刺激相比，气味感知引起的记忆可激活特定的神经解剖区域。

2000 年，Chen 和 Haviland-Jones 首次证明了通过嗅闻腋下的气味，人类对象可以识别另一个人类对象的情绪。在随后的几年中，许多进一步的证据证实，人体的气味会因自身的情绪状态而异，并且接收者可以感知到这些变化。基于人体气味交流的大多数研究都集中在所谓的"负面情绪"（即恐惧、压力或焦虑）的基础上，其机制可能是由于肾上腺素介导的应激反应系统。在随后的研究中，通过幸福感或性唤起等"正面情绪"也获得了类似的结果。

人类能够受到所接触的其他人类的情绪状态的影响，暴露于相关情绪关联的化学信号可能会影响接收者的认知和行为，暴露于负面情绪的化学信号时会增加警惕性和攻击性。在后续的研究中，研究人员陆续提取了处于悲伤、紧张、愤怒、厌恶、恐惧、快乐、高压、性唤起等情绪中的人类气味，让气味接收者鉴别情绪，并在评估量表上进行打分。结果证明，情绪的气味是能够被分辨出的。且女性在识别方面比男性更好。进一步的研究证实，女性比男性更容易接受化学信号。同时，来自异性供体的化学信号要比来自同性供体的化学信号更有效，这提示化学信号对于生殖目的来说可能很重要。比如说，一项关于性吸引力的研究表明，与对照组相比，嗅到悲伤妇女眼泪的男性的觉醒生理指标降低，睾丸激素水平降低。

（李恩有　徐彤）

第六节　围手术期的呼出气挥发性有机化合物

围手术期是围绕手术的一个全过程,从患者决定接受手术治疗开始,到手术治疗结束直至基本康复,包含手术前、手术中及手术后的一段时间,具体是指从确定手术治疗时起,直到与这次手术有关的治疗基本结束为止,时间在术前 5~7 天至术后 7~12 天。

VOCs 是人类和微生物群细胞代谢的产物。它们的水平在各种疾病中都可能会发生变化,这导致人们对呼出气 VOCs 分析作为许多疾病包括围手术期的非侵入性诊断工具的兴趣日益增加。

呼出气的在线分析,有时也称为“实时”或“直接”呼出气分析,近年来获得了很大的发展,将来有可能成为医学诊断和围手术期预测中某些应用的选择方法。个性化医学能够达到通过对呼出气的在线分析来了解一个人的代谢状况。它的优势十分明显,不光可以检测到广泛的化合物,而且采样容易且完全无创。它的样品不需要运输到实验室,而是当场可测,同时呼出气数量几乎是无限的,其分析不会给被测对象带来负担,其在线分析可以在短时间内连续监测代谢健康、疾病进展和用药情况。此外,在某些紧急情况下,例如在急诊室中,对于必须正确确定潜在危险的情况,或者是在兴奋剂控制中,或其他情况下必须确定潜在危险的药物使用情况,以及正确治疗诸如肺炎的危险感染的情况,这种方法就显得非常有价值。

呼出气 VOCs 的在线分析可以检测人体的新陈代谢,而无需样品制备或样品收集。呼出气分析技术的独特功能使其成为诊断以外的医学应用的有吸引力的候选者。该技术在各种疾病诊断以及围手术期预测中的应用前景非常光明。其使用的分析方法包括非常小的和低成本的化学传感器(适用于连续监测疾病状态),光学光谱法和最新的高分辨率质谱法。后者可用于呼气的非目标分析,具有识别迄今未知分子的能力。

2019 年的一项研究表明,手术清晨呼出气 VOCs 中氨浓度的升高可能是术后肠梗阻的潜在预测指标。其氨浓度越高,术后发生肠梗阻的可能性越高。此外,发生术后肠梗阻之后的第 2 天,另一潜在生物标志物乙酸浓度也较高,但现存证据不能表明其与术后肠梗阻的发生有必然关系。如果能够较早诊断或预测术后肠梗阻,则临床医生将来可能会处于更安全的高度来对这种情况进行治疗和预防。具体措施包括硬膜外镇痛、减少阿片类药物的使用、提供促动力剂、减少口服摄入、避免静脉输液过多、提高临床警惕性、与患者进行有效的沟通。

慢性肝病患者,尤其是由于急性损伤而出现肝功能异常或肝外多器官衰竭的患者,他们可能必须进行肝移植的手术才能挽救生命。在先前来自欧洲和亚洲国家的研究中,伴有失代偿性肝硬化的慢性肝功能衰竭的患者,28 天总死亡率分别为 33.9% 和 48%。对于这种患者来说,最重要的问题是尽早预测不良预后,早期治疗和预防不良事件的发生是非常有用的。目前,有几种基于血清生物化学的预测模型或评分,例如终末期肝病模型评分,用于评估患者的预后不良。然而,由于这些方法效率低,准确性低,因此并未广泛用于临床诊断和预后评估。应用呼出气 VOCs 分析能够从患者的呼出气中挑选出 41 种代谢物,包括甘油磷脂代谢物、鞘脂代谢物、花生四烯酸代谢物和氨基酸代谢物,作为区分肝病患者不同预后的生物标志物。通过一个由 4 种代谢物构建的预后模型,能够将预后较好的患者与预后较差的患者区分开来,该模型的敏感性为 84.4%,特异性为 89.5%。这项研究提供了一种能够评估肝病患者预后的新型非侵入方法。这些研究同时表明,由于呼出气采集的方便快捷以及安全性,对接受择期手术的患者进行反复围手术期呼出气采样和呼出气 VOCs 分析是完全可行的。

此外,呼出气 VOCs 分析在围手术期的临床应用中研究较少。如果能够早期预测或诊断出手术预后,对快速康复和外科医生来说无疑于革命性的改变。因此还需要更多的可行性研究,来调查患者经过手术切除后呼出气 VOCs 发生的变化。

呼出气 VOCs 分析之所以具有吸引力是因为它几乎可以无限使用,并且它的分析是非侵入性的,不会给被测对象带来负担。现在有几个研究中心使用了大量的人员和资源,还有一系列高精尖技术,将它们越来越多地应用于临床问题,包括有一些非常有希望的领域如疾病和药物的监测、疾病表型、炎症和感染的诊断。近年来,技术发展迅猛,最敏感的传感器是以质谱为基础的传感器,最简单的传感器是基于化学传感器或传感器阵列的传感器。在成本和尺寸方面介于两者之间的是诸如激光光谱类的传感器。尽管技术不断改进,但距离成为疾病诊断的主流还差一段时间。如今,大多数应用都是原理验证和案例/对照研究。

长远看来,我们预测呼出气 VOCs 分析将成为临床诊断以及围手术期预测的首选方法。另外,如果具有足够样本量的验证研究成功,并且主要行业和诊断行业采用基于呼出气分析技术,则可以很容易地想象到,基于呼出气的诊断将取代依赖尿液或血液样本的既定测试,这都归因于获得呼出气样本的简单、便利性,及其分析结果的快速性。

(李恩有　徐　彤)

参 考 文 献

1. Bikov A,Pako J,D Kovacs,et al. Exhaled breath volatile alterations in pregnancy assessed with electronic nose. Biomarkers,2011,16(6):476-484.

2. Vaglio S. Volatile signals during pregnancy. Vitam Horm,2010,83:289-304.

3. Dragonieri S,Quaranta V N,Carratu P,et al. Ovarian cycle may influence the exhaled volatile organic compounds profile analyzed by an electronic nose. Journal of Breath Research,2017,12(2):021002.

4. Pritam S,Schubert JK,Phillip T,et al. Natural menstrual rhythm and oral contraception diversely affect exhaled breath compositions. Scientific Reports,2018,8(1):10838.

5. Antczak A,Ciebiada M,Kharitonov SA,et al. Inflammatory Markers:Exhaled Nitric Oxide and Carbon Monoxide During the Ovarian Cycle. Inflammation,2012,35(2):554-559.

6. Scichilone,Nicola,Battaglia,et al. Exhaled nitric oxide is associated with cyclic changes in sexual hormones. Pulm Pharmacol Ther,2013,26(6):644-648.

7. Onland W,Hutten J,Miedema M,et al. Precision Medicine in Neonates:Future Perspectives for the Lung. Front Pediatr,2020,8:586061.

8. de,Meij. Early Detection of Necrotizing Enterocolitis by Fecal Volatile Organic Compounds Analysis. The Journal of pediatrics,2015,167(5):1176-1176.

9. Berkhout D,Niemarkt H,Benninga M,et al. Development of severe bronchopulmonary dysplasia is associated with alterations in fecal volatile organic compounds. Pediatr Res,2018,83(2):412-419.

10. Berkhout DJC,Niemarkt HJ,Buijck M,et al. Detection of Sepsis in Preterm Infants by Fecal Volatile Organic Compounds Analysis:A Proof of Principle Study. J Pediatr Gastroenterol Nutr,2017,65(3):e47-e52.

11. Wright H, Bannaga AS, Iriarte R, et al. Utility of volatile organic compounds as a diagnostic tool in preterm infants. Pediatr Res, 2021, 89(2): 263-268.

12. Francis NK, Curtis NJ, Salib E, et al. Feasibility of perioperative volatile organic compound breath testing for prediction of paralytic ileus following laparoscopic colorectal resection. Original article, 2019, 87(1): 45-77.

13. Jing Jing, Sang Xiu-Xiu, You Shao-Li, et al. Metabolomic profiles of breath odor compounds for prognostic prediction in patients with acute-on-chronic liver failure: A pilot study. Hepatology Research, 2021, 51(4): 490-502.

中英文名词对照索引

B

C

D

F

G

H

J

K

L

R

S

T

W

X

Y

Z

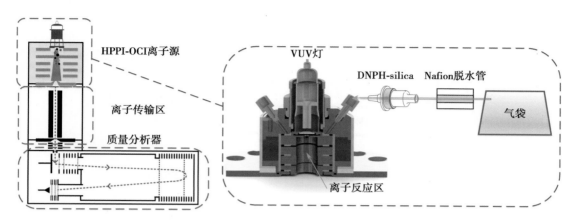

彩图 3-1-1 基于 VUV 灯的 HPPI-OCI-TOF/MS 的示意图

左侧为整体结构示意图；右侧为 HPPI-OCI 离子源的剖面图

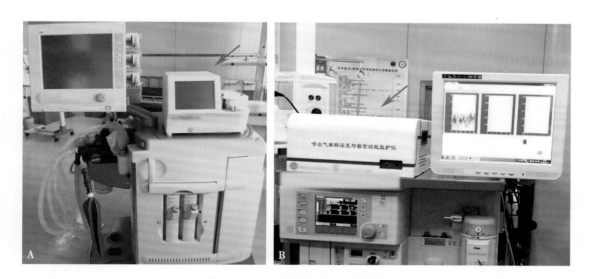

彩图 3-1-2 丙泊酚药物浓度检测仪

A. 丙泊酚血药浓度快速检测仪；B. 呼出气丙泊酚浓度监测仪

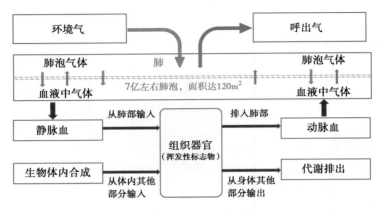

彩图 8-0-1 呼出气生成原理图

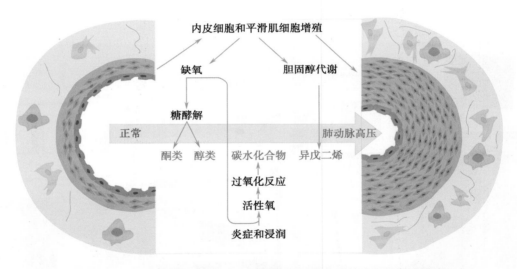

彩图 8-3-1 肺动脉重塑水平上挥发性有机化合物可能来源的假设模式

与局部缺氧相关的过度增殖会促进糖酵解作为能源,导致酮和醇的生产。另外,细胞增殖需高胆固醇代谢,从而诱导更高水平的异戊二烯。炎症产生的活性氧导致蛋白质和脂肪酸氧化,并释放出来各种碳氢化合物

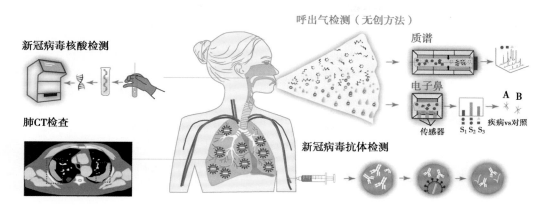

彩图 11-2-1　COVID-19 的辅助诊断方法

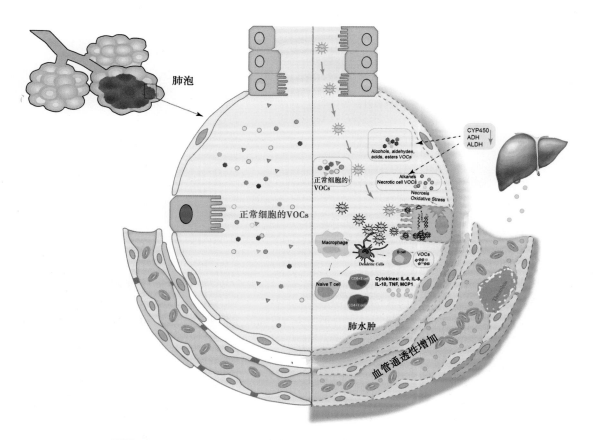

彩图 11-2-2　SARS-CoV-2 入侵后呼出气中 VOCs 变化的可能机制